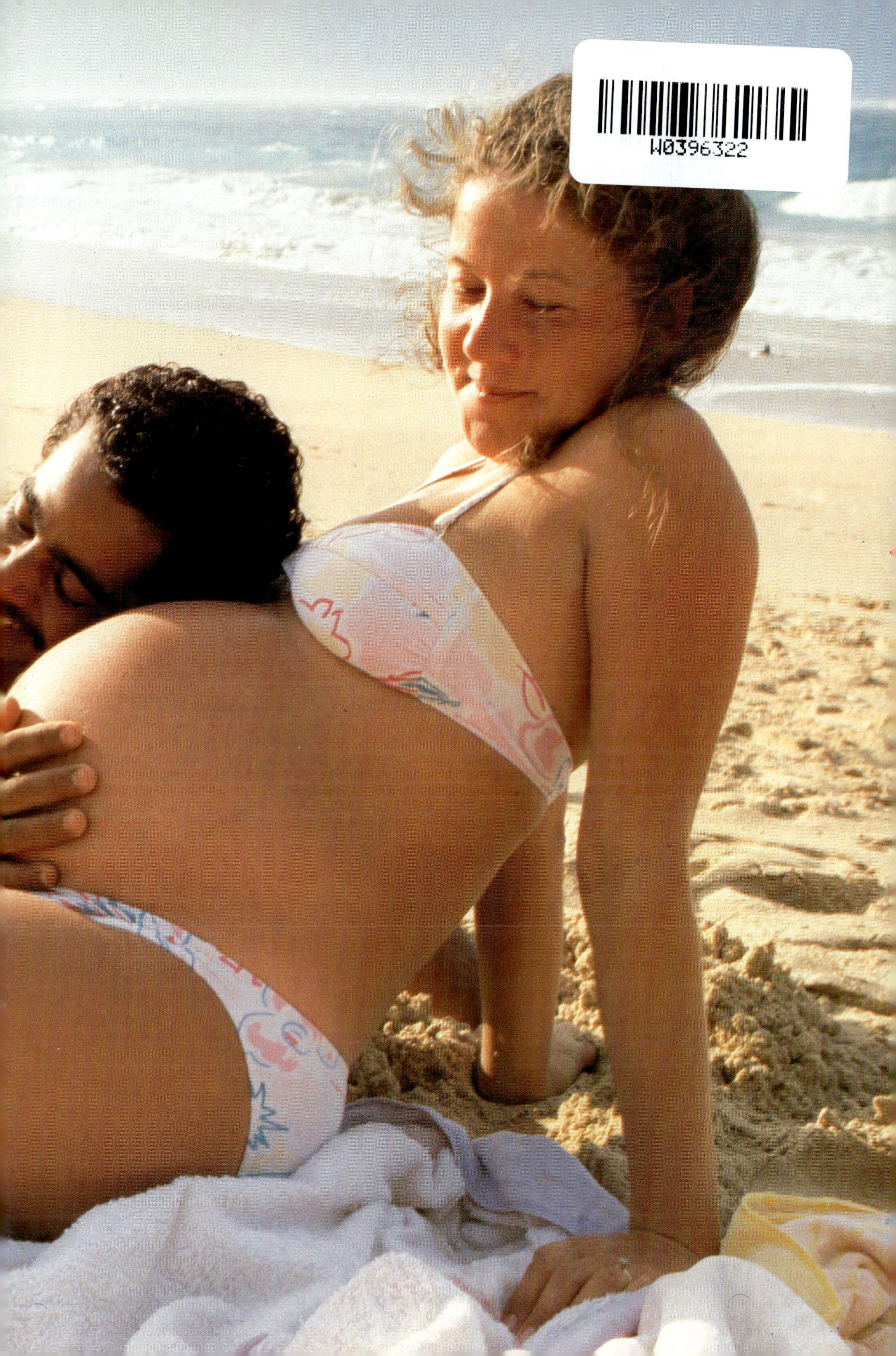

Ein Kind entsteht

Bilddokumentation
über die Entwicklung
des Lebens im Mutterleib

Fotos: Lennart Nilsson
Text: Lars Hamberger
Deutsch: Angelika Kutsch

Mosaik
bei GOLDMANN

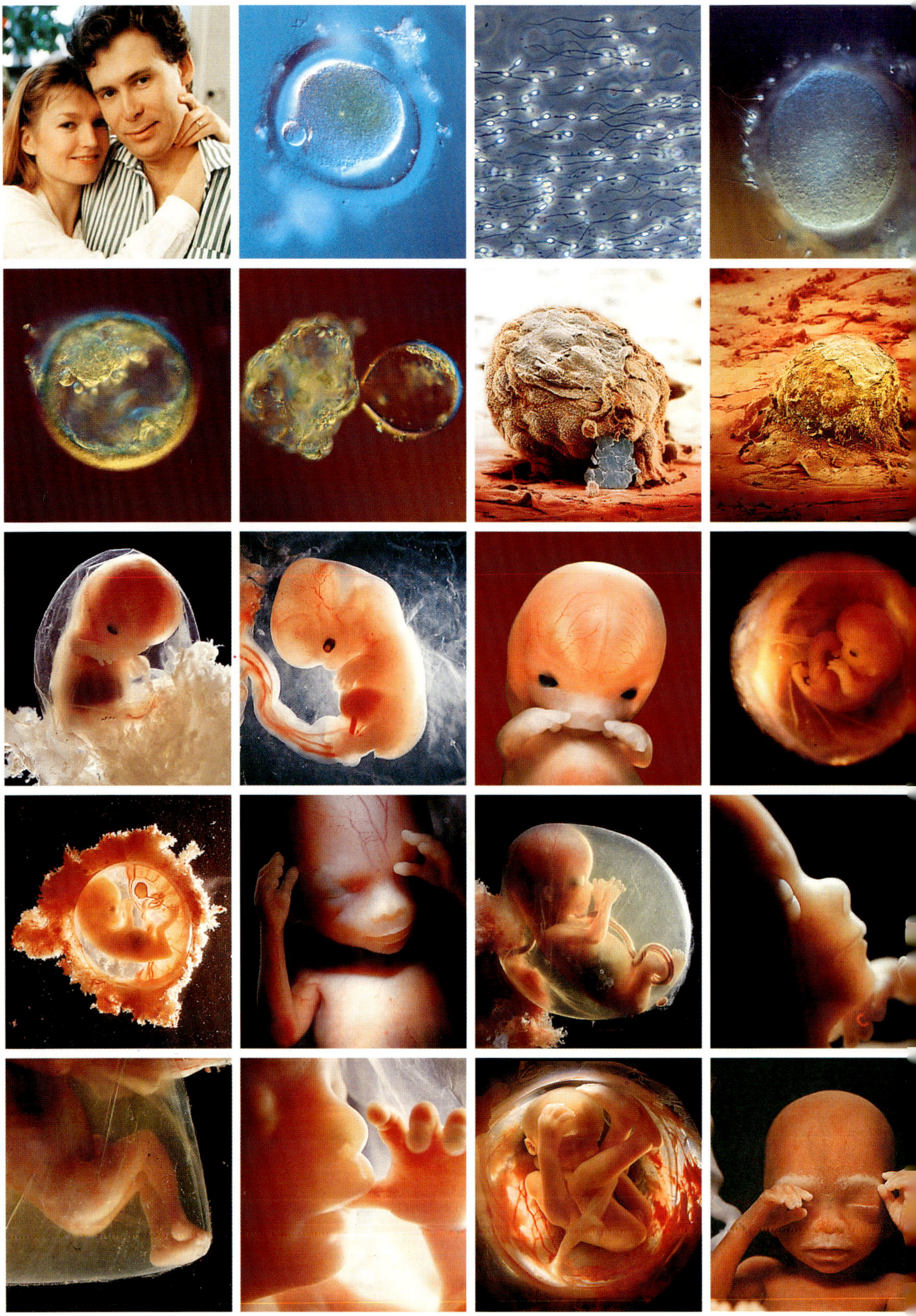

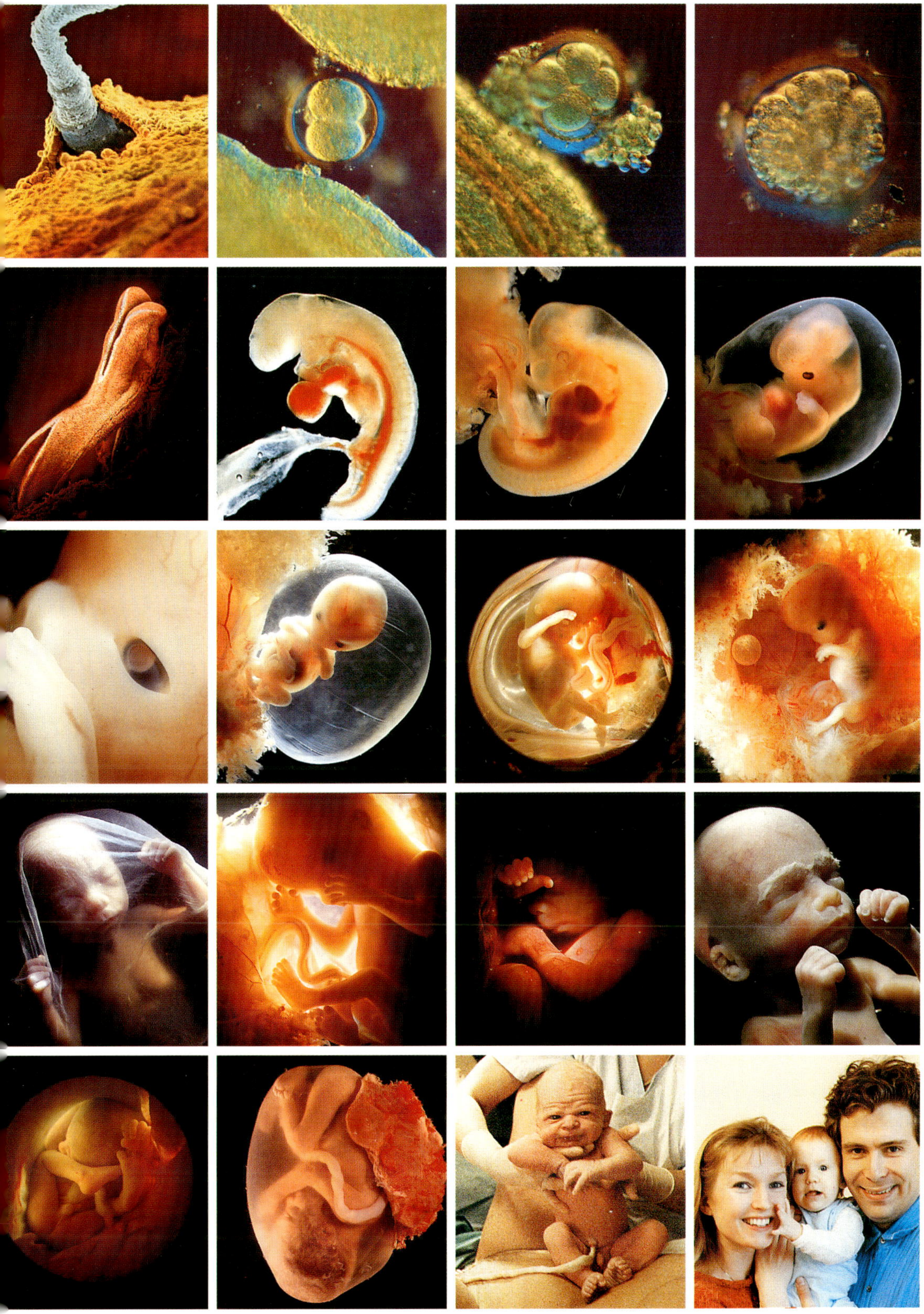

Titel der schwedischen Originalausgabe: *Ett barn blir till*
Originalverlag: Albert Bonniers Förlag AB, Stockholm 1990

Design und Farbzeichnungen: Bo Berling
Schwarzweiß-Zeichnungen: Anders Palmgren
Kolorierung der rasterelektronenmikroskopischen Aufnahmen:
Gillis Häägg
Satz: Filmsatz Schröter GmbH, München
Druck und Bindung: Artes Gráficas Toledo, S.A. Toledo
Printed in Spain. ISBN 3-442-39055-9
D.L. TO: 403-2003

Inhalt

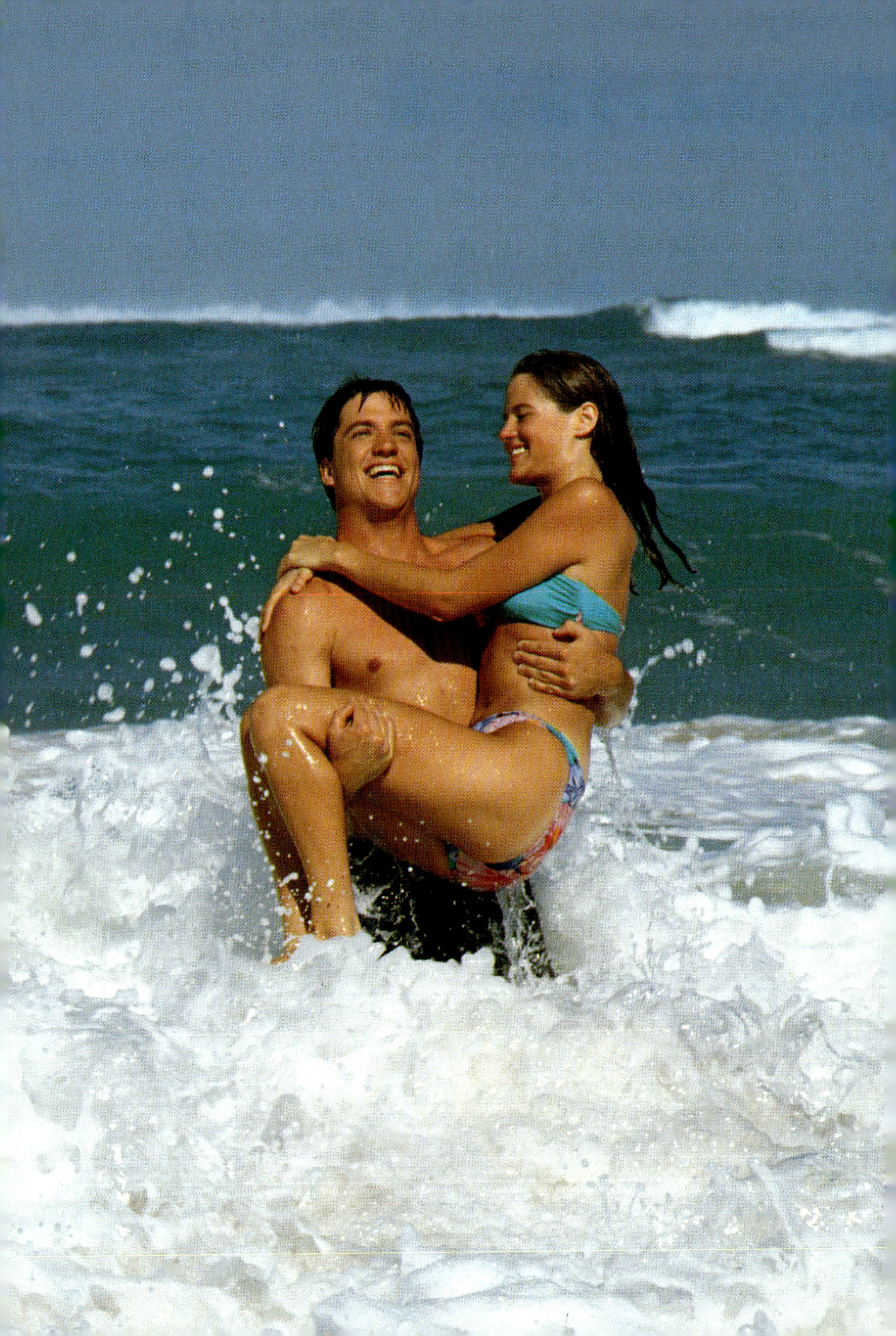

Leben erhalten

Das Meer, Ursprung des Lebens, hat uns Menschen zu allen Zeiten fasziniert. Es symbolisiert für uns Freiheit und Unberührtheit, aber es ist auch eine Naturgewalt, der wir uns unterordnen müssen. Schon immer haben wir unsere Nahrung vom Reichtum des Meeres genommen, entlang seiner Ufer die ersten Behausungen gebaut.

Die Liebe und ihr Zauber sind für alle Menschen in allen Ländern, Kulturen und Erdteilen gleich. Die Begegnung zwischen Mann und Frau vollzieht sich nach einem biologischen Muster, um das sich Verliebte nicht zu kümmern brauchen. Sie nehmen es als selbstverständlich hin. Generation für Generation haben die Menschen in Jahrtausenden gemeinsam die komplizierte genetische Botschaft, die jedes Individuum in sich trägt, entwickelt und weitergegeben. Wir alle tragen Verantwortung dafür, daß sie auch an die nächste Generation weitergegeben wird – für alle Zeiten.

Die Frage, wie sich die Fortpflanzung des Menschen zu vollziehen habe, spielt in den meisten Religionen eine wichtige Rolle, und es wurden unterschiedliche Regeln aufgestellt, wie Mann und Frau miteinander leben sollen. In modernen Zeiten haben Politiker sogar vereinzelt versucht, die Fortpflanzung des Menschen zu reglementieren. Aber unser Wille zur Fortpflanzung ist blind und planlos, weil die Liebe blind ist, weil Liebe alles glaubt, alles hofft und alles erträgt. Denken und Vernunft spielen oft eine untergeordnete Rolle.

In der Welt von heute haben Entwicklungs- und Industrieländer entgegengesetzte Probleme mit der Fortpflanzung. In vielen Ländern der dritten Welt vermehrt sich die Bevölkerung schnell. In manchen

Das Meer – Ursprung allen Lebens. Hier entwickelten sich vor Milliarden von Jahren die ersten Organismen. Und wir alle tragen die Erinnerung an diese Zeit in uns: Das Salz des Urmeeres in unserer Körperflüssigkeit. Sie kommen aus dem Meer: Mann und Frau, die einander lieben. In ihrem Glück spielt der Fluß von Geschlechtshormonen eine wichtige Rolle. *Rechts:* Kristalle vom Testosteron des Mannes, spitz wie Stilette, und vom Östrogen der Frau, das rhombenartig geformt ist.

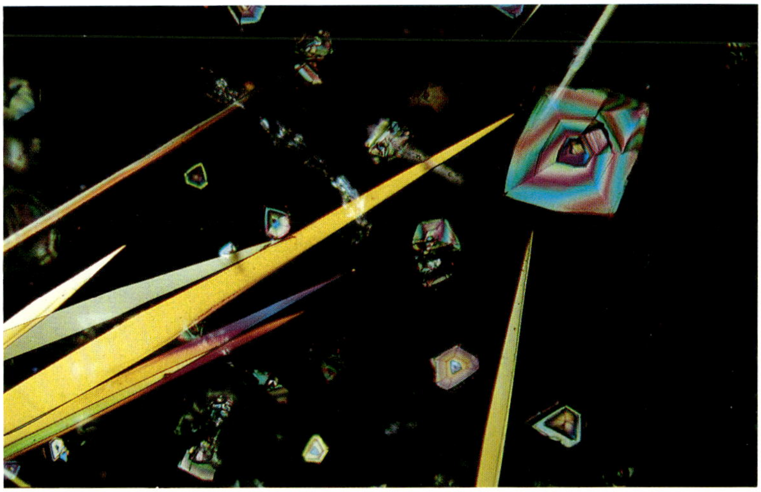

Gebieten von Afrika verdoppelt sich die Einwohnerzahl zum Beispiel in weniger als zwanzig Jahren. In der Bundesrepublik dagegen werden seit Jahren so wenige Kinder geboren, daß die Bevölkerung eher zum Abnehmen tendiert.

Eine Erklärung für den Trend in den hochindustrialisierten Ländern könnte unter anderem in einer schlagkräftigen Kombination von sexfixierter Popmusik und Werbung liegen, die auf die Jugend ausgerichtet ist. Beide vermitteln die Botschaft, daß Sexualität und Fortpflanzung keinen absoluten Zusammenhang haben. Das Angebot neuer Verhütungsmittel hat auch dazu beigetragen, genau wie die Tatsache, daß der Schwangerschaftsabbruch in vielen Industrieländern erleichtert wurde. Man kann sagen, daß werdende Eltern hier die Möglichkeit haben, eine Schwangerschaft zu planen.

Junge Paare, die Kinder haben wollen, stellen natürlich viele Fragen. In was für eine Welt wird unser Kind geboren? Was für eine Zukunft können wir ihm bieten? Was ist das Recht des Kindes? Gesund und wohlgeformt geboren zu werden? Willkommen zu sein? Zusammen mit Mama und Papa zu wohnen? Was bedeuten die neuen Erkenntnisse der modernen Wissenschaft für uns?

Die Antworten auf die Fragen, die gestellt werden, variieren von Familie zu Familie, von Land zu Land, von Kultur zu Kultur und von Religion zu Religion. Es gibt eine weitere wichtige Frage: Wann beginnt das Leben? Für die Umgebung wird es erst deutlich, wenn der Bauch der Mutter sichtbar zu wachsen beginnt. Aber dann haben viele der wichtigen und dramatischen Prozesse bereits stattgefunden, dann sind alle Organe des werdenden Menschen schon an Ort und Stelle.

Der Kuß wie ein Duft
Die Liebe hat eine Duftsprache – auch beim Menschen, diesem in der Tierwelt zurückgebliebenen Riecher. Man hat entdeckt, daß der Mensch chemische Lockstoffe aussondert, Pheromone, und daß ihr Gehalt zum Beispiel beim Kuß zunimmt. *Rechts* der Beweis: Pheromon-Moleküle in 400 000facher Vergrößerung. Ein selbstgemachtes erotisches Parfüm, dessen Zielorgane und Effekte noch unzureichend erforscht sind.

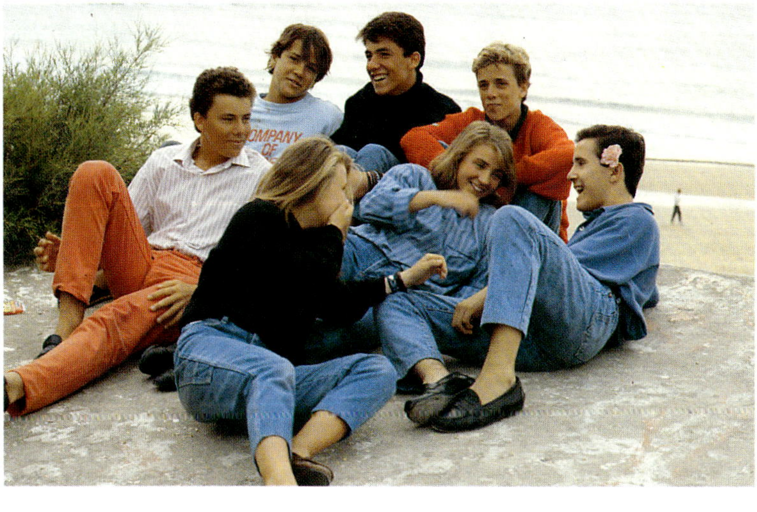

Links eine Gruppe Jugendlicher bei einem Ausflug. Noch haben sich keine festen Beziehungen entwikkelt, aber wie ein unsichtbarer Strom zieht sich durch das Beisammensein die Suche nach jemandem, den man ein bißchen lieber haben, vielleicht lieben kann.

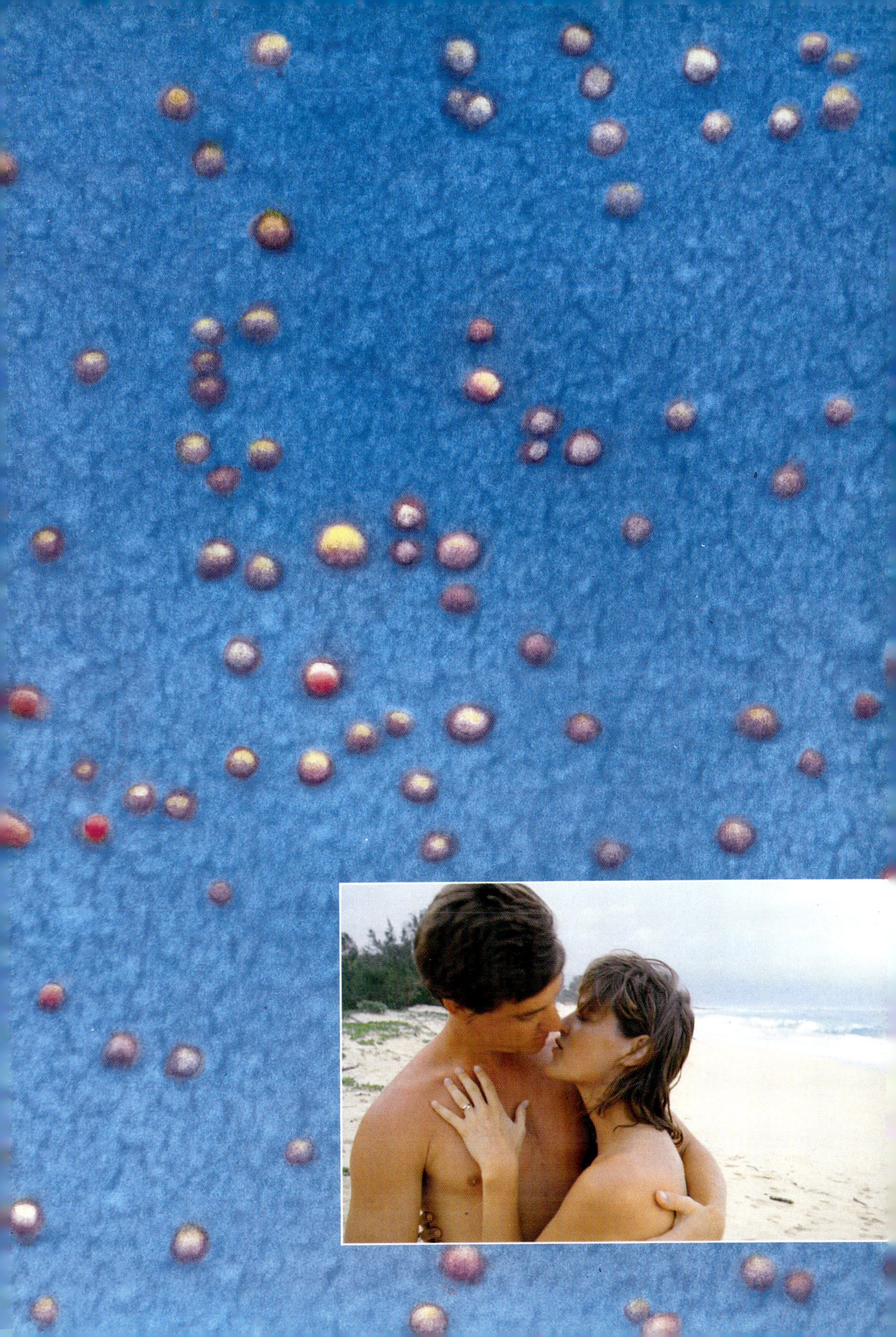

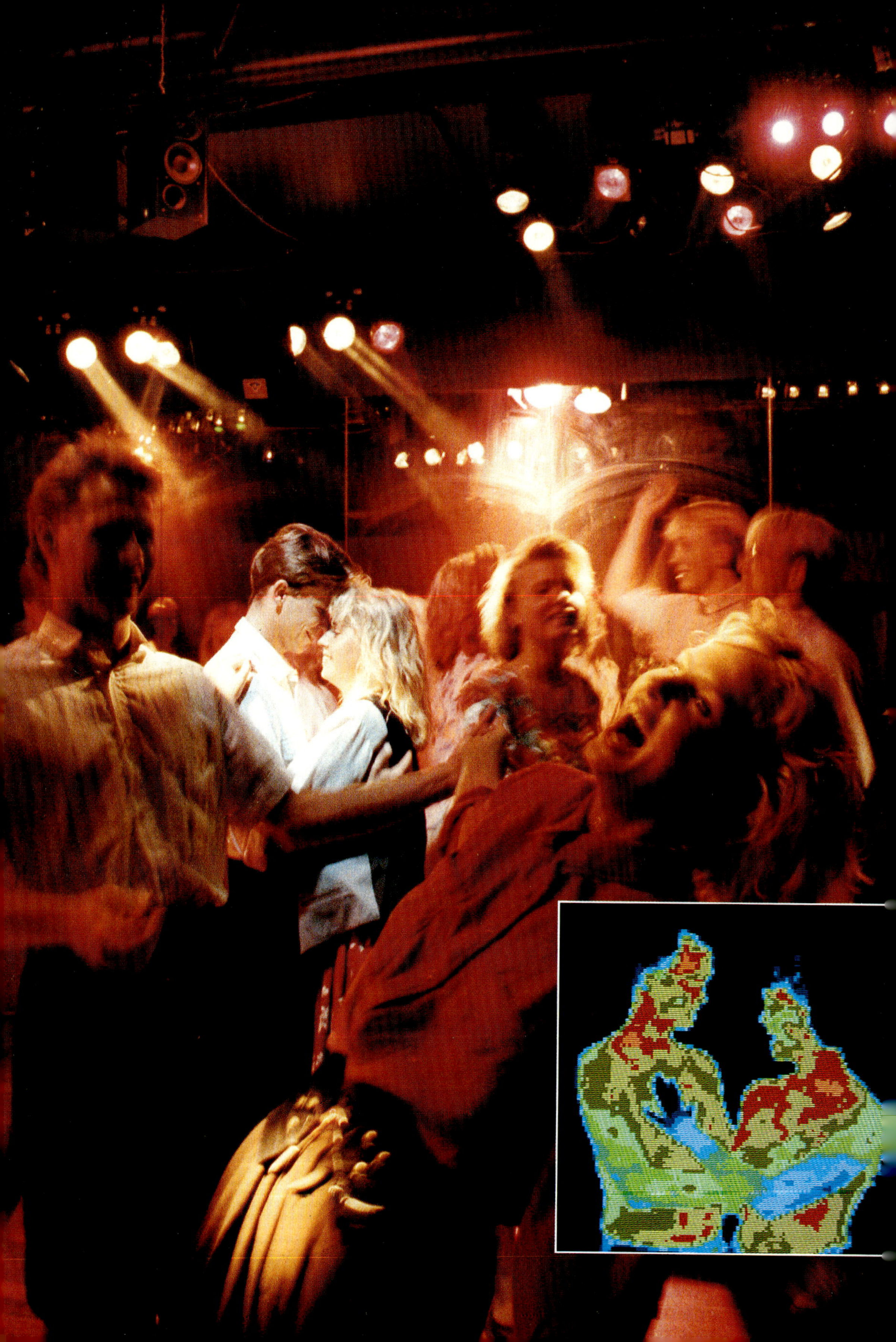

Früher waren die Risiken für Gesundheit und Leben während Schwangerschaft und Geburt für die Mutter und das ungeborene Kind sehr groß. Heutzutage hat es ein Paar in den Industrieländern zweifellos leichter, und es ist auch sicherer, Kinder zu bekommen. Während der Schwangerschaft erfährt eine Frau mehr Unterstützung denn je. Sie kann sich die neun Monate erleichtern und die Risiken für ihr Kind vermindern, wenn sie richtig ißt, sich weniger Streß aussetzt und in bezug auf Medizin, Nikotin und Alkohol zurückhält. Dank einer ständig verbesserten Pränataldiagnostik sind die Ärzte heute in der Lage, den Eltern mit qualifizierten Informationen und guten Ratschlägen beizustehen. Die Entbindung selbst wird immer mehr nach den Bedürfnissen der Frau und mit Methoden, die sie mit beeinflussen kann, vorgenommen. Auch den Kinderärzten stehen technisch immer ausgefeiltere Geräte zur Verfügung, um das Leben zu früh geborener Kinder zu retten.

In den letzten Jahren haben Ärzte ihr fachliches Können erheblich weiterentwickelt, um Paaren zu helfen, die Schwierigkeiten haben, Kinder zu bekommen. Die Methoden greifen rasch, und in immer mehr Krankenhäusern gibt es Sprechstunden für Unfruchtbare.

Dieses Buch schildert das große Wunder, das sich vollzieht, wenn menschliches Leben entsteht. Es ist eine Reportage, die keine Stellung beziehen will zu moralischen, religiösen oder politischen Fragen. Wir wollen so sachlich wie möglich schildern, was bei der Befruchtung, während der Schwangerschaft und bei der Geburt geschieht.

Für die Frau ist die Sicherheit, die sie von ärztlicher Seite erfährt, von unschätzbarem Wert. Damit die Schwangerschaft zu einem großartigen, phantastischen Erlebnis wird – mit Gefühlen des Glücks, die sie vielleicht nie wieder im Leben haben wird.

Ein Kind entsteht.

Verliebtsein – mit der Wärmekamera gesehen
Er und sie, ein Paar, das einander gefunden hat. Die Wärmekamera hat den Kuß registriert. Sie mißt den Temperaturunterschied verschiedener Hautbereiche: Blau ist kühl, rot ist warm. Das Bild in der *Mitte* zeigt den Kuß – innerhalb weniger Sekunden erwärmt sich die Brust des Mädchens!

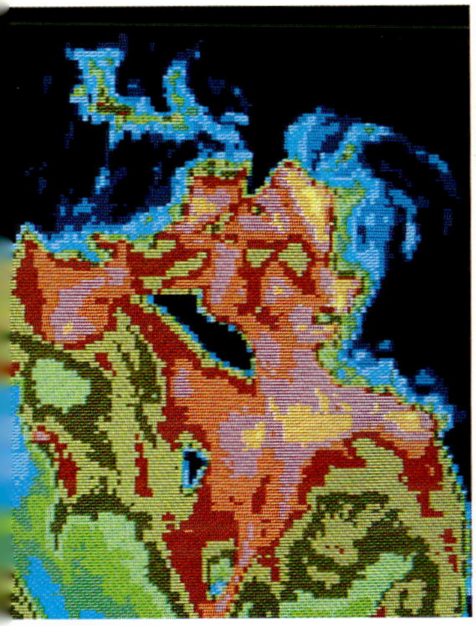

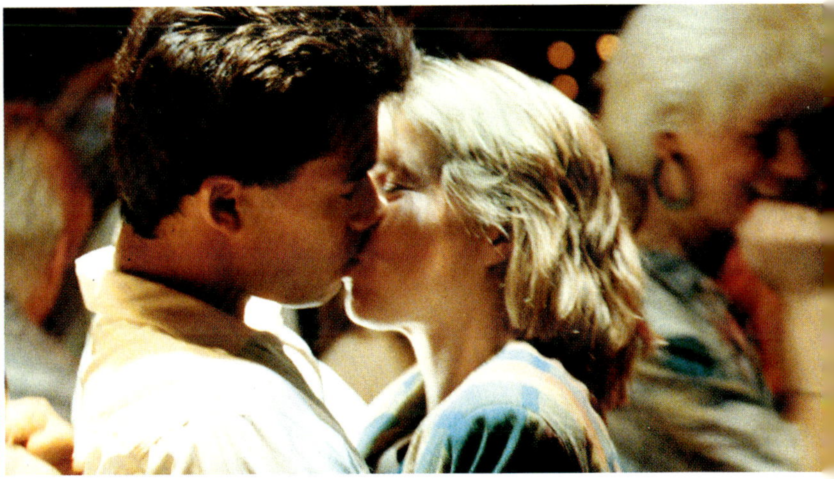

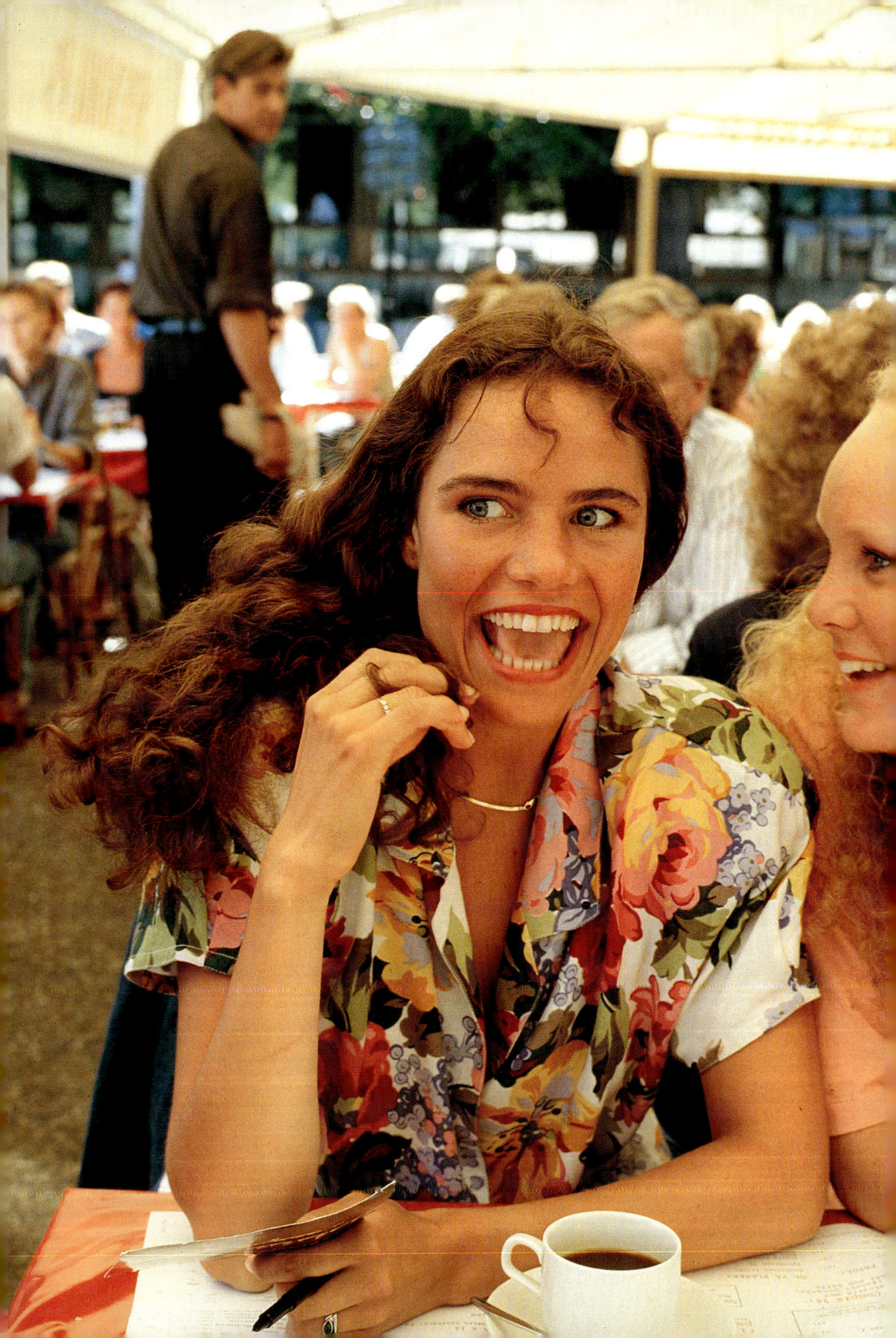

Die Frau

Frau zu werden, das entscheidet sich schon, wenn ein Ei und ein Spermium verschmelzen, also im Augenblick der Befruchtung. Komischerweise sind die Spermien die Träger der genetischen Botschaft »Frau«. Im embryonalen Zustand werden die äußeren und inneren Geschlechtsorgane gebildet, und schon im fünften Schwangerschaftsmonat sind im Eierstock des Embryos alle Eier angelegt, die das ganze Leben reichen sollen (ca. fünf Millionen). Wird der weibliche Embryo in dieser Zeit durch eine toxische Substanz oder eine Infektion geschädigt, wird dies vielleicht erst viele Jahre später entdeckt, wenn die erwachsene Frau wegen Menstruationsstörungen oder ungewollter Kinderlosigkeit einen Arzt aufsucht.

Das heranwachsende Mädchen unterscheidet sich physisch wie psychisch vom Jungen lange, ehe die Geschlechtsreife eintritt. Für Lehrer in den unteren Klassen ist das ganz offensichtlich. Sie wissen, daß Mädchen eher schulreif sind als Jungen, schneller lesen lernen und die kindischen und unreifen Jungen in der Klasse häufig mit einer gewissen mütterlichen Nachsicht betrachten. Dieser Reifevorsprung hält sich oft bis weit in die Jahre der Jugend. Im Alter von elf, zwölf Jahren beginnt sich die Geschlechtsreife bei den Mädchen in einem Wachstumsschub auszudrücken, Brüste entwickeln sich, und die weibliche Körperbehaarung setzt ein. Bald kommt es auch zur ersten Menstruation.

Vor hundert Jahren bekamen Mädchen ihre erste Menstruation mit fünfzehn, sechzehn. Jetzt beginnt sie etliche Jahre früher. Das kommt daher, daß wir uns heutzutage sehr viel besser ernähren. Nicht so sehr

»Oh, wie er mich angeschaut hat«, sagt die Freundin. Ja, warum funkt es zwischen manchen Menschen und zwischen anderen nicht? Dafür gibt es keine einfachen Erklärungen; Neigung entsteht aus unvorhersehbaren Gründen. Ein Lächeln, ein Blick – mehr ist für den ersten Kontakt oft nicht nötig.
Das weibliche Geschlechtshormon Östrogen – *rechts* in Kristallform – ist ein Signal, das über das Blut alle Gewebe erreicht und dem weiblichen Körper seine spezifischen Eigenschaften verleiht.

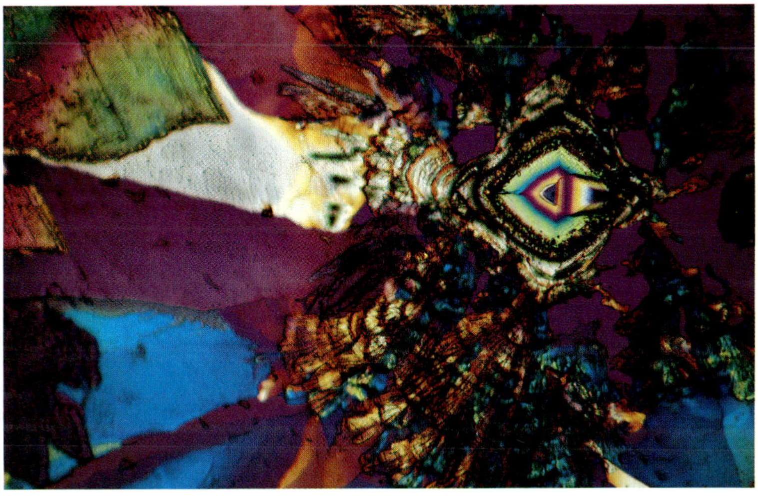

das Alter entscheidet darüber, wann die erste Menstruation einsetzt, sondern das Gewicht. Mädchen wiegen ungefähr sechsundvierzig bis siebenundvierzig Kilo, wenn die Menstruation beginnt, aber es gibt natürlich individuelle Unterschiede.

Jede Menstruation leitet einen neuen, vier Wochen dauernden Menstruationszyklus ein. Die ersten Hormonimpulse dieses Zyklus werden von der Hypophyse ausgesandt. Welche Hormone abgesondert werden, entscheidet sich im Hypothalamus, einem Teil des Zwischenhirns, der in direkter Verbindung mit der Hypophyse steht. Daß das Gehirn steuert, ist einleuchtend. Wir wissen, daß die Menstruation sich verschieben oder ganz aufhören kann, wenn das Gehirn entsprechende Signale bekommt, zum Beispiel wenn eine Frau Trauer und Sorgen hat, wenn sie ernsthaft krank oder von der Arbeit gestreßt ist. Auch schon viel geringere Anlässe in ihrem Leben können die Menstruation beeinflussen, etwa eine Urlaubsreise oder der Wunsch, schwanger zu werden.

Wenn die seelischen Funktionen der Frau einigermaßen im Lot sind, wird das Gehirn der Hypophyse erlauben, spezielle Hormone abzusondern, die mit dem Blut zu den Eierstöcken transportiert werden. Die Eierstöcke beantworten diese Stimulierung mit erhöhter Produktion weiblicher Geschlechtshormone (Östrogene). Gleichzeitig reift in einem der Eierstöcke ein Ei heran.

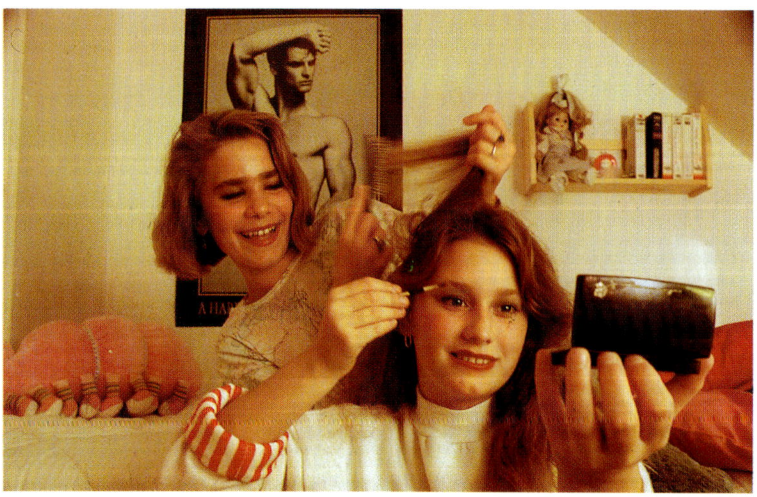

Die Frau im Mädchen erwacht im Alter von 11, 12 Jahren. Bald wandern die Puppen ins Regal, und die Muskelprotze auf den Postern an der Wand bekommen Gesellschaft von weiteren Idolen. Mit dem Körper geschieht Seltsames, die Formen werden typisch weiblich, und das Interesse am eigenen Aussehen treibt das Mädchen oft vor den Spiegel.

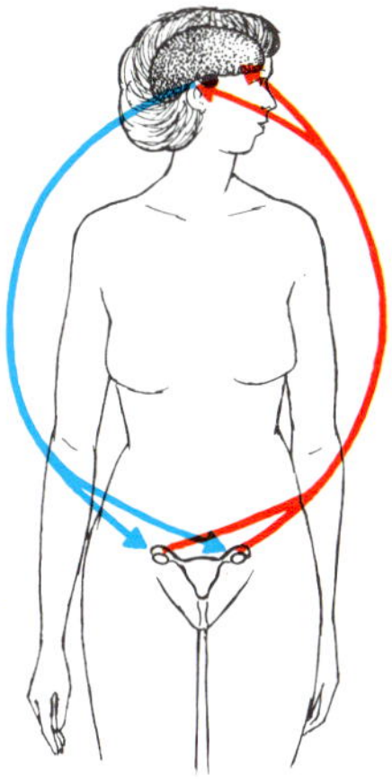

Hormonsignale zwischen bestimmten Teilen des Gehirns und den Eierstöcken steuern den Monatszyklus der Frau. Der Hypothalamus und die Hypophyse senden sogenannte übergeordnete Hormone aus (blauer Pfeil), die über das Blut in die Eierstöcke gelangen. Diese antworten darauf mit der Produktion von Geschlechtshormonen, die – auch über das Blut – die Hypophyse erreichen und ihre Hormonproduktion stoppen (roter Pfeil). Ein Balanceakt, der Rückkopplung oder Feedback heißt.

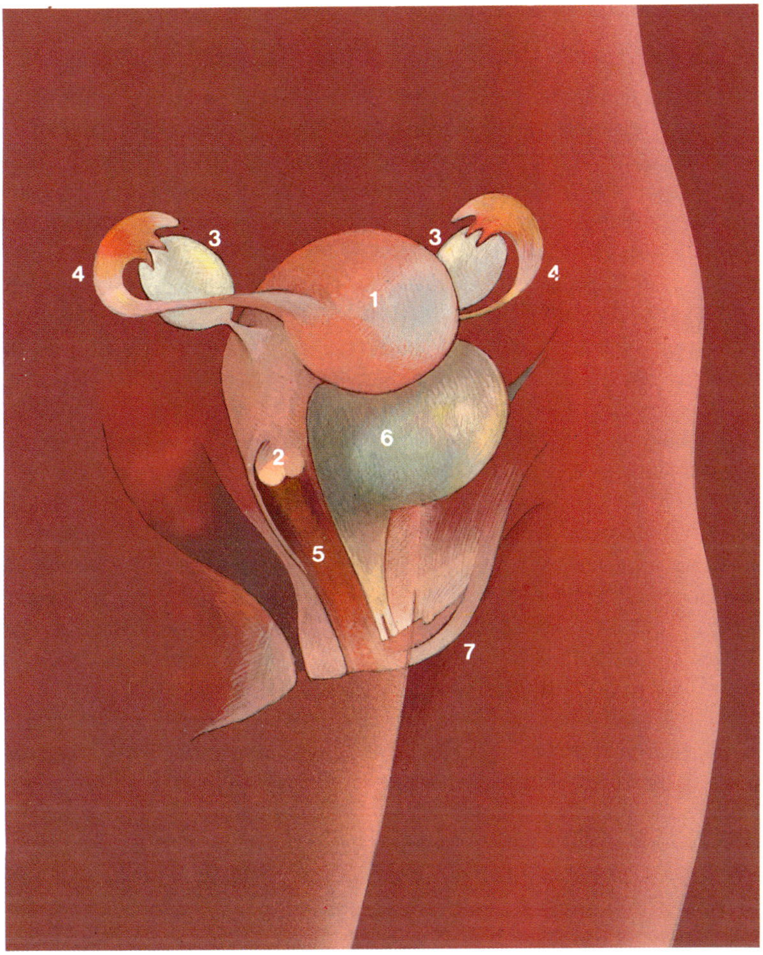

1 Gebärmutter 2 Gebärmutterhals 3 Eierstock 4 Eileiter 5 Scheide 6 Blase 7 innere und äußere Schamlippen

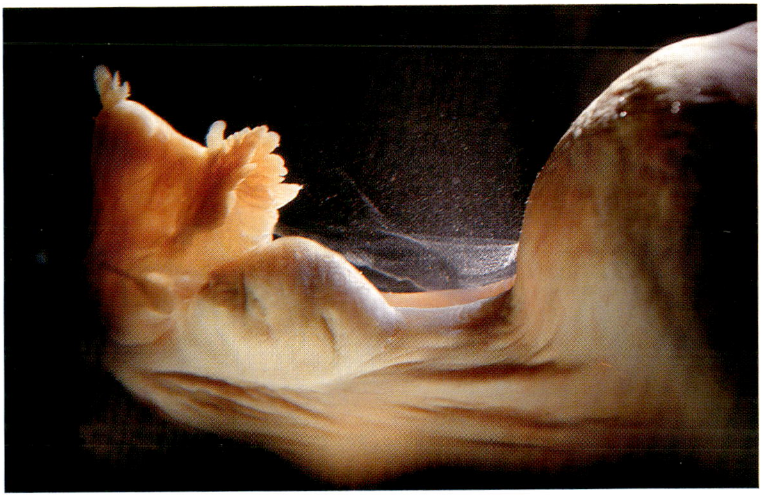

Die Fimbria (Franse) des Eileiters beginnt gerade ihre Suche nach einem reifen Follikel (Eibläschen), das kurz davorsteht, die Oberfläche des Eierstocks zu durchbrechen (Mitte des Bildes). Die Umrisse der Gebärmutter sind auf der rechten Seite deutlich zu erkennen.

Der Hormonspiegel der Frau

Wenn der Eisprung naht, merkt die Frau das häufig durch eine vermehrte Schleimabsonderung aus der Scheide. Sie kommt aus dem Gebärmutterhals (Zervix), wird beim Eisprung stärker und ist glasklar und fädenziehend. Nur wenn der Schleim des Gebärmutterhalses diese Eigenschaften hat, können die Spermien in die Gebärmutter vordringen. Genaue tägliche Beobachtungen des Sekrets sind eine Form der sogenannten natürlichen Familienplanung. Bei dieser Methode – in der ganzen Welt als Verhütungsmittel angewandt – wird der Beischlaf einige Tage um den Eisprung herum vermieden. Möchte die Frau schwanger werden, kann sie auch am Zervixschleim feststellen, an welchem Tag im Menstruationszyklus die Fruchtbarkeit am größten ist.

Nach ungefähr zwei Wochen ist der Reifeprozeß der Eiblase *(Follikel)* abgeschlossen. Sie ist dann etwa zwei Zentimeter groß und nicht nur der Behälter für das Ei, sondern auch eine kleine, Hormone produzierende Drüse geworden. Plötzlich platzen die Wände der Eiblase. Wodurch das genau verursacht wird, hat man bisher noch nicht herausgefunden. Das Ei kann sich nun seinen Weg durch die Bruchstelle an die Oberfläche des Eierstocks suchen, wo es vom Eileiter aufgefangen wird. Einige Tage lang liegt es nun im Eileiter und wartet darauf, von Spermien befruchtet zu werden. Wenn das nicht geschieht, wandert es weiter in die Gebärmutter, wo es allmählich degeneriert.

Wenn die Eiblase geplatzt ist, wird sie in einen sogenannten Gelbkörper verwandelt, der zwei Wochen lang Gelbkörperhormone (Progesteron) in großen Mengen produziert. Dieses Hormon geht in den Blutkreislauf der Frau über und bereitet vor allem die Schleimhaut der Gebärmutter darauf vor, das befruchtete Ei aufzunehmen. Der Uterus ist also jeden Monat einmal auf eine Schwangerschaft eingestellt. Findet keine Befruchtung statt, werden die äußeren Schichten der Schleimhaut abgestoßen. Das verursacht eine Blutung, die wir Menstruation nennen.

Die Menstruation müssen wir als Abschluß einer Serie von Hormonveränderungen betrachten, die einen Monat lang im Körper der Frau ablaufen, Hormonveränderungen, die sich von der ersten Menstruation im frühen jugendlichen Alter bis zur letzten, der Menopause, um das

Drei Generationen Frauen – und ihre Eierstöcke (Bilder *rechts*). Schon beim neugeborenen Mädchen gibt es in jedem Eierstock (1) 500 000 bis 700 000 fast reife Eizellen. Die Natur geizt nicht – die Eier reichen gut und gern für die 400 Eisprünge, die während der fruchtbaren (fertilen) Periode zu erwarten sind. Bei der Mutter, die zweite Generation, sind die Eierstöcke mit Eiern im unterschiedlichsten Reifestadium gefüllt (2). Bei der Großmutter haben die Eierstöcke ihre Schuldigkeit getan: Es reifen keine weiteren Eier heran, die Eierstöcke schrumpfen (3).

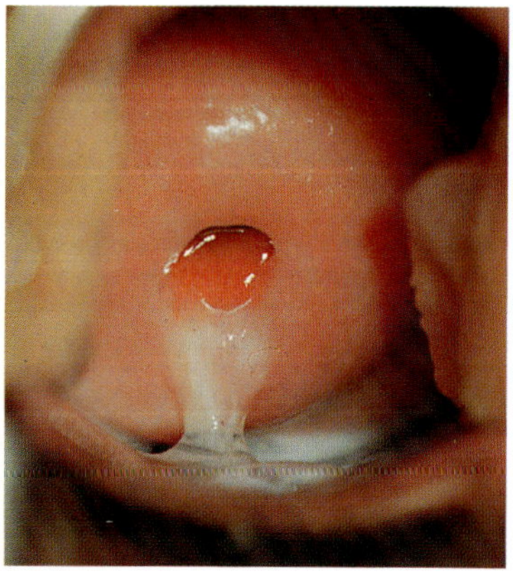

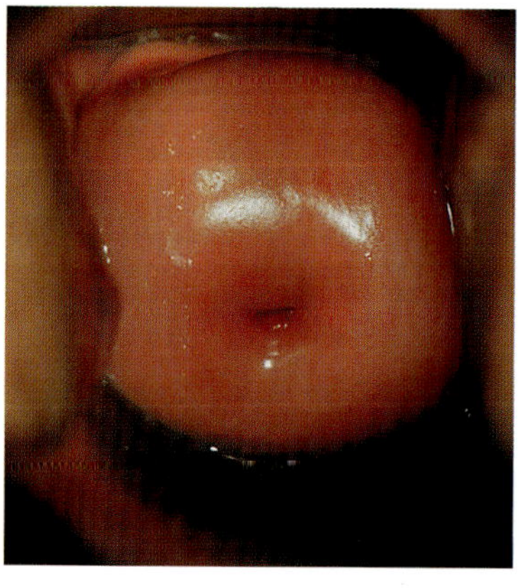

Das Tor zum Leben
Der Muttermund wölbt sich in den oberen Teil der Scheide. Zur Zeit des Eisprungs fließt ein glasklares Sekret aus der Mündung, Zervixschleim genannt. Er sortiert und trifft eine erste Auswahl unter den Spermien, wenn es erst einmal soweit ist. Der Muttermund ist nur kurzfristig geöffnet: Schon wenige Tage später schließt er sich wieder. Ein zäher Schleimpfropfen hindert dann auch eifrig schwimmende Spermien am Eintritt.

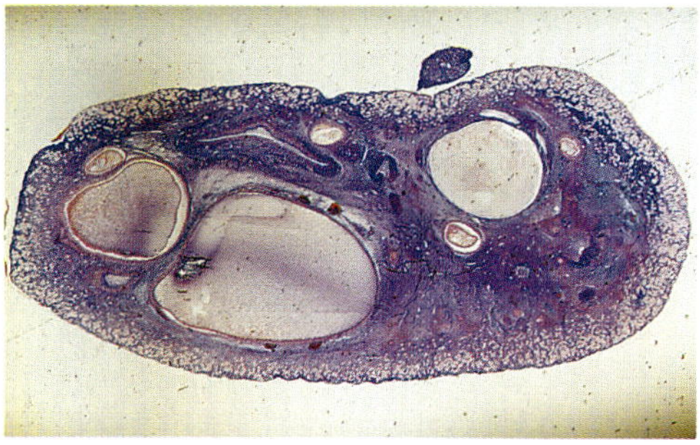

1 Eierstöcke eines neugeborenen Mädchens

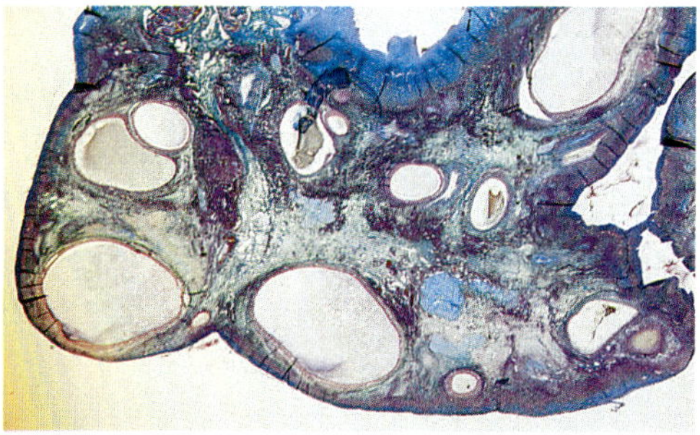

2 ... bei einer Frau im fertilen Alter

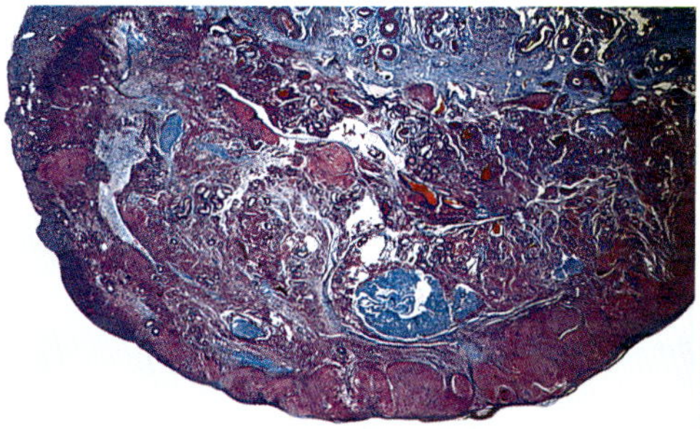

3 ... und bei einer fünfzigjährigen Frau

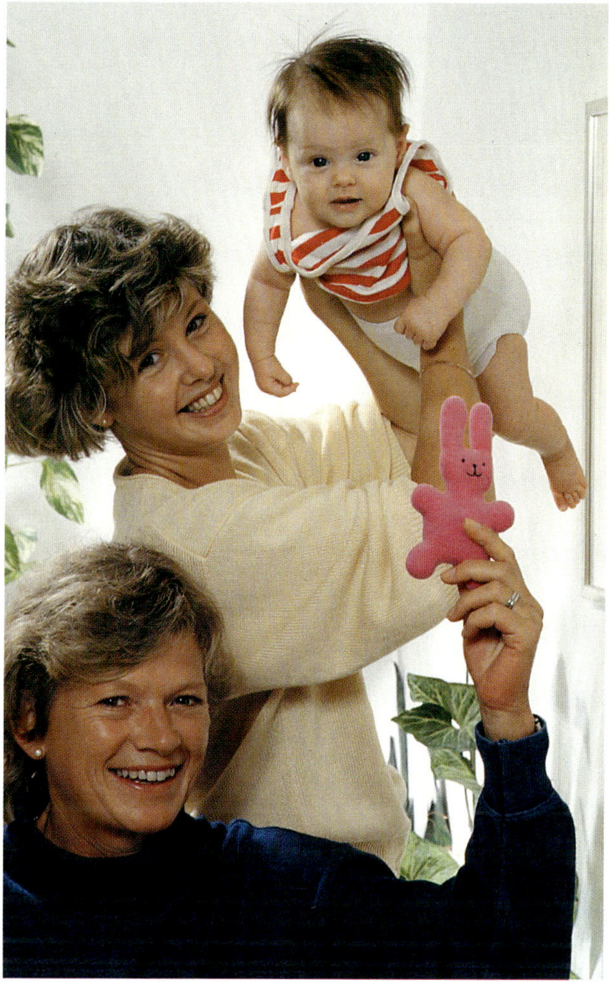

fünfzigste Lebensjahr im großen ganzen nach demselben Muster wiederholen. Zusammengerechnet sind es ungefähr vierhundert Menstruationen. Kurz vor dem Erlöschen der Menstruation spricht man davon, daß Frauen ins Klimakterium kommen. Das bezieht sich auf eine Reihe von psychischen Symptomen wie Müdigkeit, Konzentrationsschwierigkeiten, Schlafstörungen, Schweißausbrüche und vieles andere. Für viele Frauen bringt das Aufhören der Menstruation aber keines dieser Symptome mit sich.

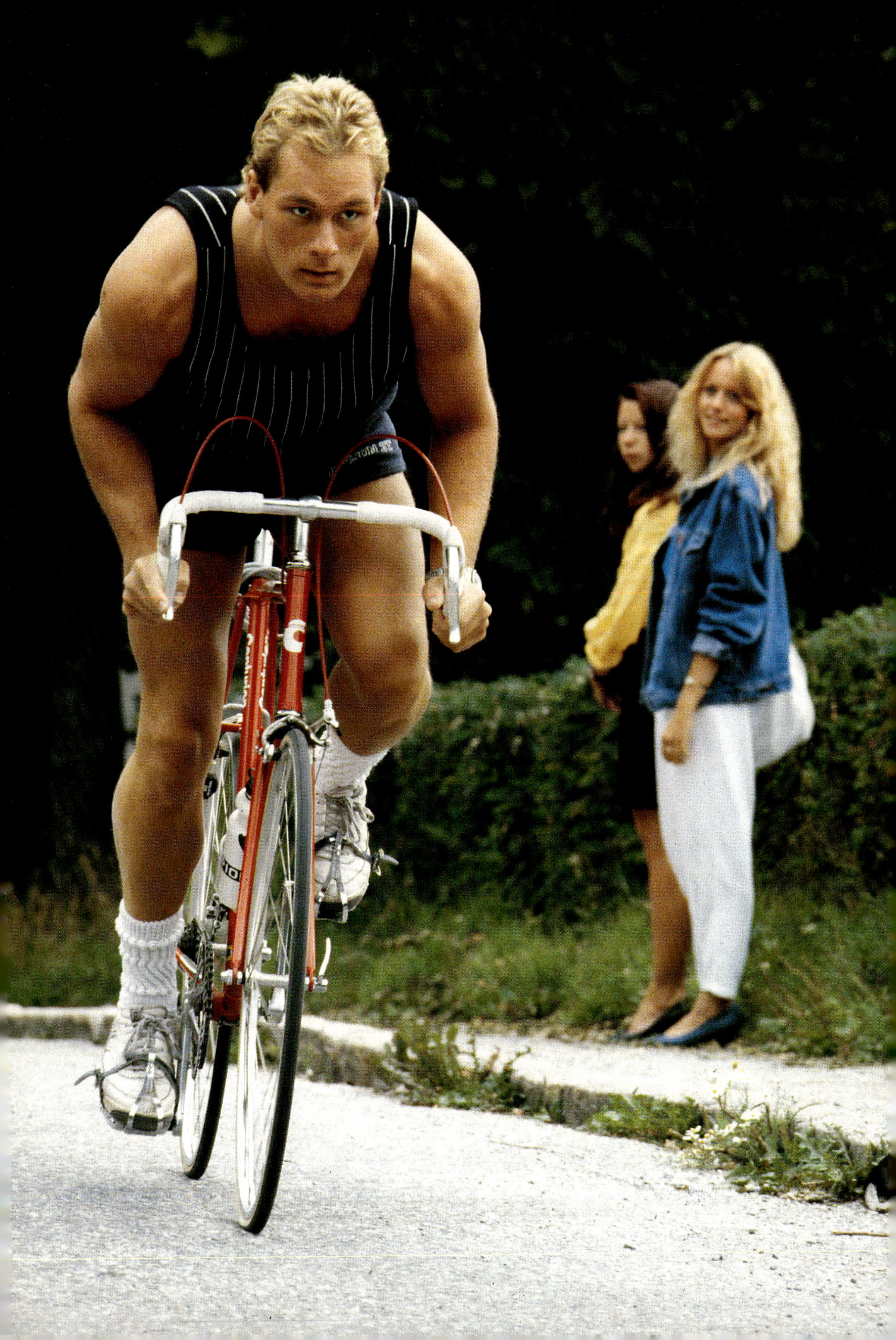

Der Mann

Was für ein Kerl! In den Erbanlagen des Mannes ist das Programm für ein kräftiges Skelett und starke Muskeln enthalten, und sein Geschlechtshormon, das Testosteron, treibt die Entwicklung voran. Nicht alle Männer freilich sind so bildschön wie dieser durchtrainierte Radfahrer. Sie können beruhigt sein: Nicht alle Frauen mögen Athleten, sondern ziehen eher durchschnittliche Figuren vor.

Wenn wir der Schöpfungsgeschichte in der Bibel glauben wollen, dann war der erste Mensch ein Mann. Aber unser biologisches Wissen sagt uns, daß Mann wie Frau gleichzeitig auf der Erde erschienen und daß sie zusammen Voraussetzung für die Entwicklung der Art gewesen sein müssen. Vor Millionen von Jahren, als es Leben nur im Meer gab, haben Männchen und Weibchen ihre Geschlechtszellen einfach an das sie umgebende Wasser ausgeschieden, um sich zu befruchten. Bei gewissen Tangarten ist diese Fortpflanzungsart bis heute erhalten, aber Lebewesen, die das Meer verlassen haben, um auf dem Land zu leben, mußten ihre Fortpflanzung entsprechend anpassen.

Alle sind wir einmal klein gewesen – auch der Mann: Embryos, programmiert und entwickelt aus den genetischen Botschaften in einem Spermium der männlichen Botschaft Y und einem Ei mit der Botschaft X. Obgleich die genetischen Botschaften so unterschiedlich sind, kann man in den ersten Monaten äußerlich kaum einen Unterschied zwischen Jungen und Mädchen erkennen. In der späteren Entwicklung des Fötus wandern die Hoden von einem Platz in der Bauchhöhle hinunter in den Hodensack. Manchmal bleibt die Wanderung aus, und eine kleine Operation kann erforderlich werden, um sie in den Hodensack zu »ziehen«. Der Mann kann, wie viele Tiere auch, seine Hoden eigentlich in Richtung Bauchhöhle ziehen, wenn er in eine gefährliche Situation gerät: eine der besonderen Vorkehrungen, die die Natur getroffen hat, um die Fortpflanzung zu sichern. Bei den meisten Männern aber ist die dazu notwendige Muskulatur heute atrophiert.

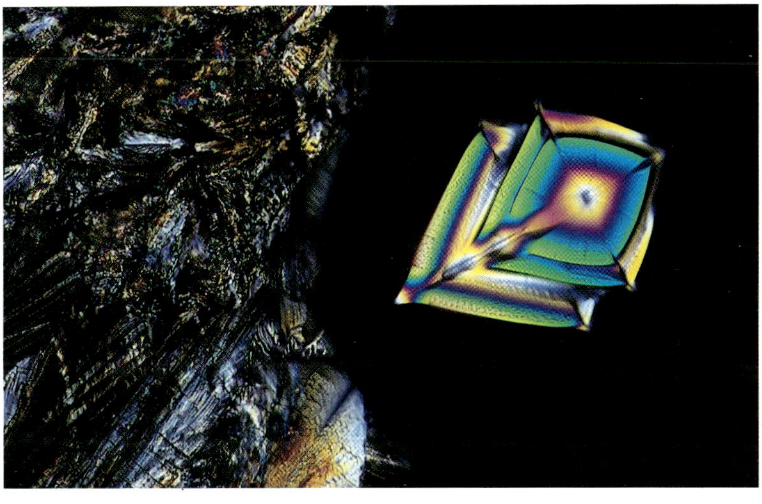

Rechts das Testosteronkristall, ein fliegender Drache in der Welt der Hormone.

Vom Jungen zum Mann

Auch der Junge wird schon mit einer Menge, freilich noch unreifer Samenzellen, sogenannten Spermatogonien, geboren. Wie bei der Frau sind es in erster Linie Hormone der Hypophyse, der kleinen Drüse an der Unterseite des Gehirns, die verantwortlich sind für die Geschlechtsreife des Jungen und dafür, daß die Produktion der Spermien in Gang kommt. Die Hypophyse stellt für Männer und Frauen genau die gleichen Hormone her, aber die Funktionen der Hypophyse werden ihrerseits vom Hypothalamus gesteuert, und hier gibt es große Unterschiede zwischen den Geschlechtern. Im Hypothalamus des Mannes sind es spezielle Teile, die empfänglich für Testosteron sind.

Auf die Frage, warum die Geschlechtsreife der Jungen erst mit zwölf, dreizehn Jahren beginnt, gibt es noch keine klare Antwort. Aber man weiß, daß unter anderem die Thymusdrüse, die im oberen Teil des Brustraums sitzt, die Geschlechtsentwicklung aufhalten kann. Geschlechtsreife und Pubertät in den frühen Jugendjahren setzen zwei verschiedene Hormone der Hypophyse in Gang: Das eine hilft den Hoden, das männliche Geschlechtshormon Testosteron zu bilden, und das andere beeinflußt die Produktion und Reifung der Spermien.

Körperwachstum, Entwicklung der äußeren Geschlechtsorgane, Stimmbruch, Bartwuchs und die männliche Körperbehaarung werden vom Testosteron gesteuert. Dieses Hormon bewirkt also, daß Jungen schneller wachsen als Mädchen und Muskeln kräftiger entwickelt werden. Das Testosteron ist auch nötig, damit die Spermien reifen und die Geschlechtsorgane ihre volle Funktion entwickeln können.

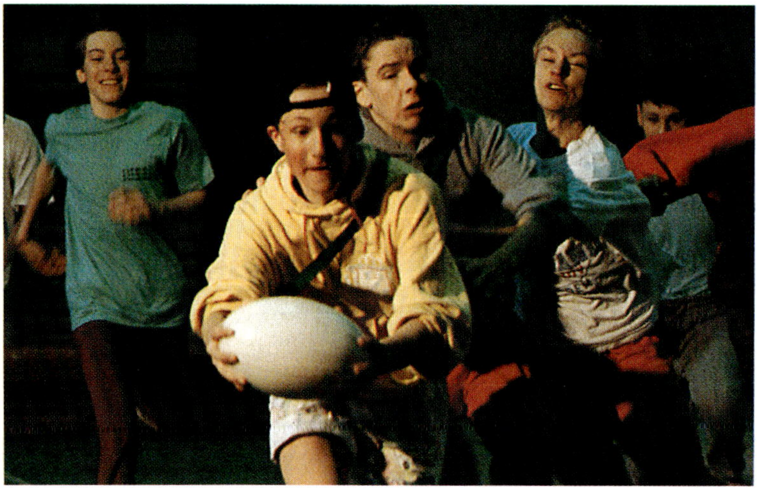

Immer wurde die Rolle des Mannes mit Interesse an harten, herausfordernden Spielen verknüpft, in denen es auf Muskeln und aggressives Verhalten ankommt. Es wurde schon vor Millionen von Jahren in der Savanne geprägt, als der Mann seine Familie und seinen Stamm verteidigen mußte. Größe und Stärke verleihen ihm noch immer Ansehen, auch wenn es heute nicht mehr so darauf ankommt.

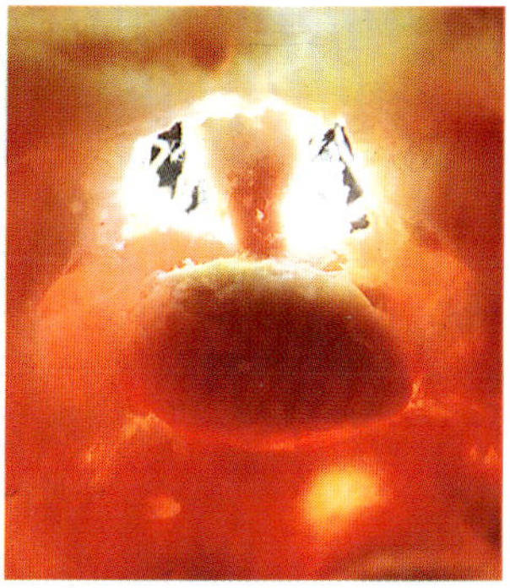

Die Geschlechtshormone des Mannes werden genau wie die der Frau vom Hypothalamus und der Hypophyse, einem ovalen kleinen Organ an der Unterseite des Gehirns, gesteuert. Von hier aus gelangen die Signale über das Blut in die Hoden, wo Testosteron produziert wird. Die Hormone werden via Rückkopplung, Feedback, in Balance gehalten.

Die Bildfolge *unten* zeigt, wie eine Wärmekamera die Versteifung eines Penis registriert. Blaue Felder sind kühl, rote warm. Das *mittlere* Bild zeigt die beginnende Erektion, *rechts* ein voll erigierter Penis. Die Eichel ist am wärmsten.

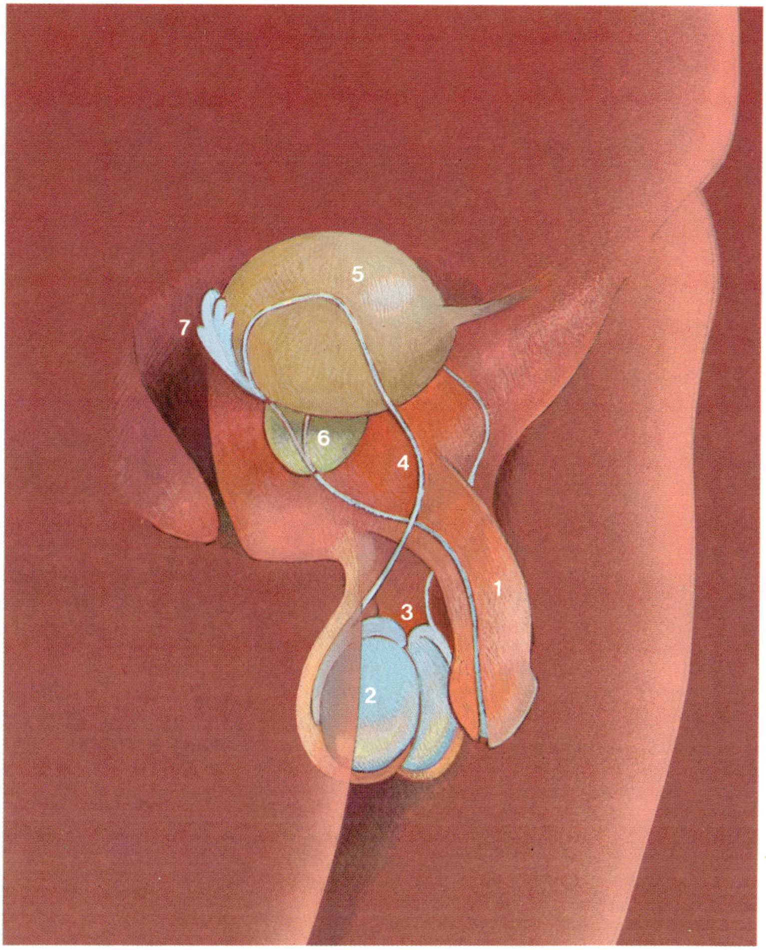

1 Penis mit Harnleiter 2 Hoden 3 Nebenhoden 4 Samenleiter 5 Blase 6 Vorsteherdrüse (Prostata) 7 Samenblase

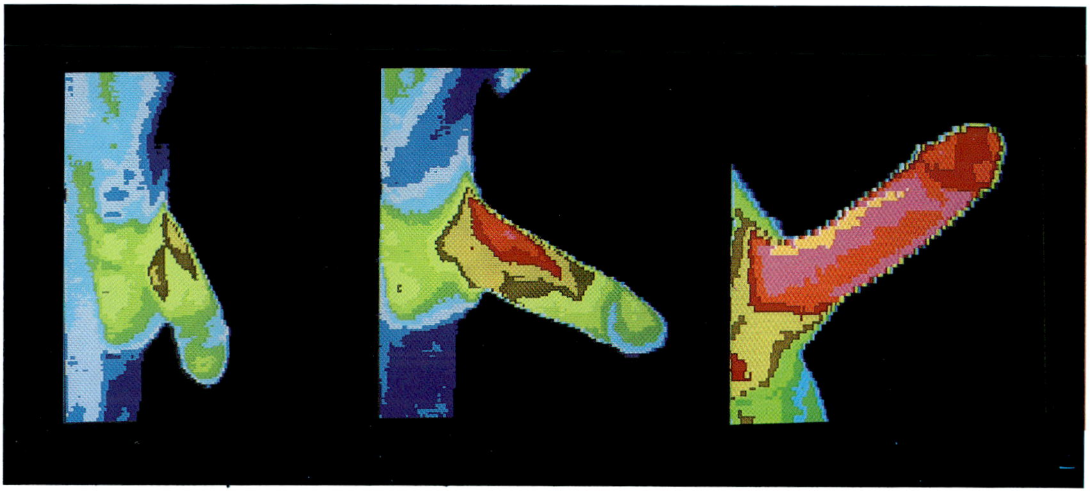

1000 Spermien pro Sekunde

Von allen phänomenalen Produktionsapparaten im menschlichen Körper ist der für die Herstellung von Spermien der erstaunlichste. Bei einem gesunden jungen Mann werden pro Tag 100 Millionen Spermien produziert, d. h. 1000 Spermien pro Sekunde. Sie werden in den sich windenden Samenkanälchen der Hoden gebildet. Jedes Spermium enthält eine einzigartige Mischung der Erbmasse des Vaters.
Das Bild *unten* zeigt ein Samenkanälchen im Querschnitt. Am äußersten Rand befinden sich die Urspermien (Spermatogonien). Sie brauchen gut zwei Monate, um zu reifen, und werden in dieser Zeit vom Rand des offenen Kanals zum Zentrum hin bewegt. Während der Wanderung teilt sich jede Spermatogonie zweimal, ist also Ursprung für vier Spermien. Besondere Zellen versorgen sie mit Nahrung und schleusen sie mit dem Schwanz voran in den Kanal (siehe Vergrößerung *unten rechts*). Danach werden sie in die Nebenhoden zur Speicherung geführt.

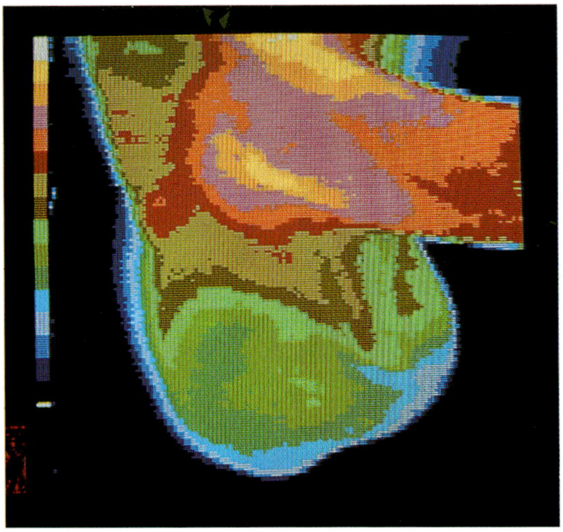

Die Wärmekamera zeigt, daß die Temperatur im Hoden nur ca. 35 °C beträgt, d. h., daß sie ca. 2° niedriger ist als die übrige Körpertemperatur – eine Voraussetzung, daß Spermien befruchtungsfähig sind.

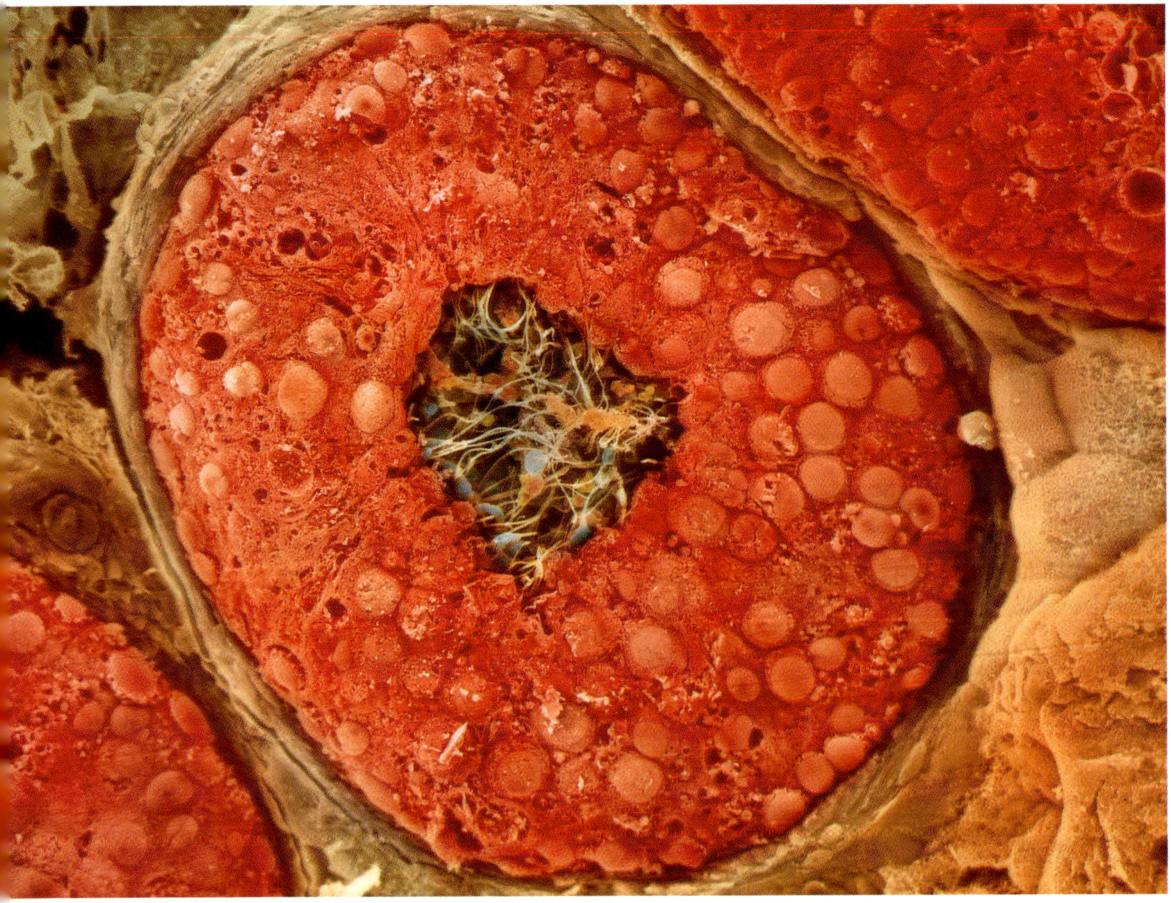

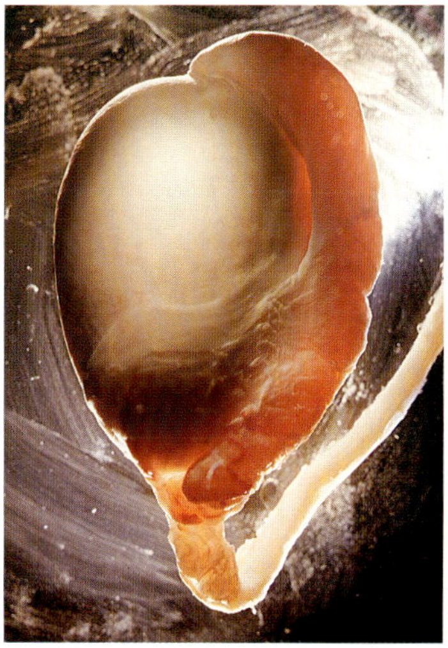
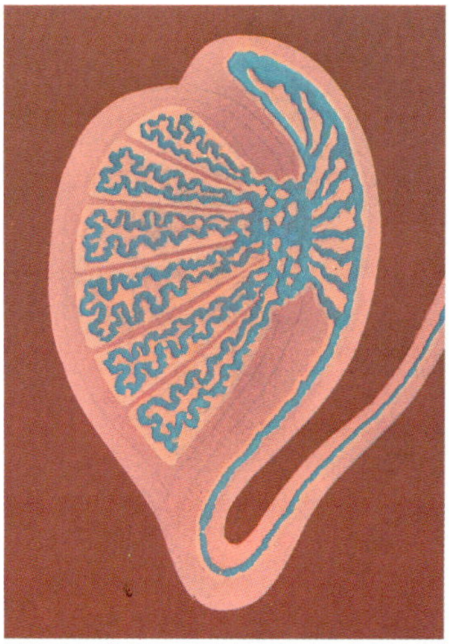
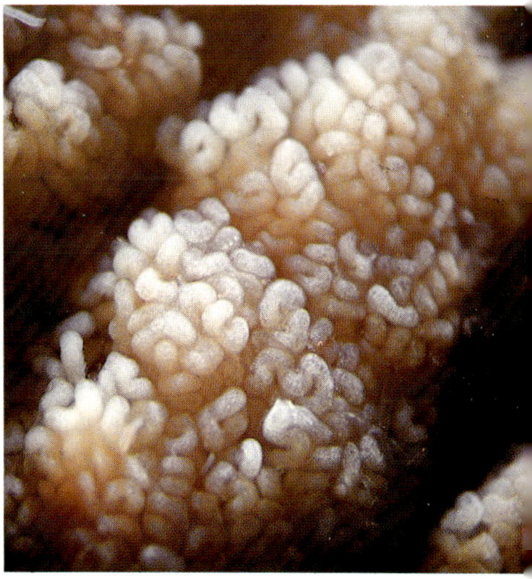

Die Geschlechtsdrüse des Mannes, der Hoden, ist ungefähr halb so groß wie ein gewöhnliches Hühnerei und mit dem Nebenhoden verbunden, in dem die Spermien lagern. Die Skizze zeigt im Querschnitt, daß die Samenkanälchen fächerartig angelegt sind. *Oben rechts* sehen wir das Knäuel eines einzigen Samenkanälchens. Ihre Gesamtlänge beträgt mehrere hundert Meter.

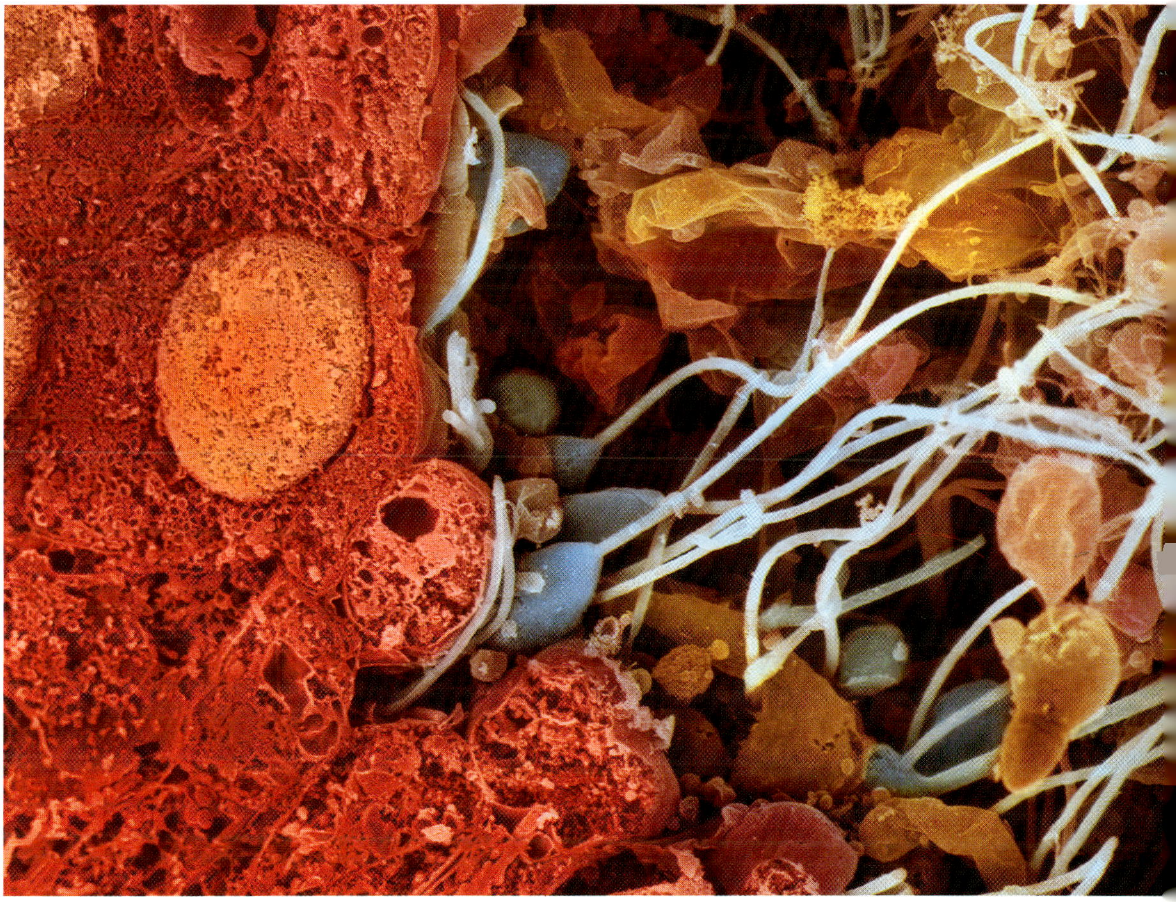

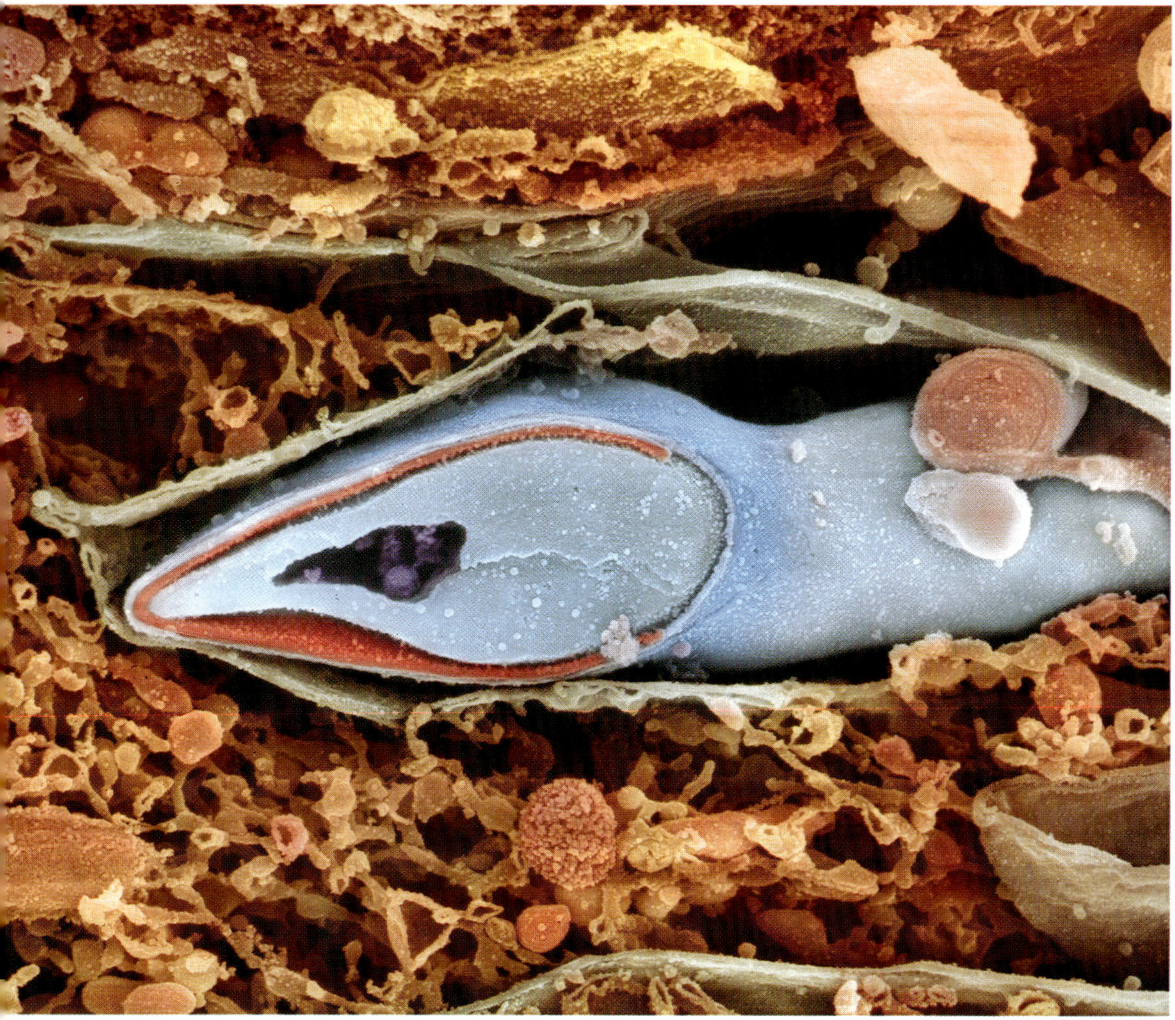

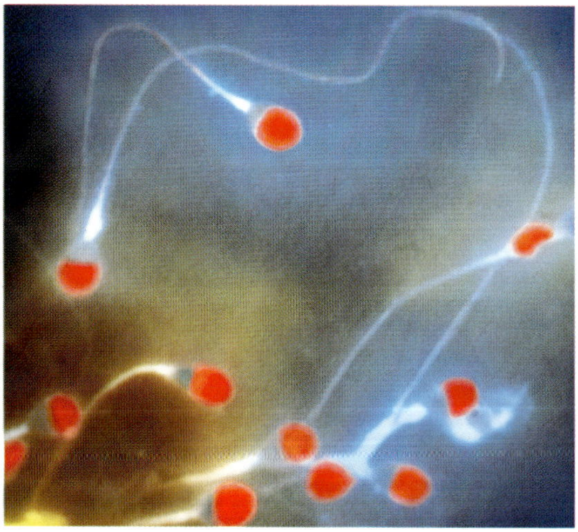

Kampfspitze geladen mit Erbanlagen
Sechshundertstel Millimeter lang ist das Spermium, hier mit durchgeschnittenem Kopf, während es sich noch tief in den Hoden befindet. Im Kopf ist die Erbmasse des Mannes verpackt. Der Kopf des Spermiums wird von einem Akrosom bedeckt, das durch eine rote Zone auf dem Bild *oben* hervortritt. Auf dem Bild *rechts* leuchten alle Akrosome des Spermiums durch Fluoreszenzanfärbung. Im Akrosom sind Enzyme enthalten, die dem Spermium helfen, in die Hülle des weiblichen Eis einzudringen. Das Spermium trägt die Mütze, bis es sich dem Ei nähert. Dann ist es an der Zeit, sie abzunehmen. Vielleicht geschieht das mit Hilfe von Substanzen aus dem Ei, eine Art chemischem Pingpong zwischen Ei und Spermium.

Massenproduktion mit viel Ausschuß

Der Mann bildet ständig neue befruchtungsfähige Spermien, von der Geschlechtsreife bis ins hohe Alter, während die Eizellen der Frau im Embryostadium und dann nie mehr angelegt werden. Es gibt Männer, die noch mit achtzig Jahren Väter geworden sind.

Während sich bei der Frau im allgemeinen nur ein einziges befruchtungsfähiges Ei im Monat entwickelt, kann der Mann in derselben Zeit Milliarden neuer Spermien produzieren, jedes Spermium mit einer einzigartigen Erbmasse. Bei jedem Samenausstoß kommt es zu zwei bis fünf Milliliter Samenflüssigkeit, die an die fünfhundert Millionen bewegliche Spermien enthält. Doch fast die Hälfte dieser Spermien eines gesunden jungen Mannes haben kleine Defekte, die bewirken, daß sie das Ei nicht befruchten können. Vor dem Samenerguß reifen und lagern sie in den Nebenhoden. Wenn der sexuelle Reiz beim Orgasmus den Höhepunkt erreicht, werden die Spermien blitzschnell durch Samen- und Harnleiter geführt und dort mit einem Sekret der Prostatadrüse gemischt. Dieses Sekret enthält Substanzen, die dazu beitragen, daß die Spermien leichter zum Ei der Frau vordringen können. Mit immenser Kraft wird die Samenflüssigkeit durch das Zusammenziehen der Beckenmuskeln herausgeschleudert: zuerst die Spermien und das Prostatasekret, dem eine zuckerhaltige Flüssigkeit folgt.

Daß der Penis anschwillt, steif wird und bei sexuellem Reiz erigiert, kommt daher, daß der Blutfluß durch den Penis zunimmt und die Schwellkörper mit Blut gefüllt werden. Nach dem Samenerguß nimmt der Blutfluß wieder ab, die Schwellkörper schrumpfen.

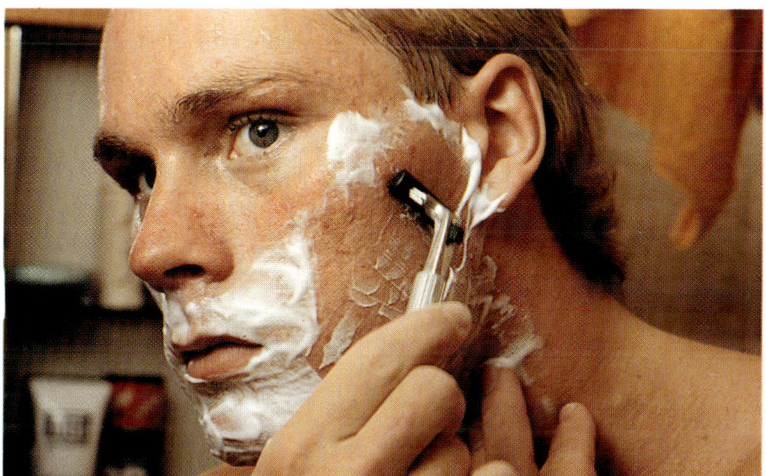

Der Bartwuchs des Jünglings und der Haarwuchs an Brust, Armen und Beinen werden durch das Geschlechtshormon Testosteron bewirkt. Es wird in den Hoden produziert und erreicht über die Blutbahn seine Zielorte, die Haarwurzeln. Andere Auswirkungen des Testosterons sind kräftige Muskeln und eine tiefe Stimme.

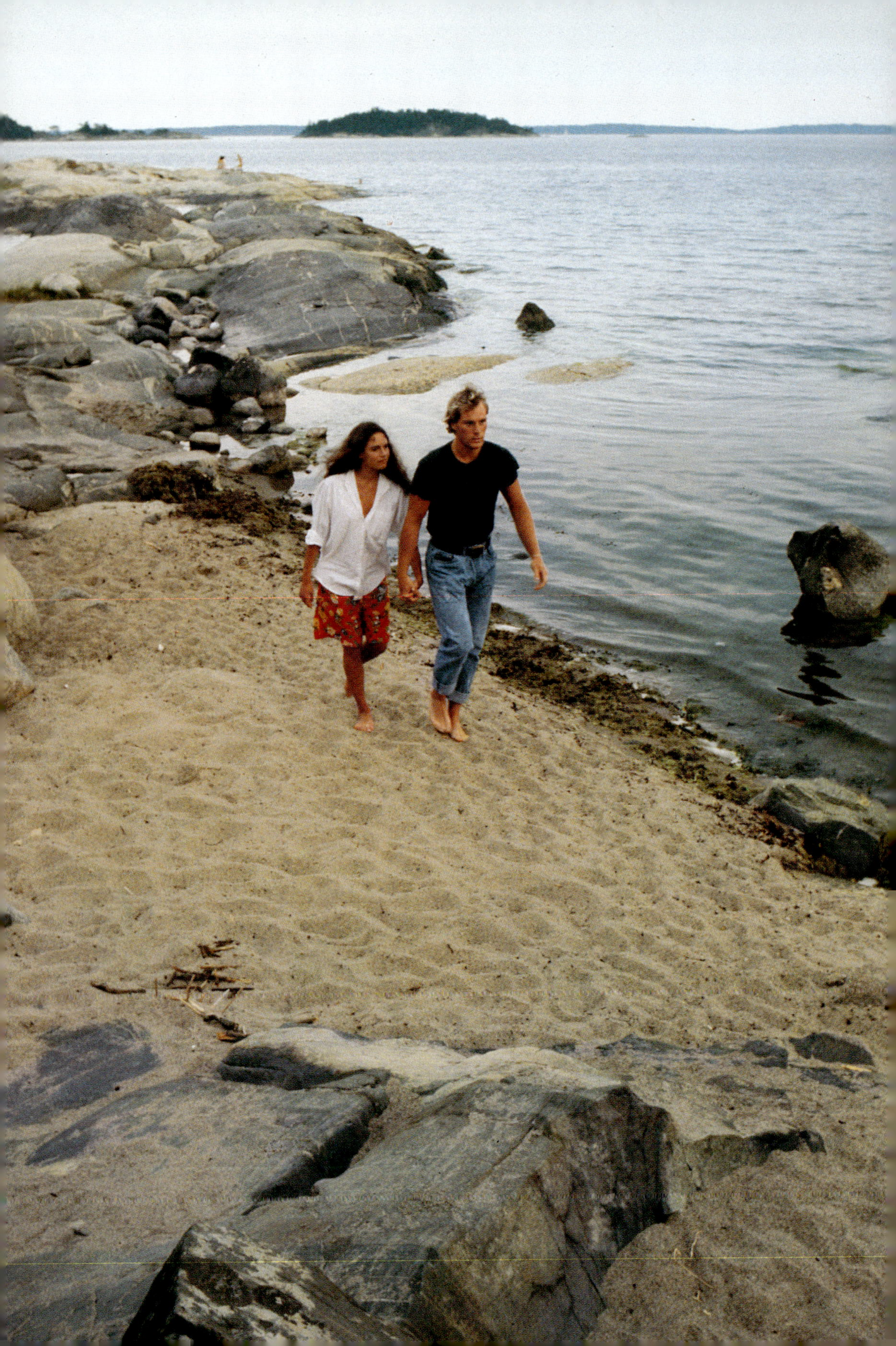

Der Eisprung

Ein wunderbarer Tag am Meer, endlose Wanderungen am Strand entlang. Jetzt haben sie sich entschieden. Sie möchten zusammen ein Kind haben.

Im Leben einer Frau wiederholt sich der Eisprung Monat für Monat, insgesamt etwa vierhundertmal. Es ist wohl eher Zufall, in welchem der beiden Eierstöcke der Eisprung stattfindet, doch es kommt auch oft vor, daß sich die Eierstöcke monatlich abwechseln. Mußte ein Eierstock herausoperiert werden, findet im verbliebenen Eierstock dennoch jeden Monat ein Eisprung statt. Vermutlich ist das eine Art Schutzmechanismus des Körpers vor Krankheiten der Geschlechtsorgane. Die Mehrzahl der Eizellen wird jedoch niemals genutzt. Die meisten haben prinzipiell dieselbe Fähigkeit zur Befruchtung, aber sie reifen nie ganz, sondern gehen teilweise unter. Wenn der Eisprung bei einer Frau um die Fünfzig aufhört, ist der Vorrat an Eiern erschöpft.

Der Eisprung selbst ist ein dynamischer Prozeß, der innerhalb einer oder weniger Minuten abläuft. Ein Teil der dem Bauchraum zugekehrten Wand der Eiblase (Follikel) platzt, und die Flüssigkeit, mit der die Eiblase gefüllt ist, fließt heraus: zusammen mit Millionen von Zellen, die in der Eiblase weibliche Geschlechtshormone produziert haben. Mitten in dieser enormen Menge von Zellen ist das Ei die kostbarste Fracht der Eiblase. Es ist umgeben von Tausenden von schützenden Zellen, die für das Milieu und die Nährstoffversorgung des Eis verantwortlich sind.

Am Tag des Eisprungs kann eine Frau schwanger werden. Hier, auf dem Bild *rechts*, naht er. Ein mit Flüssigkeit gefüllter Follikel krümmt sich an der Oberfläche des Eierstocks. Der Trichter des Eileiters mit den Fransen (Fimbrien) wölbt sich über die Oberfläche des Eierstocks, bereit, das Ei aufzufangen.

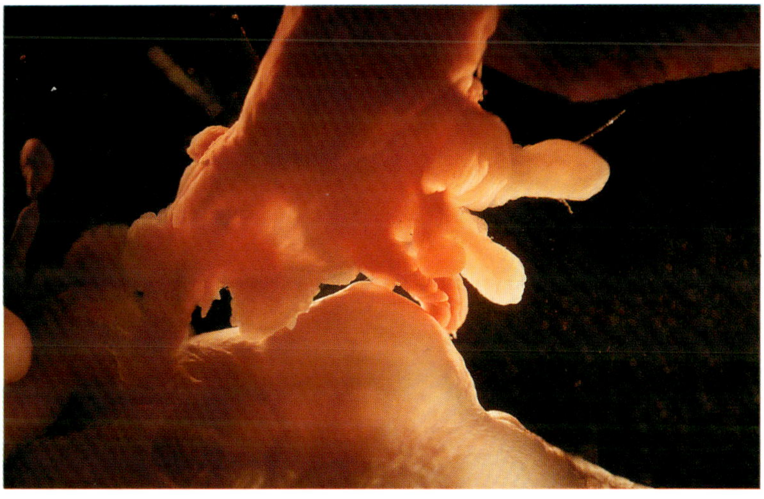

Auf der Jagd nach dem Ei

Mehrere Stunden vor dem Eisprung hat der Eileiter vermutlich die Information bekommen, wo auf der Oberfläche des Eierstocks der Eisprung stattfinden wird. Der Trichter des Eileiters hat sich zurechtgelegt, um das Ei aufzufangen und zu verhindern, daß es im Bauchraum verschwindet. Die weichen Fransen des Trichters gleiten unablässig über die Oberfläche des Eierstocks und scheinen die verschiedenen chemischen Botschaften in den Substanzen dort zu untersuchen. Die ganze Schleimhautoberfläche im Eileiter ist von feinen Flimmerhärchen bedeckt, die alle in das Innere des Eileiters gerichtet sind. Sie bilden eine Art Sog für die Flüssigkeit, die von der Eiblase kommt und weitere Informationen in Form chemischer Signale liefert, durch die sich die Wände des Eileiters rhythmisch zusammenzuziehen beginnen. Dieses Zusammenziehen hilft den Flimmerhärchen, das Ei aufzufangen.

Manchmal kann die Flüssigkeit des Eileiters auch zum anderen Eileiter hinüberschwappen, der – wenn er lang und beweglich ist – auch den gegenüberliegenden Eierstock erreicht. Dann versucht dieser, das Ei aufzufangen, und manchmal gelingt das tatsächlich. Daß Eier zum anderen Eileiter »hinüberhüpfen« können, weiß man mit Sicherheit, da es Frauen gibt, die schwanger geworden sind, obwohl auf der einen Seite der Eileiter und auf der anderen Seite der Eierstock fehlte.

Die Beweglichkeit des Eileiters kann erheblich eingeschränkt werden, wenn die Frau einmal eine Eileiterentzündung hatte, verursacht zum Beispiel durch Gonorrhö oder Chlamydien. Während des Heilungsprozesses bilden sich dann um den Eileiter herum Verwachsungen, die es dem Eileiter erschweren, das Ei aufzufangen. Schlimmstenfalls verstopft der ganze Eileiter, und die Frau wird steril.

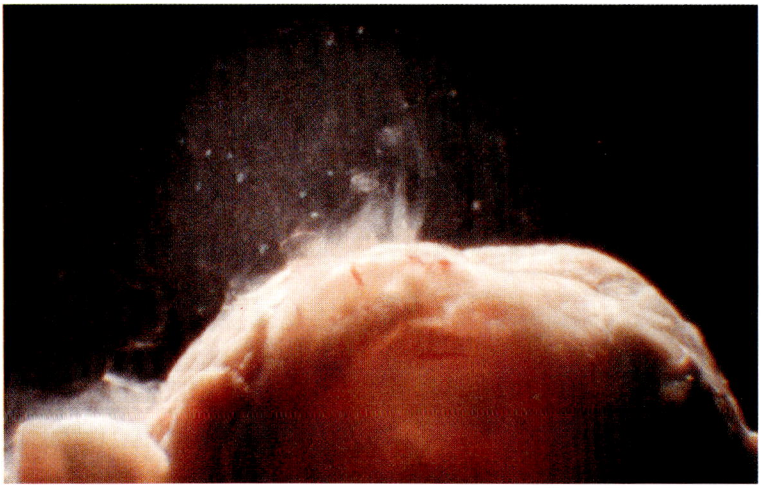

Plötzlich platzt der Follikel, eine Flüssigkeit mit Tausenden von hormonproduzierenden Zellen wird herausgeschleudert – mittendrin das Ei, kleiner als ein Stecknadelkopf (siehe Bild *links* und Vergrößerung *rechts*). Das Ei ist von Nahrungszellen eingeschlossen, die es auf dem Weg in die Gebärmutter versorgen. Es ist sozusagen mit Reiseproviant ausgerüstet.
Eingefügtes Bild *oben:* Das Ei ist dabei, in den Eileitertrichter eingesogen zu werden.
Eingefügtes Bild *unten:* die leere Eiblase, die häufig ein wenig blutet. Bald schließt sich das Loch, und die Eiblase wird in eine hormonproduzierende Drüse, einen sogenannten Gelbkörper, verwandelt.

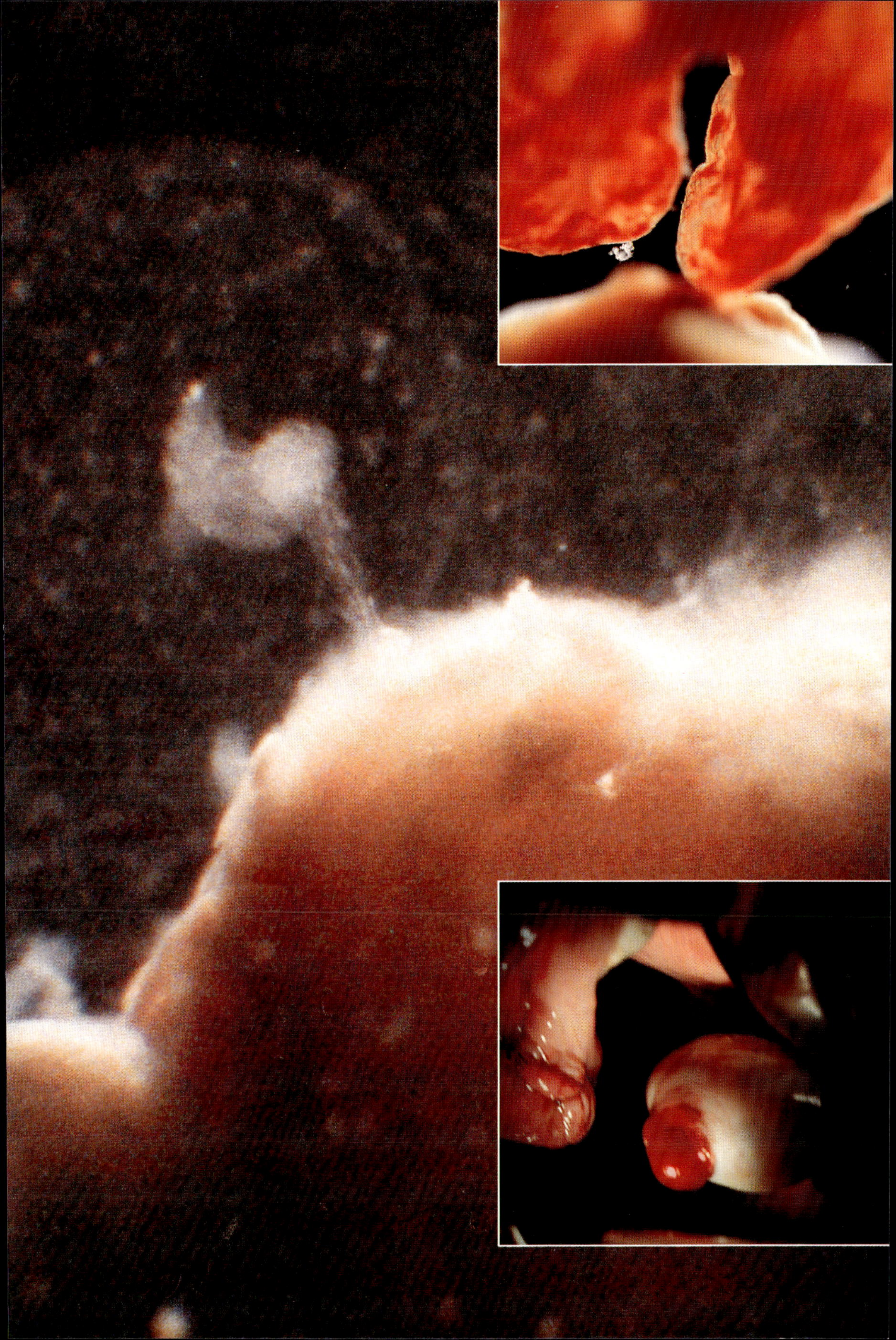

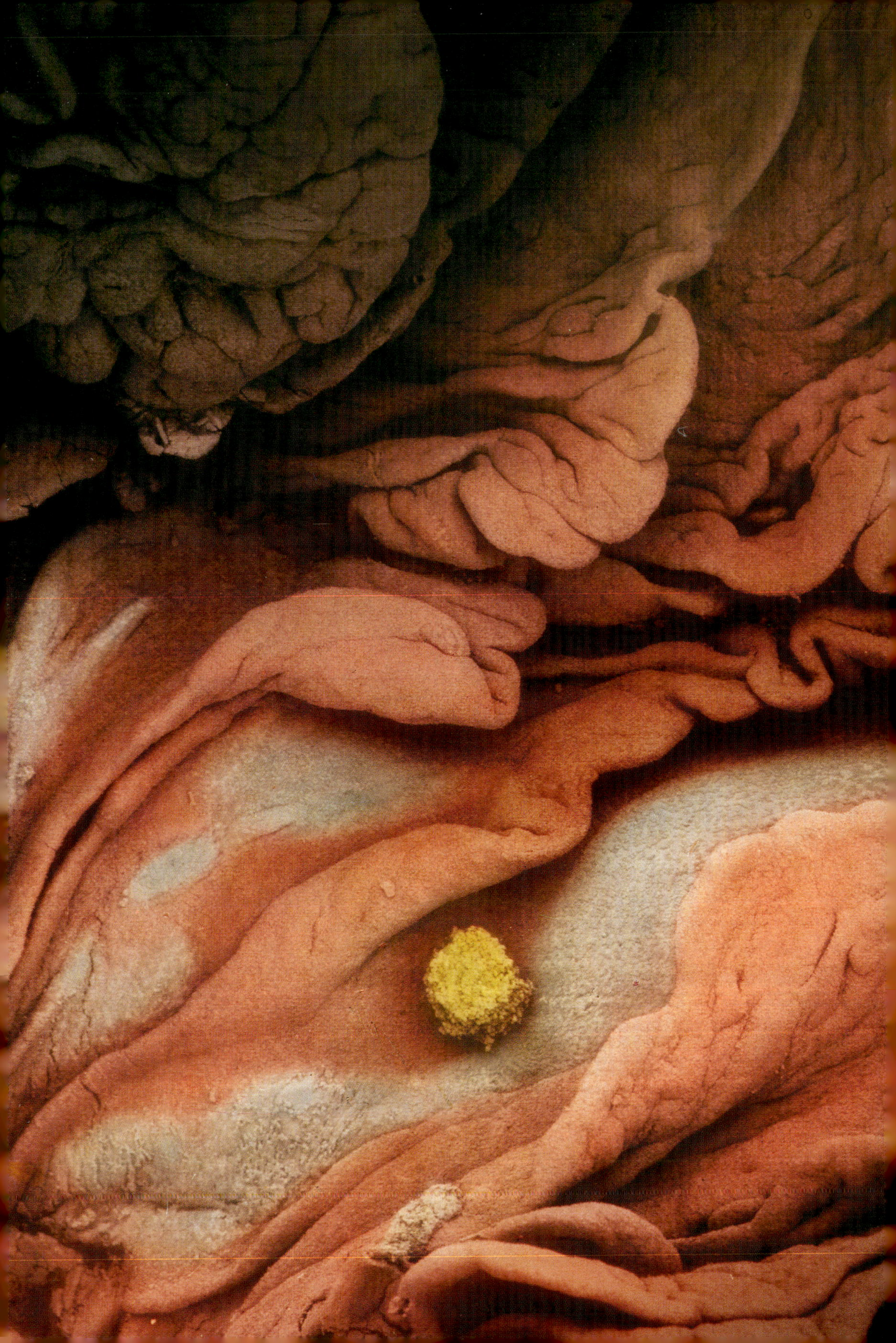

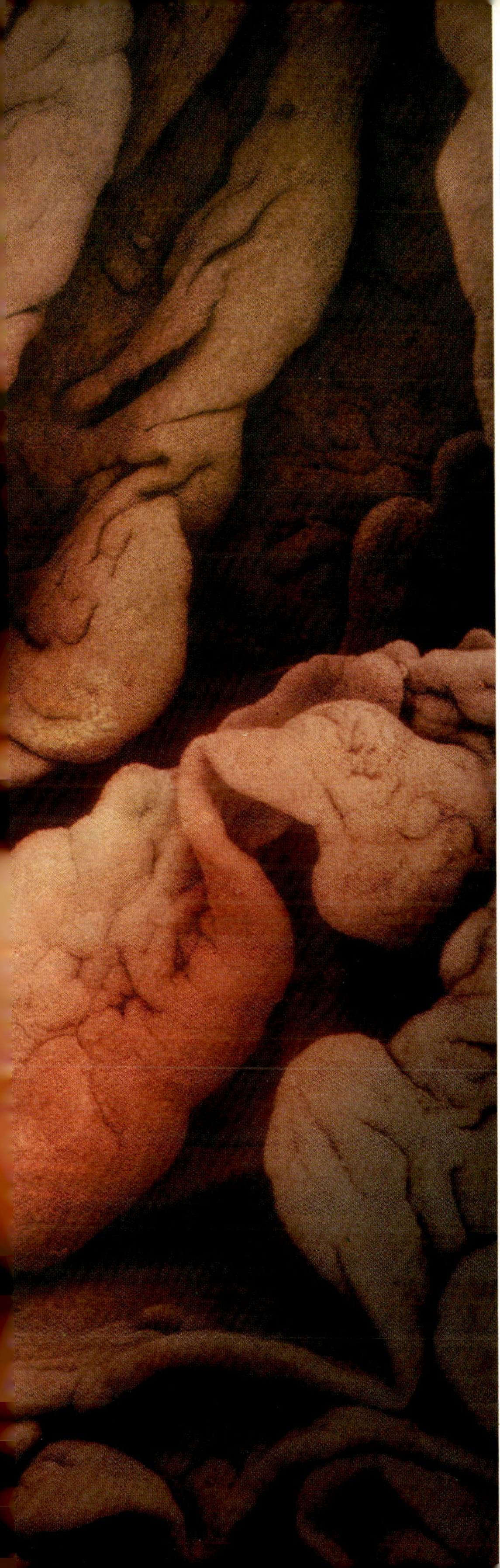

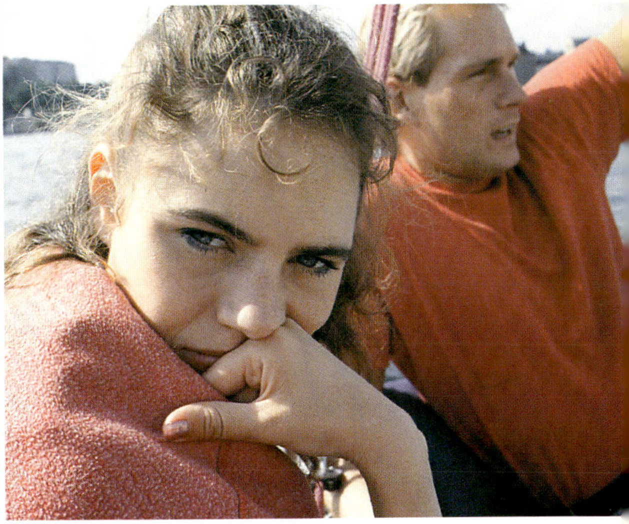

Manchmal tut es weh

Eine phantastische Einrichtung dieser Eileitertrichter! Seine Fransen – die Fimbrien – haben die Eizelle aufgefangen, die immer noch von Tausenden von Nährstoffzellen umgeben ist. *Unten* sehen wir einen Teil des Eis über dem Wald von Flimmerhärchen, die es vorantreiben. Beim Eisprung kommt es manchmal zu einer Zwischenblutung und einem leichten Ziehen im Unterbauch, dem sogenannten Mittelschmerz. Er beruht auf einer Reizung des Bauchfells durch das Platzen des Follikels. Der Mittelschmerz signalisiert der Frau den Zeitpunkt ihrer fruchtbaren Tage.

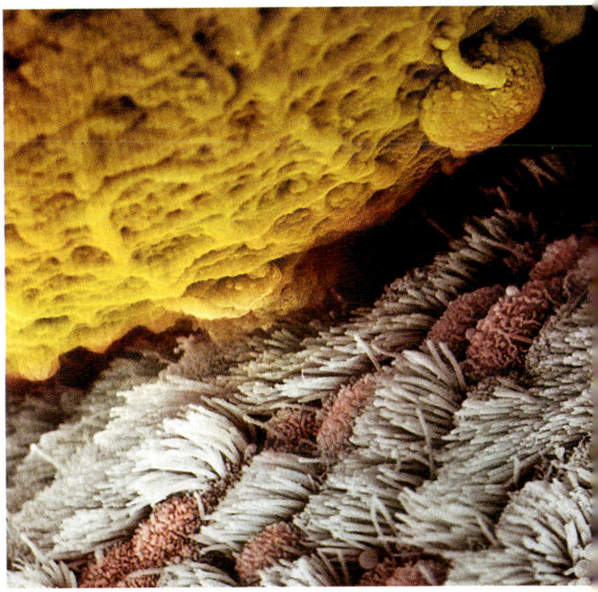

Das Ei reift

Erst einmal im Eileiter angekommen, findet das Ei ein Milieu vor, in dem es mindestens genausogut gedeiht wie drinnen in der Eiblase. Es reift jetzt immer mehr und bereitet sich auf die Begegnung mit den Spermien vor. Dabei liegt es nicht ständig an einer Stelle still, sondern rollt in Erwartung seines männlichen Partners langsam an die Oberfläche der Schleimhautfalte.

Die Hälfte der Chromosomen wird ausgestoßen, wenn das Ei reift, und in einem sogenannten Polkörperchen gesammelt.

Wenn wir die Oberfläche des Eierstocks kurz nach dem Eisprung betrachten, sieht sie fast wie ein Krater aus, aber der Heilungsprozeß setzt rasch ein, und die leere Blase hat noch lange nicht ihre Bedeutung verloren. Die Zellen, die beim Eisprung nicht aus der Eiblase herausgeflossen sind, werden größer und stellen ihre Hormonproduktion um. Vorher wurden in der Eiblase fast nur Östrogene produziert, jetzt

Das Ei auf dem Weg durch den engen Eileiter, eine ca. 15 cm lange Röhre. Im Vordergrund Flimmerhärchen, die es behutsam vorantreiben. Die Flüssigkeit im Eileiter spült den Reiseproviant, die Nährstoffzellen, die das Ei umgeben, ab. Sie erscheinen als leuchtender Kranz, auf lateinisch *Corona radiata*. Jetzt ist das Ei befruchtungsfähig und bereit, dem Ansturm der Spermien zu begegnen. In den nächsten Stunden ist die Chance für eine Befruchtung optimal.

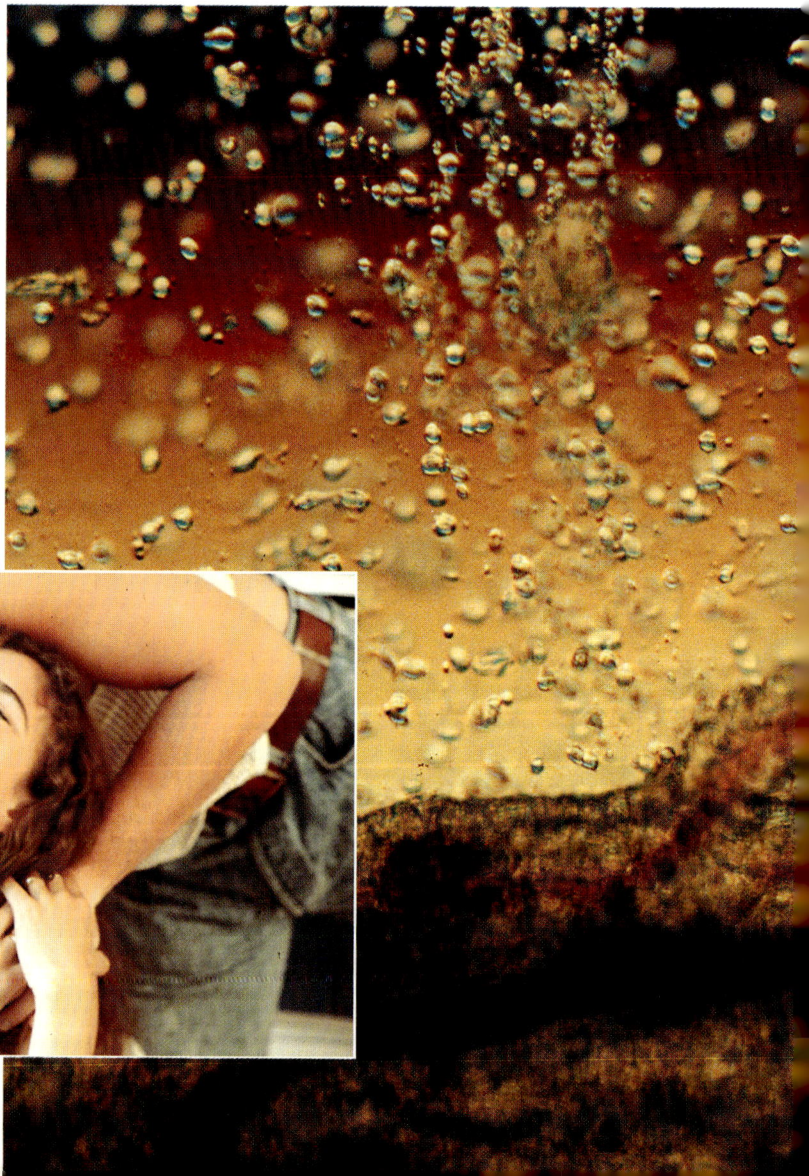

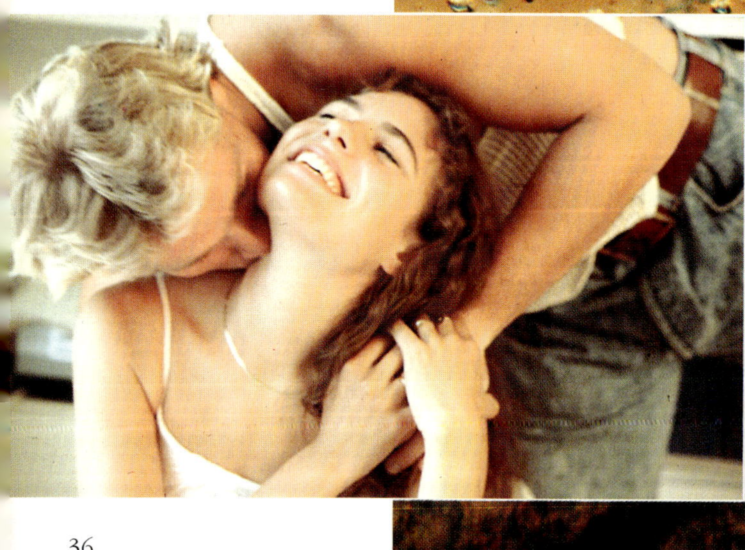

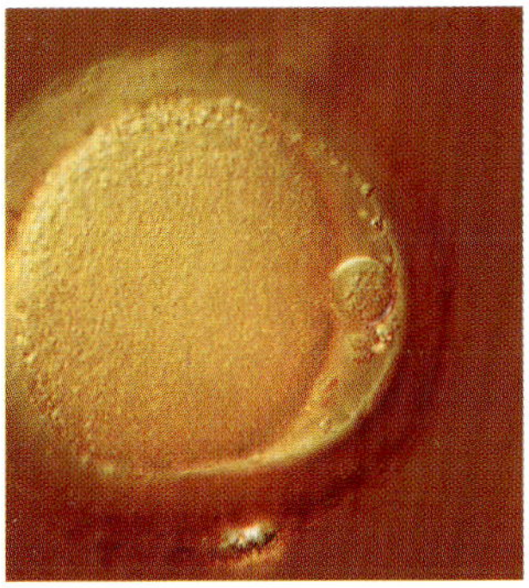

nimmt diese Produktion stark ab, und statt dessen wird das Gelbkörperhormon Progesteron hergestellt.

Wenn der Eierstock vom Gehirn unzureichende Information bekommen hat und zur Zeit des Eisprungs mehr als ein Ei freigesetzt wird, entweder ein Ei aus jedem oder zwei (und mehrere) aus demselben Eierstock, kann die Frau Zwillinge oder Drillinge bekommen. Wenn das geschieht, werden es immer zweieiige Zwillinge, die sogar unterschiedlichen Geschlechts sein können. Sie sehen einander nicht ähnlicher als Geschwister. Eineiige Zwillinge sind etwas anderes. Hier teilt sich das Ei nach der Befruchtung in zwei gleiche Teile, und die Zwillinge haben dann dasselbe Geschlecht.

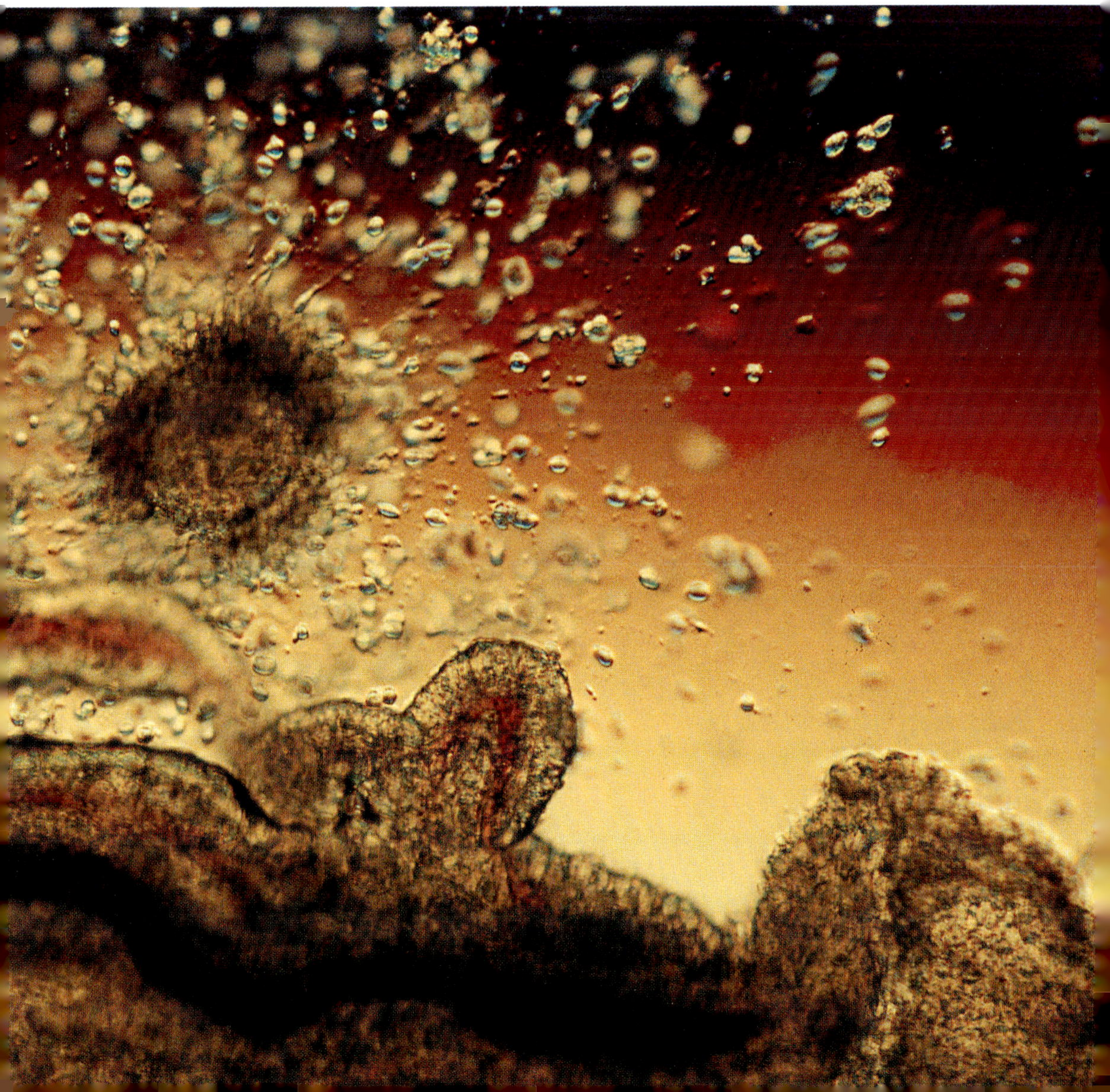

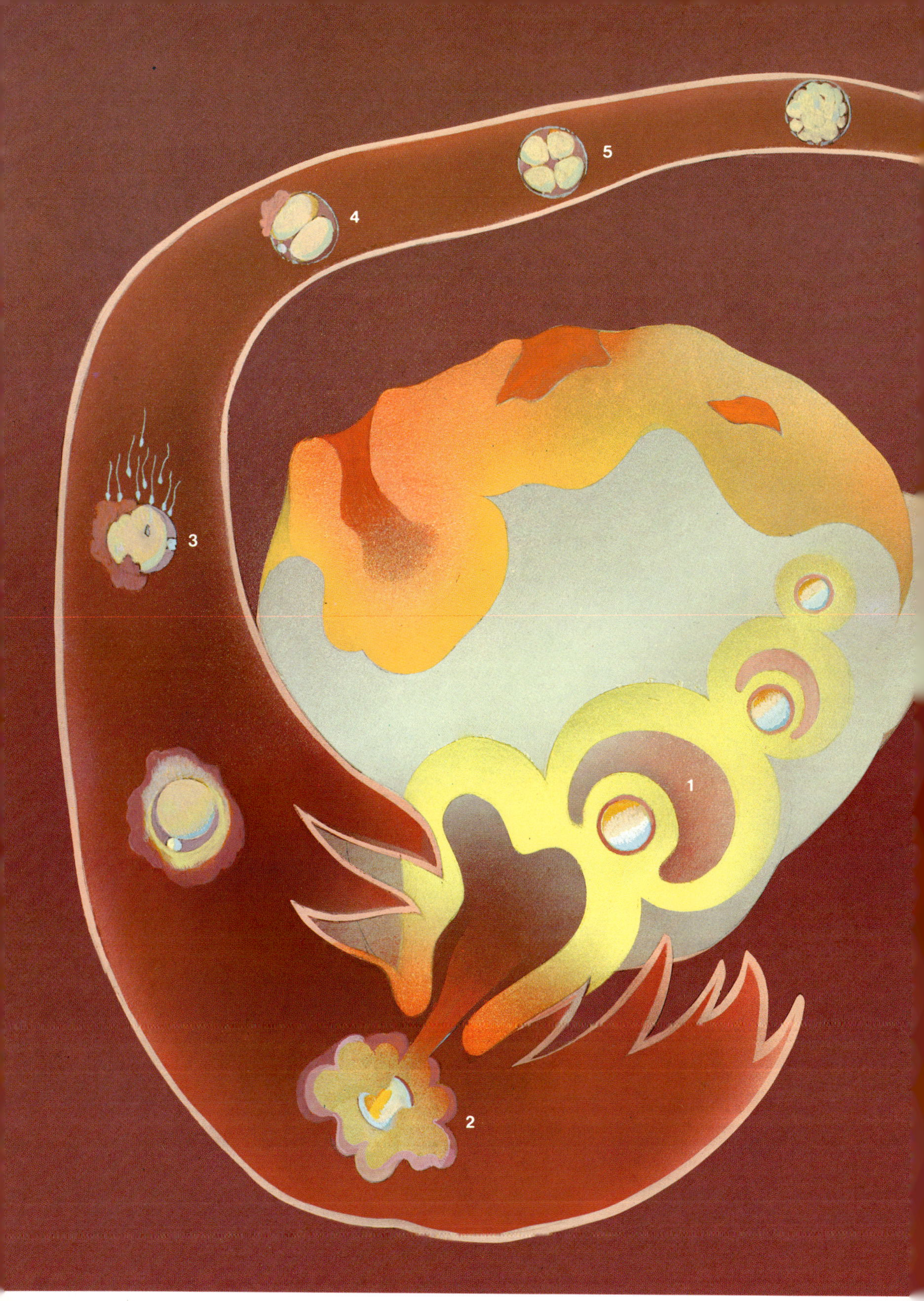
5
4
3
1
2

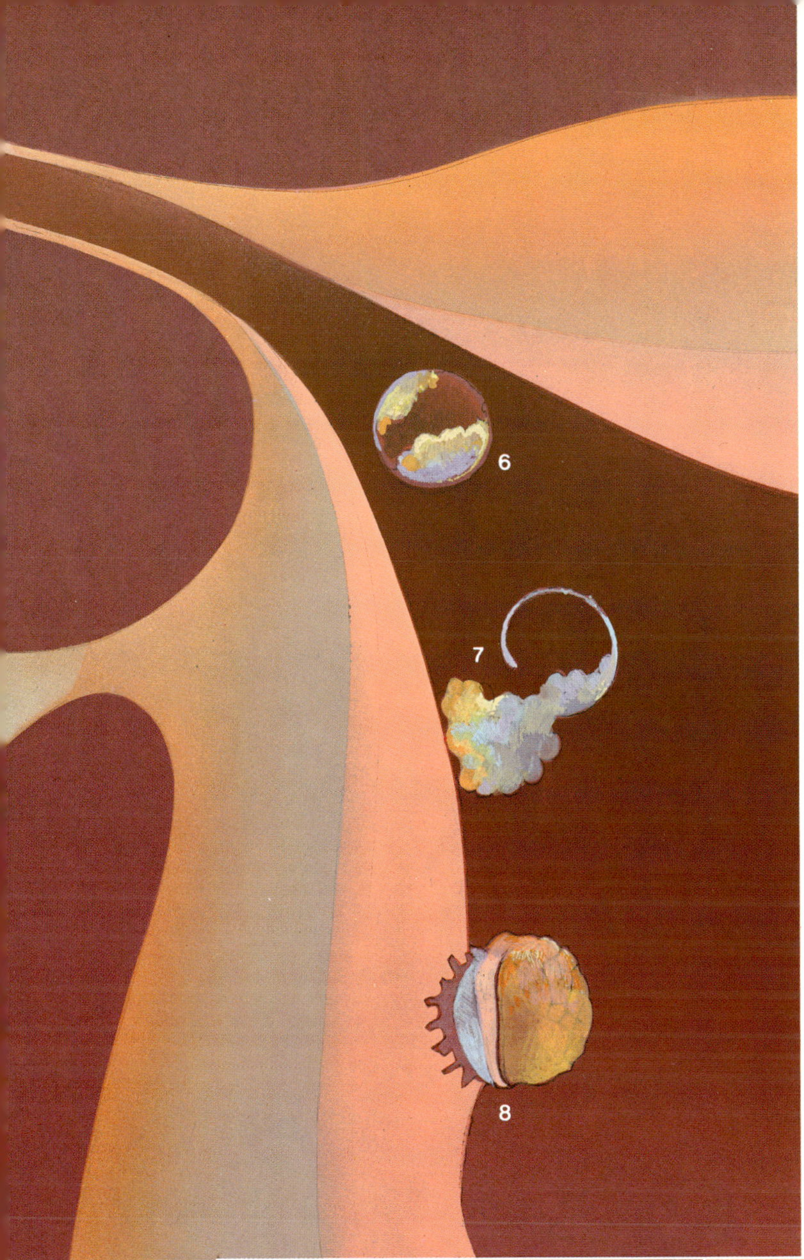

So beginnt das Leben – eine Zusammenfassung
(1) Die Eiblasen des Eierstocks wachsen, suchen sich einen Weg an die Oberfläche des Eierstocks und platzen. (2) Der breit angelegte Trichter auf der Oberfläche des Eierstocks erleichtert es dem Ei, eingesogen zu werden. Die letzte Reifung des Eis vollzieht sich im Eileiter, wo es auf die Spermien wartet. (3) Die Befruchtung geschieht im äußeren weiten Teil des Eileiters. (4) Ungefähr 24 Stunden nach der Begegnung kommt es zur ersten Zellteilung. (5) 3–4 Tage bleibt das Ei im weiten Teil des Eileiters liegen und teilt sich dort wieder und wieder. (6) Der schmalste Teil des Eileiters öffnet sich, und das Ei passiert rasch den engen Durchgang zur Gebärmutter. (7) Das Ei befreit sich von der Eihülle. (8) Jetzt kann die Keimblase (Blastozyste) wachsen und sucht Kontakt zur Gebärmutterschleimhaut. (9) Einige Tage später ist die Keimblase fest in der Schleimhaut verankert. (10) 3 Wochen nach der Befruchtung hat sie sich zu einem Embryo entwickelt.

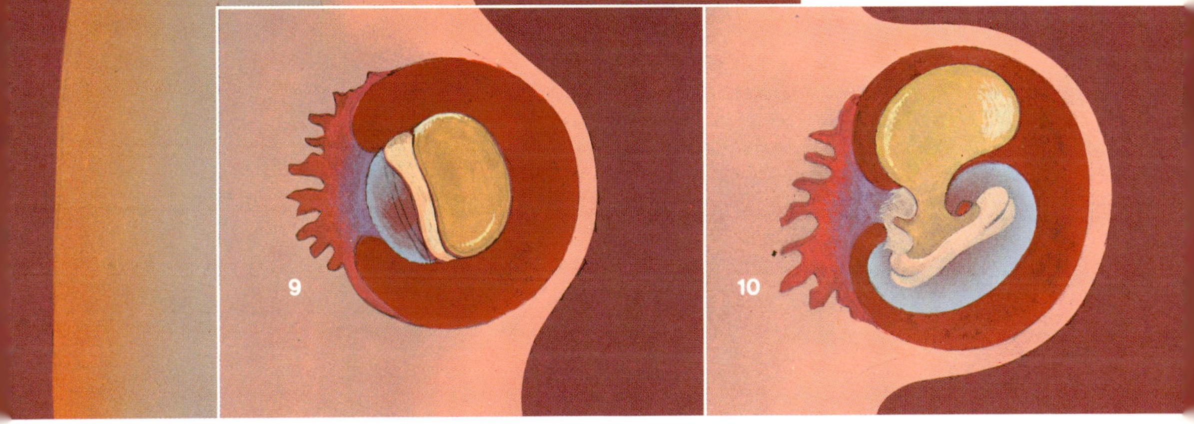

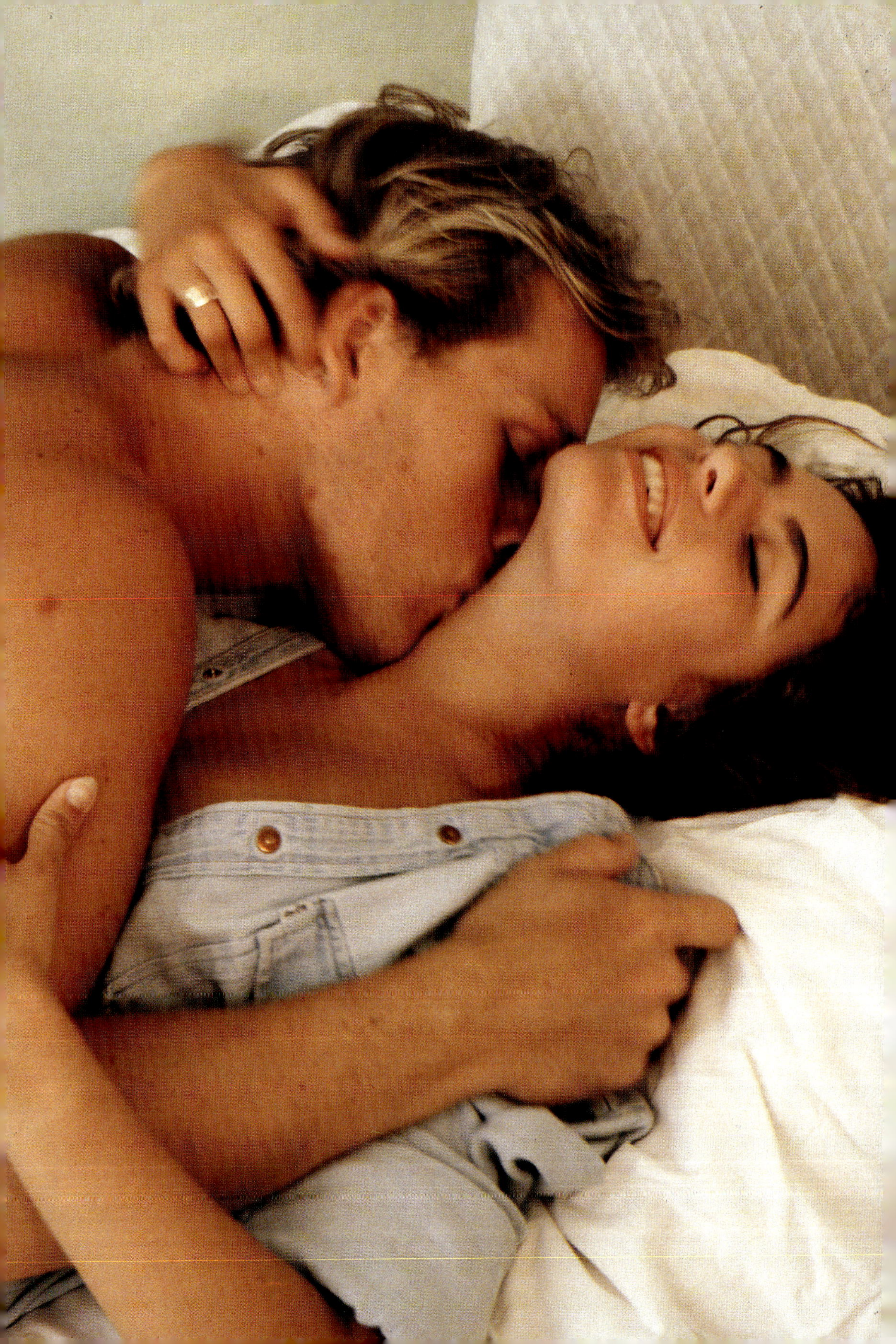

Die Befruchtung

Die Befruchtung, die Begegnung zwischen Spermium und Ei, Grundvoraussetzung für die Entwicklung eines neuen Individuums, ist ein Vorgang, der noch bis vor kurzem im dunklen lag. Man wußte, daß sie im Eileiter, tief drinnen im Körper der Frau, stattfindet, aber das Auge oder die Kamera haben diese Verstecke bisher noch nicht erreicht. Immer noch wissen wir nicht alles über diesen faszinierenden Vorgang, wollen aber hier in Bildern die Geschichte von der Entstehung des Lebens erzählen.

Wenn sich das Ei vom Eierstock löst, wird es vom Trichter des Eileiters aufgefangen. Dort angekommen, legt es im äußeren weiten Teil des Eileiters eine Ruhepause ein. Das Ei ist von einer klebrigen Hülle und von Nahrungszellen umgeben. In dieser Zellmasse kann man die kleine Eizelle erahnen. Vielleicht sind schon Spermien im Eileiter, vielleicht kommen sie später dorthin. Sie dürfen allerdings nicht zu lange auf sich warten lassen, weil das Ei nur ungefähr vierundzwanzig Stunden lang befruchtungsfähig ist. Wenn es auf kein Spermium trifft, geht es kaputt, wandert durch Eileiter und Gebärmutter, degeneriert dort und wird bei der nächsten Menstruationsblutung herausgespült.

Viele Frauen verspüren zur Zeit des Eisprungs erhöhte sexuelle Lust. Das könnte man mit der Brunst der Tiere und den Paarungsperioden vergleichen, die mit der Länge des Tages und der Nacht zusammenhängen. Spuren dieser Abhängigkeit vom Licht sind beim Menschen noch heute vorhanden, was sich in den schwankenden Geburtenzahlen in den verschiedenen Jahreszeiten zeigt.

Unendlich weit entfernt ist für diese beiden die Welt draußen. In ihr gibt es im Augenblick nur zwei Menschen, sie selbst, vereint in einem großen, innigen Gefühl des Glücks. Aber auf einer anderen Ebene, der Welt des Mikrokosmos, geschieht etwas, das ihr Leben verändern und bereichern wird. Wir sehen es auf dem Bild *rechts*: Spermien, die den Schleimpfropfen im Gebärmutterhals durchdringen. Beim Eisprung bilden sich haarfeine Kanälchen im Schleim – ein Weg für die Spermien.

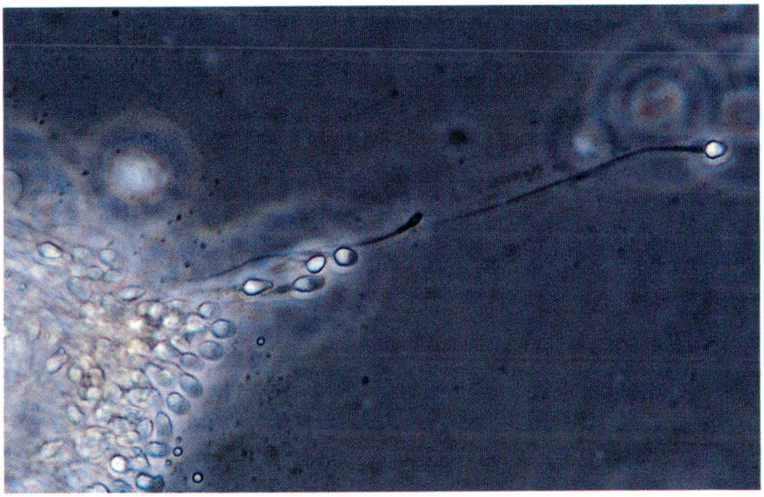

500 Millionen Spermien starten

Beim Geschlechtsverkehr werden die Spermien zur Öffnung des Gebärmutterhalses in den hinteren Teil der Scheide geschleudert. Das Milieu in der Scheide aktiviert die Spermien etwa eine halbe Stunde lang, bevor sie weiter zur Gebärmutter wandern. Die Spermien brauchen im allgemeinen einige Stunden von der Scheide zum Eileiter, dabei legen sie eine Strecke von fünfzehn bis achtzehn Zentimeter zurück. Unter den Spermien gibt es Schnellschwimmer, die, wenn die Umstände günstig sind, den Eileiter in einer halben Stunde erreichen. Andere machen unterwegs viele Pausen, bleiben in Gräben und Gruben stecken, kommen frei und kämpfen weiter. Sie bewegen sich einige Stunden, mitunter sogar mehrere Tage fort. Während ihrer Schwimmtour verändern sie allmählich ihre Eigenschaften – beeinflußt von Substanzen im Gebärmutterhals, der Gebärmutter und dem Eileiter. Sie sind »kapazitiert« worden, wie man es nennt, das heißt, sie haben die Fähigkeit erlangt, das Ei zu befruchten.

Mitunter aber befindet sich noch gar kein Ei im Eileiter. Dann

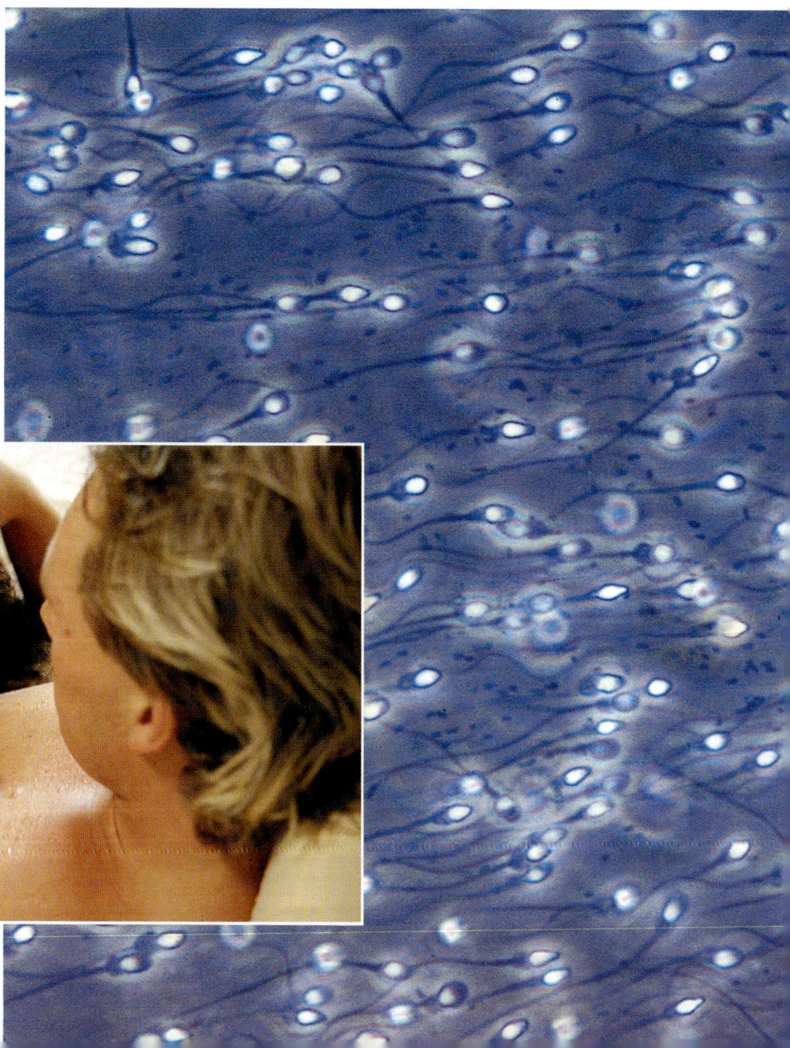

Wie beim Start zum Marathonlauf – 500 Millionen Spermien machen sich auf den Weg zum lockenden Ziel: dem Ei, das sich im Eileiter verbirgt. Ein Gedränge und Geknuffe ohnegleichen. Nur *einer* kann ins Ei eindringen – 500 Millionen Lose und nur ein Gewinn. Aber was für einer!

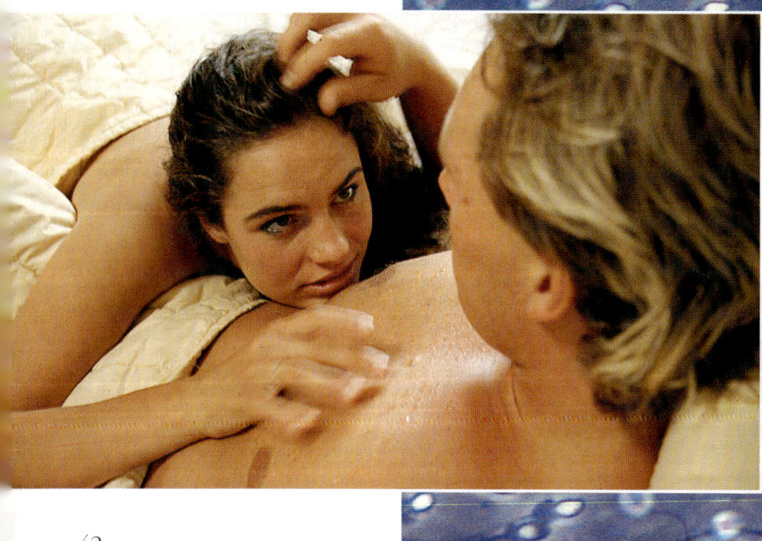

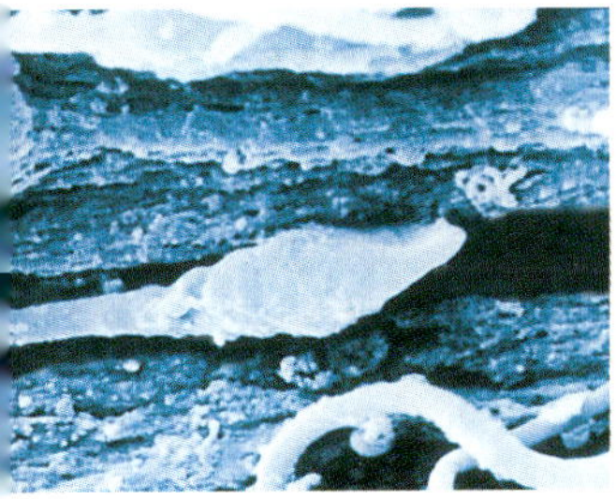

Die erste Tapferkeitsprobe, im sauren Milieu der Scheide zu überleben, ist bestanden. Jetzt gilt es, die engen Gänge im Sekret des Gebärmutterhalses zu überwinden. Das schaffen nur die besten Spermien.

schwimmen die Spermien im weiten Teil des Eileiters hin und her und warten, manchmal mehrere Tage. Einige geraten durch den Eileitertrichter in den Bauchraum und trudeln zwischen Darm und anderen Organen herum. Beim Eisprung und seiner Ankunft im Eileiter hat das Ei keine besondere chemische Anziehungskraft auf die Spermien. Im Mikroskop sieht man, wie sie mit nur wenigen Millimetern Abstand ganz einfach am Ei vorbei- und weiterschwimmen, bis sie auf ein Hindernis stoßen. Die lange Überlebensdauer der Spermien, vor allen Dingen in den Nischen des Gebärmutterhalses, macht es möglich, daß ein vor vier, fünf Tagen vollzogener Beischlaf zur Befruchtung führen kann. Aber natürlich ist die Chance für eine Schwangerschaft größer, wenn der Beischlaf mit dem Eisprung zusammenfällt. Der Schleim des Gebärmutterhalses und der Gebärmutter ist dann besonders geschmeidig, so daß die Spermien mit Leichtigkeit zum Ei gelangen können.

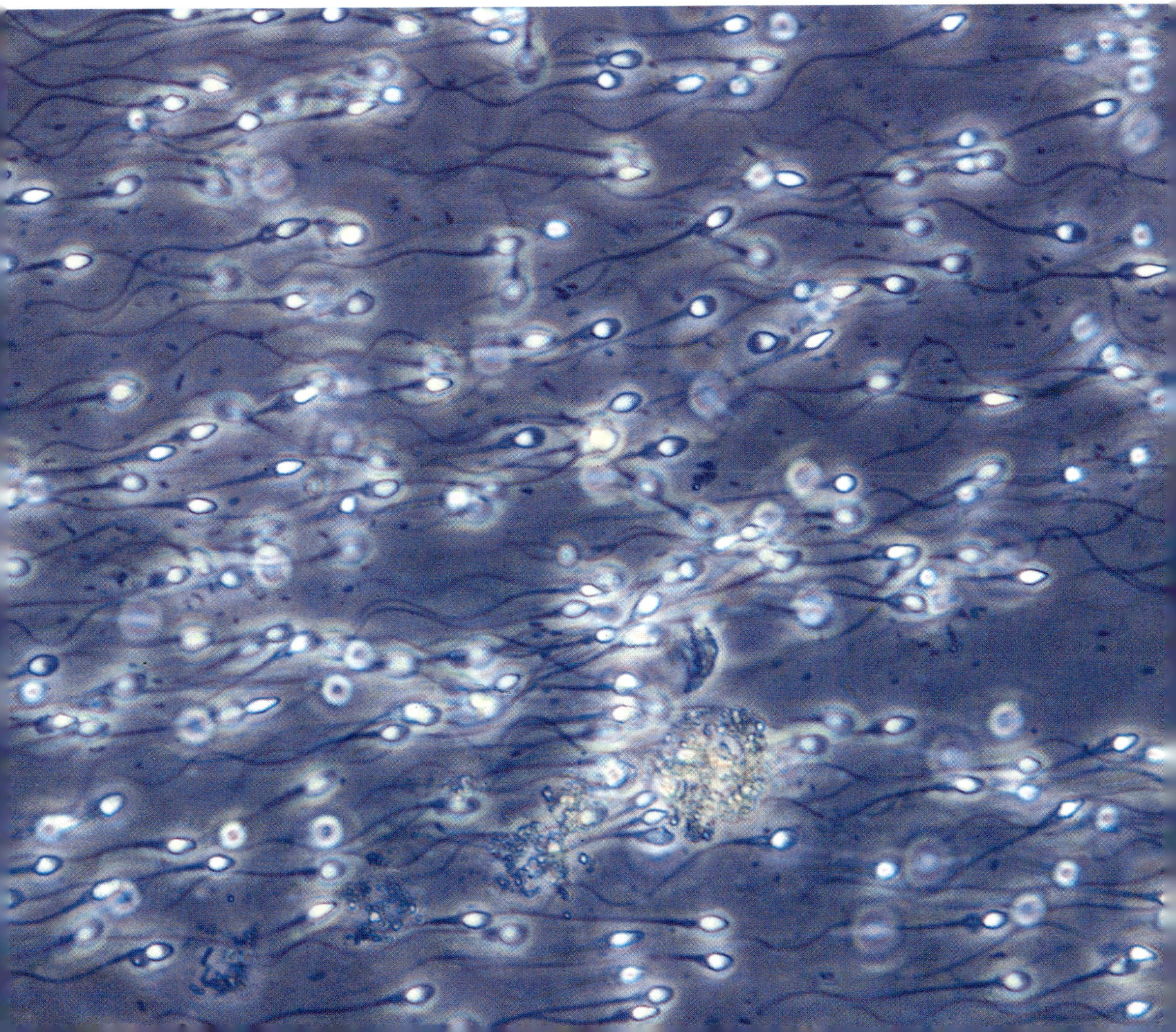

Viele Hindernisse auf dem Weg
Nicht genug damit, daß der Gebärmutterhals mit einem schwer bezwingbaren Schleimpfropfen versperrt ist: An den Wänden gibt es Nischen und Einbahnstraßen. Hier bleiben viele Spermien hängen. Andere haben eine schlechtere Kondition und werden schnell müde. Der größte Teil der Armee kommt nie weiter als bis hier. *Rechts* vier, die weiterkämpfen. Die wenigen Millionen, die weiter dabei sind, stoßen bald auf neue Probleme. Eines davon sind die weißen Blutkörperchen, schwere Waffen in der Immunabwehr der Frau. Schon bei einer leichteren Erkältung wimmelt es nur so von ihnen auf der Schleimhaut. Die weißen Blutkörperchen töten alles, was dem eigenen Körper fremd ist – auch die Spermien des Mannes. Die weißen Blutkörperchen – Makrophagen und Granulozyten – erscheinen auf dem Bild gelbweiß.

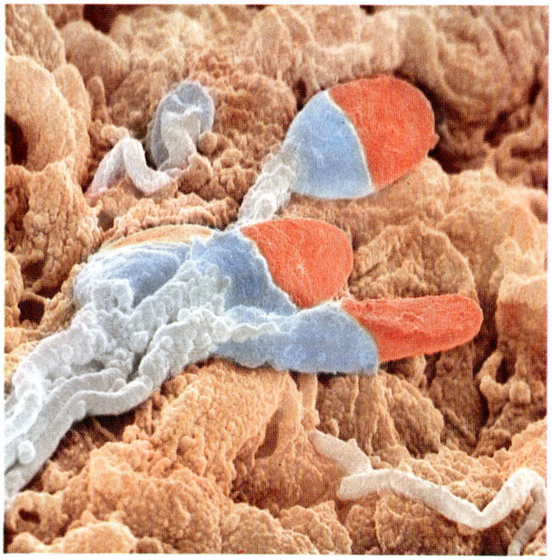

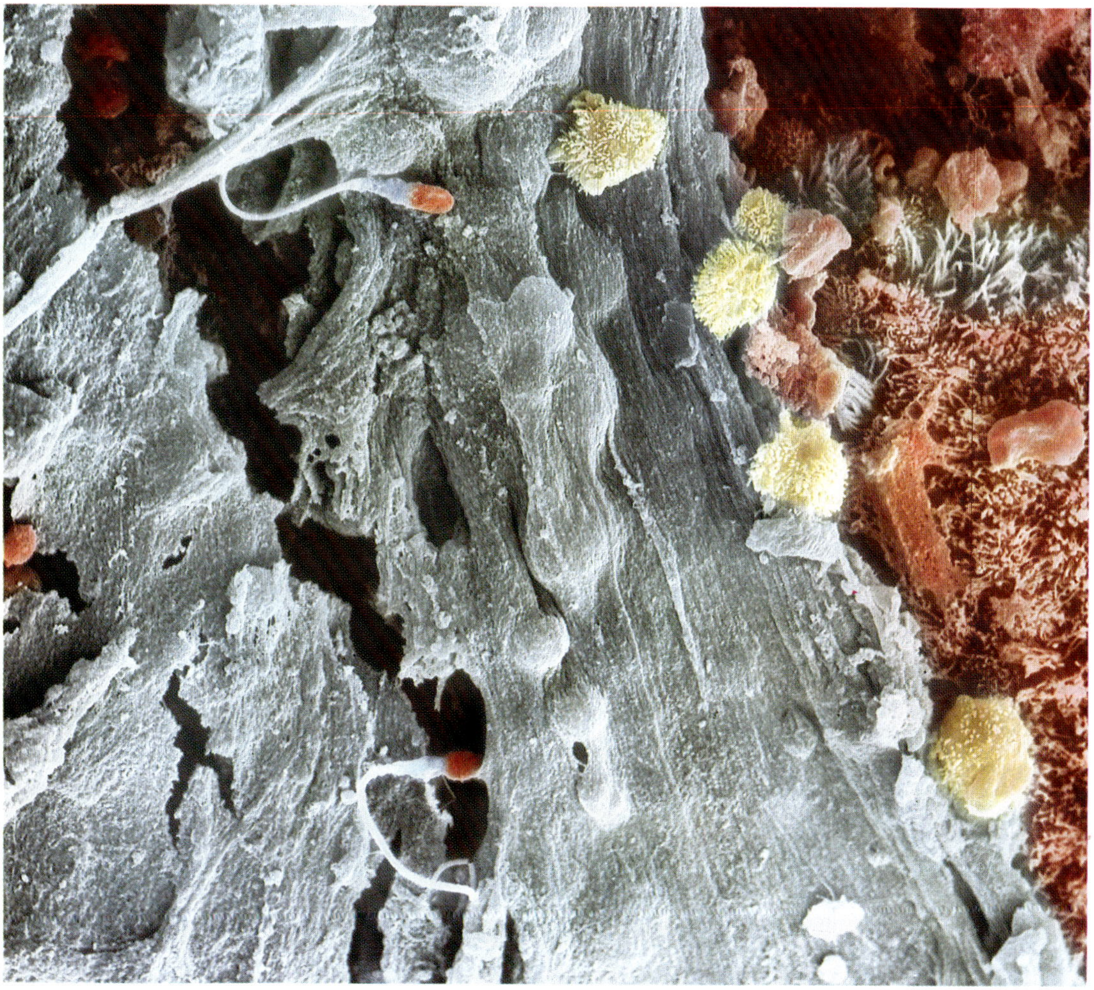

Das Energiepaket der Spermien

Gleich hinter dem Kopf des Spermiums liegt eine Sammlung von Mitochondrien, das Kraftpaket der Spermien. Die Energie reicht für mehrere Stunden Wanderung, ohne daß das Spermium nachtanken muß. Häufig geschieht die Befruchtung des Eis innerhalb weniger als 24 Stunden. Bei Bedarf tankt das Spermium zusätzlich Kraftstoff aus dem Sekret des Eileiters. Etwa tausend Bewegungen mit dem Schwanz treiben das Spermium 1 cm voran. Für 10 cm braucht es gut eine halbe Stunde, sofern keine Hindernisse auftauchen.

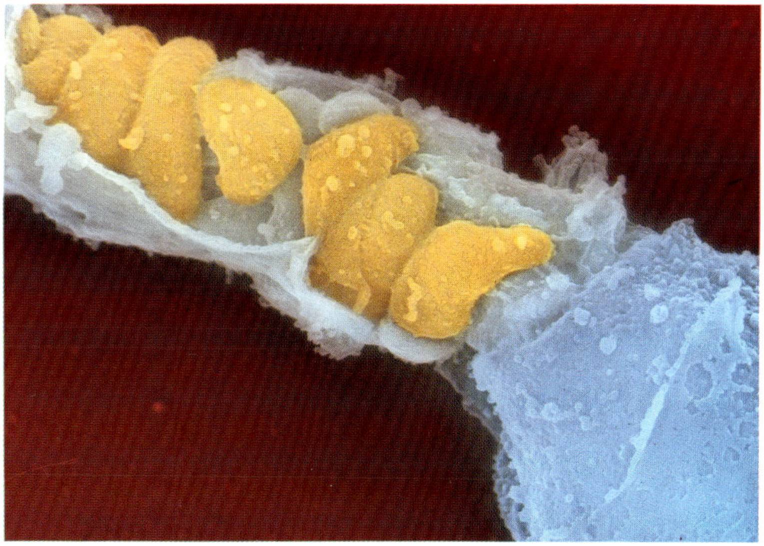

Ein Wald von Flimmerhärchen

Das Spermium *rechts* ist mitten in einem Dickicht von Flimmerhärchen, die die Wände des Eileiters (wie hier auf dem Bild) bedecken. Im Rohrgestrüpp gibt es Drüsen. Sie produzieren ein Sekret, das zur Reifung der Spermien beiträgt. Die ganze Zeit kämpfen sich die Spermien gegen den Strom voran, da die Flimmerhärchen immer zur Gebärmutter hin schlagen.

Im Kopf eines Spermiums befindet sich nicht viel mehr als die Erbmasse des Mannes: 23 Chromosomen mit der Hälfte der Erbanlagen, mit denen das Kind ausgerüstet sein wird. Darunter X- oder Y-Chromosomen, die das Geschlecht bestimmen.

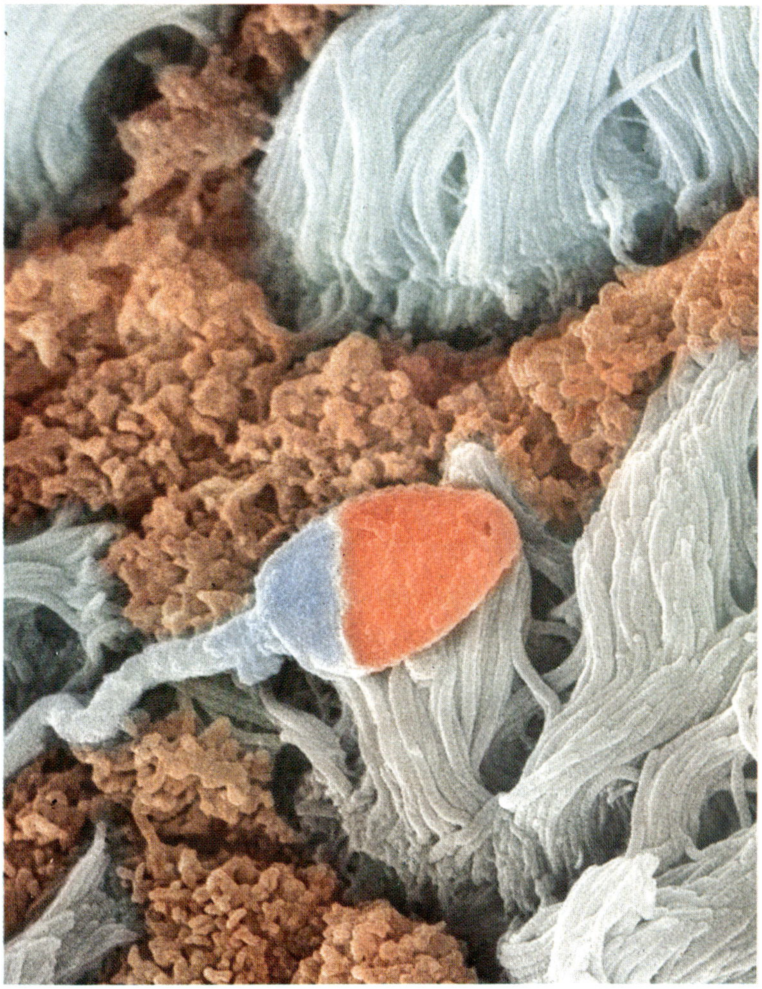

Zwei Stunden

Die erste Begegnung
Wie ein Planet im Sonnensystem, umgeben von *Corona radiata*, dem Strahlenkranz von Nahrungszellen, schwebt die Eizelle in ihrem Weltraum. Wie gewaltig sie wirkt im Vergleich zu den kleinen Spermien, die an der Außenseite oben rechts schwimmen! Das ist die erste Begegnung zwischen dem Ei und den hundert Spermien, die glücklich alle Hindernisse überwunden haben. Hundert von einer Armee, die ursprünglich aus 500 Millionen bestand. Jetzt bohren sie ihre Köpfe in die Eihaut, schlagen mit den Schwänzen – und treiben das Ei dazu an, sich langsam gegen den Uhrzeigersinn zu drehen.

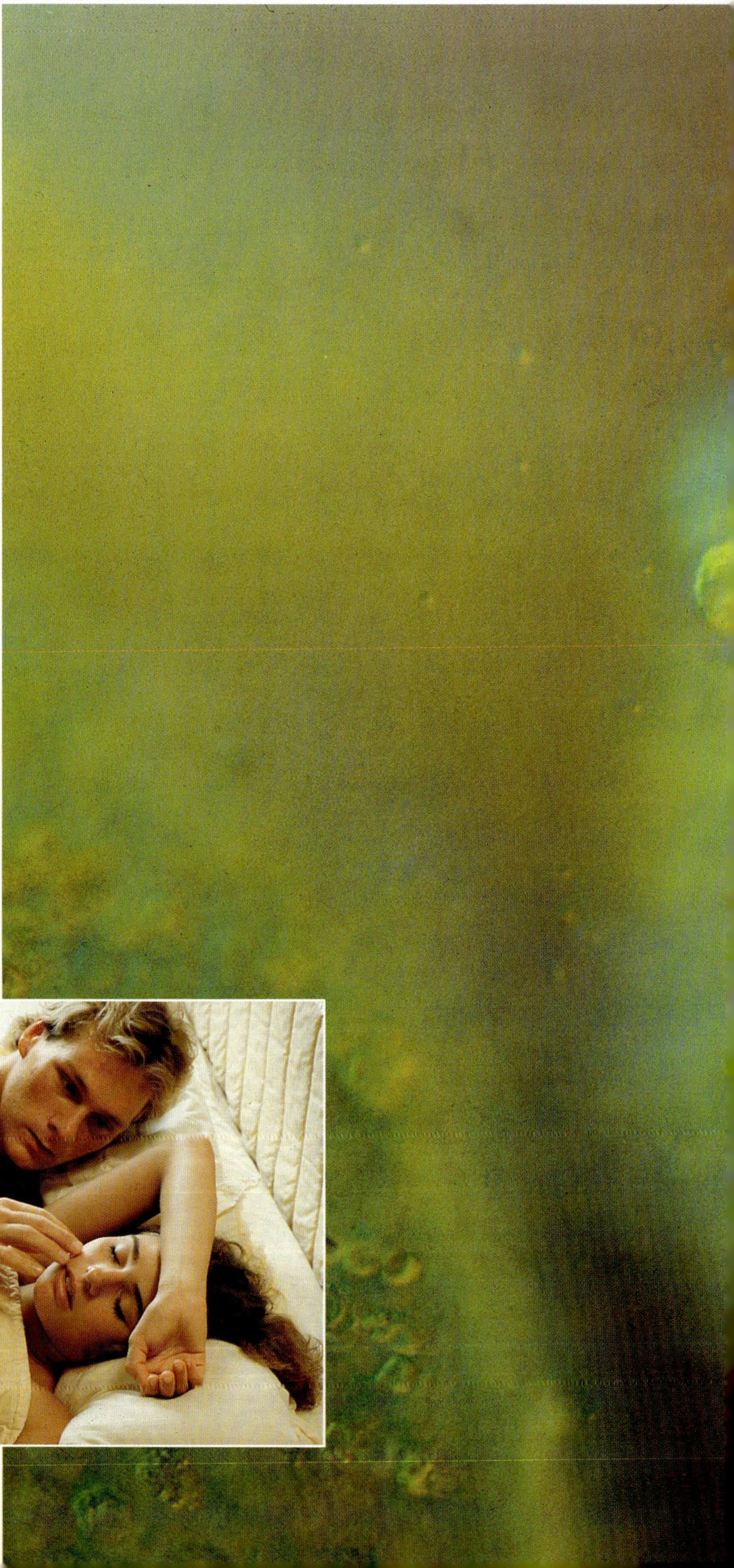

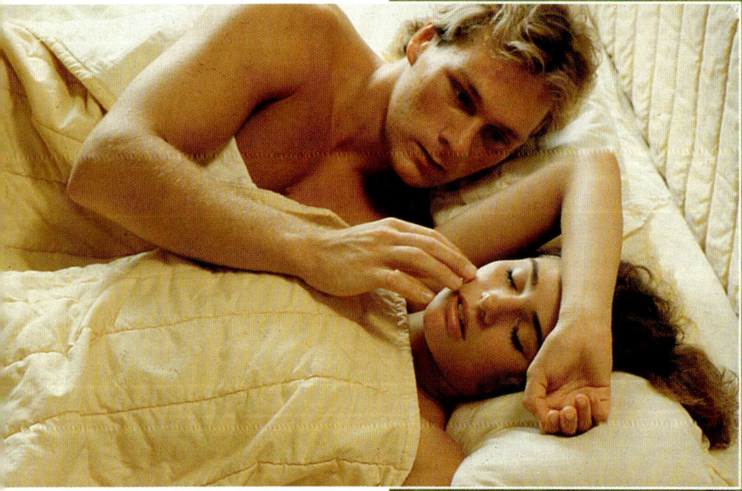

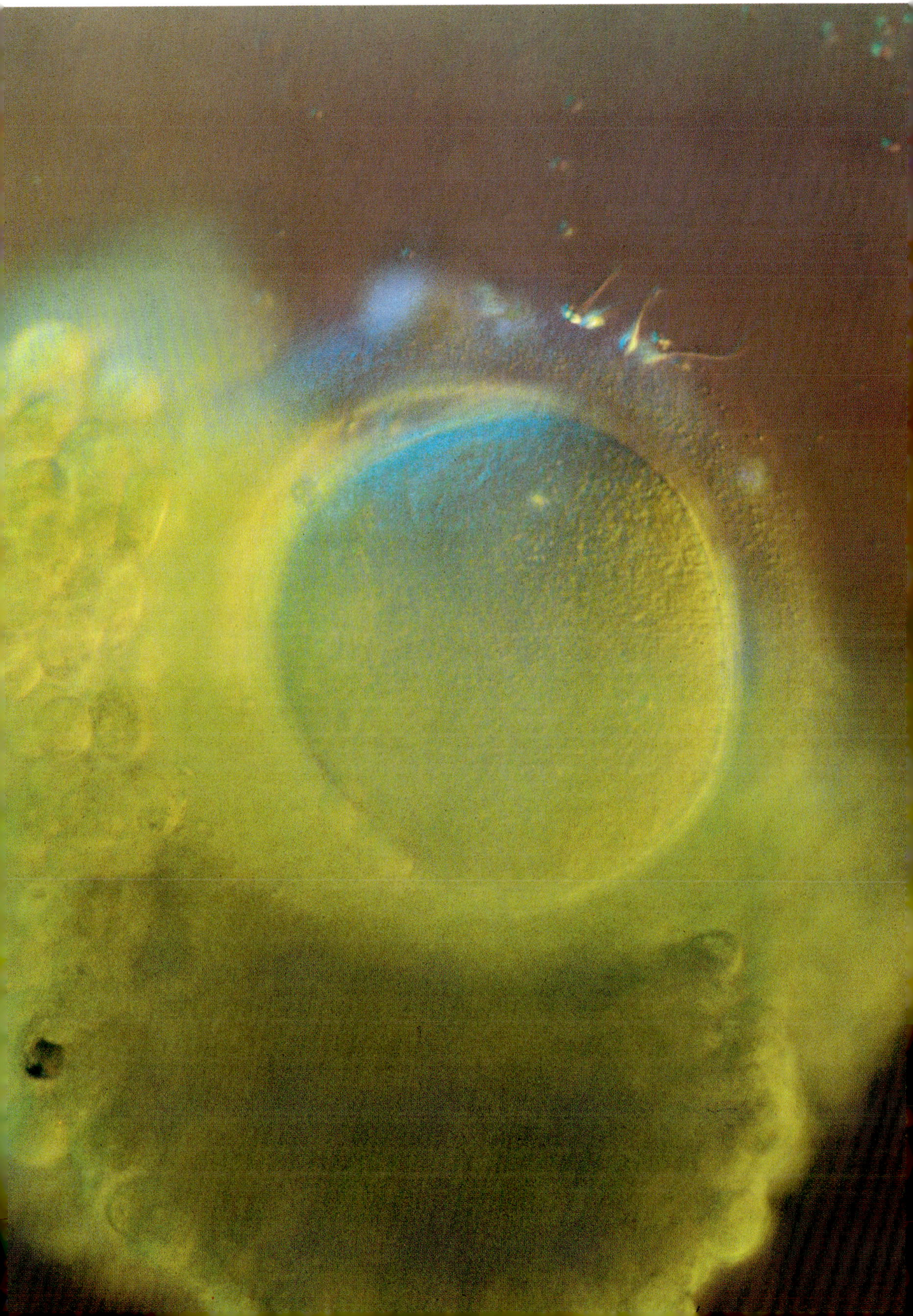

Die Eizelle wird entkleidet

Wenn die Spermien die Eizelle erreichen, ist sie immer noch von der Hülle mit Nahrungszellen (*eingefügtes* Bild, *rechts*) umgeben. Ein Teil der Nahrungszellen hat seine Arbeit getan und ist auf dem Weg durch den Eileiter abgefallen, aber es sind noch zu viele da, als daß die Spermien eindringen könnten. Deshalb beginnt der Striptease (großes Bild). Die Mütze der Spermien, das Akrosom, verschwindet stufenweise, und Enzyme werden freigesetzt. Sie helfen den Spermien, das Ei zu entkleiden. *Unten:* Spermien, unterschiedlich groß, beim Bohren.

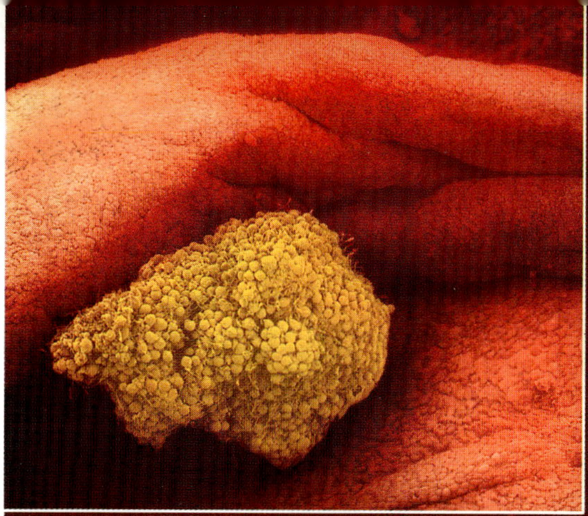

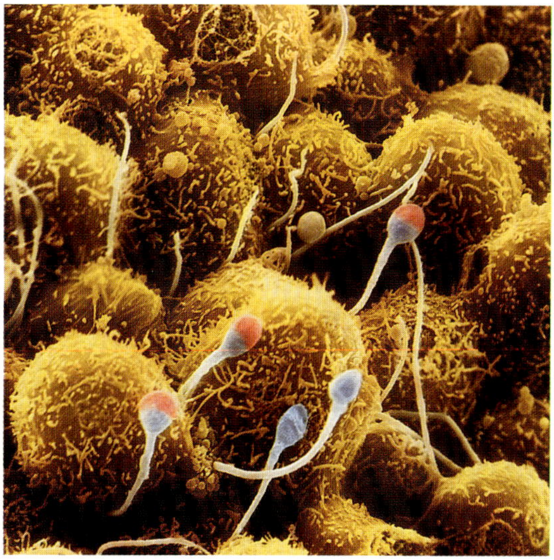

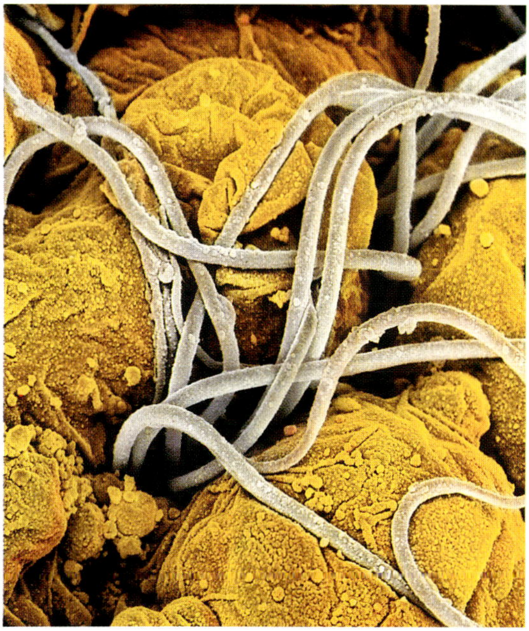

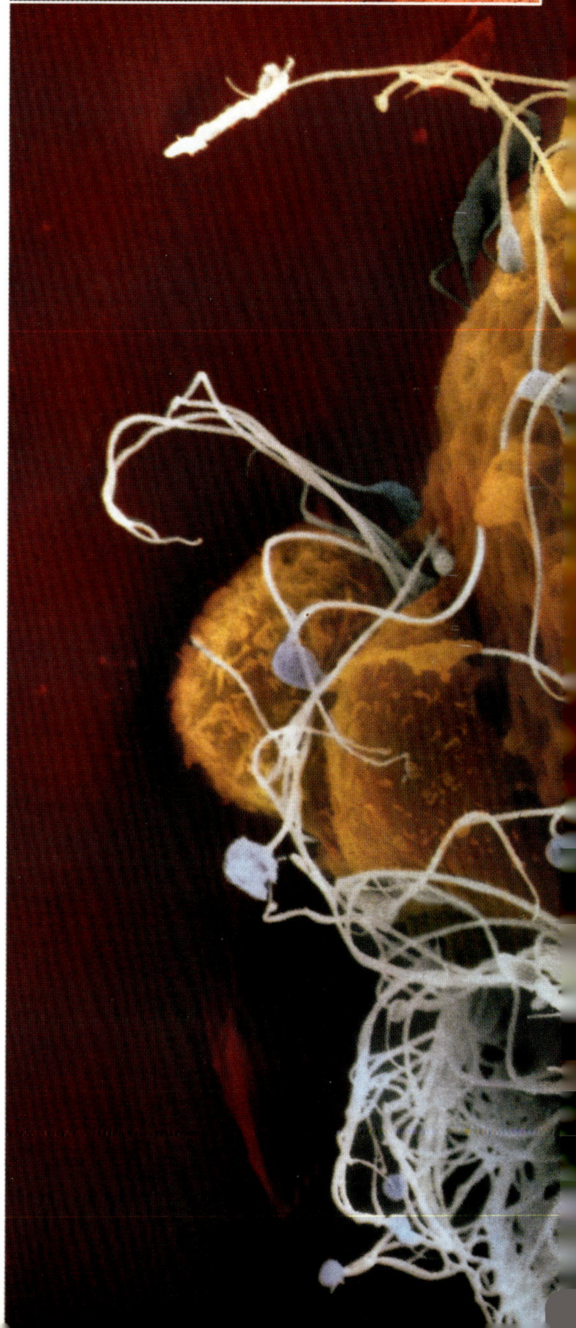

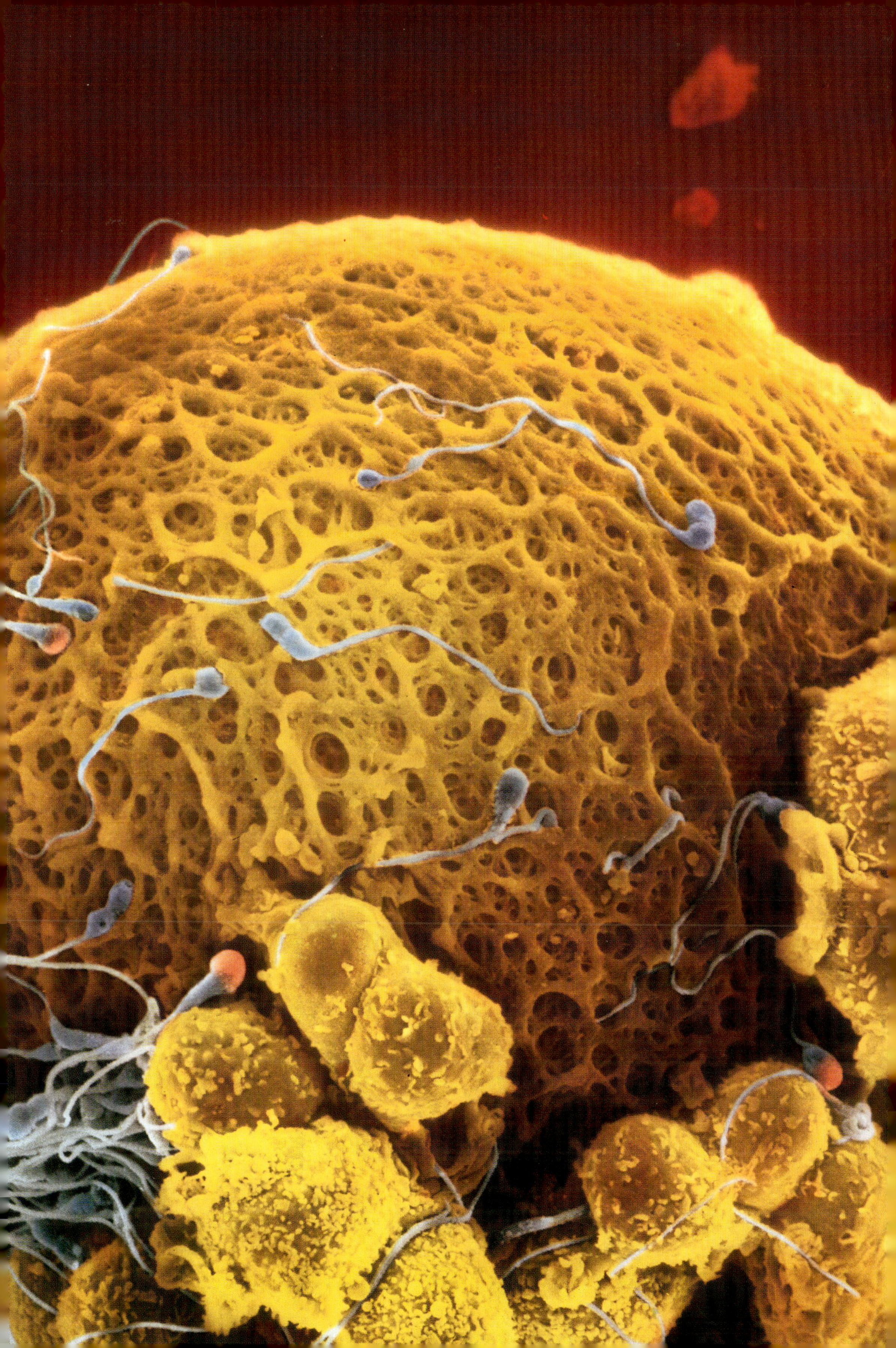

Die Begegnung

Die Elitemannschaft, vielleicht einige hundert Spermien, sind nun angekommen und haben das Ei, umgeben von einer porösen Hülle aus Nahrungszellen, entdeckt. Wie eine Rugbymannschaft bei gemeinsamer Attacke greifen sie eine Zellschicht nach der anderen an. Bei dieser Arbeit gehen viele Spermien zugrunde, andere erreichen nie die ganze Befruchtungsfähigkeit, können sich aber trotzdem an der Arbeitsgemeinschaft beteiligen.

Im Lauf einiger Stunden ist wenigstens ein Teil der Zellschichten abgefallen, und die Eioberfläche schimmert durch. Wie ein Vogelei hat auch das Ei des Menschen eine Art Schale; sie ist zäh und elastisch. Aber selbst dieses Hindernis kann von lebenskräftigen Spermien überwunden werden.

Im allgemeinen sind vielleicht an die zehn Spermien dabei, die Schale zu durchbohren, wenn plötzlich ein einziges – der Gewinner – sie ganz durchdringt und in das Zellplasma im Eiinnern eindringt. In diesem Augenblick geschieht etwas Merkwürdiges. Innerhalb weniger Minuten ändert sich die chemische Zusammensetzung der Eihülle, so daß die übrigen Spermien ausgeschlossen werden, selbst wenn sie die Hülle schon fast durchdrungen haben. Das geschieht, damit nicht noch mehr Spermien das Ei befruchten, denn das würde die ganze weitere Entwicklung bremsen.

Die Spermien, die draußen bleiben mußten und denen der Zugang so rigoros verwehrt wurde, umschwärmen das Ei noch mehrere Tage lang mit verringerter Kraft und Beweglichkeit, vielleicht ohne Aufgabe, vielleicht tragen sie aber auch dazu bei, ein besonderes chemisches Milieu aufzubauen, das so wichtig ist für das Ei auf seinem Weg durch den Eileiter.

Die Spermien tragen eine Mütze, wenn sie sich zur Eizelle hinaufkämpfen *(unten links)*. Unter dieser Mütze, dem Akrosom, gibt es Eiweißstoffe, Enzyme genannt, die den Spermien helfen, die Hülle aus Nährstoffzellen um das Ei zu durchdringen. Mit der Mütze auf dem Kopf gelangt kein Spermium ins Ei. *Unten* sehen wir, wie die Mütze stufenweise aufgelöst wird.

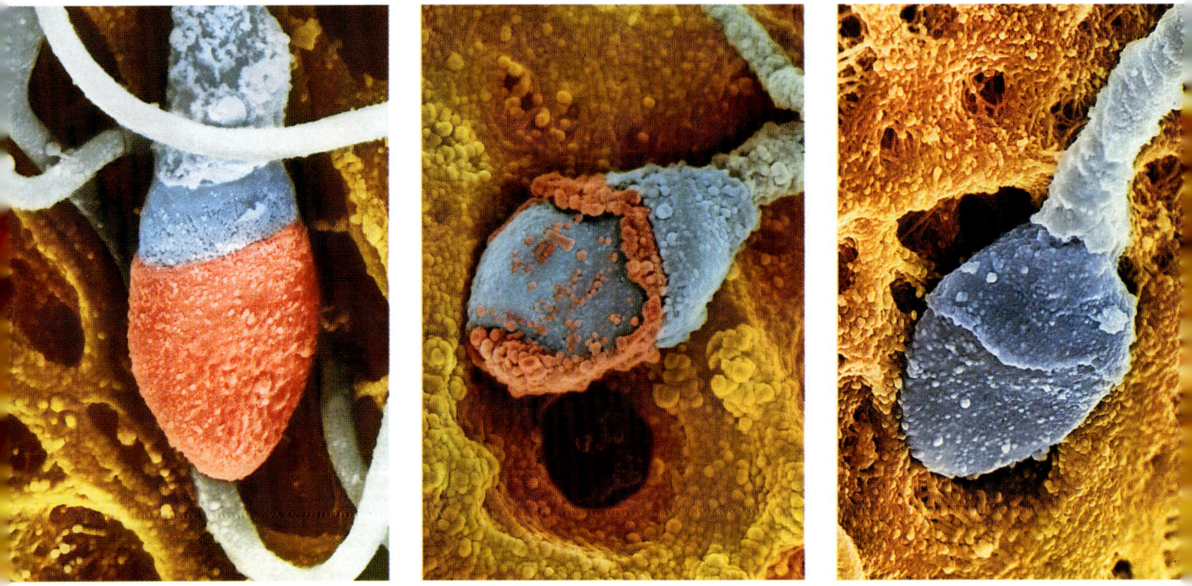

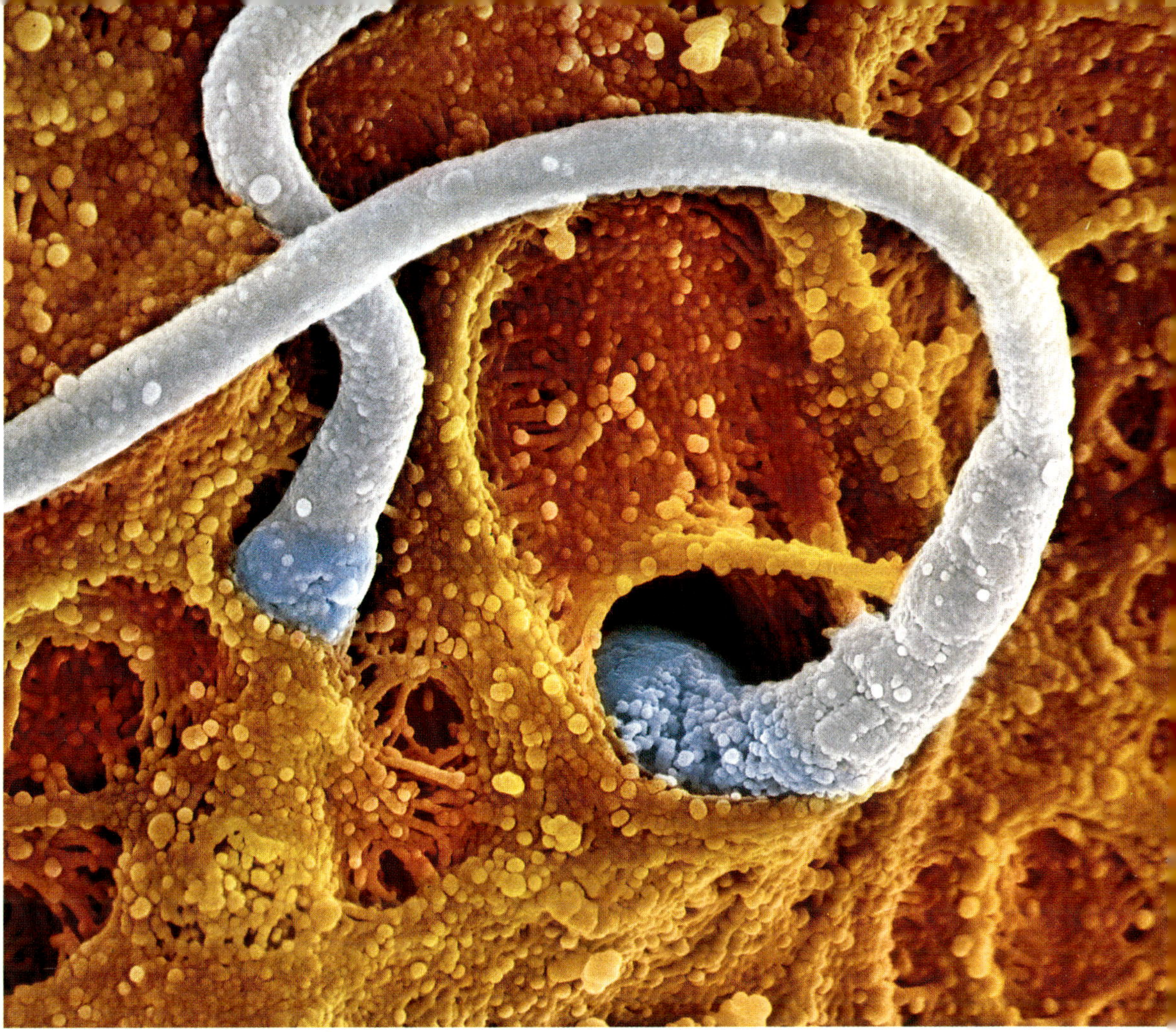

Durch die vielen Krater der Eihülle können mehrere Spermien unterwegs sein. Von einem ist noch der Kopf zu sehen, vom anderen nur der Schwanz. Für das anführende Spermium sind es jetzt vielleicht nur noch ein paar Minuten bis zum Ziel.

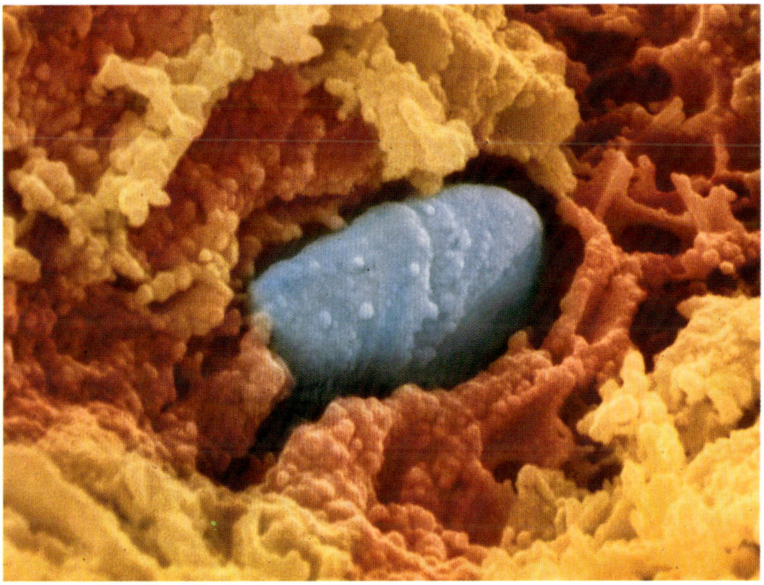

Rechts sehen wir den Kopf des gewinnenden Spermiums, sichtbar im Innern des Eis. Und jetzt geschieht etwas Merkwürdiges: Das Ei macht alle Riegel zu, verschließt die Türen vor allen anderen Spermien!

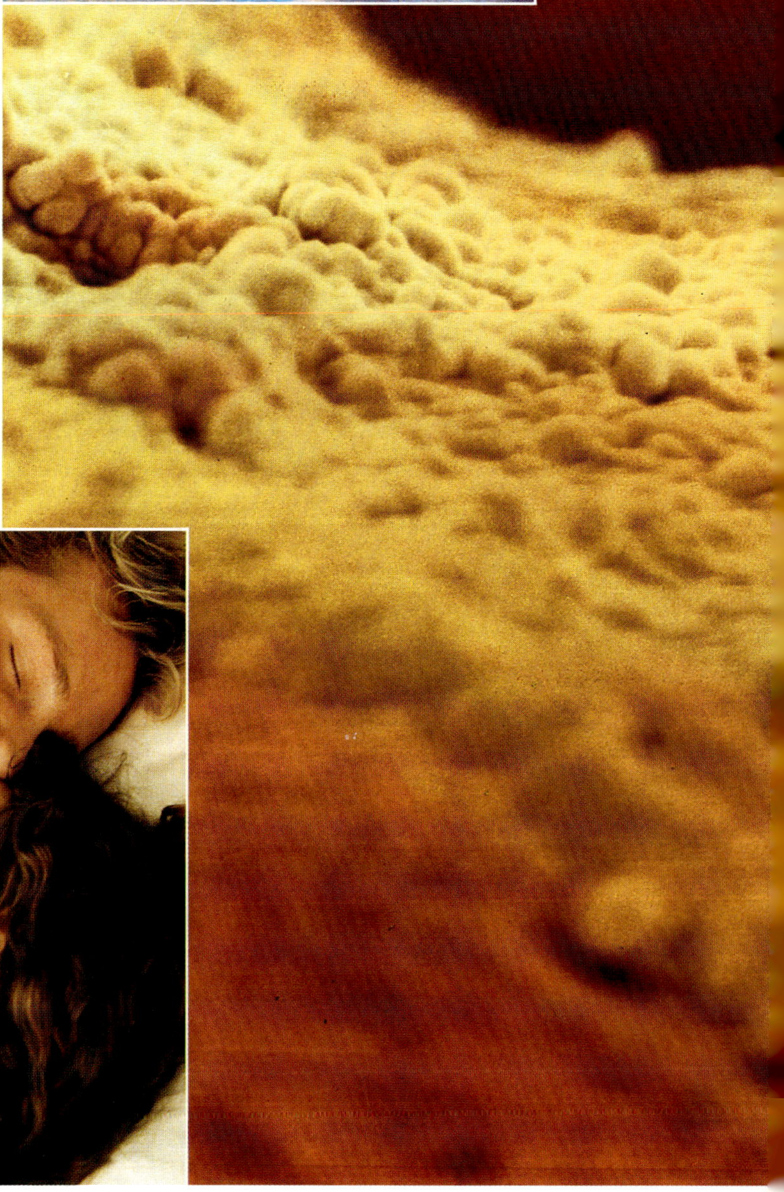

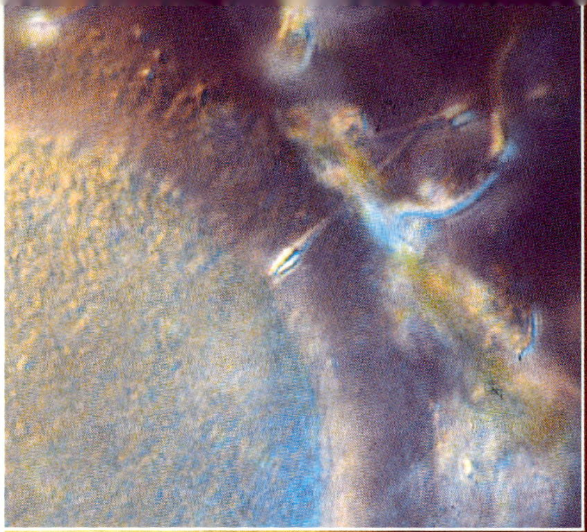

Der Gewinner
Vielleicht ist das der Gewinner – das Spermium, das endlich, nach 20000 Schwanzbewegungen, das Ei erreicht hat und seine Umhüllung durchdringt. Noch ist ein Stück bis ins Allerheiligste zurückzulegen – das Innere der Eizelle. Der Kopf des Spermiums ist eingedrungen, und wir sehen den Schwanz und den Zwischenkörper mit seinem Energiepaket. Das Spermium arbeitet wie ein Drehborer: Die Bewegungen des Schwanzes treiben den Kopf rundherum wie eine Bohrspindel. *Eingefügtes* Bild: Der Kopf der Samenzelle hat bereits die äußere Hülle der Eizelle durchstoßen und ist nun bereit, durch die Membrane in das Zellinnere einzudringen.

All dies sind Vorgänge im Innern der Frau, die im verborgenen vor sich gehen. Davon haben die beiden hier keine Ahnung.

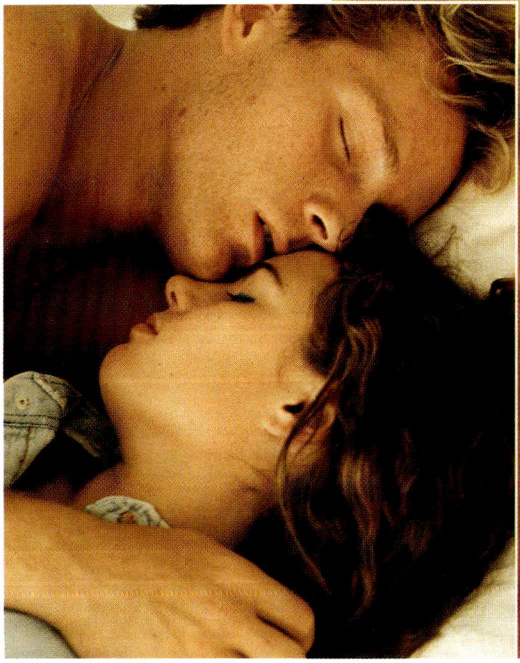

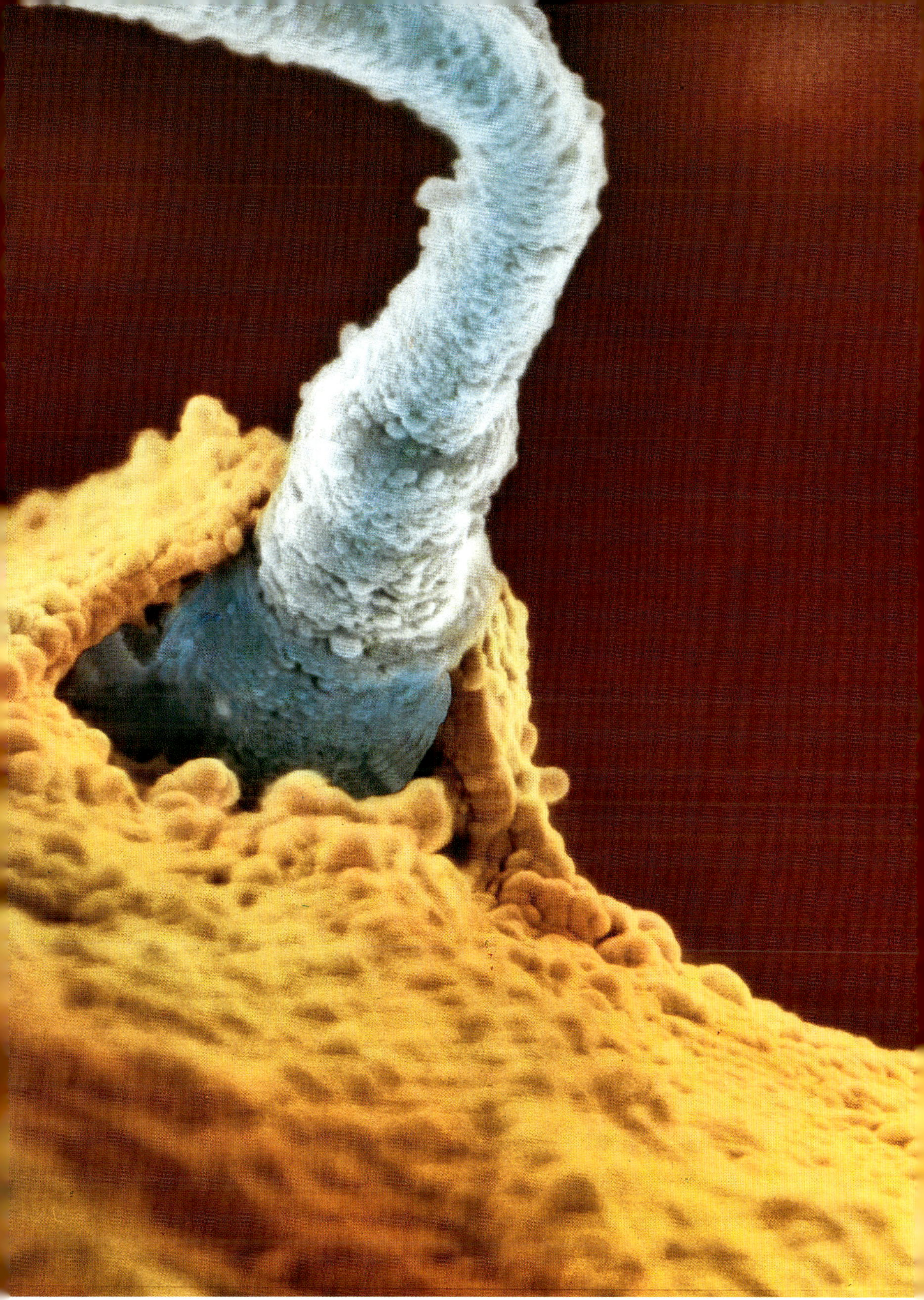

Abschied vom Schwanz

Beim Endkampf sind vielleicht an die zehn Spermien dabei, die Hülle zu durchdringen. Sobald es dem Gewinner gelungen ist, gehen chemische Signale von der Membran des Eis zur Hülle, die dann für weitere Spermien undurchdringlich wird. Selbst die, die schon halb drin sind, werden ausgesperrt. Der Grund ist offensichtlich: Mehr als ein Satz Chromosomen wäre für das Ei katastrophal.
Wenn der Gewinner eingedrungen ist, hat der Schwanz seine Arbeit getan und löst sich vom Kopf *(unten)*.

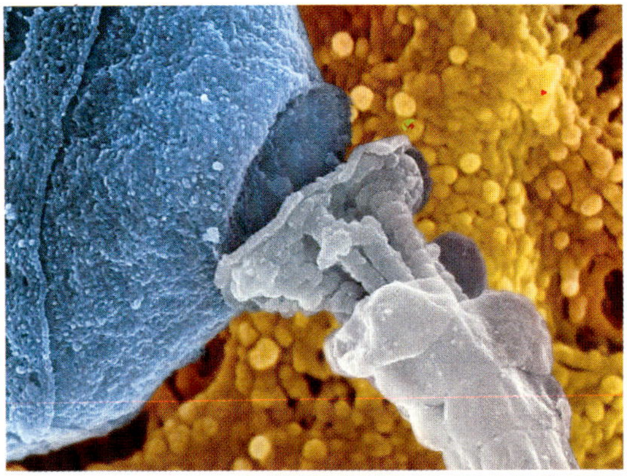

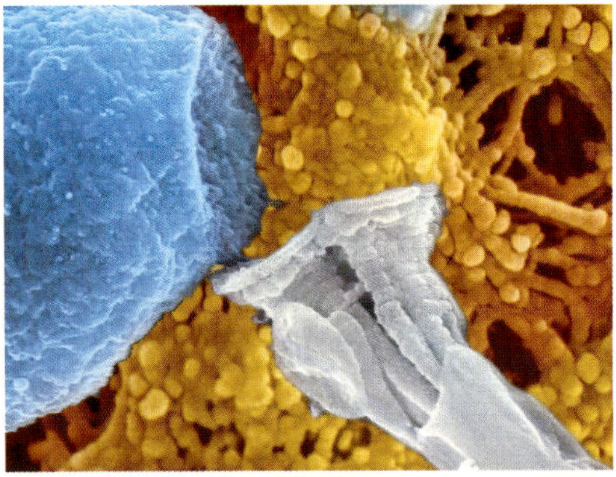

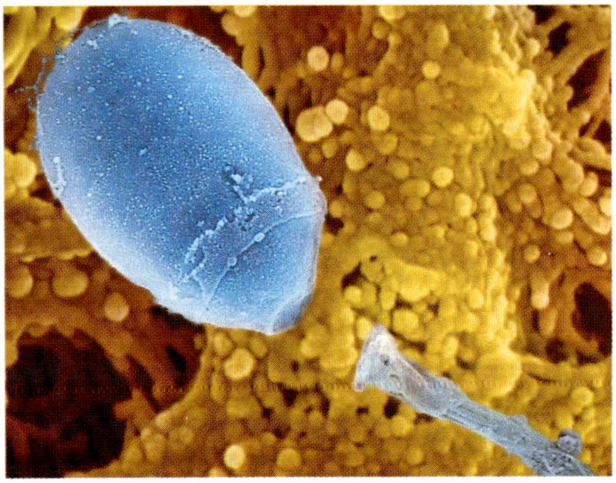

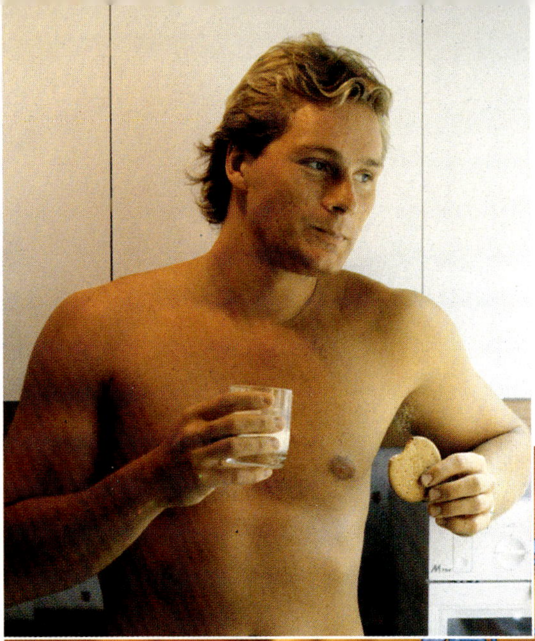

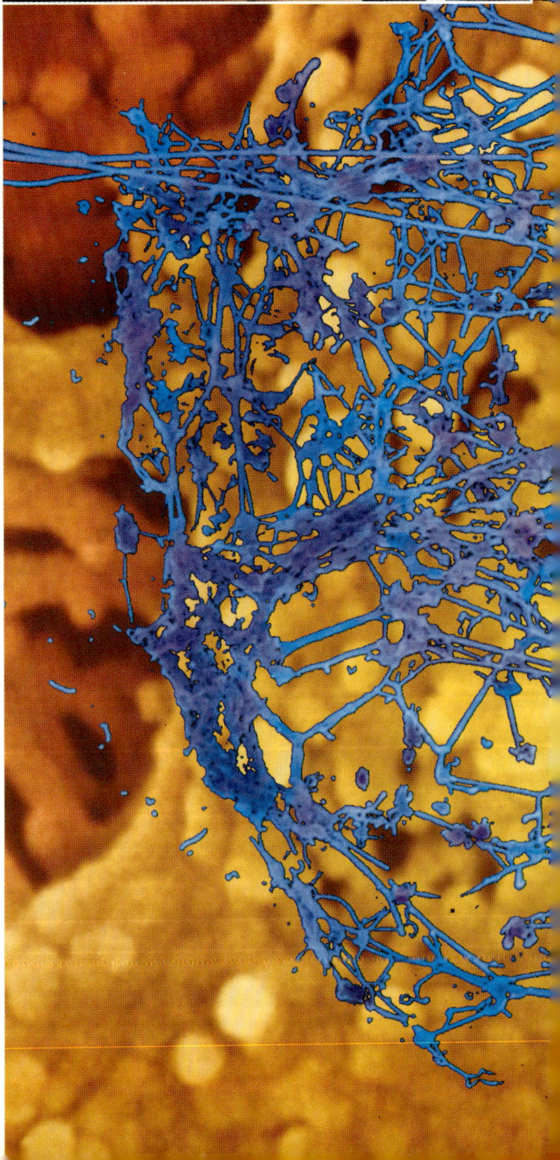

Das Spermium – ein Paket mit Erbanlagen

Auf dem *großen* Bild sehen wir, was es alles im Kopf eines sechshundertstel Millimeter langen Spermiums gibt. Die vorher dicht zusammengepackten Erbanlagen liegen ausgebreitet da. Sie sehen aus wie eine Nahaufnahme vom Chaos, aber in ihnen herrscht vollständige Ordnung. Ihre Moleküle sind aus der Nukleinsäure DNA und Eiweißstoffen in einem Strickleitermuster aufgebaut, wie aus dem *eingefügten* Bild hervorgeht.

Die DNA-Spirale des Spermiums ist der Beitrag des Mannes zur erblichen Ausrüstung des werdenden Kindes. Hier gibt es das X-Chromosom, das bestimmt, ob es ein Mädchen wird, oder das Y-Chromosom, das bestimmt, ob es ein Junge wird. Weitere Eigenschaften, in kodierter Form in der DNA gespeichert, sind Körpergröße, Hautfarbe, Haarfarbe – und andere Charakteristiken des Haars, glatt oder lockig –, Augenfarbe, spezielle Gesichtszüge usw.

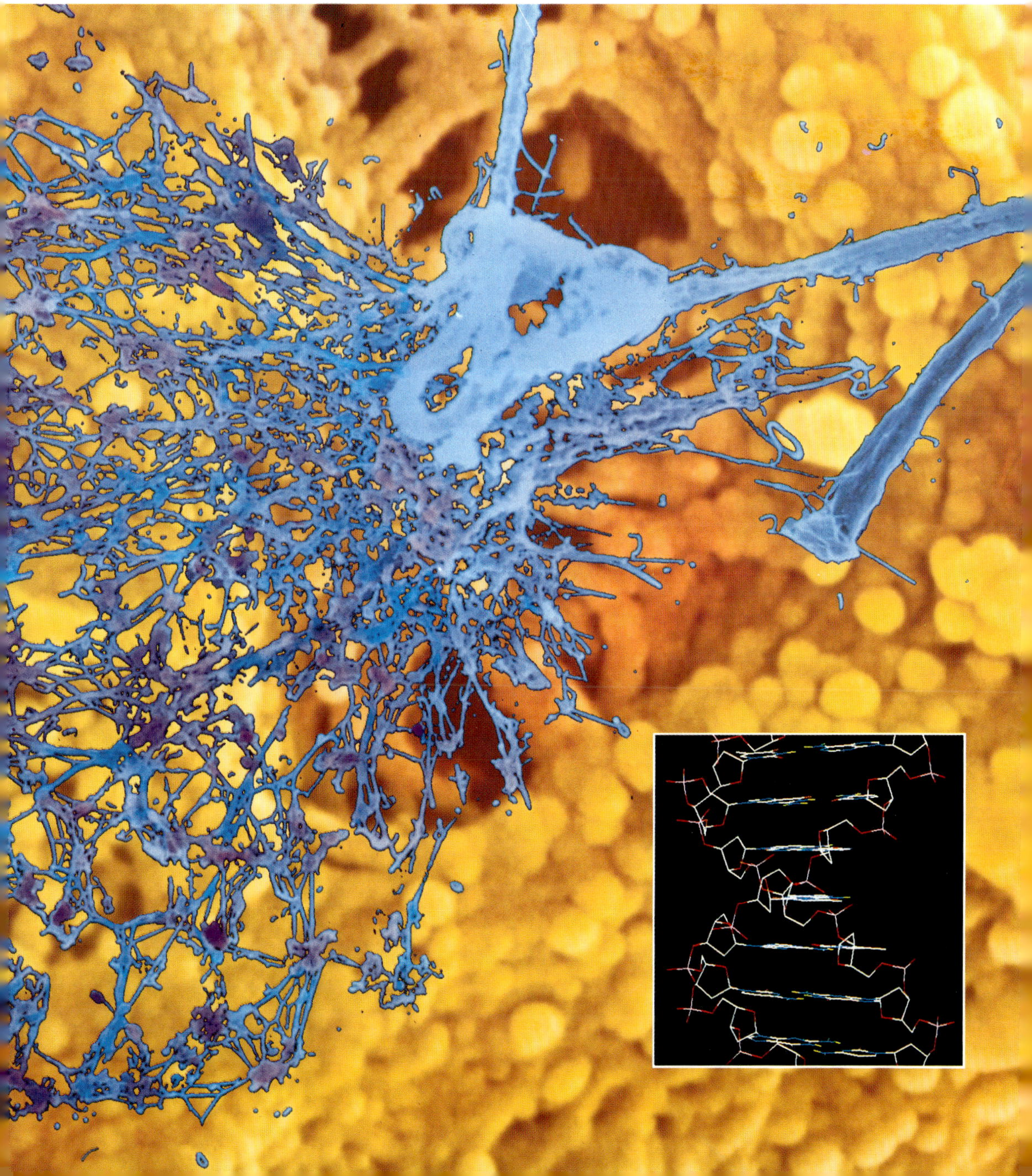

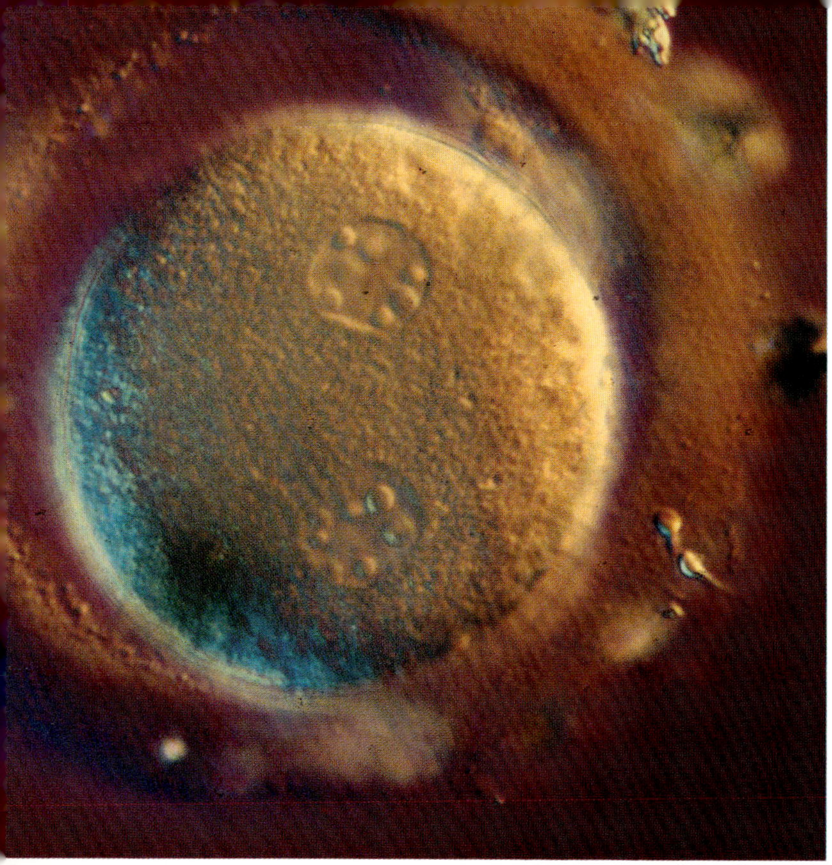

Zwanzig Stunden

Hier fällt der Startschuß für ein neues Individuum. Der Spermienkopf mit seiner Erbmasse ist in das Zellplasma des Eis eingedrungen und nähert sich immer mehr der Erbmasse der Frau, die in einem Kern gesammelt tief drinnen im Ei liegt. Die beiden Kerne werden unerbittlich aufeinander zugetrieben und verschmelzen bald miteinander. In diesem Moment wird über eine Menge Eigenschaften des neuen Wesens entschieden – sogar über Gesundheit oder eine erbliche Krankheit.

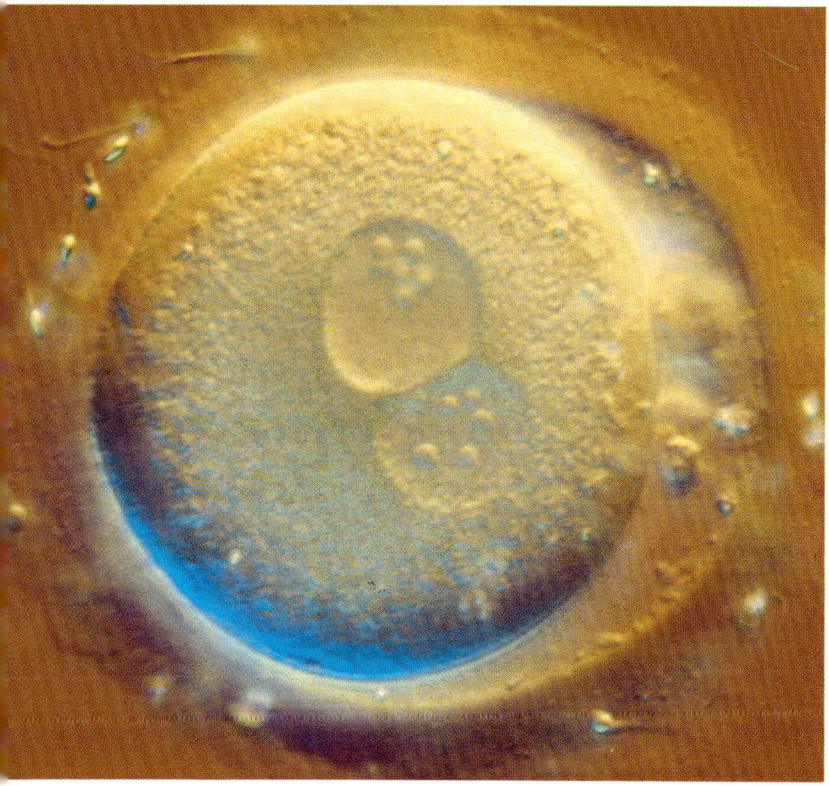

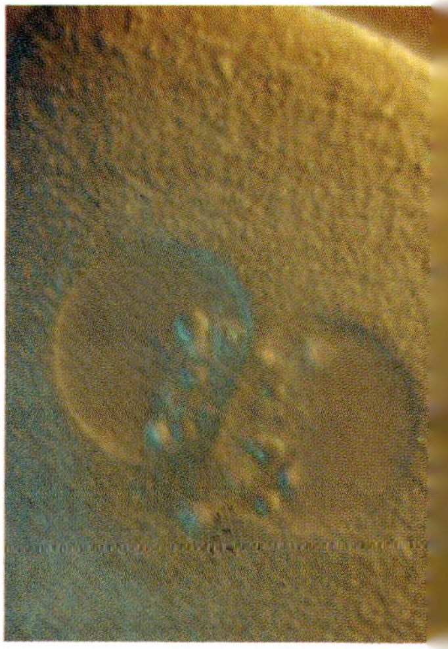

Ein neues Leben beginnt

Der Kopf des Spermiums, das gewonnen hat, liegt nun, die genetische Botschaft in einem kleinen Kern gesammelt, im Ei. Auch die Erbmasse des Eis hat sich in einem entsprechenden kleinen Kern konzentriert. In diesen Kernen gibt es runde Strukturen, wo die DNA-Mitteilungen kopiert werden. Sogar gewisse Reparaturen von transportgeschädigten Genen finden statt. Die innere Masse der Zelle bewegt sich kräftig, gleichsam um die Erbmassen des neuen Menschen zusammenzuzwingen. Zuerst liegen die Kerne weit voneinander entfernt, der Kopf des Spermiums am Rand und der Eikern im Zentrum, aber langsam nähern sie sich und verschmelzen. Danach werden die Außenwände der Kerne aufgelöst, und alles verschwindet im Plasma der Eizelle.

Nur einige Stunden nach der Vereinigung der Erbmasse findet die erste Zellteilung statt, und die Teilungen setzen sich dann mit einem Abstand von zwölf bis fünfzehn Stunden fort.

Lange nach der Befruchtung kann man noch Spermien mit peitschenden Schwänzen sehen, die vergeblich versuchen, in das Ei einzudringen. Es kann mehrere Tage dauern, ehe sie aufgeben und zugrunde gehen. Bei der Befruchtung im Reagenzglas gibt es manchmal Hunderte von Spermien auf der Außenseite des Eis, und man kann sehen, wie die Schwanzbewegungen das Ei dazu bringen, sich gegen den Uhrzeigersinn zu drehen. Es ist denkbar, daß ausgeschlossene Spermien als Kräfte, die das Ei auf seinem Weg zur Gebärmutter an der Schleimhautoberfläche des Eileiters entlangrollen, Bedeutung haben könnten.

In diesem Stadium signalisieren der Frau noch keine chemischen Stoffe oder andere Mechanismen, was gerade tief im Innern ihres Körpers geschieht.

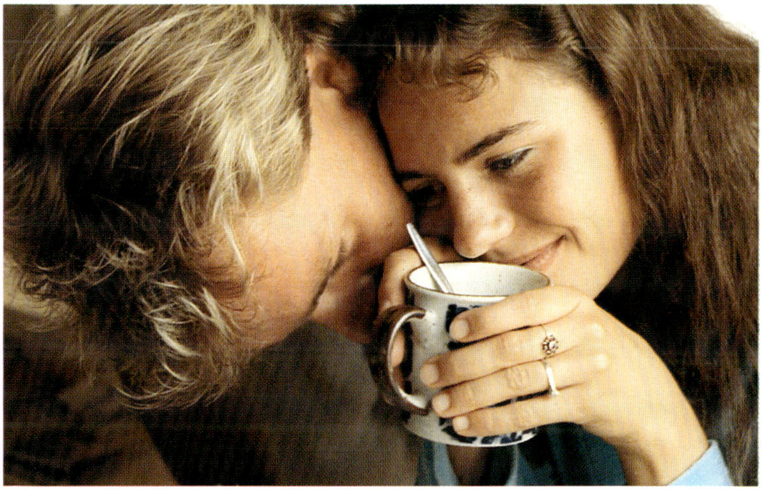

Ohne zu merken, was im Inneren geschieht, sind der Mann und die Frau glücklich in ihrer Liebe.

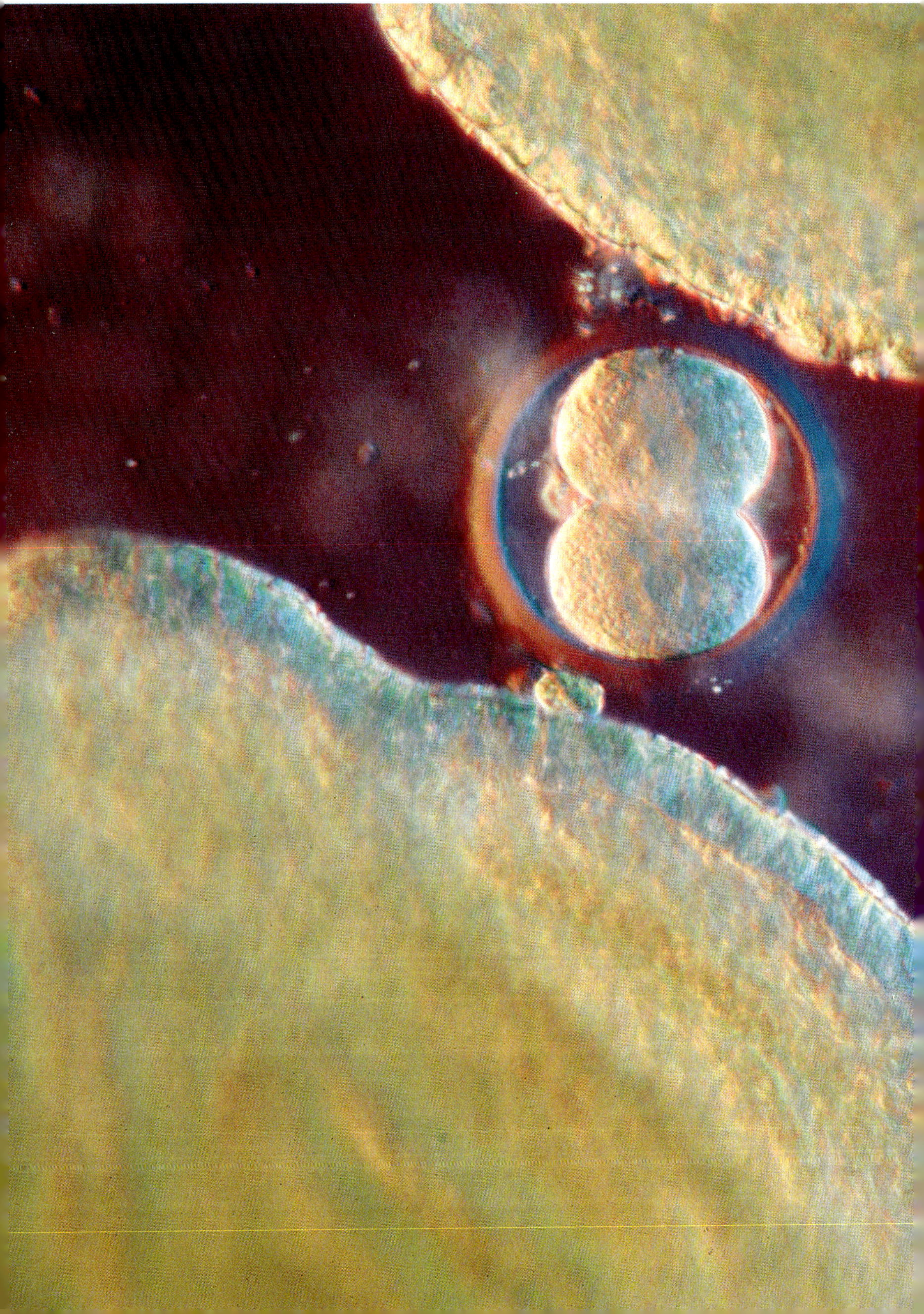

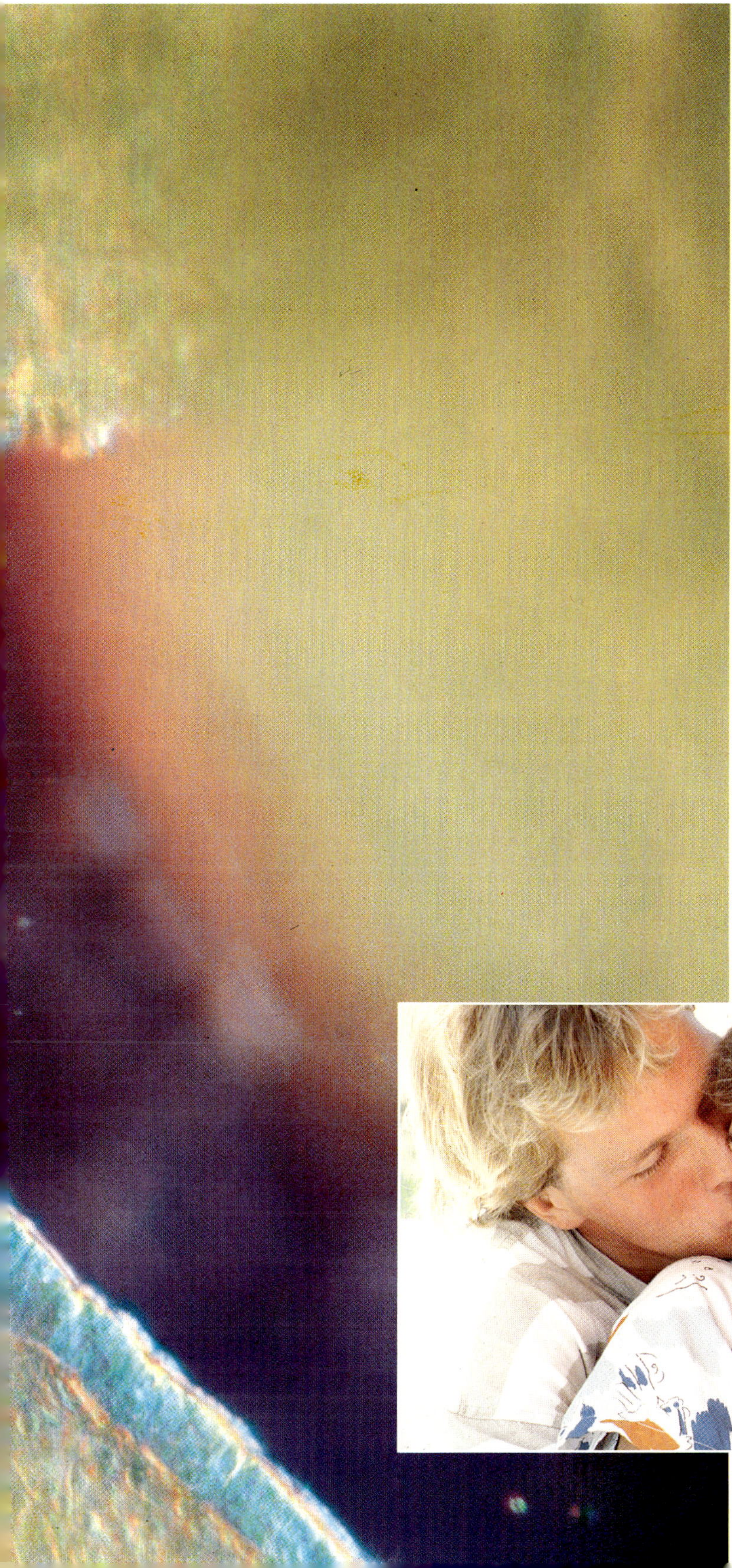

Dreißig Stunden

Das erste Porträt
Einige Stunden nachdem die Kerne verschmolzen sind, teilt sich das Ei zum erstenmal mit großer Kraft. Es hat jetzt zwei Zellen, jede von ihnen enthält die Erbanlagen von Mutter und Vater. Das kleine Ei bewegt sich langsam zur Gebärmutter, vorwärtsgetrieben von Millionen Flimmerhärchen im Eileiter. Jede 12. bis 15. Stunde teilen sich die Zellen erneut. Die Tage im Eileiter zählen zu den kritischsten für das befruchtete Ei. Es kann z. B. in einer der vielen Falten der Schleimhäute hängenbleiben.

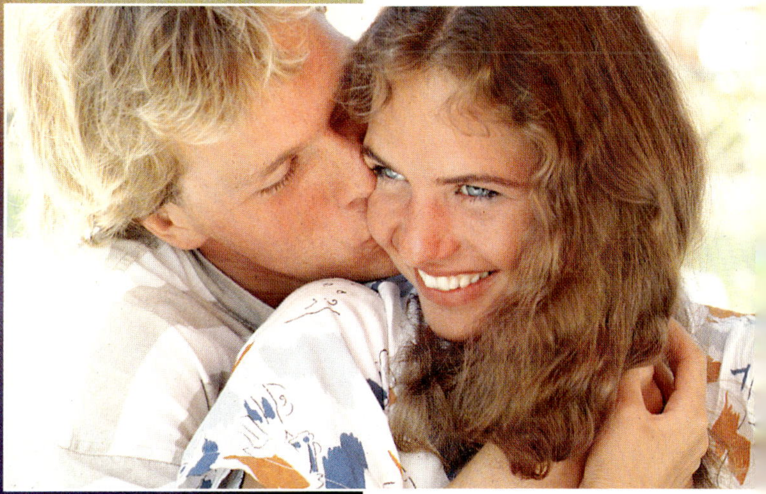

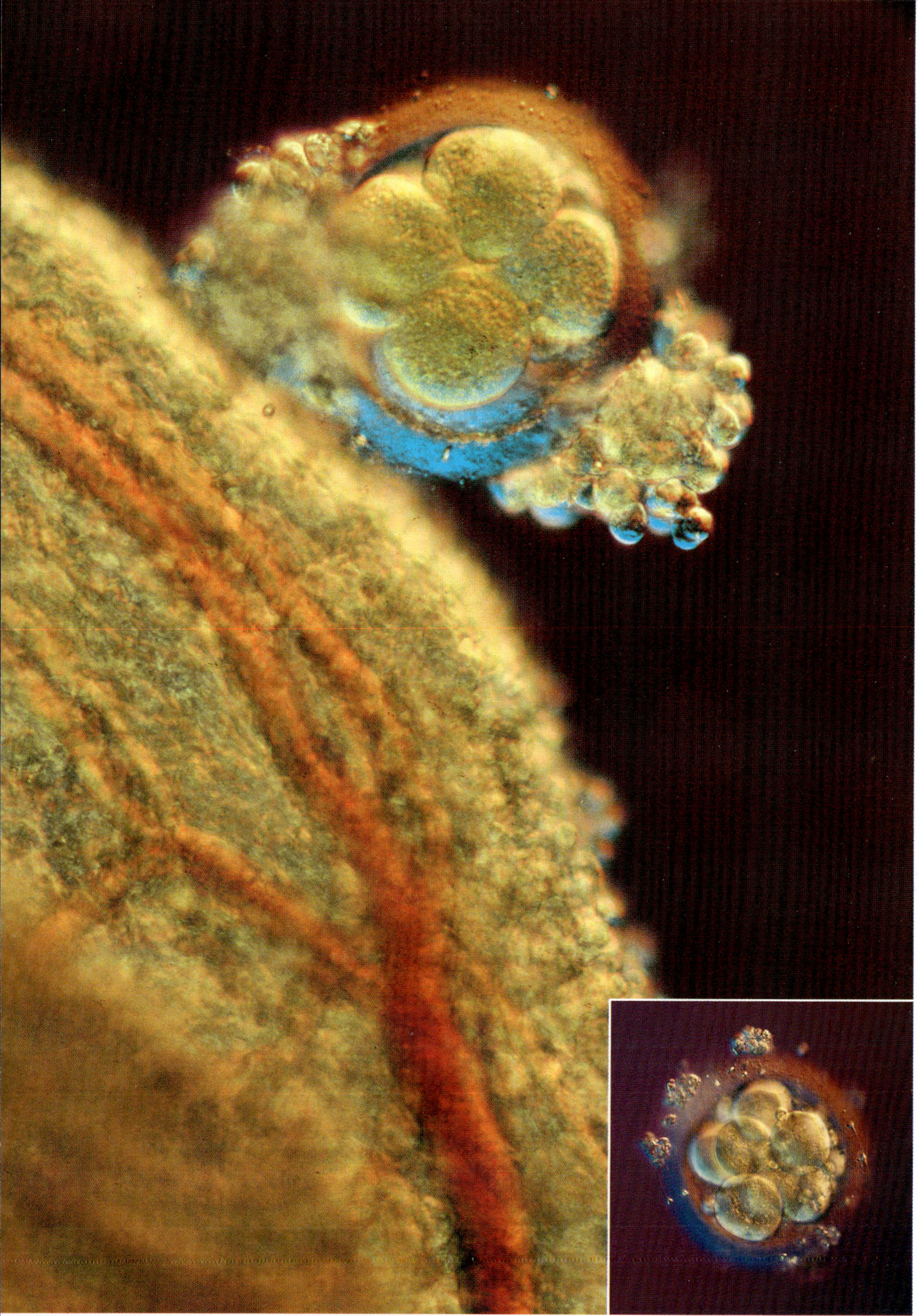

Die Wanderung beginnt

Zwei Tage

Die Zellteilung geht weiter: Vier sichtbare, insgesamt vielleicht acht Zellen, sind durch das Flimmerhärchendickicht des Eileiters unterwegs zur Gebärmutter. Der Zellklumpen ist in Nahrungszellen eingebettet, die das hungrige Ei versorgen. Im eingefügten Bild *links* ist die Entwicklung bis zu 16 Zellen fortgeschritten. Das Bild in der *Mitte* zeigt das Morulastadium (morula = Maulbeere); ganz *rechts* die Blastozyste, die Keimblase, mit Hunderten von Zellen. Sie passiert gerade die schmalste Stelle im Eileiter kurz vor der Mündung in die Gebärmutter. Hier ist es eng, und die Blastozyste muß sich zwischen den Falten vorwärtsquetschen.

Etwa drei Tage nach der Befruchtung befindet sich das Ei noch im Eileiter und teilt sich wieder und wieder, während es langsam zur Gebärmutter hinunterwandert. Normalerweise hat es keinen Kontakt zur Schleimhaut des Eileiters, doch es fließen Stoffe von der Schleimhaut zu dem kleinen Zellklumpen, damit das befruchtete Ei ein Milieu vorfindet, in dem es gedeiht. Auf der Schleimhaut des Eileiters selbst gibt es Millionen kleiner Flimmerhärchen, die alle in dieselbe Richtung zur Gebärmutter zeigen und helfen, das Ei in die richtige Richtung zu lenken. Die Muskeln des Eileiters ziehen sich von Zeit zu Zeit zusammen, um das Ei vorsichtig weiter durch den Eileiter zu befördern.

Im Übergang zwischen dem weiteren und engeren Teil des Eileiters gibt es eine Sperre in Form eines Ringmuskels, und das Ei kann, obwohl es so klein ist, nicht passieren. Plötzlich erschlafft der Ringmuskel, und der Weg zur Gebärmutter wird frei. Heute weiß man, daß die Muskelerschlaffung im Ring in erster Linie auf dem Gelbkörperhormon Progesteron beruht, dessen Produktion in dem Gelbkörper, der nach dem Eisprung von der Eiblase gebildet wurde, in Gang gekommen ist. Die Passage durch den engen Teil des Eileiters dauert im allgemeinen nur einige Stunden. Er ist allerdings so eng, daß das befruchtete Ei sich zwischen den Schleimhautfalten vorwärtsdrängeln und -quetschen muß, und es ist wichtig, daß es nicht hängenbleibt.

Angekommen in der Gebärmutter, sind die kritischsten Phasen der ersten Tage der Entwicklung überstanden. Hier steht das befruchtete Ei, das jetzt eine sogenannte Blastozyste geworden ist, vor einer neuen Aufgabe: sich einen Platz zur Einnistung in der Gebärmutter suchen und der Frau seine Gegenwart signalisieren. Es gibt reichlich Raum in der Gebärmutter, und das Ei kann sich ohne Schwierigkeiten beträchtlich vergrößern.

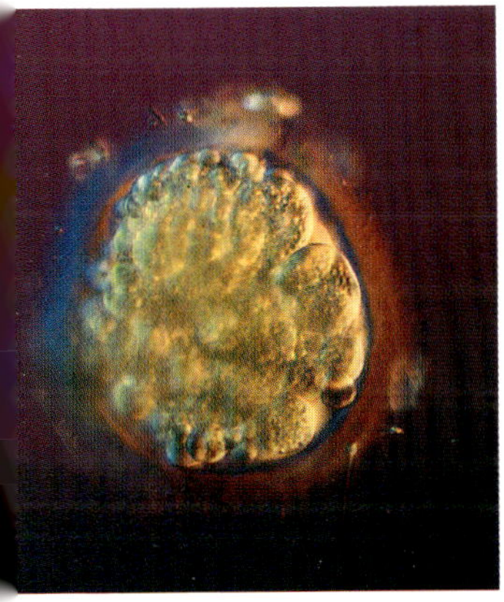

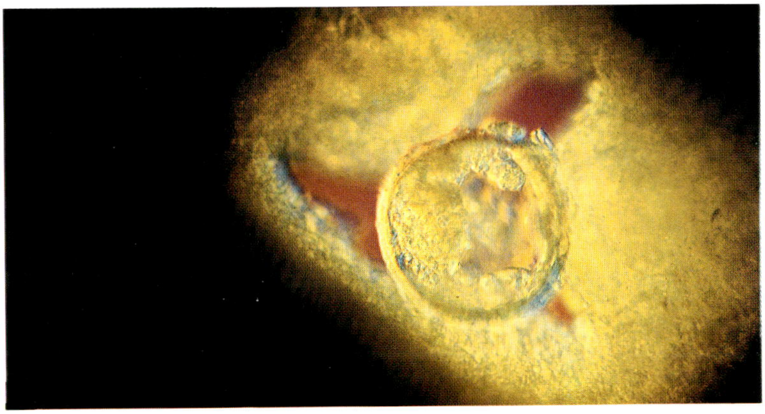

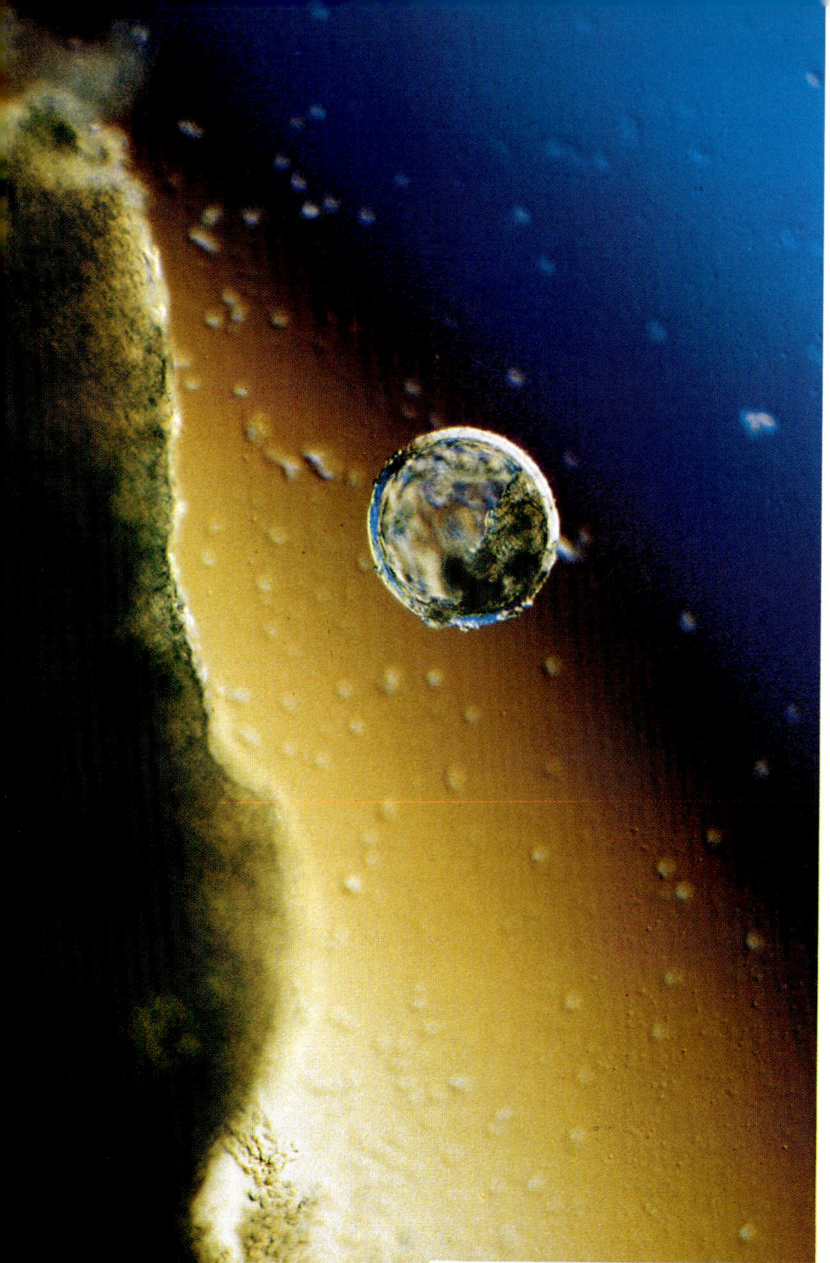

Vier Tage

Umgeben von der durchsichtigen Hülle, *Zona pellucida*, gleitet die Blastozyste in die Gebärmutter. Noch ist die Reise nicht zu Ende: Jetzt kommt es darauf an, einen Platz zur Einnistung zu finden. Die Bildserie *unten* zeigt diese »Mondlandung«. Die Blastozyste sucht ihren Weg über die Schleimhaut, aber die Hülle, *Zona pellucida*, verhindert die sofortige Implantation des Eis. Das *letzte* Bild der Serie zeigt, wie sich die Blastozyste davon befreit. Erst jetzt kann sich die Zellmasse ausdehnen, bevor sie mit der sie willkommen heißenden weichen und verdickten Schleimhaut der Gebärmutter verschmilzt. Das Ei ist jetzt größer als die abgestoßene Eihülle.

Zu diesem Zeitpunkt beginnen sich auch die Zellen in der Keimblase zu differenzieren, wie auf dem großen Bild *rechts* zu sehen ist. Die obere helle Hälfte ist der werdende Embryo, aus der unteren Hälfte entsteht der Mutterkuchen (Plazenta).

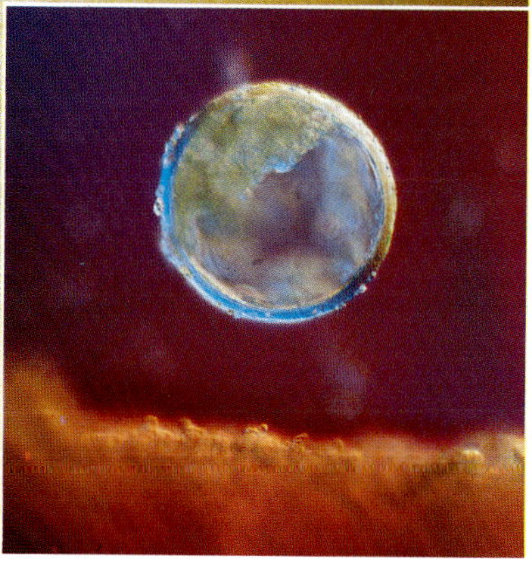

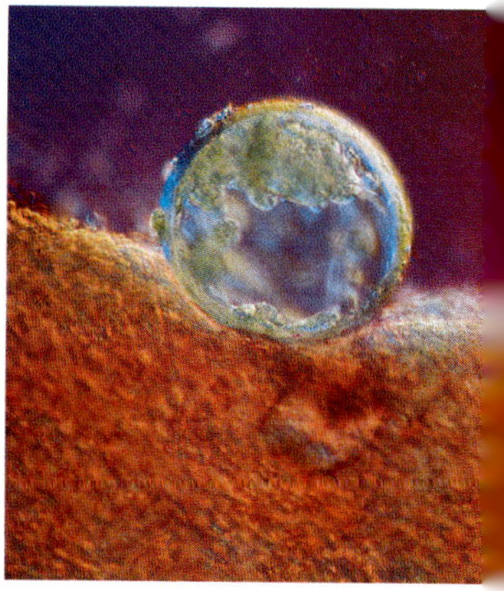

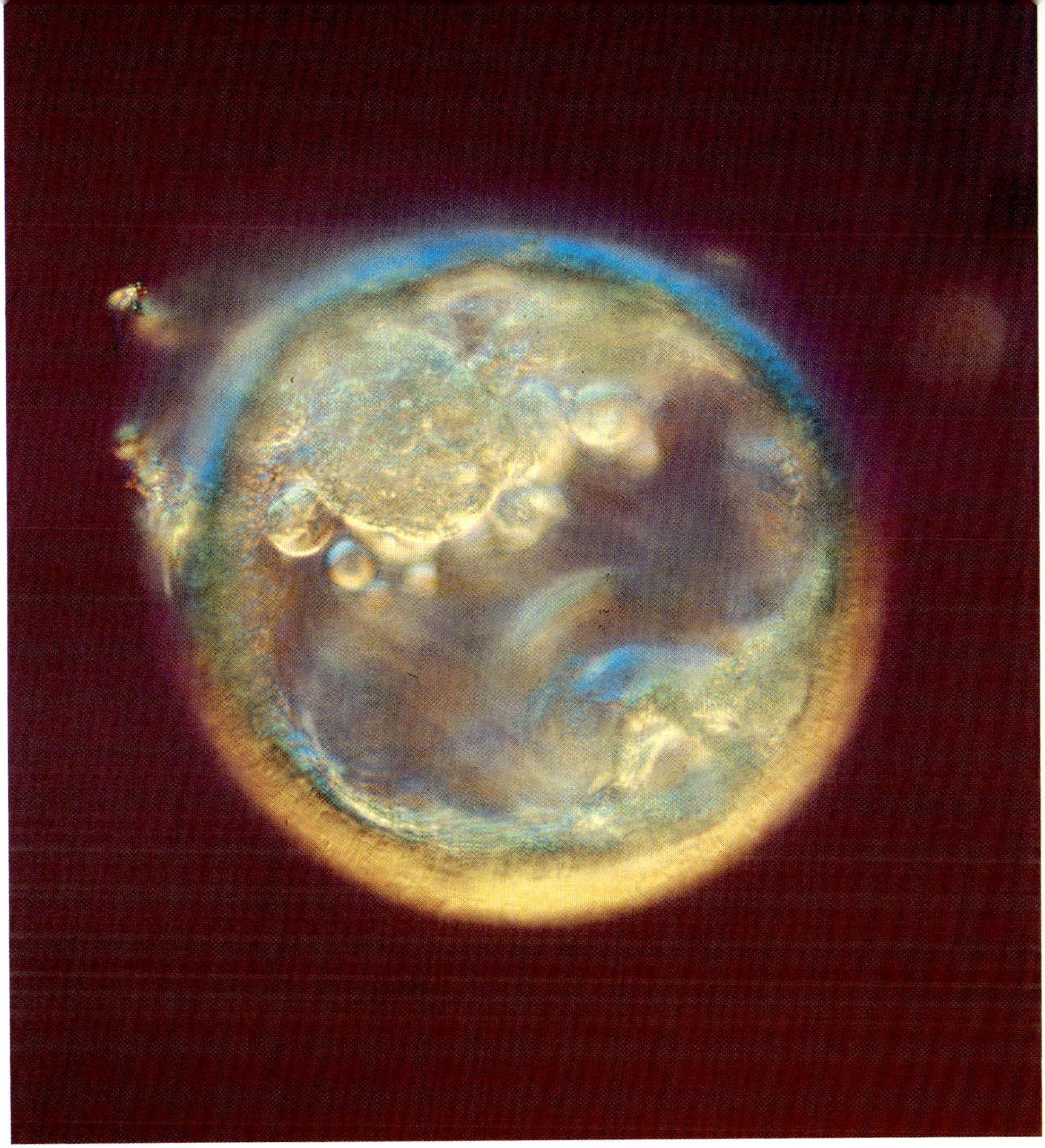

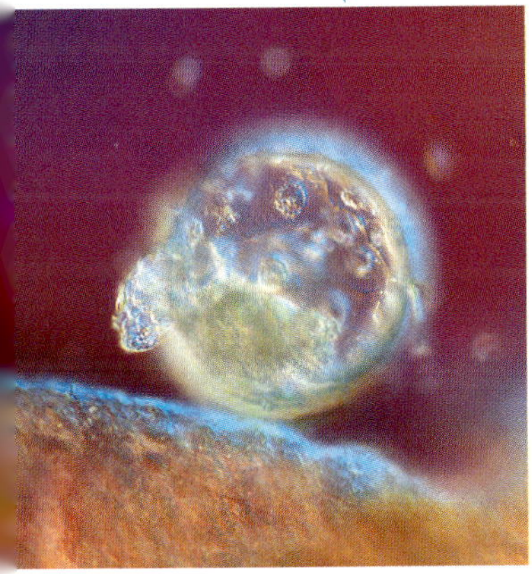

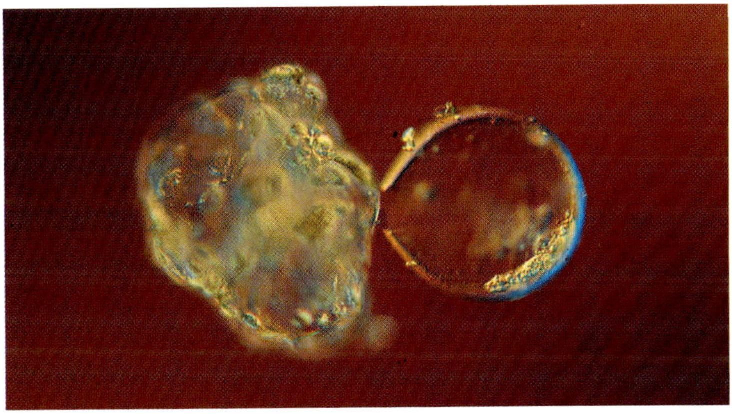

An Ort und Stelle: In situ

Die Schleimhaut in der Gebärmutter ist durch Hormone des Eierstocks darauf vorbereitet, das befruchtete Ei aufzunehmen. Es ist jedoch sehr wählerisch und braucht häufig mehrere Tage, um einen geeigneten Platz zur Einnistung (Nidation) und Implantation zu finden. Oft setzt es sich in der Gebärmutter nahe der »Decke« fest.

Wenn das Ei endlich gelandet ist und Kontakt zur Schleimhaut der Gebärmutter hat, beginnt ein intensiver chemischer Informationsaustausch zwischen der Blastozyste und der Mutter. Hormone, die in der Blastozyste gebildet werden, gelangen in den Blutkreislauf der Mutter und lassen sich in Blutproben feststellen. Deshalb kann eine Schwangerschaft mit hoher Wahrscheinlichkeit schon vor dem Ausbleiben der Menstruation erkannt werden.

Einige dieser Substanzen, die im Zusammenhang mit der Implantation in der Blastozyste gebildet werden, haben die Aufgabe, das Immunsystem der Mutter zu beeinflussen, anfangs überwiegend lokal. Da das befruchtete Ei hauptsächlich aus »fremden« Eiweißstoffen besteht, müßte die Mutter den »Eindringling« eigentlich abstoßen. Doch gewisse Zellen in der Blastozyste produzieren chemische Substanzen, die die Immunabwehr der Frau in der Gebärmutter schwächen. Deshalb hat die Blastozyste gute Chancen, sich zu einem neuen Menschen zu entwickeln.

In den letzten Jahren hat man herausgefunden, daß die Ursache für wiederholte Fehlgeburten in einer zu starken mütterlichen Immunreaktion gegen den Embryo – mit daraus folgender Abstoßung der Frucht – liegt. Gelingt es, sie zu beseitigen, können solche Fehlgeburten vermieden werden. Je mehr wir über die wunderbaren Mechanismen erfahren – das Entstehen menschlichen Lebens und all die verblüffenden und zweckmäßigen Funktionen unseres Körpers –, um so mehr setzen sie uns in Erstaunen.

Und die Frau? Ja, wenn sie empfänglich für Hormonveränderungen ist, kann sie schon jetzt wahrnehmen, was in ihr vor sich geht.

Acht Tage

Die Keimblase (Blastozyste) ist gelandet! Wie eine Himbeere auf der Torte sitzt sie leicht eingesunken auf ihrer Unterlage. Der Zellklumpen setzt sich jetzt aus mehreren hundert Zellen zusammen. Die Landung wird dadurch vorbereitet, daß sich kleine Auswüchse von Zuckermolekülen auf der Oberfläche der Blastozyste bilden *(unten links)*. Diese »Landungsstelle« entspricht ähnlichen Molekülen in der Schleimhaut der Gebärmutter. Es gilt, sich ordentlich einzunisten! Jetzt wird auch ein Schirm von Hormonen über dem beginnenden Leben aufgespannt. Vom Eierstock, aus dem das Ei herausgeschleudert worden ist, kommt das Gelbkörperhormon Progesteron (*unten*, in Kristallform). Seine Aufgabe besteht darin, »Achtung, Schwangerschaft – stopp, die Menstruation!« an die Hypophyse im Gehirn zu signalisieren.

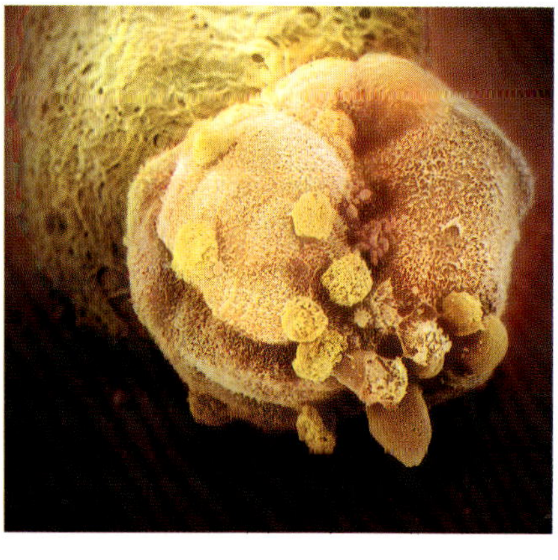

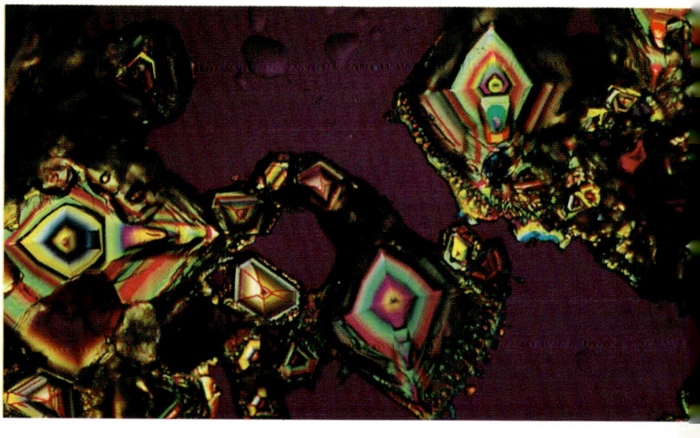

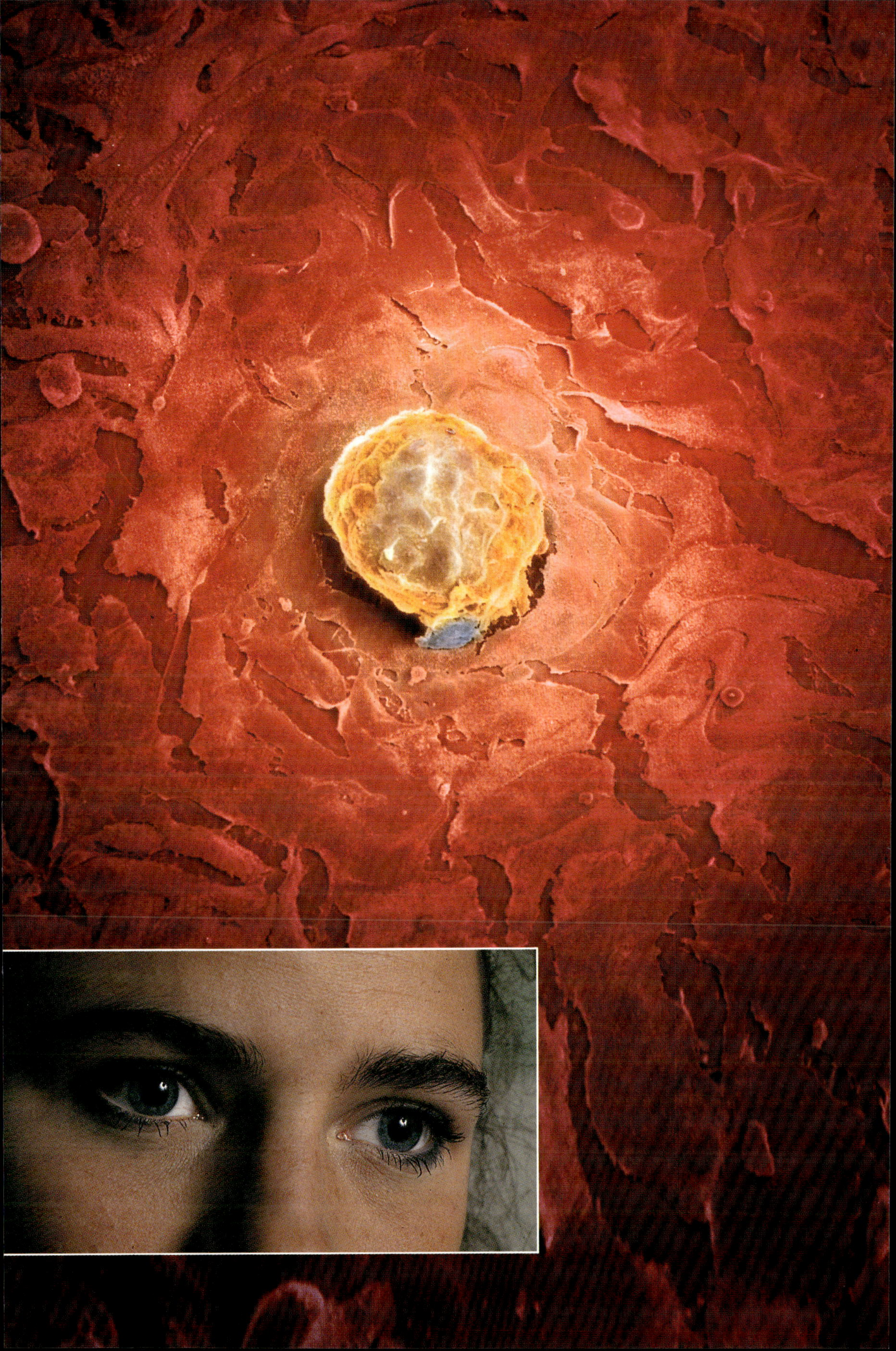

Acht Tage alt

In erster Linie wird der Nistplatz in der Gebärmutter von den Signalen der Blastozyste beeinflußt. Danach verändert sich die Schleimhaut in der ganzen Gebärmutter. Sie wird dicker. Der Weg hinunter zum Gebärmutterhals wird durch einen Schleimpfropfen verschlossen, und die Muskulatur der Gebärmutterwände wird weicher und elastischer. All diese raschen Veränderungen sind nötig, um ein möglichst gutes Milieu für den wachsenden Embryo zu schaffen, das ihn optimal schützt. Unter der Schleimhaut suchen sich Blutgefäße einen Weg hinauf an die Oberfläche, um den Nahrungsaustausch zu erleichtern. Jetzt ist es wichtig, daß die Hormonumstellung im Körper der Frau, ausgelöst von den Signalen der Blastozyste, in der richtigen Zeitfolge und in vollem Umfang erfolgt, sonst werden die äußeren Teile der Gebärmutterschleimhaut mit dem wachsenden Embryo wie bei einer normalen Menstruation abgestoßen, und die Frau erleidet eine sehr frühe Fehlgeburt.

Wenn man die Oberfläche des Zellklumpens genau betrachtet, kann man feststellen, daß sich fast alle Zellen voneinander unterscheiden. Einige haben lange Auswüchse, andere haben kurze, und einige haben gar keine. Das nennt man Zelldifferenzierung. Bis zum Acht-Zellen-Stadium sahen alle Zellen gleich aus und machten genau das gleiche. Wie weiß dann jede Zelle, was sie werden soll, in welches Organ des Körpers sie gehört? Hier ist immer noch eines der größten Geheimnisse des Lebens verborgen, und die Forscher auf der ganzen Welt bemühen sich, diesen schwer lösbaren Code zu knacken.

Ein einzigartiges Bild *(rechts)*: Acht Tage nach der Befruchtung des Eis sondert die Keimblase ein Sekret ab, das seine Gegenwart in der Gebärmutter signalisiert. Und das ist nötig! Das sich entwickelnde neue Individuum erzeugt ein anderes genetisches Signal als die Mutter, in deren Körper es lebt. Wenn das Immunsystem der Mutter das fremde Gewebe entdeckt, droht Abstoßung – so wie das bei der Transplantation von Organen fremder Menschen geschehen kann. Der Schleim der Blastozyste schafft auf chemischem Weg eine Freizone für den Embryo in der Gebärmutter – ein Nichtangriffspakt auf Zellniveau.

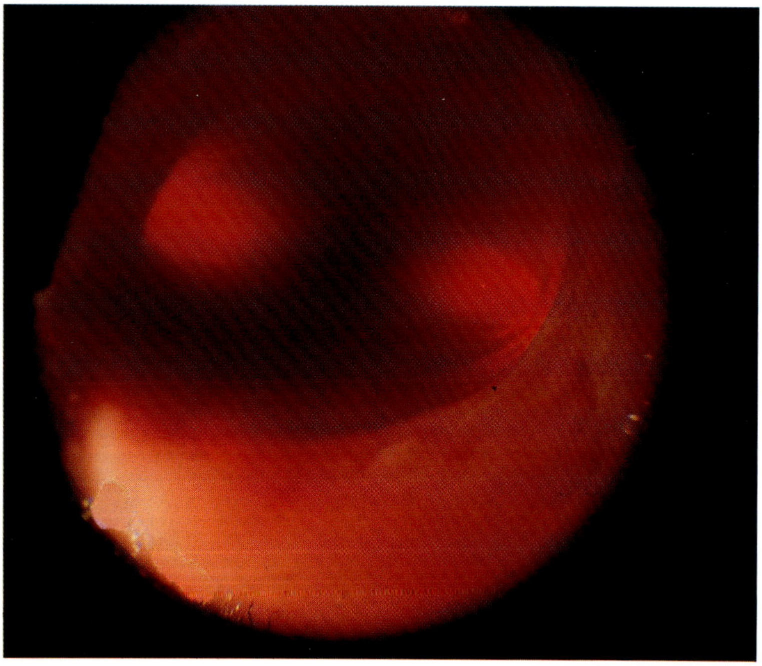

Unser erstes Zuhause
Der obere Teil der Gebärmutter von innen *(links)*. Hier münden die Eileiter (hellere Partien), hier läßt sich die Mehrzahl der Blastozysten nieder. Die Gebärmutter dehnt sich während der Schwangerschaft enorm aus. Die Zeichnung zeigt, wo in ihr die Implantation gewöhnlich stattfindet.

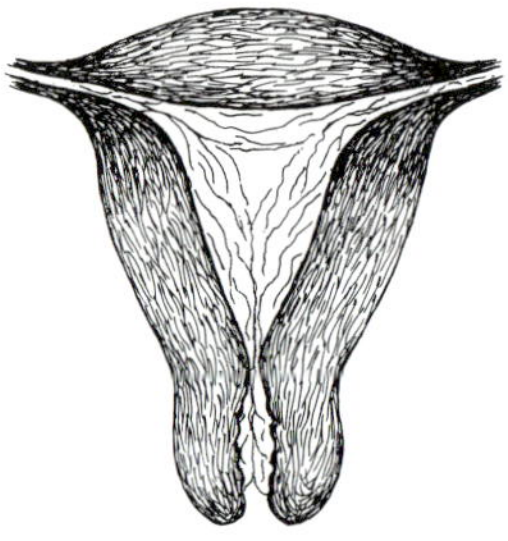

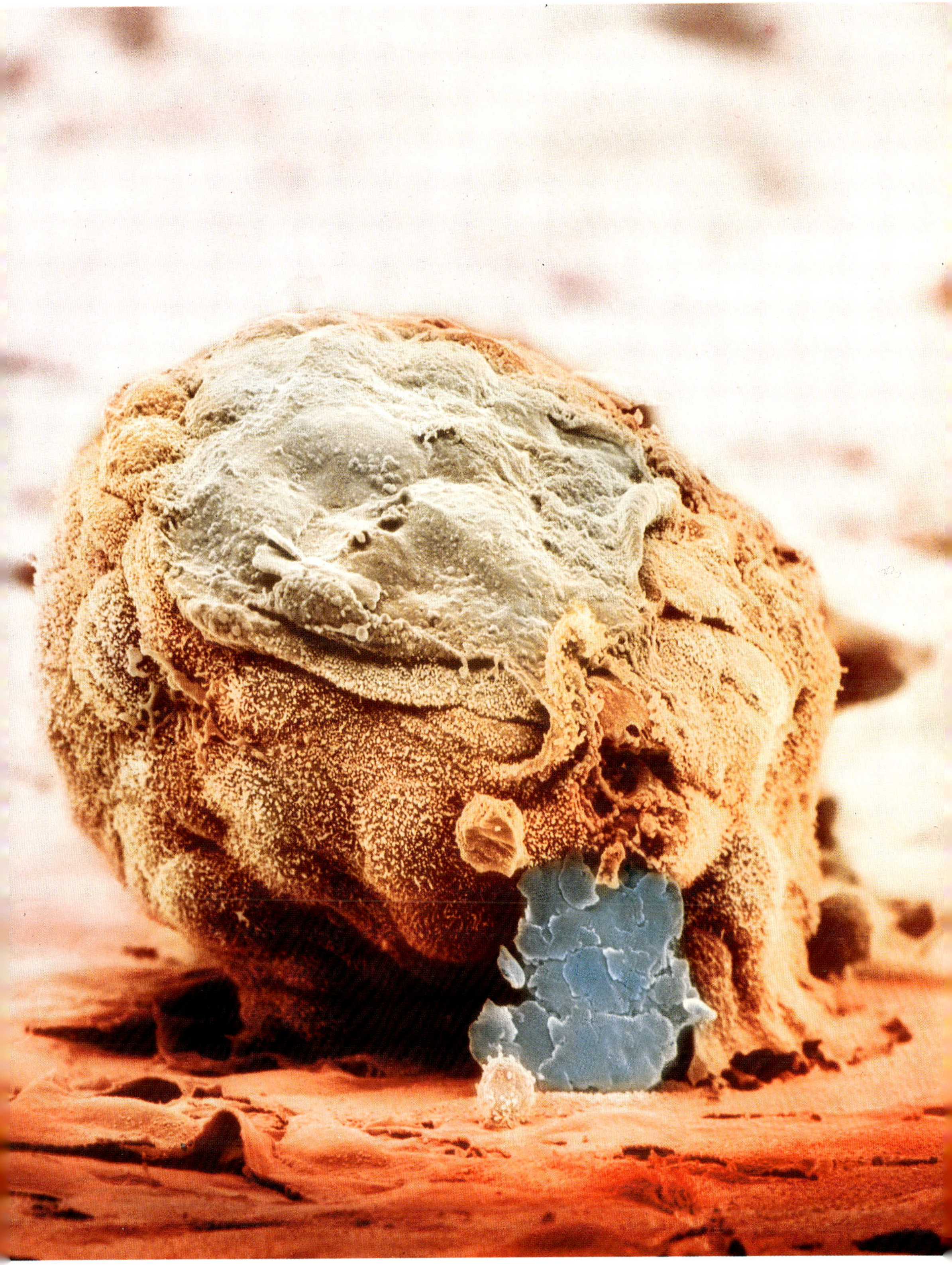

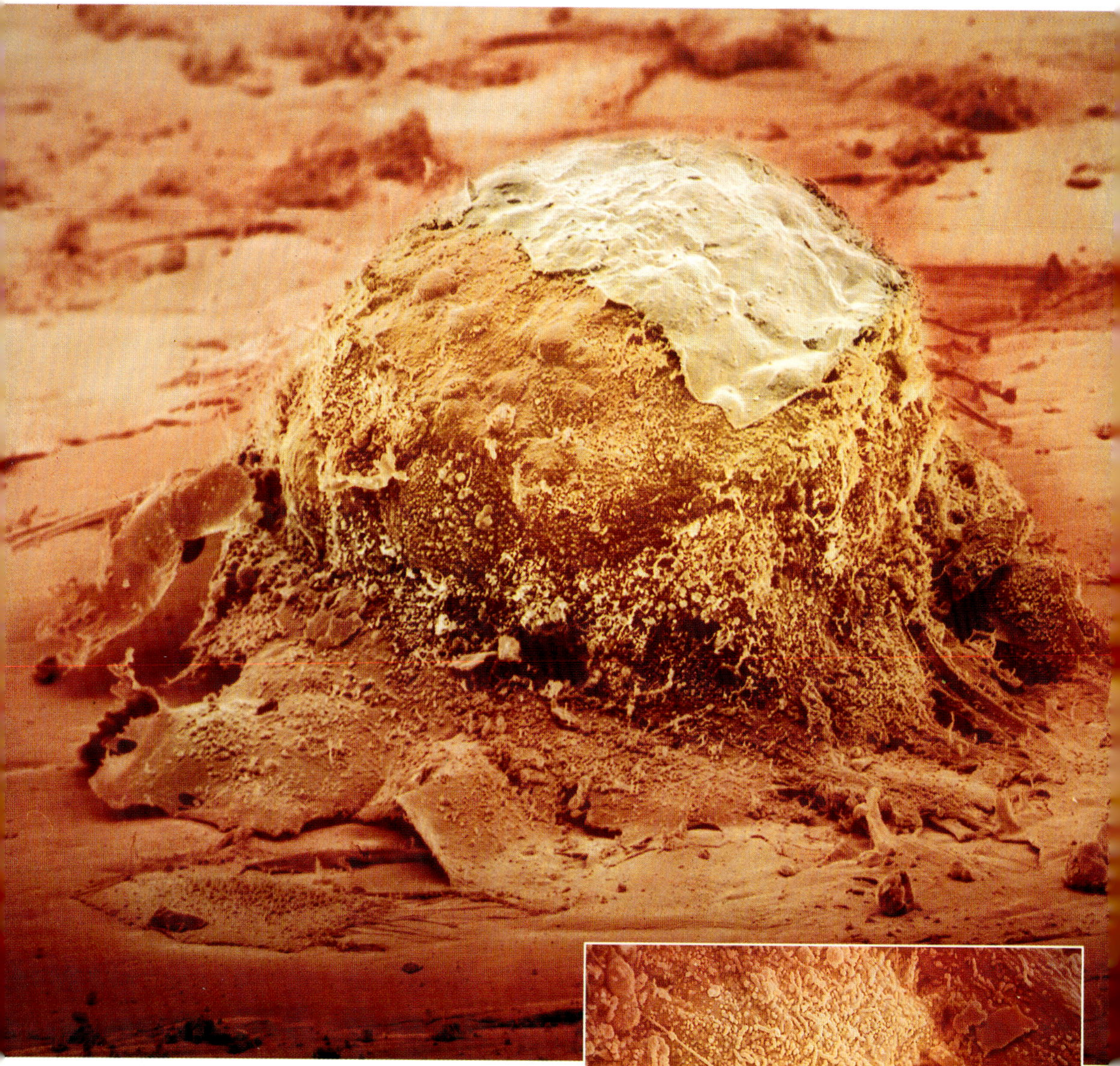

Elf Tage

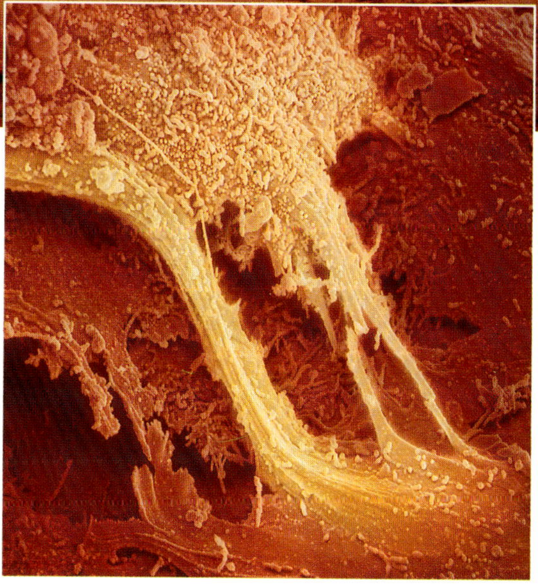

Die Keimblase schwillt an, die Zellen teilen sich einige Male am Tag, und jetzt – am 12. Tag – sind es insgesamt einige tausend Zellen. Die Blastozyste ist gut verankert in der Schleimhaut der Gebärmutter – hier und da kann man kabelartige Gebilde erkennen (*eingefügtes* Bild). Auswüchse wie diese entwickeln sich wahrscheinlich zu Fruchtblase, Nabelschnur und Mutterkuchen. Nach und nach bildet sich ein organisierterer Austausch von Nahrungsstoffen und Schlackeprodukten heraus. Daß alle diese Zellen in neun Monaten vielleicht ihren Eltern ähnlich sehen werden, ist schwer vorstellbar.

Manchmal geht es schief

Frauen erleiden häufig Fehlgeburten, und zwar so frühzeitig, daß sie nicht einmal wissen, daß sie schwanger waren. Die Ursache dafür liegt gewöhnlich darin, daß ein Chromosom beschädigt war. Die Sperre, die in der Eihülle eingebaut ist, damit nicht mehrere Spermien das Ei befruchten, soll verhindern, daß die weitere Entwicklung schiefgeht. Ein Ei, das von zwei oder mehreren Spermien gleichzeitig befruchtet wurde, kann sich relativ weit entwickeln, aber da allzuviel genetisches Material in das Ei gelangt ist, geht die Entwicklung allmählich schief. Das führt zu einer frühzeitigen Fehlgeburt. Eine andere, gar nicht so ungewöhnliche Ursache für Fehlgeburten ist, daß das Spermium, das das Ei befruchtet hat, zur »Montagsproduktion« gehört und einen Fehler in der Chromosomenausrüstung aufweist. Fehlgeburten sind also oft ein Mittel der Natur, sich gegen genetische Abweichungen zu schützen, und tatsächlich sind die Spermien daran öfter schuld als die Eier.

Manchmal setzt sich ein Ei im Eileiter fest – und kommt nicht weiter. Oft beruht das auf einer Verletzung des Eileiters. So könnte nach einer Infektion oder einer früheren Operation eine Narbe zurückgeblieben sein. Wenn es ganz schlimm kommt, nistet sich das befruchtete Ei an der Wand des Eileiters ein, und dann entsteht eine sogenannte Eileiterschwangerschaft. Zuerst entwickelt sich alles normal, der kleine Embryo wächst und wird größer. Die Frau hat normale Anzeichen von Schwangerschaft, und ein Urintest bringt gewöhnlich ein positives Resultat. Da der Eileiter eng ist, kommt es bald zu Platzmangel. Der Embryo hat eine enorme Wachstumskraft und wird allmählich den Eileiter sprengen. Es kann zu lebensgefährlichen Blutungen kommen, und die Frau muß rasch ins Krankenhaus eingeliefert werden. Dort muß der Embryo und oft auch ein Teil des Eileiters entfernt werden.

Aus teilweise noch unbekannten Gründen haben Eileiterschwangerschaften in den letzten zehn, fünfzehn Jahren in der westlichen Welt zugenommen. Man vermutet, daß die Zunahme von Unterleibsinfektionen stark dazu beiträgt, doch findet man bei weitem nicht in allen Fällen eine naheliegende Erklärung. Ungefähr jede fünfzigste Schwangerschaft ist eine Eileiterschwangerschaft. In Entwicklungsländern kosten unentdeckte und unbehandelte Eileiterschwangerschaften das Leben vieler junger Frauen.

Wenn der Hohlraum der Gebärmutter beschädigt oder vielleicht mißgebildet ist, kann sich das Ei an merkwürdigen Stellen implantieren, was später in der Schwangerschaft zu Problemen führt. Besondere Sorgen bereitet es, wenn der Mutterkuchen vor den inneren Muttermund wächst und die Plazenta genau vor dem Gebärmutterhals liegt *(Placenta praevia)*. Wenn es Zeit für die Entbindung ist, bleibt dem Kind der Weg nach draußen versperrt, und man muß es mit einem Kaiserschnitt holen.

Hormonelle Veränderungen

Eine Schwangerschaft bringt dramatische Veränderungen mit sich, die die Frau ganz und gar beeinflussen, körperlich und seelisch. Schon eine gute Woche nach dem Eisprung, also lange vor der ausbleibenden Menstruation, weiß die Frau oft instinktiv, daß etwas in ihr geschehen ist, und der Schwangerschaftstest ist fast wie eine selbstverständliche Bestätigung für etwas, das sie schon wußte. Oft beginnt es damit, daß die Brüste anschwellen und empfindlich werden, sich leichte Übelkeit einstellt und die Frau besonders empfindlich auf Gerüche und verschiedene Geschmacksrichtungen reagiert. Viele Schwangere sind entsetzlich müde, können sich nur schwer auf die Arbeit konzentrieren, obwohl bisher eigentlich noch nicht mehr passiert ist, als daß sich ein kaum millimetergroßer Zellklumpen in die Wand der Gebärmutter eingenistet hat und seine Gegenwart und Bedürfnisse zu signalisieren beginnt.

Der kleine Zellklumpen teilt sich in zwei Teile: Aus einem entsteht der Embryo, der andere bildet den frühen Mutterkuchen. Die Zellen des Mutterkuchens beginnen sofort, ein Mutterkuchenhormon zu produzieren, das *H*umanes *C*horiongonadotropin (abgekürzt HCG) genannt wird. Eine der ersten Aufgaben dieses Hormons ist es, den Eierstöcken mitzuteilen, daß die Frau schwanger ist. Jetzt werden lange Zeit keine Eisprünge mehr nötig sein. Aber das Signal an die Eierstöcke ist gleichzeitig ein Hilferuf an die Gebärmutterschleimhaut, sich zurückzuhalten und eine Menstruation zu verhindern, die den Embryo aus der Gebärmutter hinausspülen würde. Der Eierstock erfüllt diese Aufgabe, indem er mehr Gelbkörperhormon bildet, das über die Blutbahn zur Gebärmutter gelangt, denn es ist das Gelbkörperhormon

Müde und reizbar
Jetzt merkt die Frau, daß sich in ihrem Körper Ungewöhnliches tut. Die Brüste schwellen an und werden empfindlich; möglich, daß sie leicht müde und reizbar wird. Der Mann begreift nicht immer, was los ist, und denkt vielleicht, er habe sich falsch verhalten.
Die Ursache ist in der Gebärmutterschleimhaut zu finden, einer Gruppe Zellen, kaum 1 mm groß. Sie setzen bei der Frau eine gewaltige Umstellung in Gang, die Körper und Seele erfaßt. Eines dieser Hormone ist das Gelbkörperhormon Progesteron, das am Anfang der Schwangerschaft von den Eierstöcken gebildet und später vom Mutterkuchen produziert wird (*unten* als Kristall).

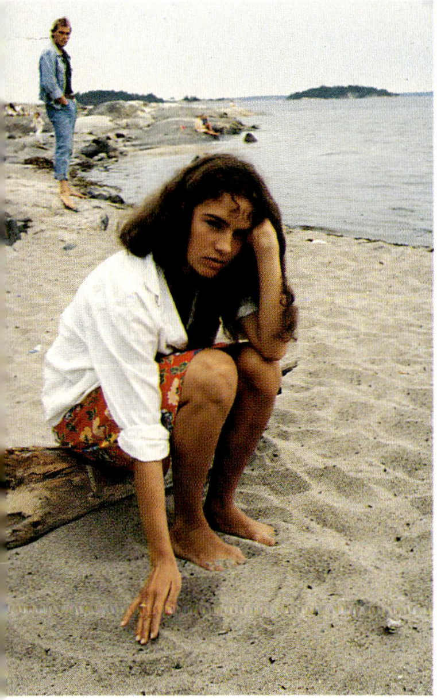

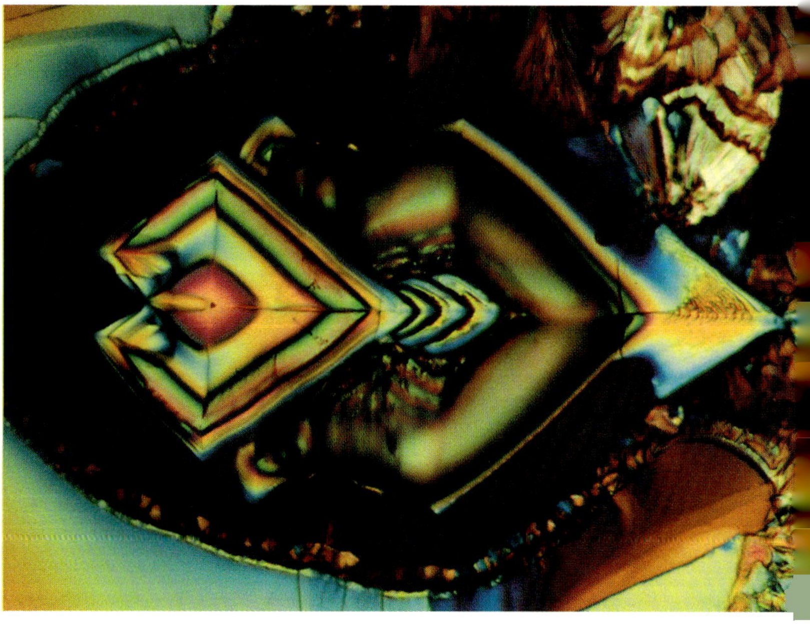

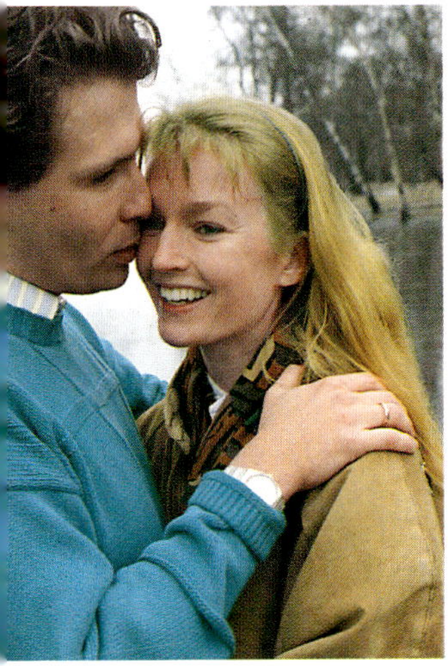

Irgendwann einmal gewinnt die Freude Oberhand; Übelkeit und Müdigkeit sind verschwunden. Und man denkt bei sich – noch 8 Monate, und das Baby ist da.

Progesteron, das die Gebärmutterschleimhaut wachsen und gedeihen läßt.

Es ist also in erster Linie ein Wechselspiel zwischen diesen beiden Hormonen, das der Frau die besten Zeichen der Schwangerschaft vermittelt. Eigentlich könnte ein Schwangerschaftstest auf einem dieser beiden Hormone aufbauen. Das Gelbkörperhormon ist immer in kleinen Mengen vorhanden, egal ob die Frau schwanger ist oder nicht, das Mutterkuchenhormon HCG nur bei einer Schwangerschaft. Der früheste Nachweis ist über ein Blutprobe möglich, aber schon bald werden mit dem Urin große Mengen HCG ausgeschieden, und es genügt häufig ein einfacher und schneller Urintest. Durch Nachweis von HCG im Urin kann man heute schon eine Woche nach dem Eisprung eine Schwangerschaft feststellen, das heißt, bevor die Frau normalerweise ihre Menstruation bekommen würde.

Sehr früh in der Schwangerschaft beginnt der Mutterkuchen selbst, den Eierstöcken bei der Bildung von Progesteron – einem sehr wichtigen Hormon, das während der ganzen Schwangerschaft benötigt wird – zu helfen. Schon nach sieben bis acht Wochen, von der letzten Menstruation an gerechnet, werden die Eierstöcke nicht mehr gebraucht. Der Mutterkuchen bewältigt jetzt die ganze Hormonproduktion, die nötig ist, damit sich der Embryo normal entwickelt.

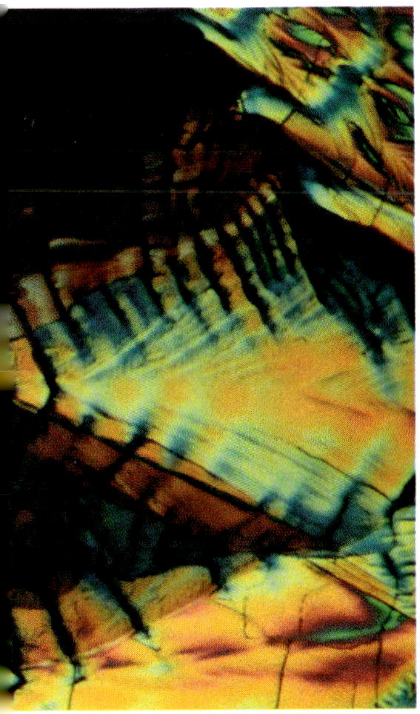

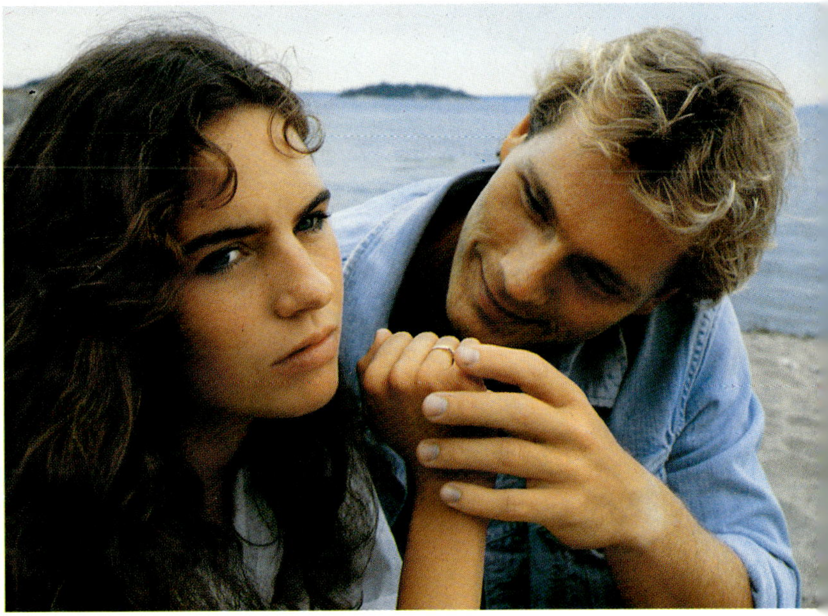

Hurra, wir kriegen ein Kind!

Jetzt will man es genau wissen: Krieg ich ein Kind oder nicht? Heutzutage ist das leicht festzustellen. Sie gehen zusammen in die Apotheke, er und sie, und kaufen einen Schwangerschaftstest. Dieser baut auf einer Reaktion im Urin zwischen dem Schwangerschaftshormon HCG (*H*umanes *C*horiongonadotropin) und einem Reagenzmittel auf. Das Hormon wird im Mutterkuchen gebildet. Es wird mit dem Blut

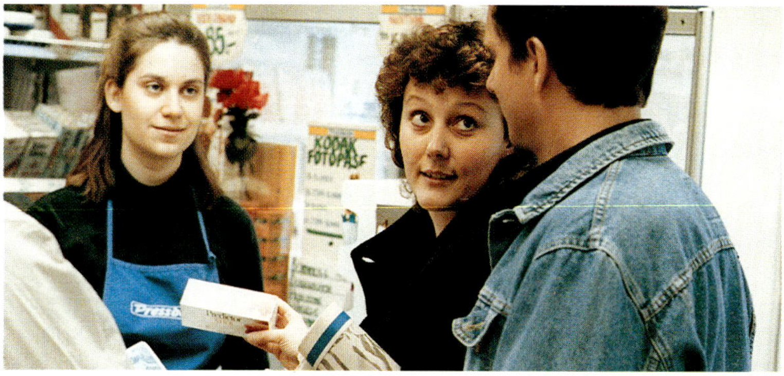

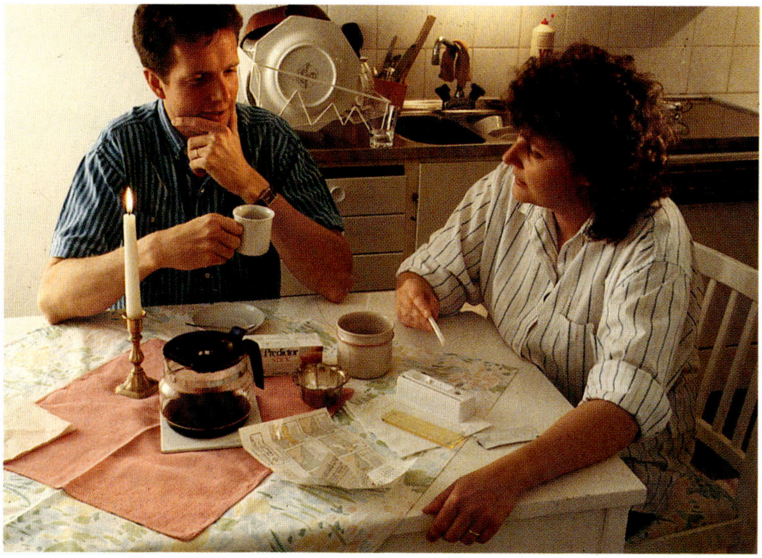

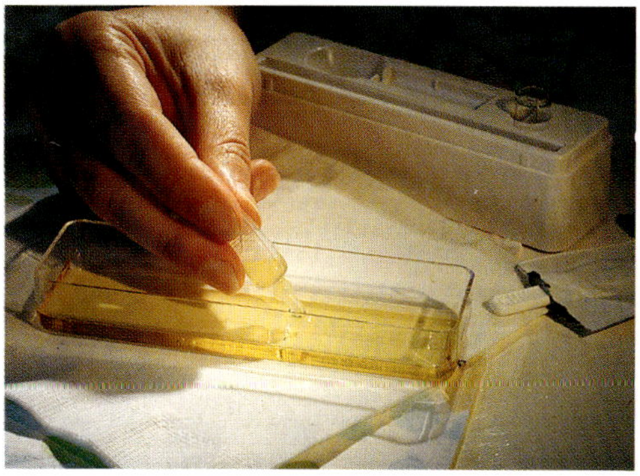

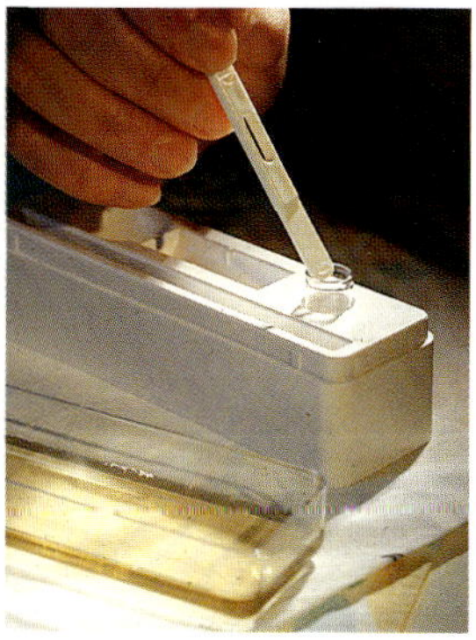

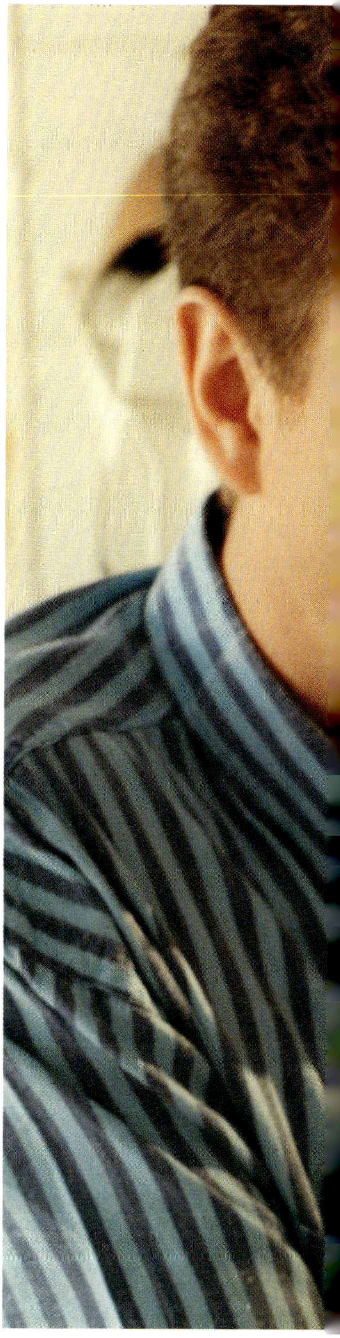

zu den Eierstöcken geführt und treibt die Produktion des Gelbkörperhormons Progesteron voran. HCG ist also ein Teil des Hormonschirms, der den Embryo vor einer neuen Menstruation schützt. Eine Blutung würde die Gebärmutterschleimhaut und den Embryo mit sich reißen. Beim Schwangerschaftstest wird ein Pappstreifen in den Urin der Frau getaucht und abgelesen: Er ist rot – wir kriegen ein Kind! Der Test ist sehr sicher, schon eine Woche nach der ausgebliebenen Menstruation macht er verläßliche Aussagen. Es gibt natürlich noch eine andere Möglichkeit: Man geht gleich zum Frauenarzt und läßt dort einen Schwangerschaftstest machen. Auch dort bekommt die Frau eine rasche Antwort, und vielen gibt es ein sicheres Gefühl, sofort mit einem Arzt sprechen zu können. Man hat ja viele Fragen.

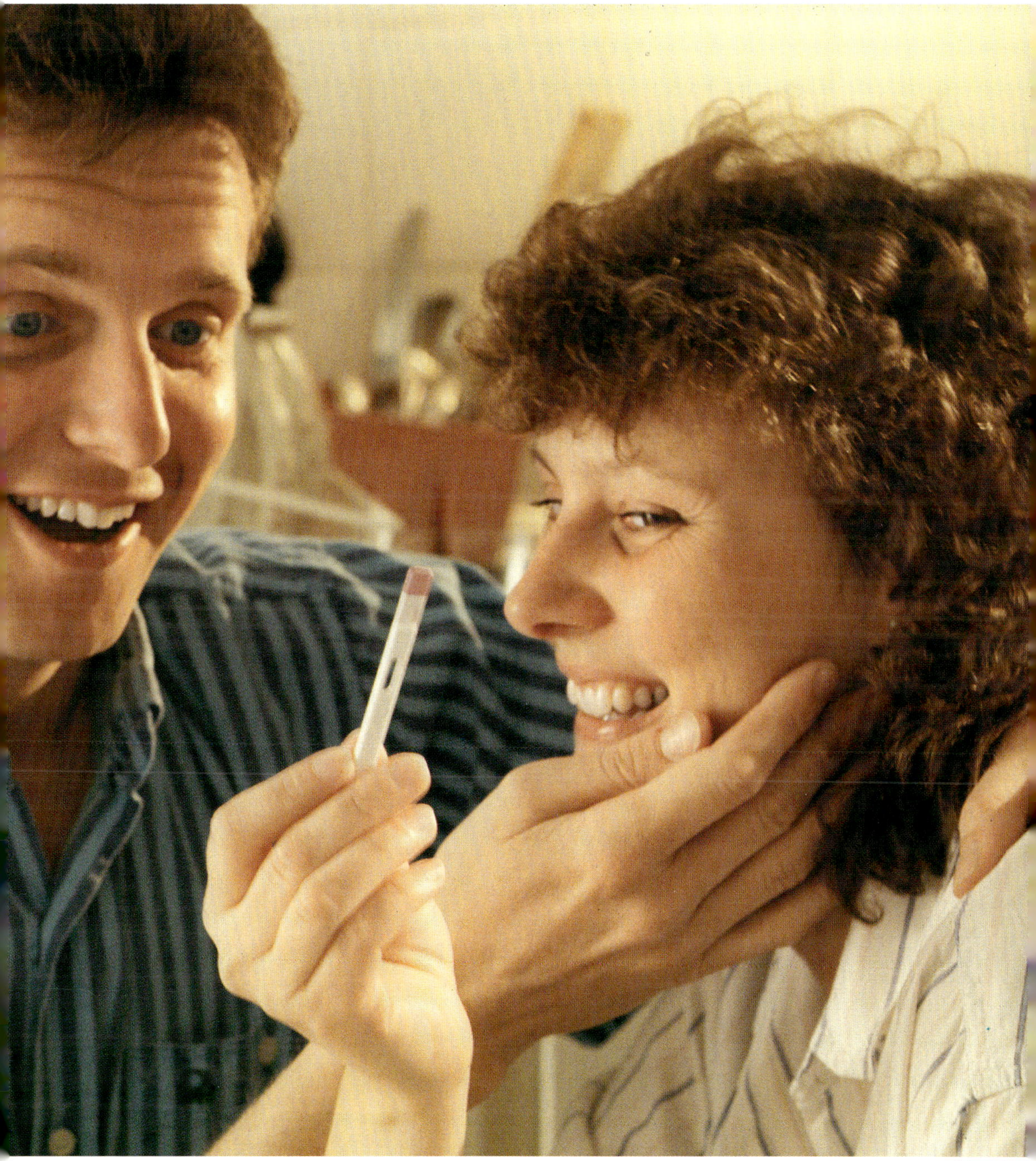

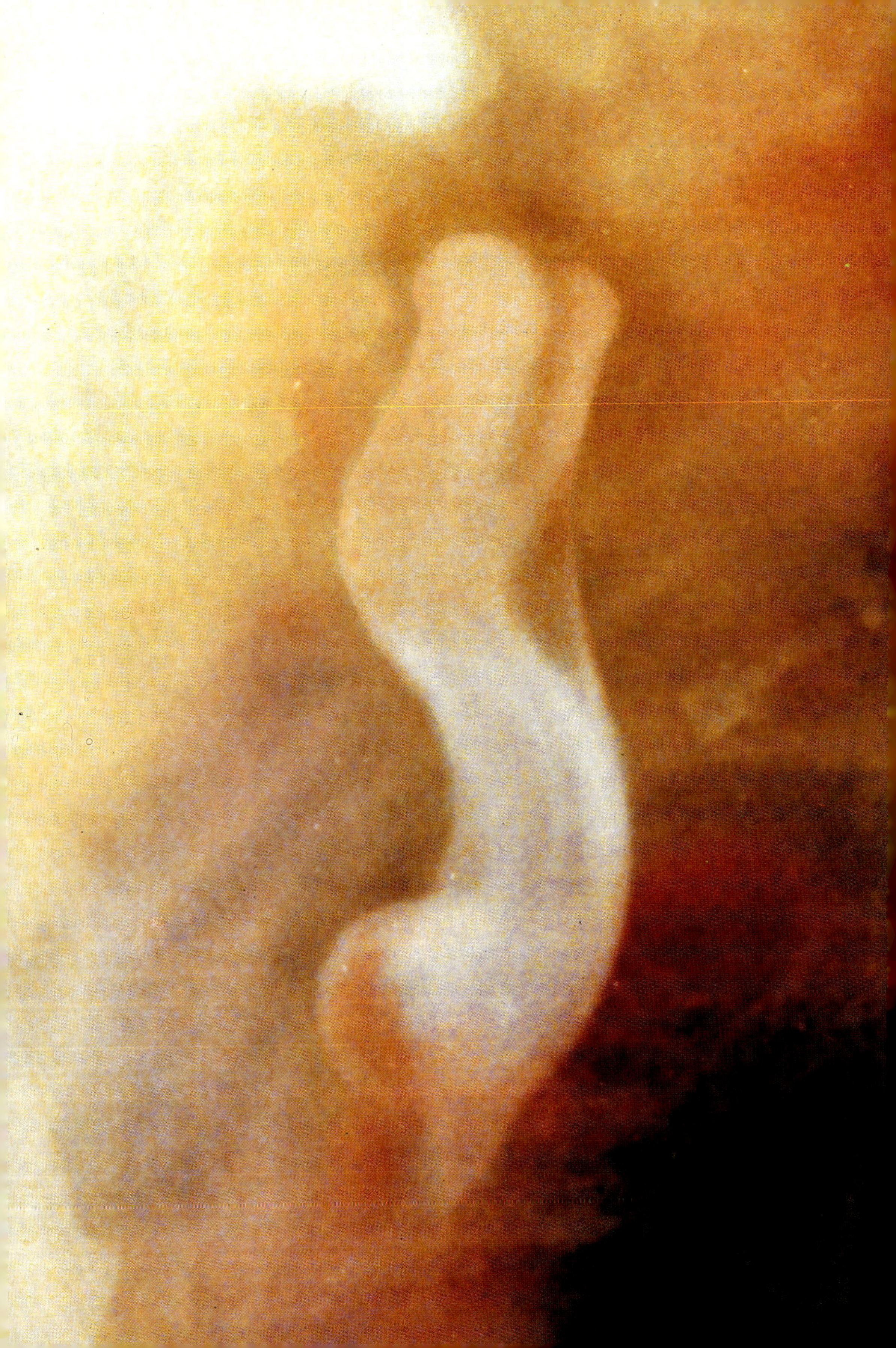

Die ersten Wochen

Die Möglichkeiten der modernen Biologie haben die Frage: Wann beginnt das Leben? auf die Spitze getrieben. Die Frage wird unterschiedlich beantwortet. Das hängt davon ab, ob der Ausgangspunkt ein religiöser, juristischer oder biologischer ist. Viele sind der Meinung, daß das Leben im Augenblick der Befruchtung beginnt, also wenn das Spermium in das Ei eindringt. Dagegen ist einzuwenden, daß die Befruchtung eines Eis nicht zwangsläufig zur Entwicklung eines Kindes führt. Andere sind der Meinung, Leben beginne, wenn sich der kleine Embryo in der Schleimhaut der Gebärmutter einnistet, also gut eine Woche nach der eigentlichen Befruchtung. Wieder andere sind der Ansicht, daß von Leben keine Rede sein kann, solange der Embryo noch kein Nervensystem hat und somit noch nichts empfinden kann. Nach dieser Auffassung begänne Leben ungefähr drei Wochen nach der Befruchtung.

Zu diesem Zeitpunkt ist deutlich zu erkennen, wie sich das äußere Keimblatt – die Haut des Embryos – entlang der Mittellinie des Körpers verdickt und zwei längliche Falten bildet. Zwischen den Falten entsteht ein Graben, der in einer Röhre endet. Das eine Ende des Rohrs schwillt an: die erste Anlage zum Gehirn. Nervenenden vom Hirnstamm und dem primitiven Rückenmark beginnen zu wachsen. Man kann sehen, daß der kleine Körper jetzt aus drei verschiedenen Zellschichten besteht. Zwischen den beiden ursprünglichen Keimblättern ist eine weitere Zellschicht herangewachsen. Und aus diesen drei Schichten bilden sich die verschiedenen Organe des Körpers. Jetzt gibt es keinen Zweifel mehr: Ein neues Leben hat begonnen, der rundliche Zellklumpen hat angefangen, Gestalt und Merkmale eines Säugetiers anzunehmen.

Immer noch ist schwer zu erraten, daß es einmal ein Mensch wird. Eine gute Woche, nachdem die Menstruation ausgeblieben ist, kann man um das Gehirn herum einen Kopf ahnen und eine große Mundöffnung. Unmittelbar unter dem Kopf wird das Herz des Embryos angelegt. Es beginnt zu arbeiten. Der untere Teil des Körpers sieht bis jetzt noch wie ein spitzer Schwanz aus. Inzwischen haben sich die Zellen im Körper immer mehr spezialisiert.

Dies ist eine sehr heikle Phase, und der kleinste Fehler im Programm kann zu Mißbildungen führen, die der werdende Mensch sein ganzes Leben mit sich herumtragen muß. Doch wenn der Fehler zu groß ist, schützt sich die Natur: Die Entwicklung hört auf, und die Frau hat eine Fehlgeburt.

Kaum zu glauben, daß dieses Wesen, knapp 2 mm lang, in 8 Monaten als kleiner Mensch geboren werden soll! Und die Eltern? Ja, sie wissen nicht, wie es im Bauch der Mutter aussieht, aber sie begnügen sich mit der Tatsache: Das Wunder ist geschehen. Sie erwarten ein Kind!

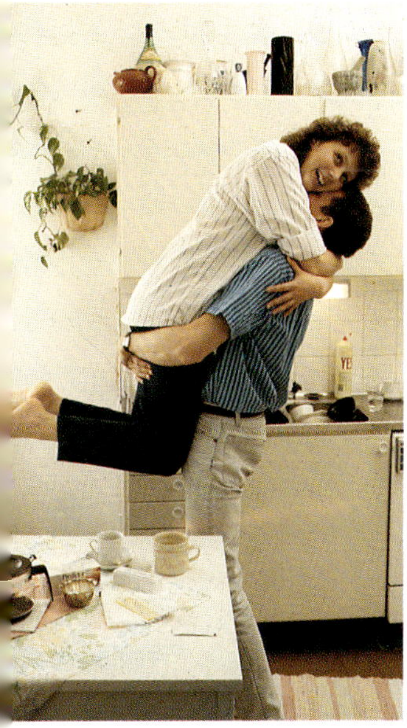

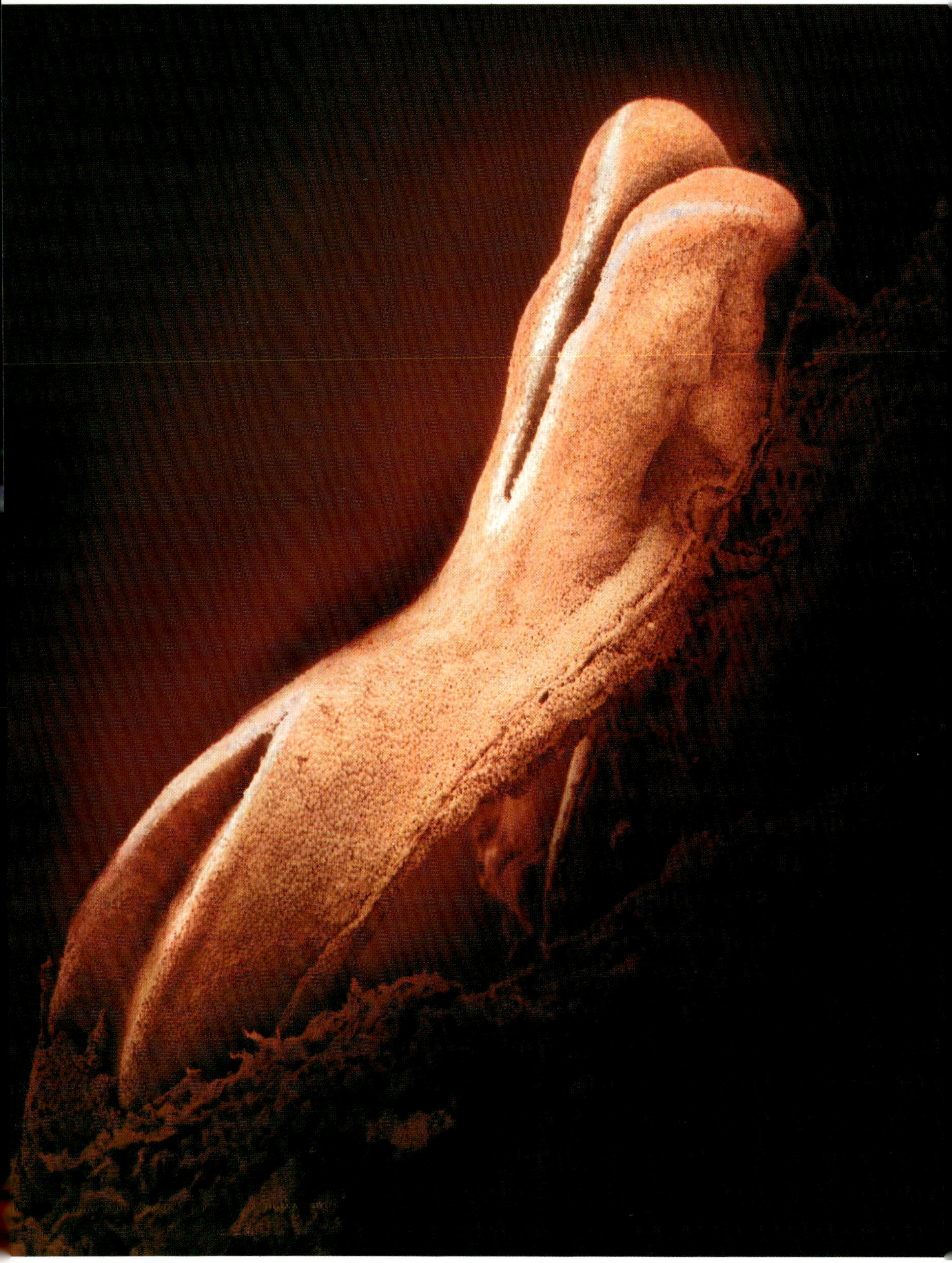

Drei Wochen

Drei Wochen nach der Befruchtung ist der menschliche Embryo knapp 2 mm lang. Die Erbanlagen haben gerade die Entwicklung zu den drei Keimblättern eingeleitet, aus denen einmal alle Organe gebildet werden sollen.
Links sehen wir, wie das äußere Keimblatt, die Haut des Embryos, vom Graben des Neuralrohrs gespalten wird. Die Anschwellung oben ist der Beginn des Vorderhirns. Darunter sind die Anlagen zum Herzen, den Kiemenbogen und dem inneren Ohr zu ahnen. Das Neuralrohr ist oben und unten offen, hat sich aber in der Mitte, wo sich der Rumpf befindet, geschlossen.

Unten ein Detail vom Kopfende des Embryos; die helleren Partien sind die ersten primitiven Nervenzellen des Menschen, *rechts* davon, stark vergrößert, die peripheren Nervenzellen.

Das Herz beginnt zu schlagen

Viele fragen sich bestimmt, wie eine Zelle weiß, was sie werden soll. Im Grunde tragen alle Zellen von Anfang an bis zum Lebensende denselben Code im Zellkern, aber in den verschiedenen Zellen sind verschiedene Botschaften eingebaut. Warum das so ist, weiß man noch nicht genau.

Aus dem äußeren Keimblatt werden also Rückenmark, Gehirn und Nerven gebildet. Die primitiven Nervenzellen, die wir drei Wochen nach der Befruchtung klar unterscheiden können, haben nur eine Andeutung von Auswüchsen, die sich dem nächsten Nachbarn entgegenstrecken. Die Übertragung von Nervenimpulsen, die zu einer Körperbewegung oder einem anderen durch Nerven gesteuerten Ausdruck führen kann, kommt viel später. Ein Bewußtsein hat der kleine Embryo definitiv nicht. Aus dem äußeren Keimblatt entsteht auch die Haut mit Haaren, Talg- und Schweißdrüsen. Die mittlere Schicht ist für andere Organe vorgesehen. Sie bildet die Unterhaut, das Skelett und die Muskeln. Die Zwischenschicht baut auch Blut und Lymphgefäße auf, stellt Blutkörperchen her und entwickelt mit Hilfe des Herzens einen primitiven Blutkreislauf. Auch Eierstöcke, Hoden und Nieren kommen aus der Zwischenschicht. Das innere Keimblatt hat gleichzeitig angefangen, ein einfaches Darmrohr mit Schleimhäuten aufzubauen. Von diesem Darmrohr aus werden sonderbarerweise auch die Lungen und Harnwege entwickelt. Alle Organe der verschiedenen Zellschichten müssen nun auch zusammengefügt werden, damit das ganze Organsystem funktionieren kann. In dieser Periode »probiert« der Embryo jeden Tag sein neu zusammengefügtes System aus und stellt fest, ob alles funktioniert, wie es soll.

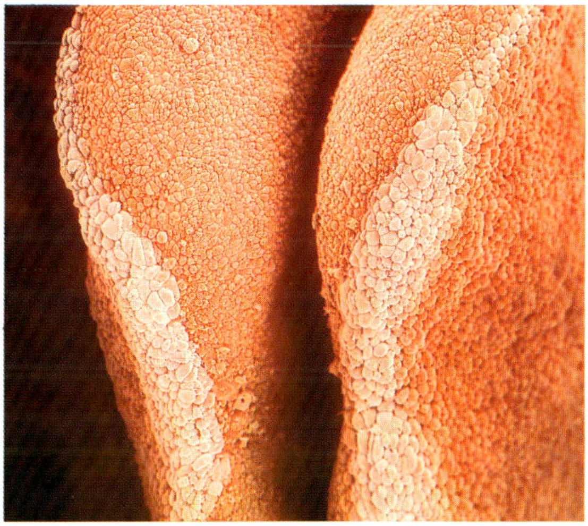

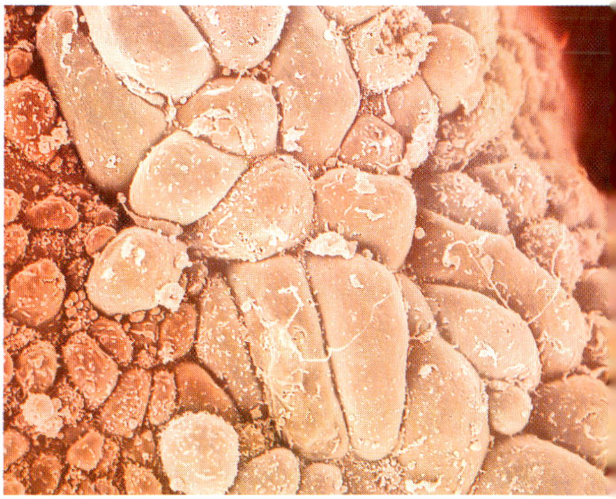

Weder Fisch noch Vogel

Der Mensch ist ein Wirbeltier, was jetzt deutlich zu erkennen ist. Auf jeder Seite des Nervengrabens *(Chorda dorsalis)* am Rücken werden vom mittleren Keimblatt (Mesoderm) vierzig kleine Ursegmente (Somiten) entwickelt. Aus zweiunddreißig oder manchmal dreiunddreißig dieser Segmente werden Wirbel, während sich die Schwanzsegmente allmählich zurückbilden. Von den zwölf Brustwirbeln beginnen sich die Rippen um die Anlage der Lungen zu formen. Die Wirbel dürfen nicht ganz zusammenwachsen, da der Rücken sonst steif wird. Sie werden von elastischem Bindegewebe und Muskeln zusammengehalten. Zwischen den Wirbeln tasten sich Nervenstränge vom Rückenmark hervor, die sich allmählich wie ein Netzwerk über dem Körper ausbreiten.

Zwischen der Mundöffnung und dem Herzen entstehen von der Halswirbelsäule aus sechs Auswüchse. In diesem Entwicklungsstadium sehen sie aus wie Fischkiemen. Einer dieser Auswüchse wird der Unterkiefer, und die anderen bilden Hals und Gesicht. Die Gesichtszüge können wir nach wie vor nur ahnen. Die richtigen menschlichen Züge und die Unterschiede in den Gesichtern verschiedener Individuen kommen viel später.

Unglaubliches vollzieht sich in den ersten vier Wochen des Lebens: Millionen Zellen entstehen und werden nach einem ausgeklügelten Bauplan zusammengesetzt. Diese Phase der Entwicklung ist ganz besonders davon abhängig, daß in der Gebärmutter ein gesundes Milieu herrscht.

Vier Wochen

Die Grundrisse eines Menschen beginnen sich abzuzeichnen. Der Embryo *rechts,* 4 Wochen alt und ca. 6 mm groß, zeigt deutliche Anlagen zu Gehirn und Rückgrat. Sein Herz pumpt Blut zur Leber und Hauptschlagader. Die Ausbuchtungen oberhalb des Herzens sind die Kiemenbogen. *Unten links* der Embryo von vorn, daneben sehen wir ihn von oben. Auf dem *eingefügten* Bild (wie auf dem daneben) ist das Kind jeweils aus demselben Blickwinkel fotografiert.

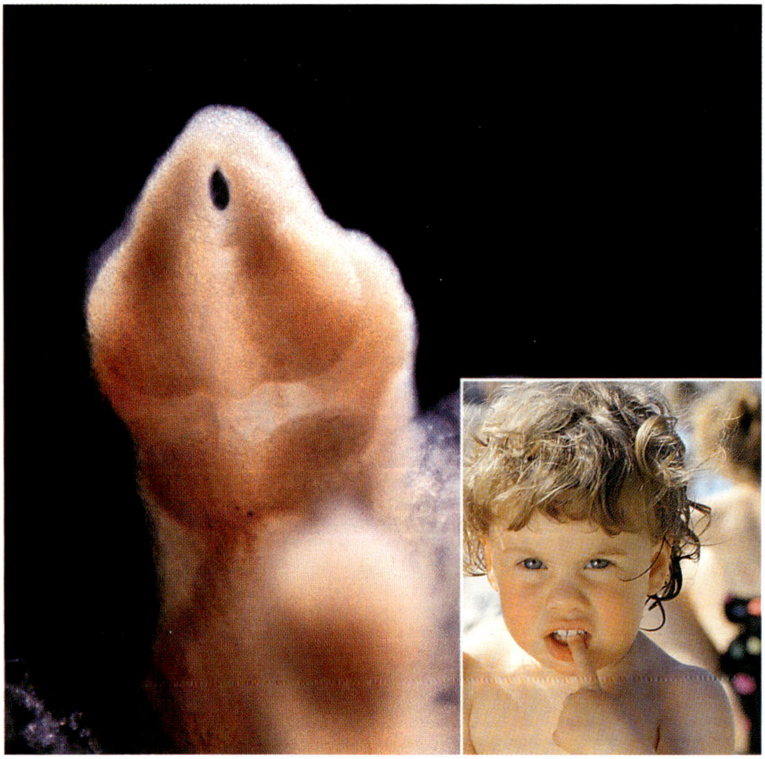

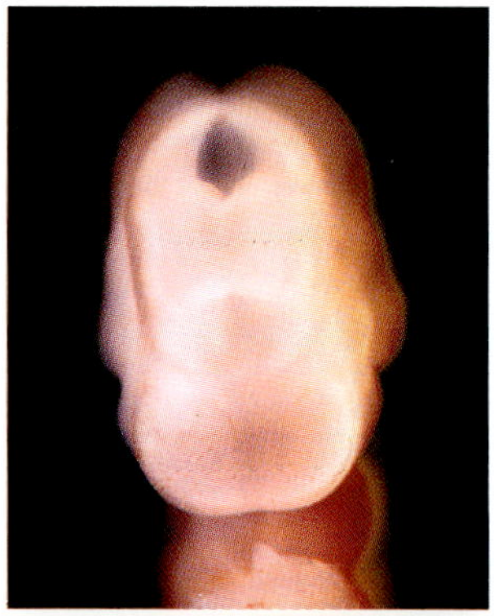

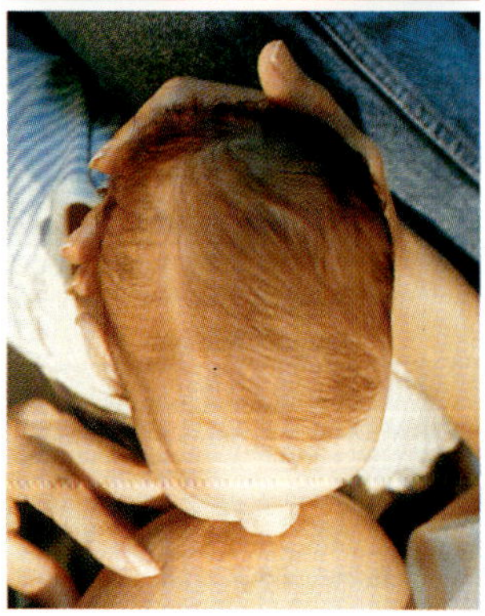

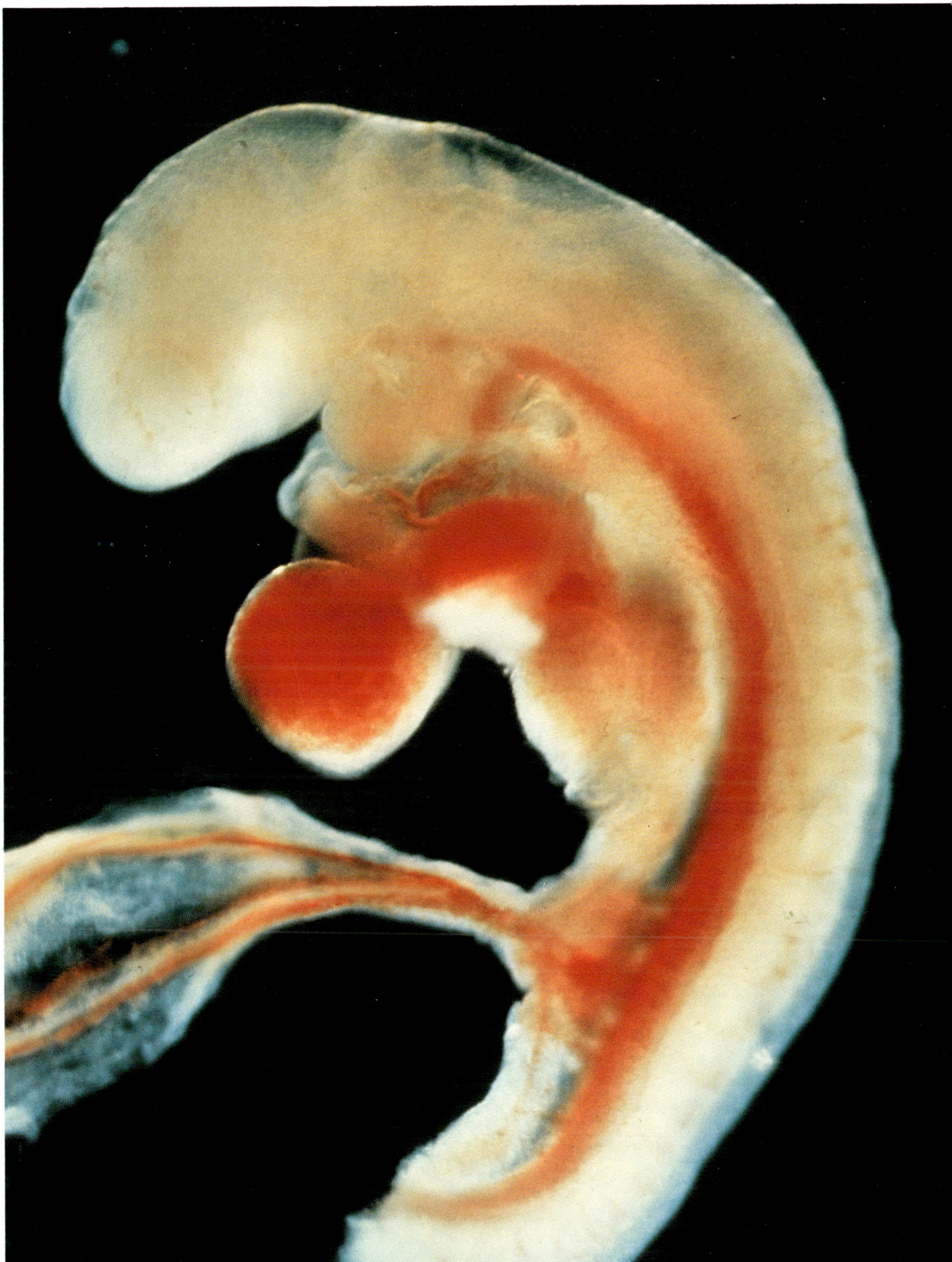

Ein kleines Urzeittier

Mit seinem grotesk großen Kopf und dem Schwanz – die Rückenwirbel deutlich markiert – sieht dieser 4½ Wochen alte Embryo am ehesten wie ein vorzeitliches Tier aus. Unter den Anlagen für die Augen die Kiemenbogen und das Herz, hier gibt es auch Ansätze zu Armen und Beinen. Länge 6 mm.

Unten: 5 Tage später, der Embryo ist fast doppelt so groß geworden, er wächst jetzt 1 mm pro Tag. Hier sehen wir ihn in seinem Heimatmilieu, der Fruchtblase, schwebend im weichen »Stoßdämpfer«, dem Fruchtwasser. Der runde Ball unter dem Kopf ist das Herz, links davon die Wirbelanlagen des Rückgrats und der Schwanz.

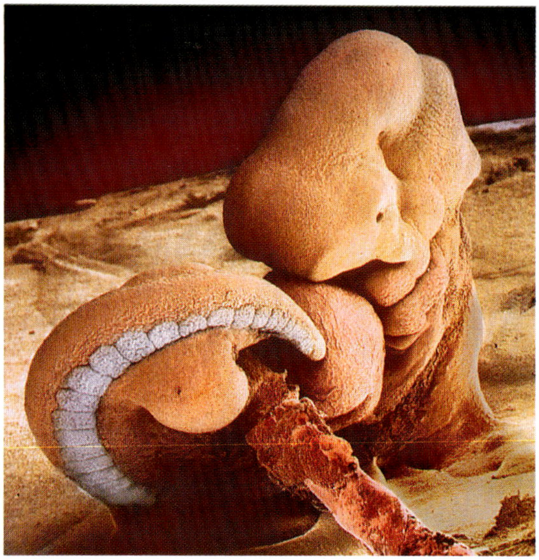

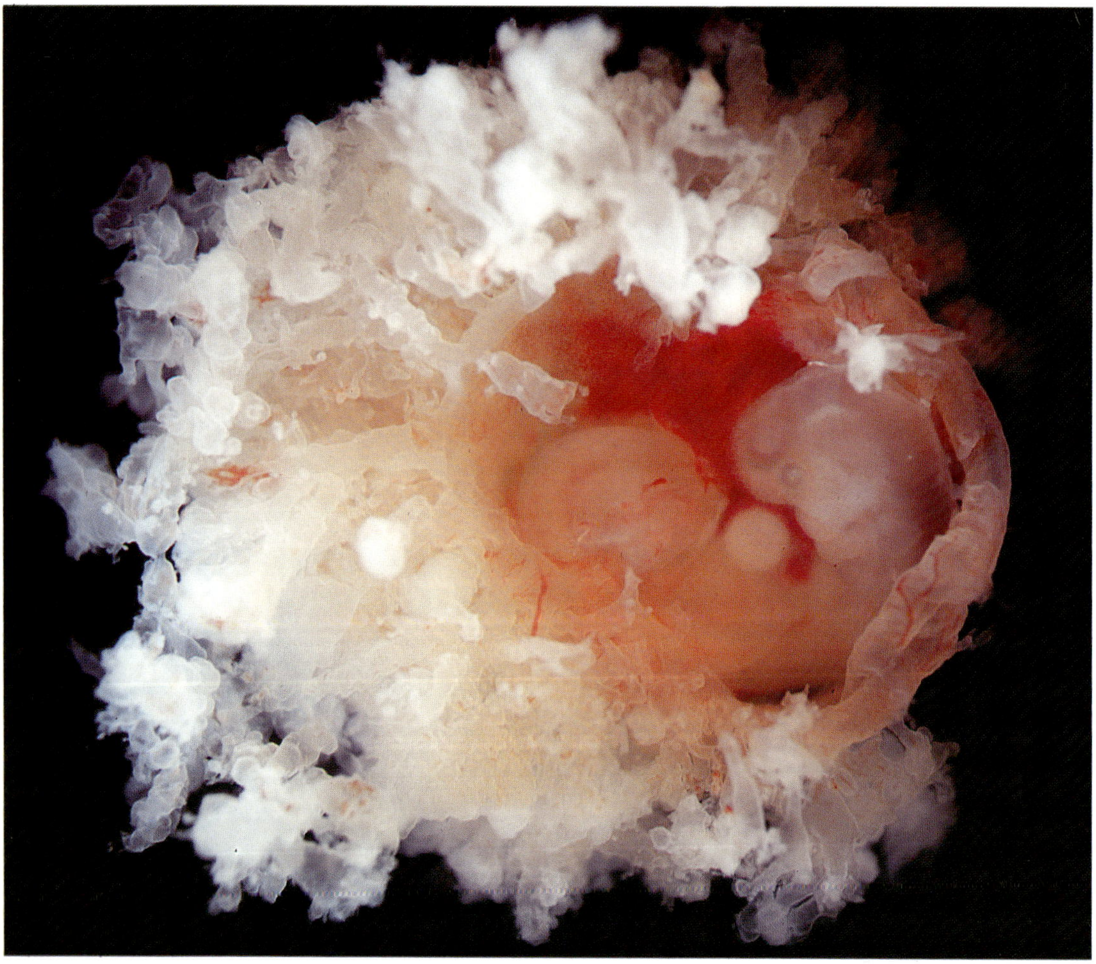

Der Mutterkuchen

Der Mutterkuchen verbindet sich rasch mit der Gebärmutterschleimhaut und ihren Blutgefäßen. Man kann ihn mit einem lebhaft frequentierten Güterumschlagplatz vergleichen: Hier werden Nährstoffe aus dem Blut der Mutter aufgenommen, hier entledigt sich der Embryo der Schlackenprodukte seines eigenen Stoffwechsels. Die Zeichnung *rechts* zeigt (1) den Mutterkuchen mit der Nabelschnur, (2) die mittlere Eihaut, Chorion, (3) den Dottersack, (4) die Eihaut, Amnion, (5) das Kopfende des Embryos mit Anlagen für Gehirn und Augen, (6) Herz und (7) Ansatz zum Rückgrat.
Unten ein Embryo gut 5 Wochen nach der Befruchtung, 10 mm lang. Herz und Leber sind auffallend groß im Verhältnis zum Körper. Ansätze für Hände und Füße sind bis jetzt nur kleine Knospen.

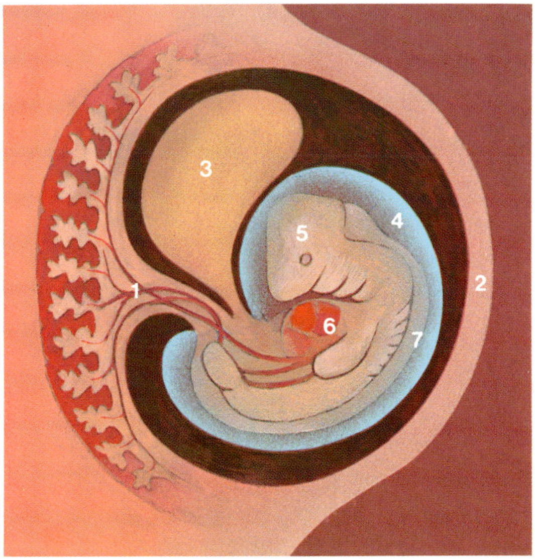

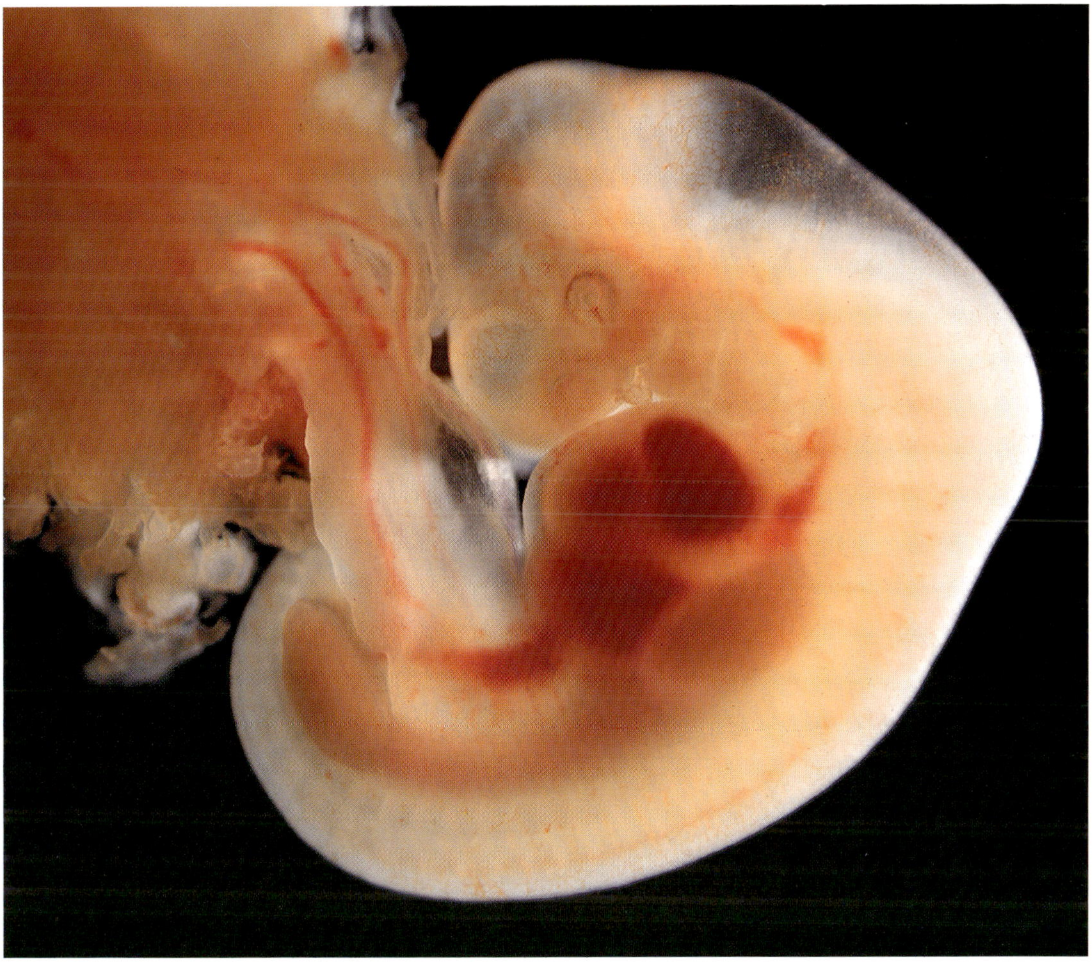

Sichtbar für die Welt

Wie wissen wir, daß ein Embryo so weit entwickelt ist? Bei vielen Untersuchungen an Föten von Frauen, die eine Fehlgeburt hatten, hat man genaue Messungen und Berechnungen vorgenommen. Wir können also mit Sicherheit sagen, daß ein Embryo fünf Wochen nach der Befruchtung ca. zehn Millimeter lang ist. Heutzutage können diese Messungen einfacher durchgeführt werden. Ohne die Leibesfrucht irgendwie zu schädigen, können wir mit Hilfe von Ultraschall schon nach fünf Wochen, gerechnet von der letzten Menstruation an, eine Vorstellung von der Schwangerschaft bekommen. Anfangs zeigt das Ultraschallbild nur einen kleinen Hautsack mit einem Schatten der Leibesfrucht, der sich Tag für Tag deutlicher abzeichnet. Normalerweise kann man wenigstens in der sechsten Woche die genaue Länge messen. Außerdem kann man auf beweglichen Ultraschallbildern das Herz sehr schnell schlagen sehen. Das Längenmaß eines Embryos heißt auf englisch *crown rump length* (CRL; auf deutsch Scheitel-Steiß-Länge). Man mißt also von Kopf bis Gesäß, und deswegen spricht man von der Sitzhöhe.

In der fünften und sechsten Woche bilden sich Gesicht, Rumpf und die weiteren Extremitäten. Der Kopf, der stark vorgebeugt war, richtet sich auf, der Embryo streckt sich. Noch sind keine Schädelknochen vorhanden, so daß man geradewegs in das werdende Gehirn hinein-

Fünf Wochen

Porträt eines Embryos 5½ Wochen nach der Befruchtung. Er ist ca. 14 mm lang. Augen, Mund und Nase beginnen hervorzutreten.

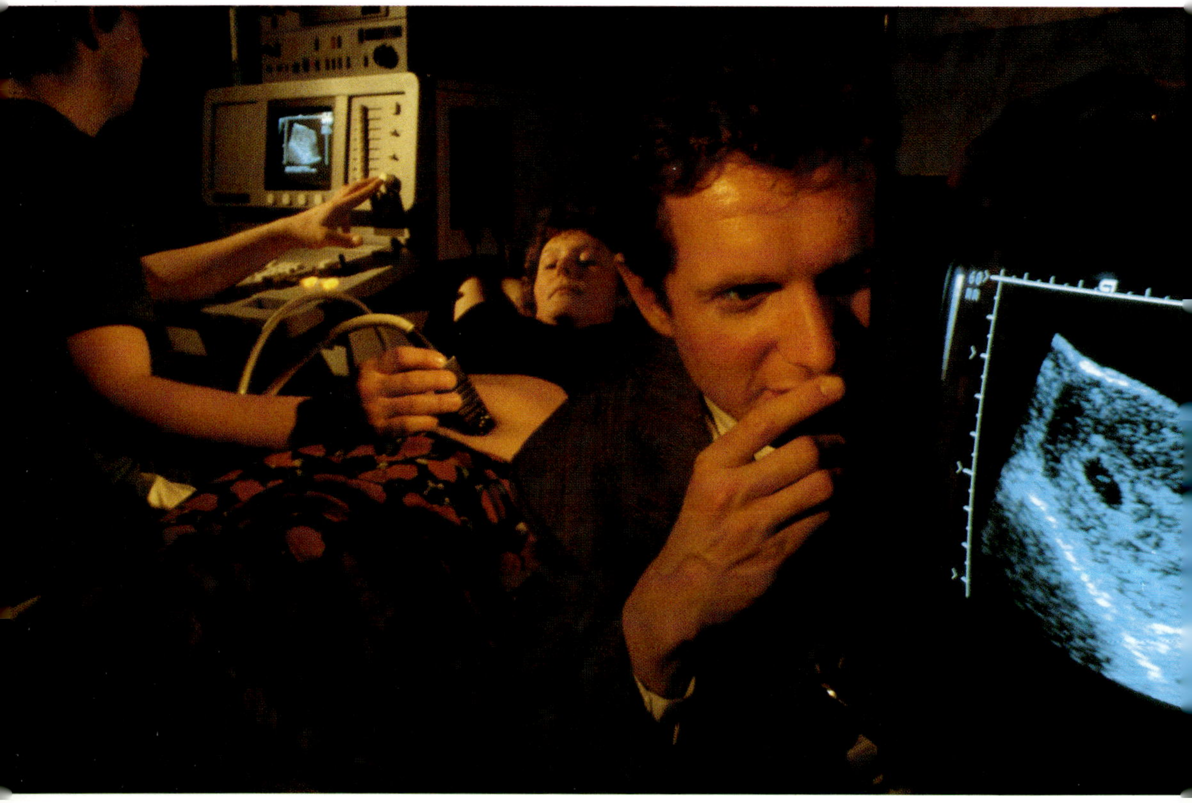

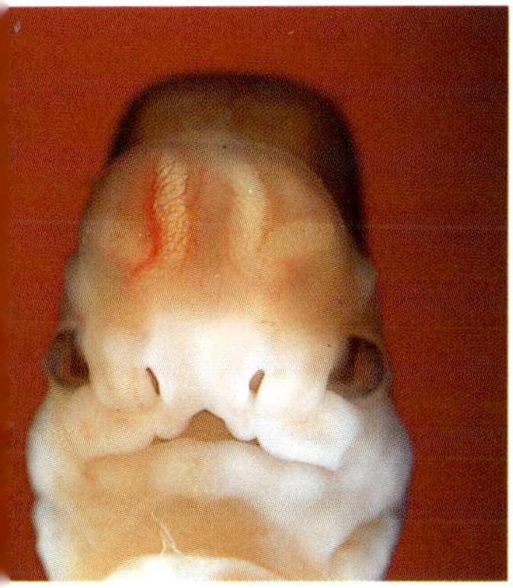

schauen kann. Hier sind zwei große Blasen an der Stirn, die das sogenannte Großhirn bilden werden, und drei kleinere Blasen, die mit der Zeit andere wichtige Teile des Gehirns aufbauen. Der Kopf ist fast grotesk groß im Vergleich zum übrigen Körper, aber der Embryo wächst ständig vom Kopf abwärts. Erst viel später im Leben holt der Körper das ein. Beim Neugeborenen macht der Kopf immer noch etwa ein Viertel der Körperlänge aus, beim Erwachsenen nur ein Achtel.

Arme und Beine sind bis jetzt noch sehr kurz, aber Hände und Füße nehmen Formen an. Es sieht fast so aus, als säßen sie direkt am Rumpf. Die Hände entwickeln sich bedeutend schneller als die Füße, ein Unterschied, der lange Zeit bestehen bleibt; das kleine Kind kann schon greifen, lange bevor es gehen lernt. Der Zeitplan der Entwicklung des Körpers ist genau programmiert und unterscheidet sich kaum von einem Individuum zum anderen, selbst wenn die übrigen genetischen Botschaften sehr unterschiedlich sind.

Der werdende Vater sieht sein Kind in der 7. Schwangerschaftswoche zum erstenmal mit Hilfe von Ultraschall. Da ist der Embryo 5 Wochen alt und erscheint wie ein Punkt in seiner Fruchtblase. In Wirklichkeit sieht er aus wie auf dem *rechten* Bild – mit Kopf, Ansätzen für Augen, Arme und Beine. So schwimmt er in der Fruchtblase. Der Dottersack, im Vordergrund zu sehen, ist die Blutkörperchenfabrik des Embryos.

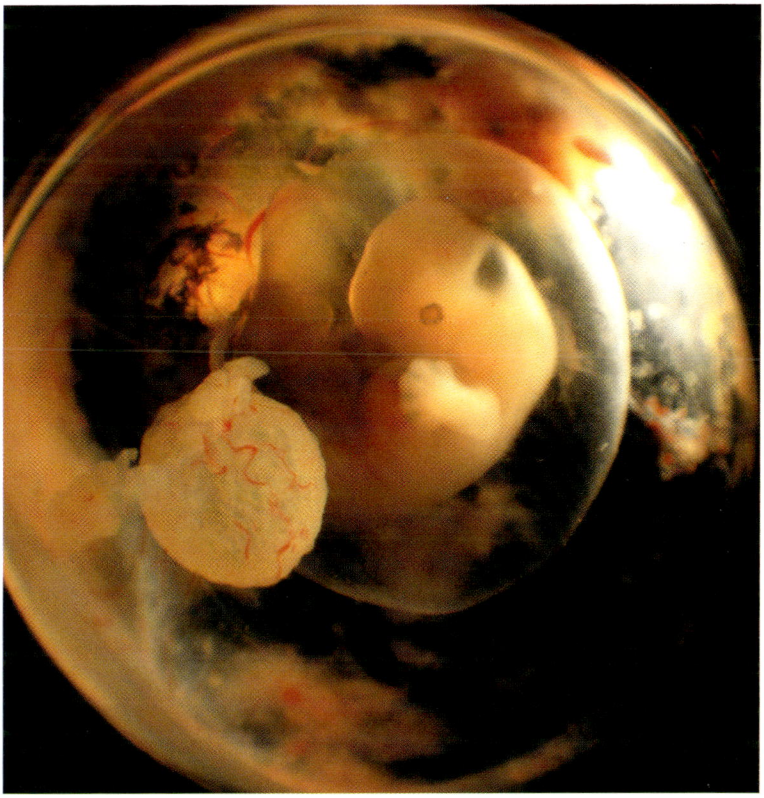

Der Rücken bekommt Form und Festigkeit

Sechs Wochen

Die Rückenansicht eines sechs Wochen alten Embryos erzählt vom Wachstum des Rückgrats. Das Rückenmark schimmert durch die dünne Haut, aber vom Skelett ist noch nicht viel zu sehen. Auf beiden Seiten des Rückenmarks verlaufen kräftige Blutgefäße, die Arterien der Wirbelsäule. Auf der Vorderseite des Rückenmarks entwickeln sich die Wirbel, und von den Wirbeln wachsen die Wirbelbogen nach hinten, die das empfindliche Rückenmark umschließen und schützen. Weiter oben wachsen die Rippen wie zwölf Ströme organisierter Zellen entlang der Seiten des Rumpfes. Sie treffen sich in der Mitte und bilden das Brustbein, das später verknöchert. Zwischen den Rippen und an den Körperwänden unterhalb des Brustkorbs beginnen sich Muskeln zu bilden, Muskeln, die von einer dünnen Schicht Unterhaut bedeckt werden. Über dieser Schicht wächst die Oberhaut wie eine weitere Hülle vom Rücken nach vorn. Atemlöchern in der Hülle gleich werden bald die Schweiß- und Talgdrüsen entwickelt, und die Hülle, die Haut, wird fast flauschig, wenn viele Härchen aus den Haarwurzeln sprießen.

Knapp 6 Wochen, 15 mm. Der Embryo kehrt uns seinen durchsichtigen Rücken zu, und wir können die Wirbelsäule deutlich und klar erkennen. Er ist in seiner Fruchtblase verpackt, mit ausgefranstem Chorion und Nabelschnur *rechts*. Der Dottersack schwebt wie ein Ballon an einem Stiel.

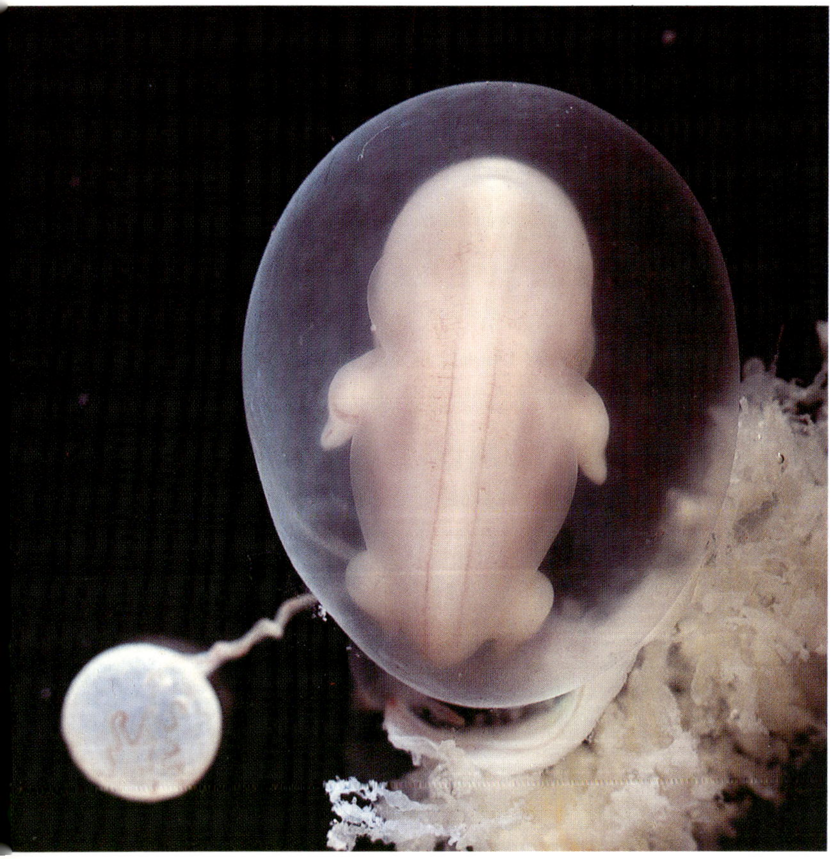

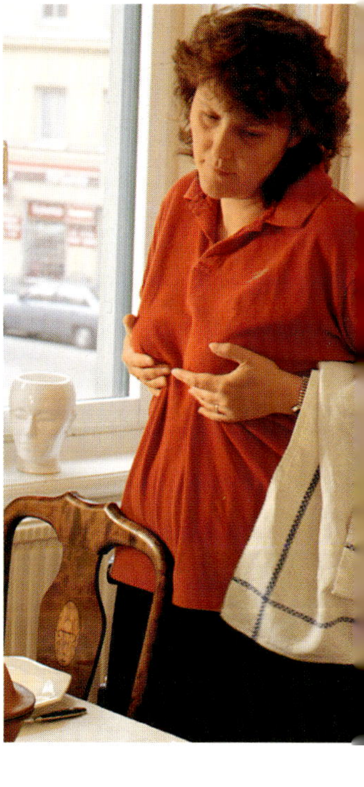

Die Brüste sind schwer und ein bißchen empfindlich. Der Körper der Mutter stellt sich mehr und mehr um.

Vorsicht mit Medikamenten

Die Zellen vom Mutterkuchen dringen in die Blutgefäße der Gebärmutter ein, um sich Nahrung und Sauerstoff durch das mütterliche Blut zu verschaffen, die der Embryo immer mehr für seine Entwicklung braucht. Der Mutterkuchen dient auch als wirkungsvoller Filter. Er schützt den Embryo vor Verunreinigungen aus dem Blut der Mutter. Diesen Filter nennt man Plazentaschranke. Einige Medikamente gelangen nicht bis zum Embryo, weil sie in der Plazentaschranke hängenbleiben. Wenn man schwanger ist, kann man solche Medikamente unter Umständen nehmen, sofern sie vom Arzt verordnet werden. Andere dagegen passieren die Barriere ohne Schwierigkeit, gelangen in großen Mengen in die Leibesfrucht und können Schädigungen hervorrufen.

Eine gute Empfehlung ist es, nur lange erprobte Medikamente einzunehmen und wenn überhaupt, dann so kurzfristig wie möglich und mit der geringsten wirksamen Dosis. Am allerbesten ist es natürlich, Medikamente überhaupt zu meiden, besonders zu Beginn der Schwangerschaft, wenn das Risiko für Mißbildungen am größten ist.

6 Wochen nach der Befruchtung zeichnet sich der Grundriß zu einem menschlichen Wesen ab. In den Zellen pulst das Leben; das Herz schlägt, Blut wird durch die Nabelschnur gepumpt, der Embryo ist ständig in Bewegung. Sein Herz macht 140–150 Schläge in der Minute, doppelt so viele wie das der Mutter.

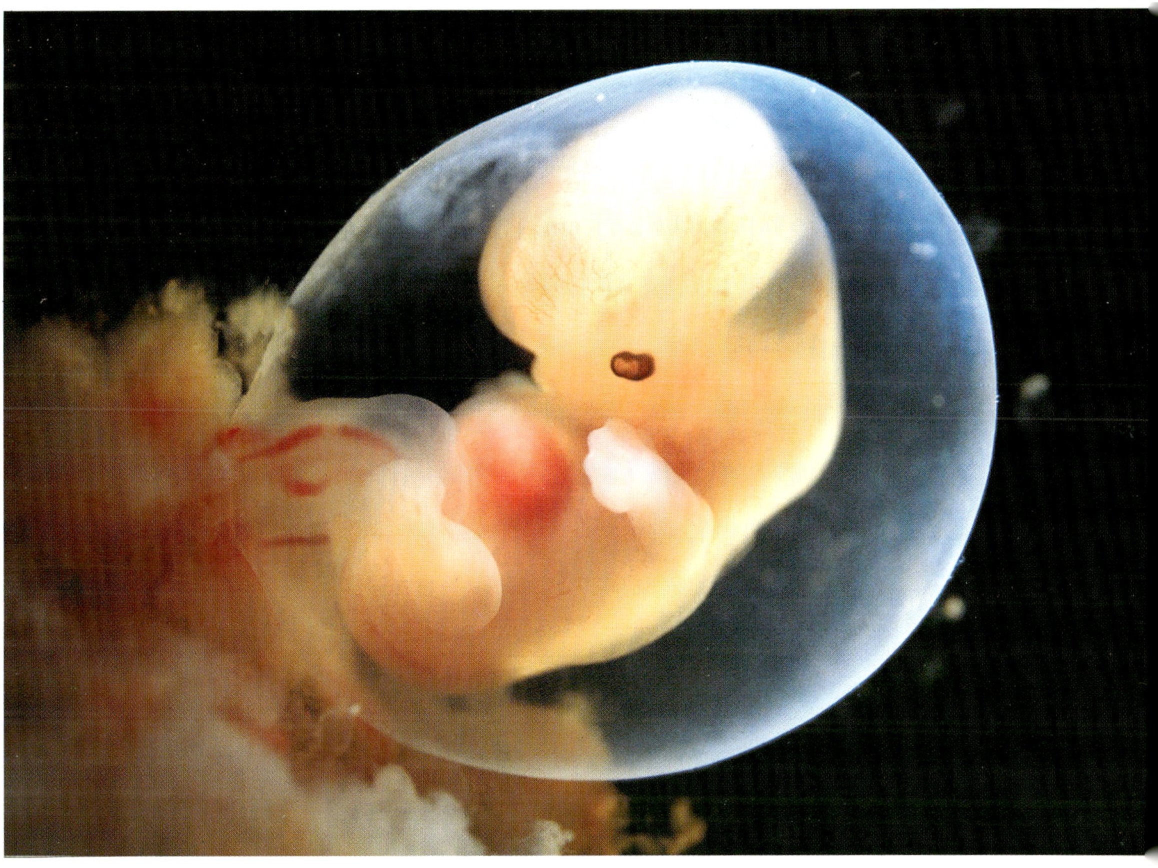

Die Gedanken der Mutter kreisen um das Kind

Das erste, woran sie denkt, wenn sie aufwacht, und das letzte, bevor sie einschläft, ist das Kind, das sie trägt. Wenn die Mutter in der 8. Woche ist – der Embryo ist dann 6 Wochen alt –, sieht er so aus. Ein gebeugtes kleines Wesen: Die Augen sind dunkle Höhlen im Schädel; Arme, Hände und Beine wachsen und entwikkeln sich Tag für Tag. Und der Kopf ist fast genauso groß wie der Körper. Der Ball unterhalb der Ansätze zum Fuß ist der Dottersack. Hier werden die roten Blutkörperchen und Stammzellen der Immunabwehr, die weißen Blutkörperchen, produziert. Der Embryo hat sein eigenes Blut, getrennt von dem der Mutter.

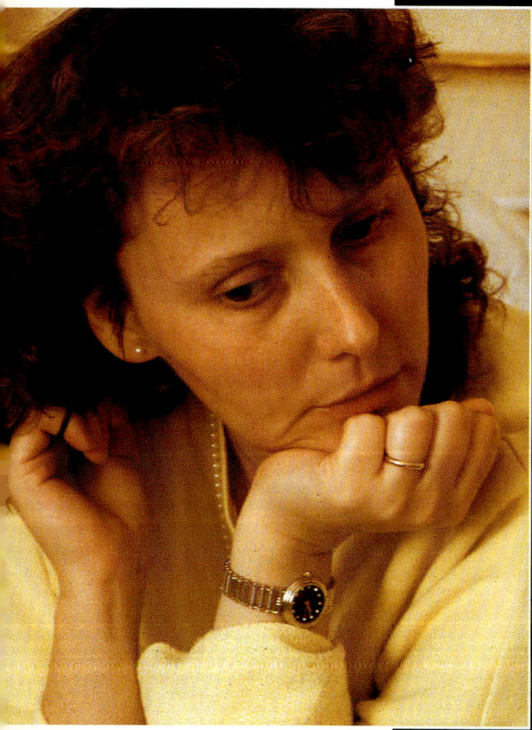

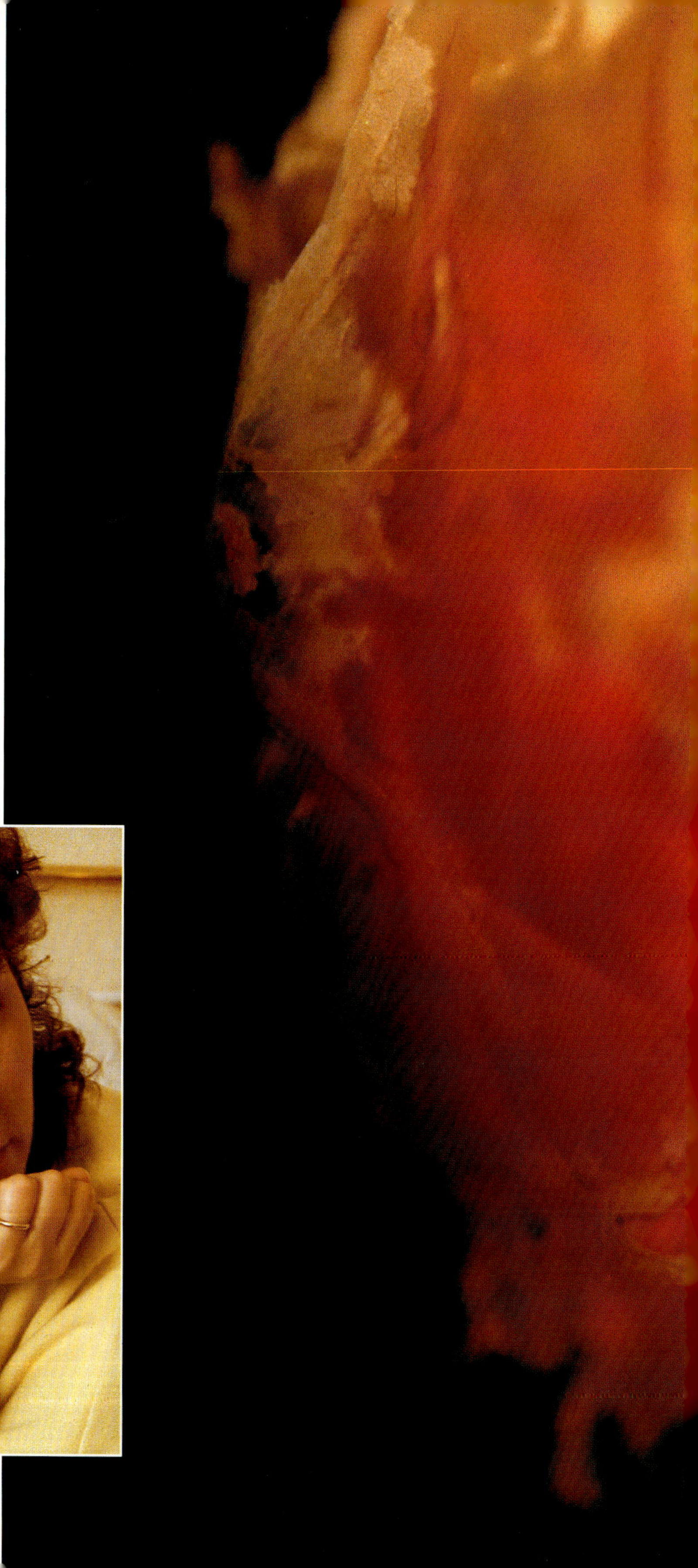

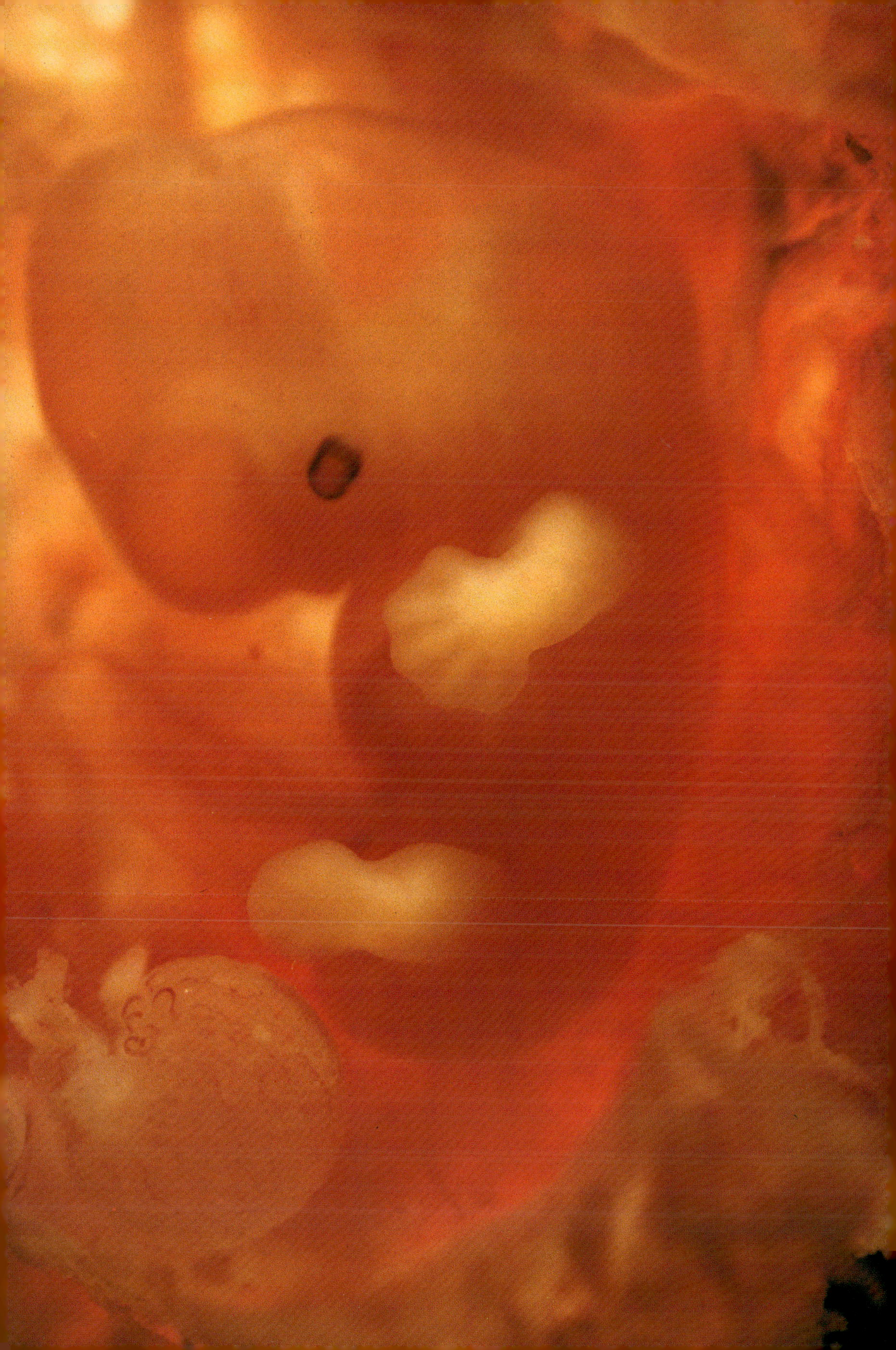

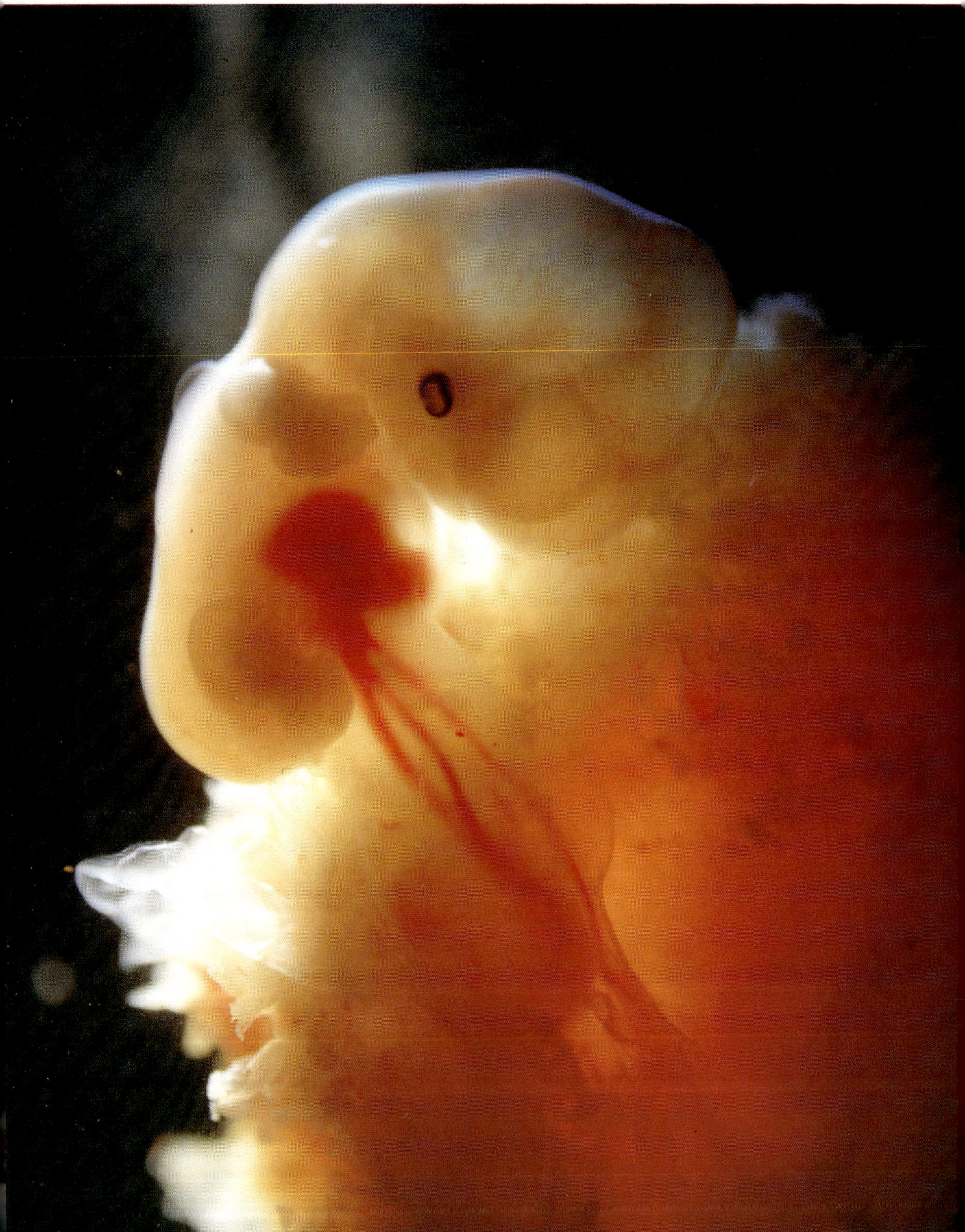

Mutter und Kind im ständigen Zusammenspiel

Die Nabelschnur stellt die Verbindung zwischen Mutterkuchen und Embryo her. In der Hauptsache besteht sie aus einem großen Blutgefäß, das dem Embryo mit Sauerstoff und Nährstoffen angereichertes Blut aus der Plazenta liefert, sowie aus zwei Gefäßen, die dem Mutterkuchen im sauerstoffarmen Blut die Schlackenprodukte des Embryos zuführen. Der Austausch der Nährstoffe im Mutterkuchen muß sich schnell vollziehen, ohne daß die Nachlieferung blockiert werden darf.

Der fetale Blutkreislauf und die fetoplazentare Zirkulation (das Blut des Fötus zum Mutterkuchen und zurück) werden durch das Herz des Fötus angetrieben. Es arbeitet auf Hochtouren und schlägt ungefähr doppelt so schnell wie das Herz der Frau. Der mütterliche Blutkreislauf reicht bis zum Mutterkuchen. Ein geringerer Teil des Sauerstoffs ist im Blut physikalisch gelöst und kann auch freigesetzt werden und dem Embryo zugute kommen. Aber ohne die Hilfe des Hämoglobins würde das nicht funktionieren. Es ist in den roten Blutkörperchen enthalten und transportiert den größeren Teil des Sauerstoffs im Blut. Aus diesem Grund ist es so wichtig, die Blutwerte während der ganzen Schwangerschaft sehr genau zu beobachten, vor allem die Zahl der Blutkörperchen und die Hämoglobinkonzentration.

In der Entwicklung des Embryos geschieht eine ganze Menge, jeden Tag. 5½ Wochen nach der Befruchtung sieht die Hand immer noch wie ein unförmiges kleines Paddel aus *(links)*. Drei Tage später ahnen wir schon die Finger *(rechts)*.

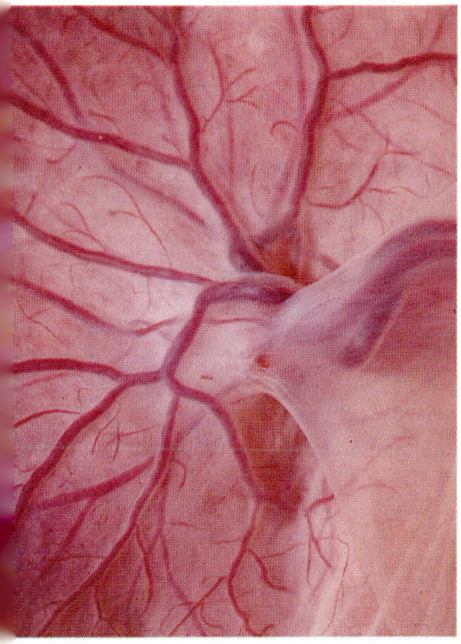

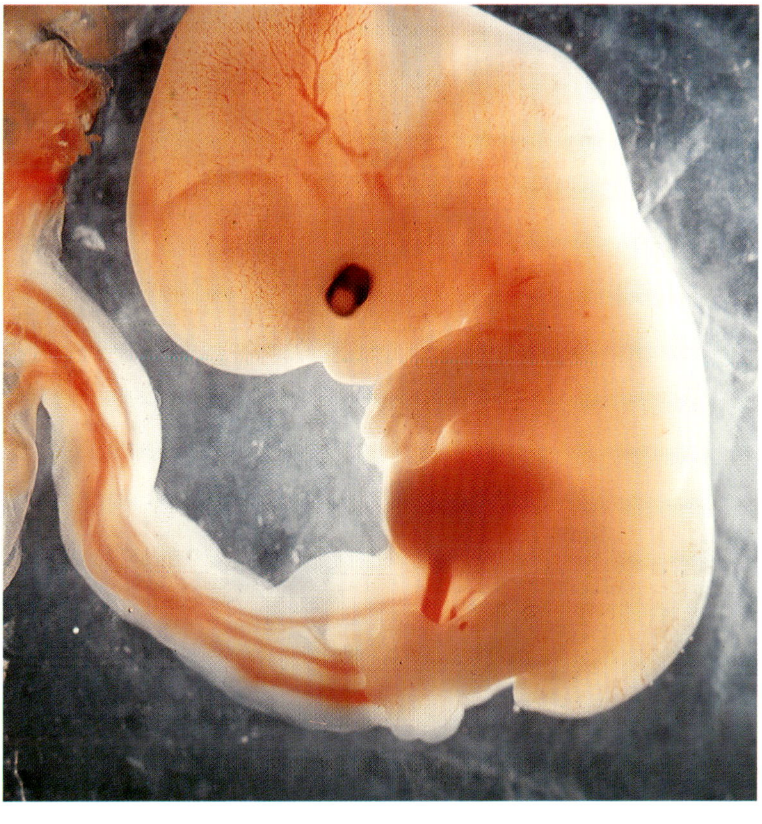

Oben: Im Mutterkuchen treffen sich der Blutkreislauf des Embryos und der der Mutter. Durch die Nabelschnur gelangt sauerstoffhaltiges, nährstoffangereichertes Blut zum Embryo und sauerstoffarmes, schlackenhaltiges zurück zum Mutterkuchen.

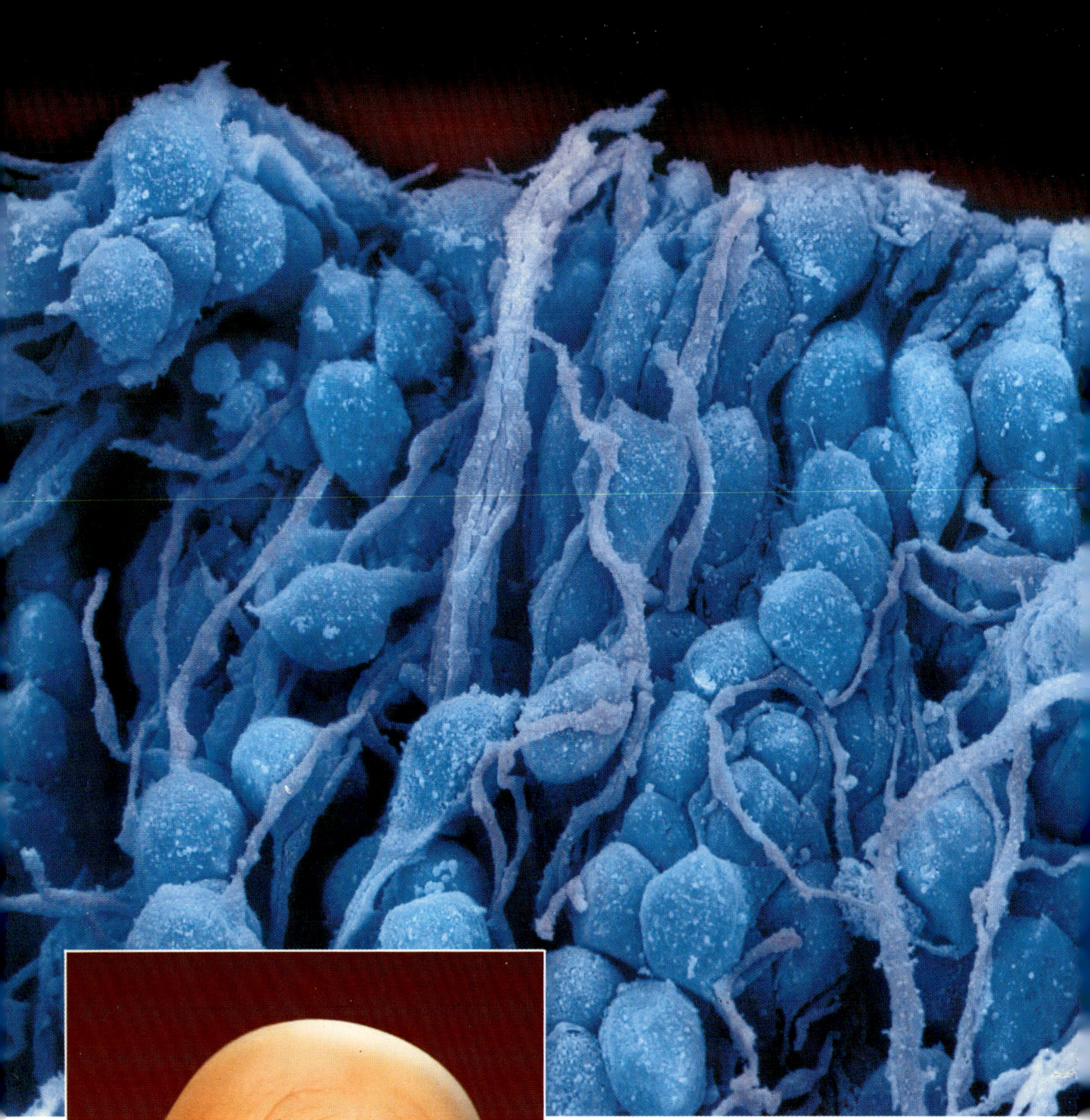

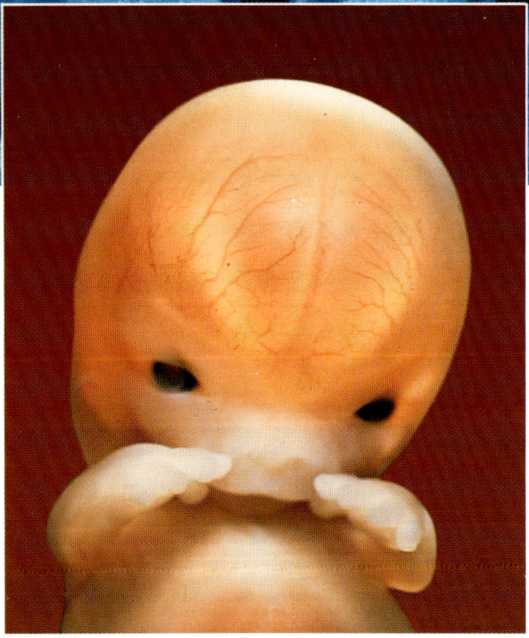

Die Nervenzellen im Gehirn nehmen Kontakt zueinader auf

Das Gehirn ist ohne Zweifel die bemerkenswerteste Schöpfung der Natur. Schon in der 7. Woche haben seine Nervenzellen angefangen, durch kleine Auswüchse Kontakt zueinander aufzunehmen. Einige von ihnen sind sogar schon durch primitive Nervenbahnen miteinander verbunden. Das Bild *oben* zeigt die Nervenzellen des Embryos stark vergrößert. Es ist enorm, in welcher Geschwindigkeit sie entstehen; jede Minute 100 000 neue Nervenzellen. Es müssen ca. 100 Milliarden werden, ehe das Kind geboren wird! *Links* schimmern die Frontallappen des Großhirns durch die Stirnhaut.

Alle Organe an Ort und Stelle

Acht Wochen

Acht Wochen alt, ist der Embryo vier Zentimeter lang. Noch viel wichtiger aber: In diesem Körper sind jetzt alle Organe angelegt. Aber deswegen dürfen wir uns nicht verleiten lassen zu glauben, daß die Organe fertig ausgebildet sind und außerhalb der Gebärmutter funktionieren können. Während der nächsten Monate findet ein ständiges Um- und Zubauen statt. Wenn die Vorarbeit gutgegangen ist, was meist der Fall ist, verringern sich jetzt die Risiken für ernsthafte Mißbildungen und eine Fehlgeburt. Gerechnet von der letzten Menstruation an ist der Embryo um zehn bis elf Wochen alt. Biologen und Forscher sprechen jetzt von einem Fötus. Vorher ist es »nur« ein Embryo gewesen, etwas, das außerordentlich gute Voraussetzungen hatte, sich zu einem Fötus zu entwickeln. Aber es ist noch viel zu tun. Besonders das Gehirn und seine Funktionen sind sehr unterentwickelt, und ein richtiges Bewußtsein hat der Fötus auch noch nicht.

Daß die Schwangerschaft jetzt in eine stabilere Phase getreten ist, merkt die Frau besonders daran, daß die Übelkeit immer mehr nachläßt. Das Risiko einer Fehlgeburt und damit die Angst davor nehmen ab, und es wird Zeit für den ersten Besuch beim Gynäkologen zur Schwangerschafts-Vorsorgeuntersuchung.

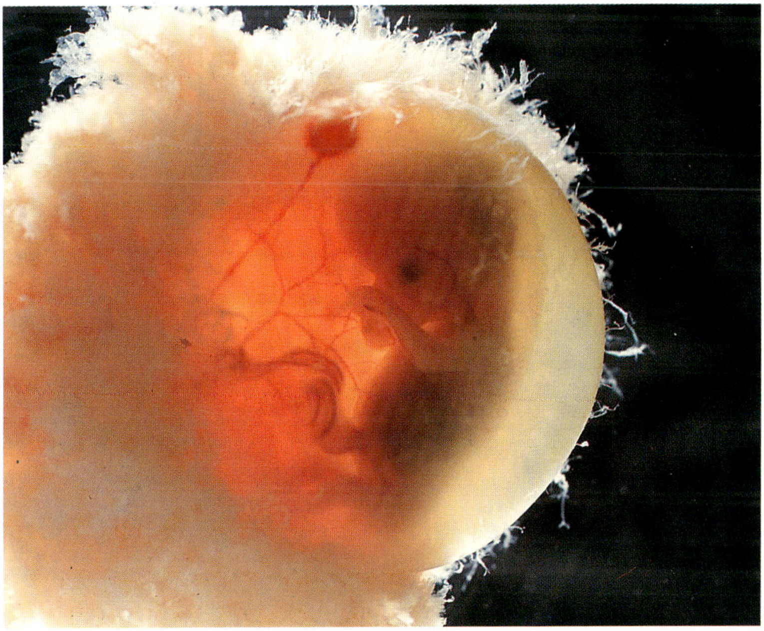

8. Woche, 4 cm. Schwerelos schwebt der Embryo im Fruchtwasser. In diesem Wasser – mit dem Salz des Urmeers – werden die empfindlichen Organe und Gewebe des Embryos gegen Stoß und Druck geschützt. Aus der Plazenta holt das Blut des Embryos Eiweißstoffe, Fett und Zucker für den rastlosen Zellaufbau plus Sauerstoff als Energielieferant.

Der Embryo wird Fötus

In der 8. Woche – nach dem Start im Eileiter – nähert sich der Embryo jetzt einem wichtigen Stadium in seiner Entwicklung. Der Grundriß ist klar, alle Organe sind angelegt. Jetzt fehlt nur noch das Wachstum, das zu entwickeln, was geschaffen worden ist, Funktionen zu verfeinern und Systeme auszuprobieren: Der Embryo wird Fötus.
Er ist jetzt ungefähr 35 mm lang und wiegt ca. 13 g, ausgenommen die ihn umgebenden Ernährungs- und Schutzsysteme. In 50 Tagen hat sich der Embryo aus dem öden Stadium einer Zelle in viele Millionen Zellen entwickelt, alle exakt programmiert für ihre spezifischen Aufgaben.
Wie diese phantastische Entwicklung im einzelnen gesteuert wird, ist immer noch ein Rätsel.
Man betrachte nur dieses Auge, die Hand und die Finger! In jeder Zelle gibt es an die 100 000 Erbanlagen. Wie weiß die Zelle, daß sie ein Teil der Hornhaut werden soll, die Linse, der Glaskörper, die Netzhaut oder der Sehnerv? Welche Erbanlagen müssen im richtigen Augenblick ein- und welche ausgeschaltet werden?
Darum braucht sich die Mutter nicht zu kümmern, sie trägt das werdende Leben und beobachtet mit Staunen, was in ihrem Körper geschieht. Die Entwicklung läuft nach einem urzeitlichen Muster ab, der Beitrag der Mutter besteht darin, so zu leben, daß die Entwicklung nicht gestört wird.

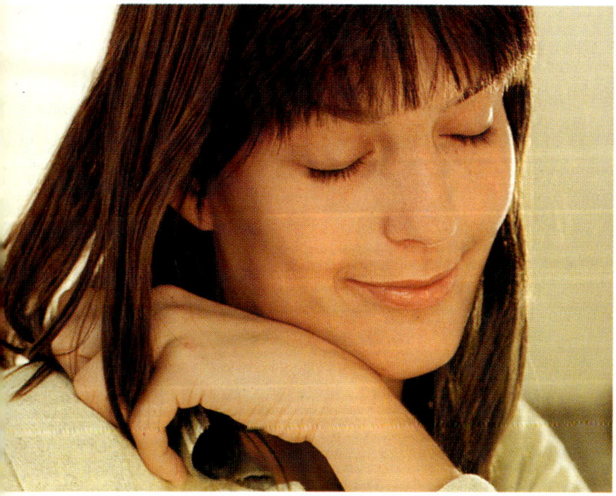

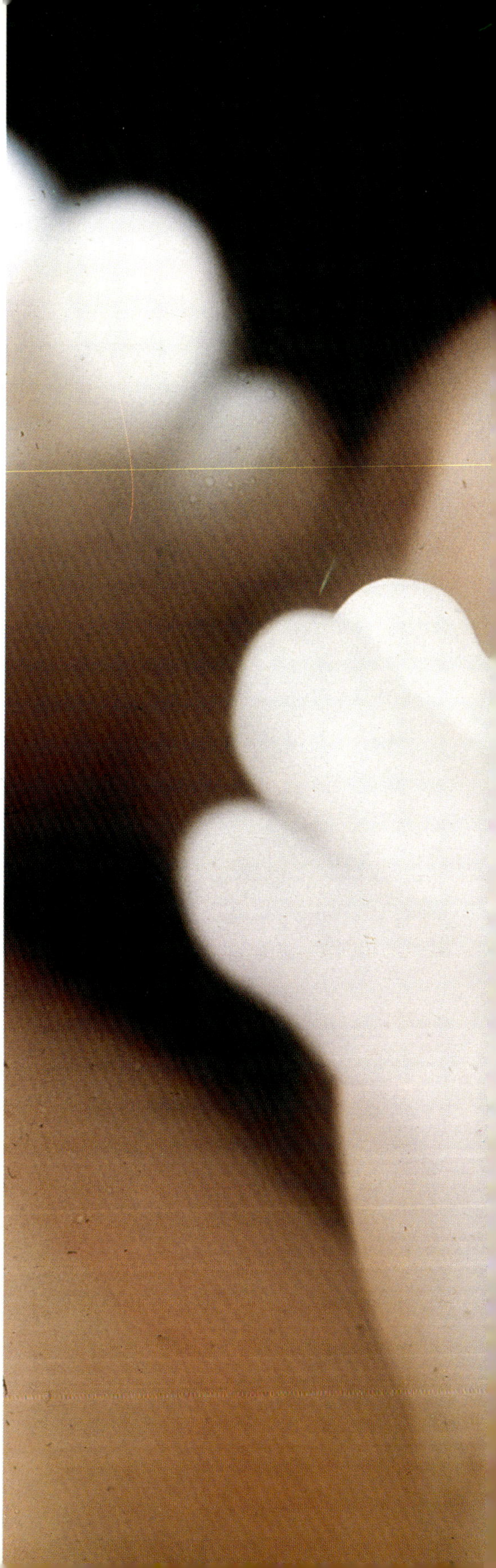

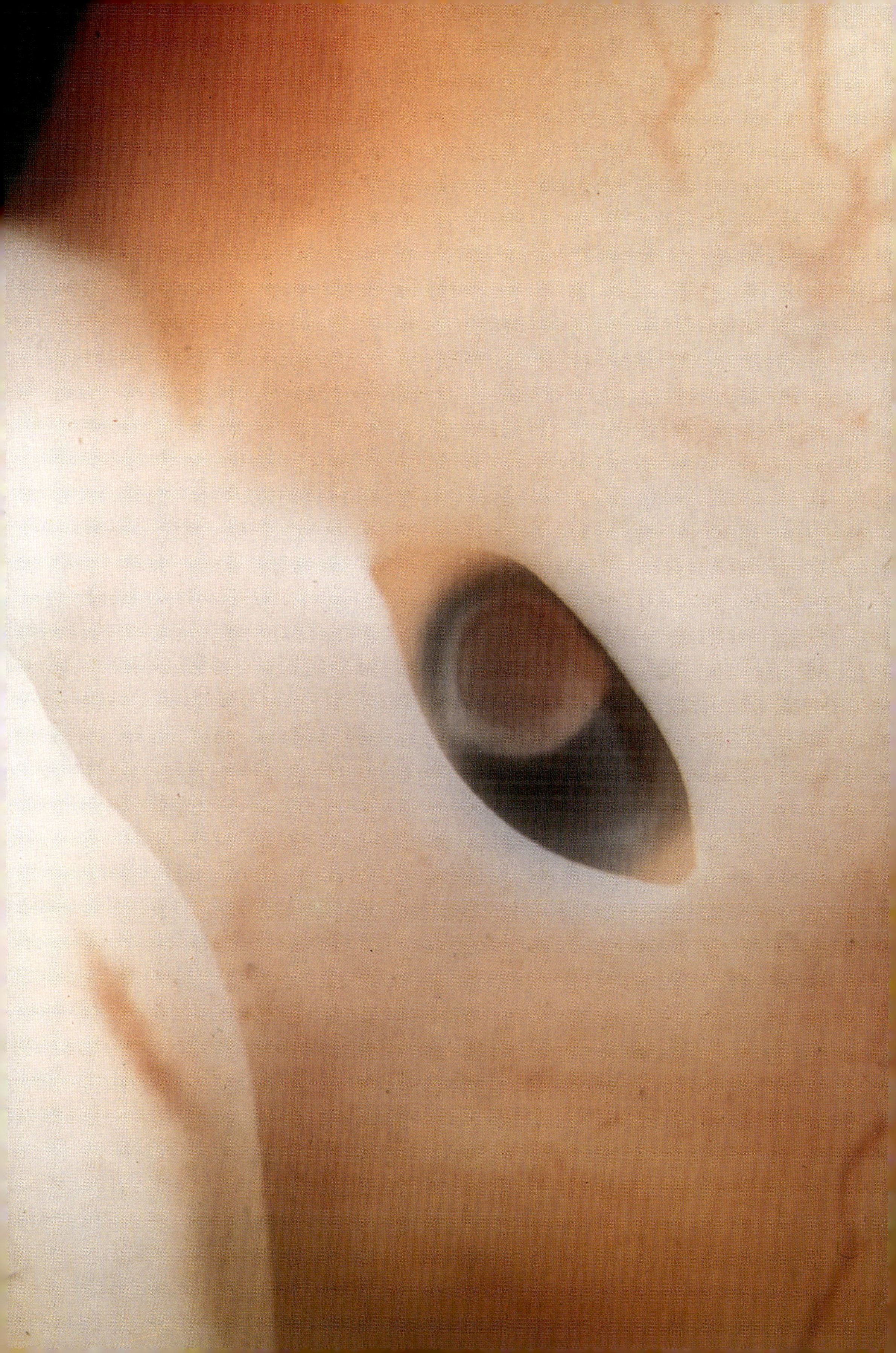

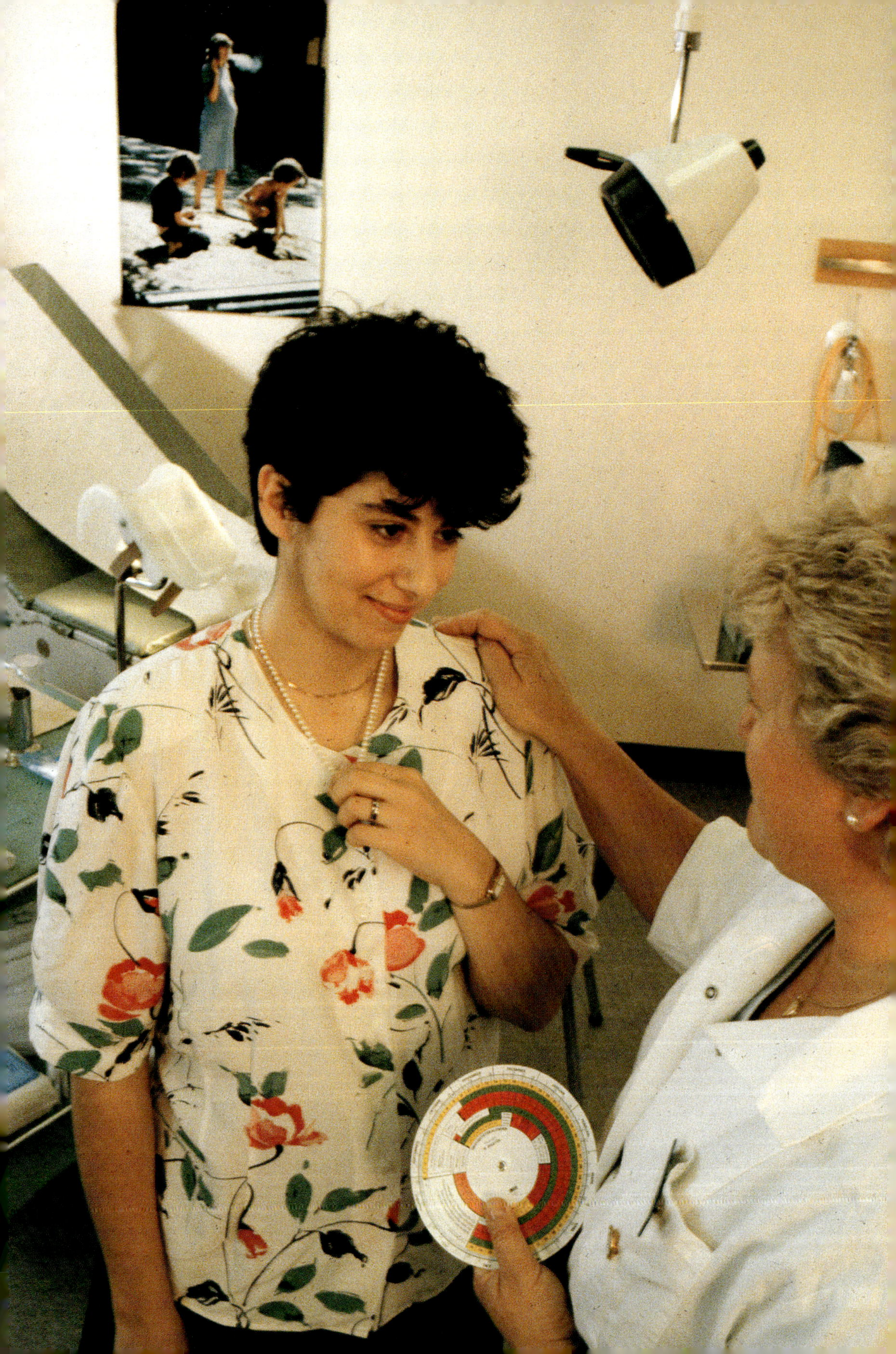

Wichtige Untersuchungen

Die meisten Frauen erfaßt ein schwindelerregendes Gefühl, wenn sie erfahren, daß sie ein Kind bekommen. Heutzutage ist es schon sehr früh möglich, eine Schwangerschaft durch Blut- oder Urinprobe nachzuweisen. In den letzten Jahren ist das aus vielen Gründen immer wichtiger geworden, vor allem in Ländern mit einer liberalen Einstellung zum Schwangerschaftsabbruch. Das sind die ersten Fragen, auf die eine Frau dort antworten können muß: Kann ich und will ich die Schwangerschaft? In Schweden etwa antwortet ungefähr jede vierte Frau mit nein und entscheidet sich für den Schwangerschaftsabbruch. Je eher er vorgenommen wird, um so einfacher ist der Eingriff. Manchmal reichen einige Tabletten und eine Spritze. Etwas später wird die Gebärmutter unter Lokalbetäubung ausgeschabt. Selbst dieser Eingriff ist technisch sehr einfach, und die Frau kann das Krankenhaus nach ein paar Stunden verlassen. Nur wenn die Schwangerschaft fortgeschritten ist, das heißt, mehr als dreizehn Wochen seit der letzten Menstruation vergangen sind, ist eine Einweisung ins Krankenhaus nötig. Der Entschluß zum Schwangerschaftsabbruch ist schwer für eine Frau und in der Partnerschaft häufig auch für den Mann. Die Gedanken, ob die Entscheidung richtig war, kehren lange Zeit immer wieder, vielleicht für den Rest des Lebens.

Doch die meisten Frauen können froh und erwartungsvoll zum Frauenarzt gehen, oft zum Platzen voll mit Fragen und Überlegungen, besonders wenn es die erste Schwangerschaft ist. Während der Unterhaltung stellt der Arzt eine Reihe von Fragen, die für Mutter und Kind von Bedeutung sind. So ist es wichtig für ihn zu erfahren, welche Krankheiten die Frau hat oder gehabt hat, und welche Medikamente sie unter Umständen nimmt. Herz-, Leber- und Nierenkrankheiten können die Voraussetzungen für Mutter und Kind komplizieren. Dasselbe gilt für die Zuckerkrankheit, bei der sich der Insulinbedarf während der Schwangerschaft verändert. Liegt eine ernsthafte chronische Krankheit vor, stehen Gynäkologe und behandelnder Arzt in engem Kontakt.

Auch das Alter der Frau ist nicht unwichtig für eine Schwangerschaft. Natürlich können selbst Frauen um die Fünfzig noch schwanger werden und Kinder gebären, aber das ist selten, und schon nach dem fünfunddreißigsten Lebensjahr nehmen die Risiken für Chromosomenschäden beim Fötus zu. Besonders gilt das für das Down-Syndrom, den Mongolismus. Natürlich sollte eine Frau eine gewünschte Schwangerschaft nicht abbrechen, nur weil sie über vierzig ist, aber dennoch ernsthaft eine Prüfung des Fruchtwassers in Erwägung ziehen, in dem sich die Chromosomen der fetalen Zellen untersuchen lassen. Es gibt viel, was sowohl für als auch gegen eine Fruchtwasseruntersuchung spricht. Der Gynäkologe mit seiner Erfahrung wird eine Frau entspre-

Für die Mutter, die sich jetzt in der 10. Schwangerschaftswoche befindet und ihr erstes Kind erwartet, liegt etwas wie Premierenstimmung über ihrem ersten eingehenden Besuch beim Frauenarzt. Sie ist zum Platzen voll mit Fragen, ist froh und erwartungsvoll – aber gleichzeitig ein bißchen unsicher. Alles ist ja so neu.
Wann werde ich die ersten Bewegungen spüren? Wann ist es Zeit für die Entbindung? Hier kann der Arzt sicher Auskunft geben mit Hilfe der pfiffigen Schwangerschaftsscheibe.

chend beraten. Wenn eine Frau den Arzt gewechselt hat, ist es auch wichtig, über vergangene Schwangerschaften zu sprechen. Früher wurde die erste Entbindung für eine Art »Probeentbindung« gehalten. Wenn es Schwierigkeiten gegeben hatte, konnte dies aufschlußreich für die nächste Entbindung sein. Heute nennt man es selbstverständlich nicht mehr »Probeentbindung«, und in der westlichen Welt wird in der modernen Mütter- und Entbindungspflege nichts mehr dem Zufall überlassen. Dennoch sind genaue Angaben über eventuelle frühere Entbindungen wichtig. Vielleicht war es letztesmal ein Kaiserschnitt. Was war die Ursache? Wie ist er verlaufen? Früher sagte man: »Einmal Kaiserschnitt, immer Kaiserschnitt« – auch eine alte Regel, die überholt ist. Wenn der Kaiserschnitt aufgrund eines zu schmalen Beckens vorgenommen wurde, wird er vermutlich auch bei der zweiten Entbindung nötig sein, da sich der Beckenkanal der Frau im Lauf der Jahre nicht weiten kann. Aber auch mangelnde Blutzufuhr zum Fötus während der Entbindung kann Ursache für den Kaiserschnitt gewesen sein. Die Nabelschnur wurde vielleicht eingeklemmt, und eine solche Komplikation braucht sich ja beim nächstenmal nicht zu wiederholen. Selbst wenn die Mutter einen Kaiserschnitt hinter sich hat, kann man sich auf eine ganz normale Entbindung vorbereiten.

Nach dem Gespräch kommen die Untersuchungen selbst. Urinproben der werdenden Mutter geben Aufschluß darüber, ob die Nieren vermehrt Eiweiß und Zucker ausscheiden. Normalerweise sollten sie das nicht, aber die Schwangerschaft ist eine Belastung für Nieren und Harnwege.

Außerdem werden der werdenden Mutter mehrere Blutproben entnommen: Die Blutgruppe wird bestimmt, und es wird untersucht, ob die Frau immun gegen Röteln ist. Aus der Fingerkuppe wird Blut gewonnen, um den Hämoglobingehalt zu ermitteln, der ein Maß für die Fähigkeit des Blutes ist, Sauerstoff zu transportieren. Was wichtig ist, damit der Fötus genügend Sauerstoff für Stoffwechsel und Wachstum erhält. Ein niedriger Hämoglobingehalt beruht in der Schwangerschaft meist auf Eisenmangel. Routinemäßig werden auch Proben entnommen, um eine durchgemachte Syphilis nachzuweisen, und bei bestimmten Altersgruppen werden beim ersten Arztbesuch Untersuchungen auf Gonorrhö durchgeführt. Im Rahmen der Schwangerschaftsvorsorge wird auch immer ein AIDS-Test empfohlen.

Während der Schwangerschaft werden häufig Urinproben und Blutuntersuchungen vorgenommen. Der Urin wird auf Zucker, Eiweiß und Krankheitserreger untersucht, im Blut regelmäßig der Hämoglobingehalt kontrolliert, was besonders wichtig ist.

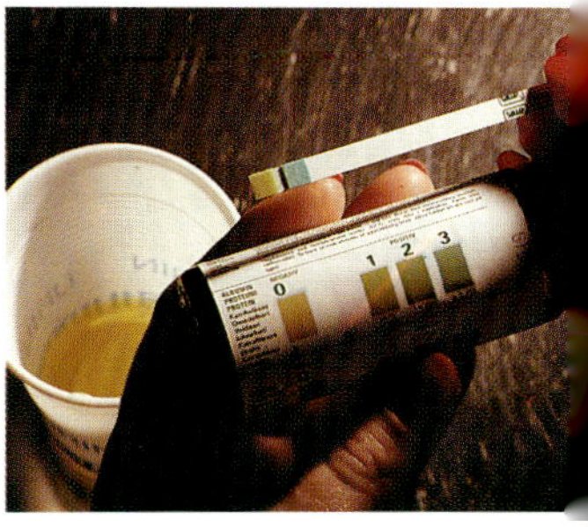

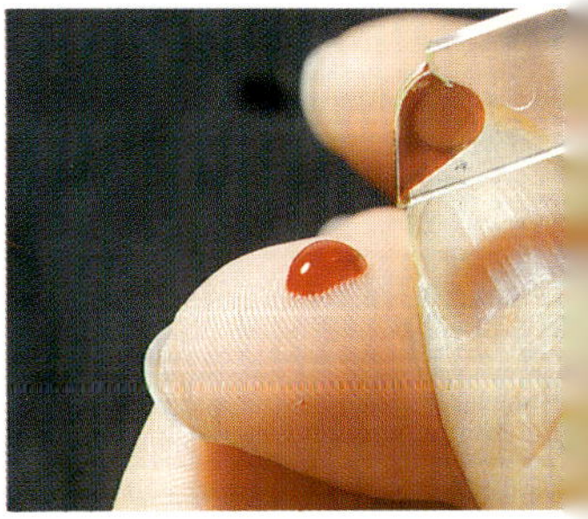

Was macht der Arzt?

Nach all den Blutproben beginnt die gynäkologische Untersuchung durch den Frauenarzt. Ein Instrument, das Spekulum, wird in die Scheide eingeführt. Damit kann man in die Scheide sehen, ihre Schleimhäute und den Gebärmuttermund untersuchen. Liegt eine Schwangerschaft vor, ist der Gebärmuttermund etwas geschwollen, und die Farbe der Schleimhaut geht leicht ins Violette. Wenn der Gebärmuttermund verletzt ist oder Spuren anderer Einwirkungen zeigt, wird routinemäßig eine Zellprobe entnommen, um zu kontrollieren, ob nicht eine Zellveränderung oder ein Tumor dahintersteckt.

Nach dieser Untersuchung tastet der Gynäkologe, eine Hand auf dem Bauch und zwei Finger tief in der Scheide, die Gebärmutter ab. Ein geübter Frauenarzt kann feststellen, ob die Größe der Gebärmutter ungefähr »der Zeit der Schwangerschaft entspricht«. Zur Untersuchung gehört auch eine Kontrolle der Brüste, die gewöhnlich vergrößert und empfindlich sind. Einem Laien mögen die Brustdrüsen den Eindruck von gefährlichen Knoten vermitteln. Wenn auch der Arzt einmal nicht sicher sein sollte, was er fühlt, ist es besser, eine Mammographie vornehmen zu lassen, die für den Embryo keine Belastung darstellt.

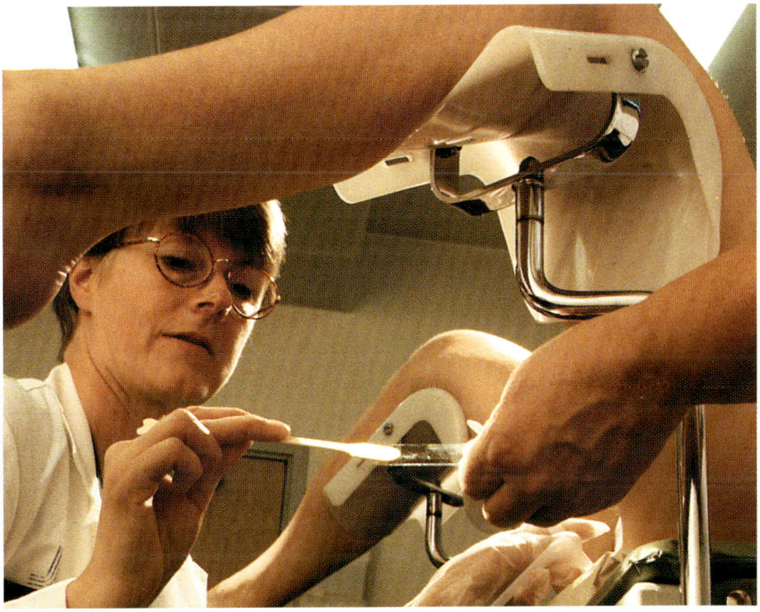

In der 12. oder 13. Woche, gerechnet von der letzten Menstruation, ist es Zeit für eine erste Untersuchung beim Arzt. Ein Abstrich vom Muttermund wird gemacht und, wenn nötig, Zellproben vom Gebärmuttermund untersucht (Pap-Test). Dann wird die Gebärmutter abgetastet, eine Hand auf dem Bauch und zwei Finger tief in der Scheide: Entspricht die Größe der Gebärmutter der Zeit der Schwangerschaft?

Wann kommt das Baby?

Dies ist für viele Frauen die wichtigste Frage beim ersten Arztbesuch. Immer wird sie gestellt. Der Arzt versucht meistens, etwas unbestimmt zu antworten, denn wenn er auch weiß, daß eine Schwangerschaft im Durchschnitt zweihundertachtzig Tage dauert, so weiß er doch auch, daß Abweichungen von vierzehn Tagen früher und später nicht ungewöhnlich sind (fünfundneunzig Prozent aller Kinder werden zwischen dem zweihundertsechsundsechzigsten und dem zweihundertvierundneunzigsten Tag geboren). Normalerweise geht man vom ersten Tag der letzten Menstruation aus, und dann zählt man neun Monate und sieben Tage hinzu. Wenn die Frau einen längeren Menstruationszyklus als achtundzwanzig Tage hat, setzt der Eisprung später ein, dann muß man eine oder zwei Wochen hinzuzählen, um in etwa den richtigen Geburtstermin zu errechnen. Das ist besonders schwierig bei Frauen, die gerade die Pille abgesetzt und seitdem vielleicht noch gar keine richtige Menstruation gehabt haben. Dann kann der Eisprung fast jederzeit in einem Zeitraum von mehreren Monaten eintreten. Hier werden Erfahrung und fachliches Können eines Gynäkologen wirklich auf die Probe gestellt. Es ist also nicht ganz leicht, der schwangeren Frau eine exakte Antwort auf die Frage zu geben, wann das Kind geboren wird.

Wenn sich der Zeitpunkt der Entbindung nähert, sollte man die Geburt nicht unnötigerweise einleiten wollen. Es könnte zu uneffektiven Wehen, einem anstrengenden und langwährenden Verlauf kommen und die Frau ein Kind zur Welt bringen, das besser noch einige Zeit in der Gebärmutter geblieben wäre. Wehenfördernde Mittel, die bei einer Entbindung verabreicht werden, sind für das Kind auch nicht ganz ungefährlich und sollten deshalb nur sparsam eingesetzt werden.

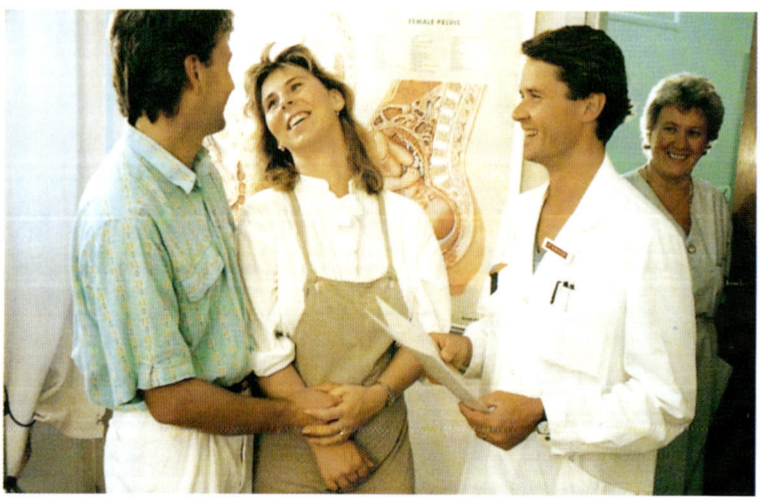

Eine wunderbare Nachricht: Nach der ersten Untersuchung kann der Arzt im allgemeinen bestätigen, daß alles normal verläuft. Unruhe und Anspannung werden von Erleichterung und Freude abgelöst.

Darauf achten, was man ißt

Beim Arztbesuch wird mit dem Maßband der Abstand zwischen oberer Kante des Schambeins und oberster ausbuchtender Rundung der Gebärmutter (Symphysen-Fundus-Maß) gemessen. Es hat sich als ausgezeichnetes Hilfsmittel erwiesen, um die Schwangerschaft zu verfolgen und sich einen Eindruck vom Wachstum des Fötus zu verschaffen.

Die »Gewichtszunahme« der Mutter wird mit Hilfe der Waage festgestellt. Während der ersten drei Schwangerschaftsmonate haben die meisten Frauen selten Probleme mit dem Gewicht, weil viele Übelkeit verspüren. Doch wenn sie allmählich verschwindet, kommt der Appetit: Vermutlich sinkt der Blutzuckerspiegel nach einer Mahlzeit schneller, weil der Fötus allmählich größere Mengen Nahrung braucht.

Viel wird erzählt von den fast grenzenlosen Gelüsten mancher Frauen nach bestimmten Lebensmitteln, zum Beispiel einer ganz speziellen Frucht oder nach Lakritze, Austern oder ähnlichen Dingen. Vermutlich basiert dieser Heißhunger auf einem Mangel in der normalen Ernährung.

Zehn oder zwölf Kilo mehr Gewicht zum Ende der Schwangerschaft wären ideal, aber nicht selten wird das Doppelte erreicht. Die gleiche Ernährung, die vor und nach der Schwangerschaft gesund ist, ist auch jetzt richtig, doch sollte eine schwangere Frau öfter kleinere Mahlzeiten zu sich nehmen. Häufig werden besonders am Ende der Schwangerschaft zusätzliche Eisen- und Vitaminpräparate verschrieben.

Viele schwangere Frauen haben schier grenzenlose Gelüste nach bestimmten Lebensmitteln. Nach der Entbindung können sie dann selbst kaum noch verstehen, warum.

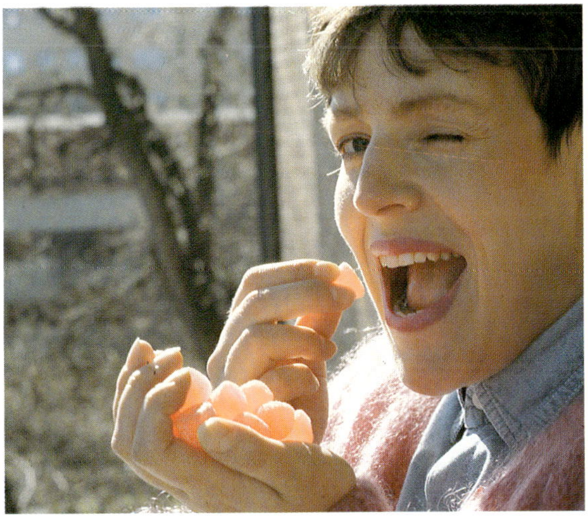

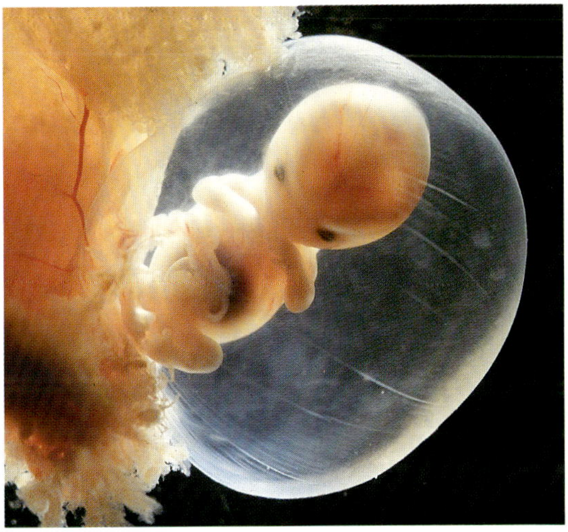

Intimhygiene

Bei normaler Schwangerschaft ist das Risiko, daß eine Infektion durch den Gebärmutterhals in den Uterus dringt und den Fötus schädigt, sehr gering. Eine Dusche, möglichst eine Handdusche, erleichtert die Intimhygiene. Man sollte sich nicht tief in der Scheide mit Seife waschen. Seife ist nur schwer herauszuspülen und kann eine Reizung der Schleimhaut hervorrufen. Dringt beim Baden Wasser in die Scheide ein, das Bakterien enthält, was in öffentlichen Schwimmbädern nicht ungewöhnlich ist, kann es zu einer Infektion der Scheide kommen. Baden in sauberem Wasser ist zu keinem Zeitpunkt der Schwangerschaft schädlich. Nur mit Sonnenbädern muß man vorsichtig sein. Eine schwangere Frau sollte sich nicht stark überhitzen. Außerdem können durch Sonne unschöne braune Flecken auf der Haut entstehen, da die Hormonumstellung während der Schwangerschaft auch die Pigmentierung der Haut verändert.

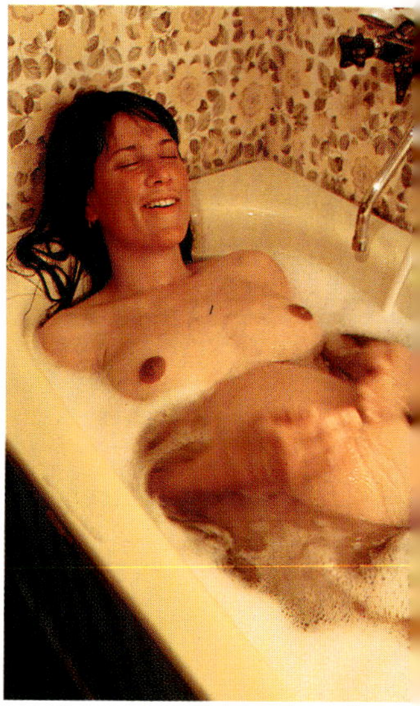

Sich in einem warmen Bad zu entspannen, ist besonders dann schön, wenn der Rücken schmerzt und steif ist.

Impfung und Infektionskrankheiten

Die meisten Impfungen sind während einer Schwangerschaft nicht empfehlenswert, einige sind geradezu gefährlich und sollten deshalb unterbleiben. Reisen, in denen das Ansteckungsrisiko groß ist, gilt es möglichst zu vermeiden. Röteln in der ersten Zeit der Schwangerschaft sind eine gefährliche Infektion. Sie können den Embryo schädigen. Auch wenn die Krankheit selbst nicht mit deutlichem Ausschlag ausbricht, kann man durch Blutproben, die im Abstand von einigen Wochen wiederholt werden, sicher feststellen, ob man sich angesteckt hat. Bei Verdacht sollte man Kontakt zum Frauenarzt aufnehmen. Das gilt natürlich auch für andere Infektionen, wie starke Erkältungen, Durchfall und Magenschmerzen, hohes Fieber und Hautausschlag. Der Gynäkologe ist auch in der Beurteilung und Behandlung solcher Krankheiten während der Schwangerschaft Spezialist und weiß, welches Medikament man nehmen kann, ohne die Gesundheit des Kindes zu gefährden.

Geschlechtsverkehr

Geschlechtsverkehr während der Schwangerschaft erhöht normalerweise nicht das Risiko einer Fehlgeburt, aber beide Partner sollten es mit der Hygiene besonders genau nehmen. Wenn eine Frau schon früher zu Fehlgeburten neigte oder wenn während der Schwangerschaft zum Beispiel Blutungen oder vorzeitige Wehen eintreten, sollte der Beischlaf vermieden werden. Doch dazu kann der Arzt detaillierte Ratschläge geben. Es ist keinesfalls peinlich, sondern ganz natürlich und wichtig, ihn danach zu fragen!

Alkohol und Nikotin

In den letzten Jahren ist intensiv über den schädlichen Einfluß von Alkohol auf das werdende Kind diskutiert worden. In Untersuchungen hat man nachgewiesen, daß Eltern, die Alkoholiker sind, ihre Kinder sowohl im frühen Ebryonalstadium als auch in der späteren Entwicklung des Fötus großen Mißbildungsrisiken aussetzen. Die Entwicklung der Augen- und Sehfunktion wird besonders leicht durch Alkohol geschädigt. Daraus sollte man andererseits nicht den Schluß ziehen, daß ein Glas Bier oder Wein, während der Schwangerschaft von Zeit zu Zeit getrunken, schädlich ist. In großen Teilen Europas ist es seit Jahrhunderten üblich, Wein zum Essen zu trinken, und es konnte nicht nachgewiesen werden, daß dadurch die Zahl mißgebildeter oder mental geschädigter Kinder zugenommen hat.

Rauchen scheint noch gefährlicher zu sein, weil der Sauerstofftransport des Blutes beeinträchtigt wird. Möglicherweise beeinflussen Nikotin und Kohlenmonoxid den Fötus auch direkt, da diese Substanzen die Plazentaschranke passieren und in seinen Blutkreislauf gelangen. Frauen, die während der Schwangerschaft nicht mit dem Rauchen aufhören wollen oder können, sollten ihren Zigarettenkonsum zumindest stark einschränken. Jetzt ist auch ein rauchfreies Milieu am Arbeitsplatz wichtig, da die Belastung durch passives Rauchen nicht unerheblich ist und Schwangerschaftsübelkeit durch Tabakrauch oft noch schlimmer wird.

Rauchen beeinflußt den Blutkreislauf immer, da Nikotin die Blutgefäße verengt. Jeder Zug aus einer Zigarette drosselt die Blutzufuhr in der Nabelschnur, die Sauerstoffzufuhr vermindert sich, und der Fötus wird gestreßt. Kinder von stark rauchenden Frauen haben bei der Geburt fast immer ein geringeres Gewicht als Kinder von Nichtraucherinnen.

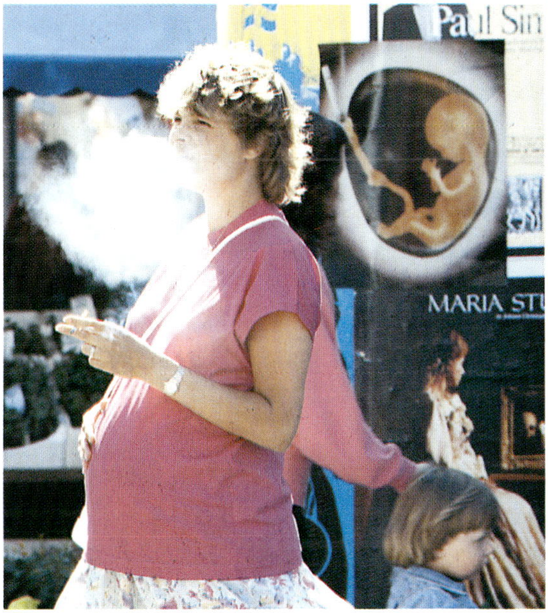

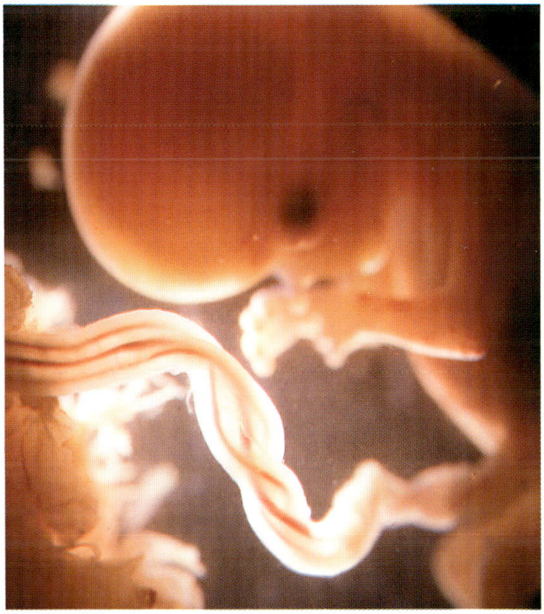

Ganz normal leben

Schwangerschaft ist keine Krankheit und sollte auch nicht so aufgefaßt werden. Die meisten Frauen in der Bundesrepublik arbeiten wie gewöhnlich bis zur sechsten Wochen vor dem errechneten Geburtstermin. Dann beginnt der gesetzliche Mutterschutz. Rückenschmerzen und das Problem, bei kleinen Tritten des Fötus gegen die Blase, den Urin zu halten, führen gegen Ende der Schwangerschaft mitunter zu Schwierigkeiten im Arbeitsleben. Meistens geht es den Frauen psychisch besser, wenn sie weiter berufstätig sein können, statt zu Hause zu bleiben. Auf eine Reihe von kleineren, zum Ende der Schwangerschaft normalen Beschwerden, wird dann nicht so geachtet, und sie beunruhigen auch weniger.

Verantwortung des Arbeitgebers

Bestimmte Berufe können erhöhte Risiken für Schwangere mit sich bringen. Aus Röntgenabteilungen sollten diese Frauen jetzt versetzt werden, damit jede Gefahr, Röntgenstrahlen ausgesetzt zu werden, ausgeschlossen ist. Dasselbe gilt für schwangere Frauen, die mit giftigen Stoffen in der Industrie oder mit Zellgiften im Krankenhaus in Berührung kommen. In den letzten Jahren wurde in der westlichen Welt auch über eventuelle Risiken bei der Bildschirmarbeit diskutiert. Heute sind sich die Forscher ziemlich einig, daß Bildschirme keine für den Fötus gefährliche Strahlung abgeben, doch der Streß, dem Frauen an diesem Arbeitsplatz ausgesetzt sind, könnte ein gewisses Risiko für die Schwangerschaft darstellen. Schwangere, die in der Industrie arbeiten und die schwer heben müssen, sollten jetzt möglichst versetzt werden.

Gewisse Arbeitsplätze sind für Frauen in der Schwangerschaft nicht geeignet. Giftige Stoffe können dem Embryo im frühen Stadium schaden, und zum Ende der Schwangerschaft hin soll die Mutter natürlich nicht schwer heben.

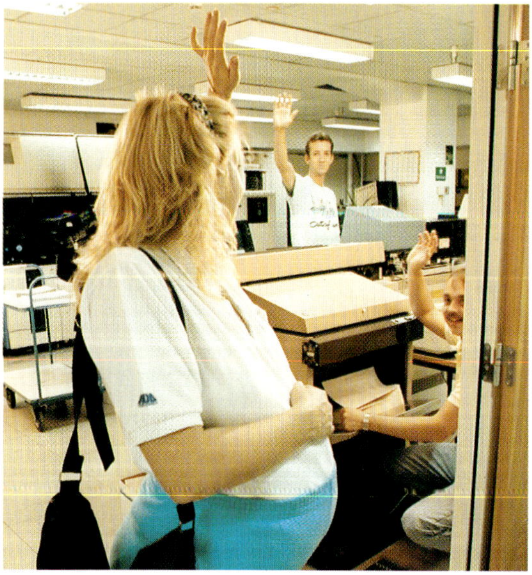

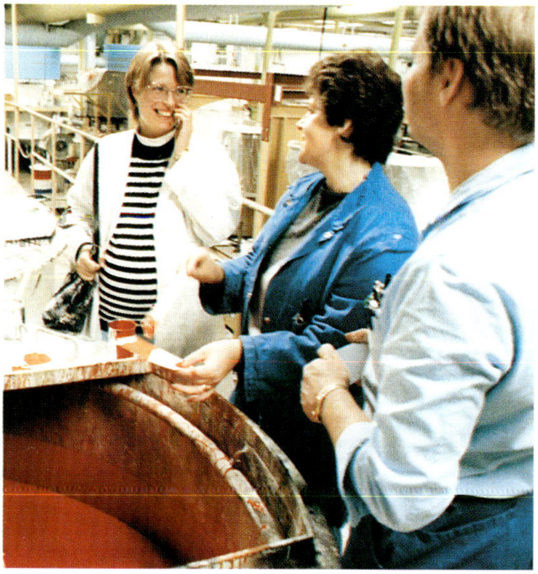

Ultraschalluntersuchungen

Seit mehr als zwanzig Jahren gibt es in unseren Krankenhäusern Ultraschallapparate. Zuerst wurde diese Technik, die häufig weit mehr Informationen gibt als Röntgenbilder, in den Röntgenabteilungen eingesetzt. Im Unterschied zu Röntgenstrahlen sind Ultraschallwellen ganz ungefährlich. Heutzutage sind in allen Frauenkliniken Ultraschallgeräte installiert. Die Ultraschallwellen haben eine so hohe Frequenz, über zwanzigtausend Schwingungen pro Sekunde, daß sie vom menschlichen Ohr nicht gehört werden. Wenn sie den Körper passieren und dabei auf Gewebe mit anderer Dichte treffen, wird ein Teil des Geräuschs wie ein Echo reflektiert. Aus diesem Echo werden Bilder aufgebaut. Die ersten Ultraschallbilder vermittelten mehr oder minder deutliche starre Einzelbilder vom Fötus. Aber in den folgenden Jahren haben bewegliche Bilder mit großer Schärfe zur besseren Diagnostik beigetragen. Mit Hilfe der Deutung durch den Arzt kann die Mutter von der fünften Schwangerschaftswoche an den kleinen Embryo auf dem Bildschirm sehen: seine Herzschläge und, bei fortgeschrittener Schwangerschaft, auch deutlich seine Bewegungen.

Auf dem Ultraschallschirm läßt sich eine wichtige Information ablesen: die Lage des Mutterkuchens in der Gebärmutter. Mit dieser Untersuchungstechnik werden auch Zwillinge oder Drillinge frühzeitig erkannt. In der Bundesrepublik und vielerorts in der Welt wird Frauen während der Schwangerschaft mindestens eine Ultraschalluntersuchung angeboten. Sie wird meist in der sechzehnten bis siebzehnten Woche durchgeführt, wenn man eventuelle Mißbildungen schon gut erkennen kann. Sind diese schwer, ist es für einen Schwangerschaftsabbruch noch nicht zu spät. Was die Diagnose betrifft, kann es jedoch auch unter Experten zu Unsicherheit kommen. Dann werden Eltern in einzelnen Fällen vor unerhört schwere Entscheidungen gestellt.

Ein positiver Aspekt dieser Technik ist es, daß man mit ihrer Hilfe lebensrettende Eingriffe am Fötus durchführen kann: eine Art pränatale Chirurgie. In Zukunft werden solche Eingriffe an Zahl und Umfang zunehmen. Eine Ultraschallapparatur mit einem Zusatz, der in seiner Funktion an ein Echolot (sogenanntes Doppler-Verfahren) erinnert, kann beispielsweise auch dazu benutzt werden, um die Blutzufuhr zum Fötus zu messen. Informationen darüber können am Ende einer Schwangerschaft äußerst wichtig werden. Dann stellt sich nämlich häufig die Frage, was besser ist: das Baby zu holen oder ihm die Möglichkeit zu geben, sich in der Gebärmutter weiterzuentwickeln.

Das erste Bild vom Kind

Was für ein unbeschreibliches Gefühl – sein ungeborenes Kind da drinnen in der Gebärmutter zu sehen! Was sind schon die Bilder unserer Erde, vom Mond aus gesehen, oder vom roten Fleck des Jupiter gegen dies! Unser Kind, wie es sich bewegt. Vielleicht fuchtelt es gerade mit den Ärmchen oder dreht sich in der Fruchtblase herum. Und seinen schnellen Herzschlag zu hören! Bild *unten:* Bis zur 16. Woche hat das ganze Kind auf dem Bildschirm des Ultraschallapparats Platz, aber dann sieht man nur noch Details. Die Bilder sind eine visuelle Umsetzung des Ultraschallechos, die der Apparat registriert. Die Untersuchungen beantworten Fragen, etwa solche, wie lange die Schwangerschaft besteht, wie groß der Fötus ist, und ob es vielleicht Zwillinge werden. Man kann auch Mißbildungen erkennen. Ultraschalluntersuchungen haben sich zu einem immer wichtigeren Verfahren der pränatalen Diagnostik entwickelt.

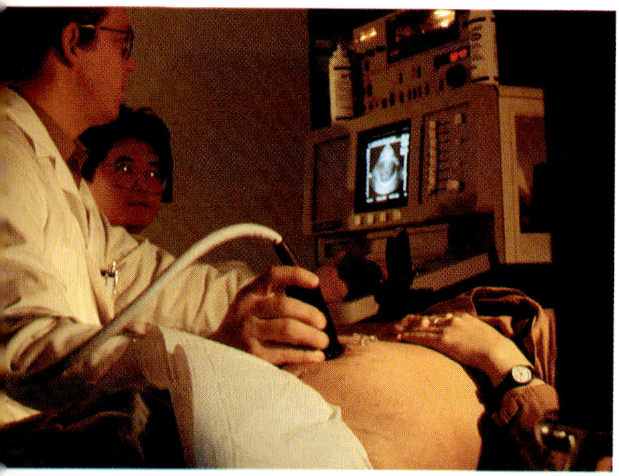

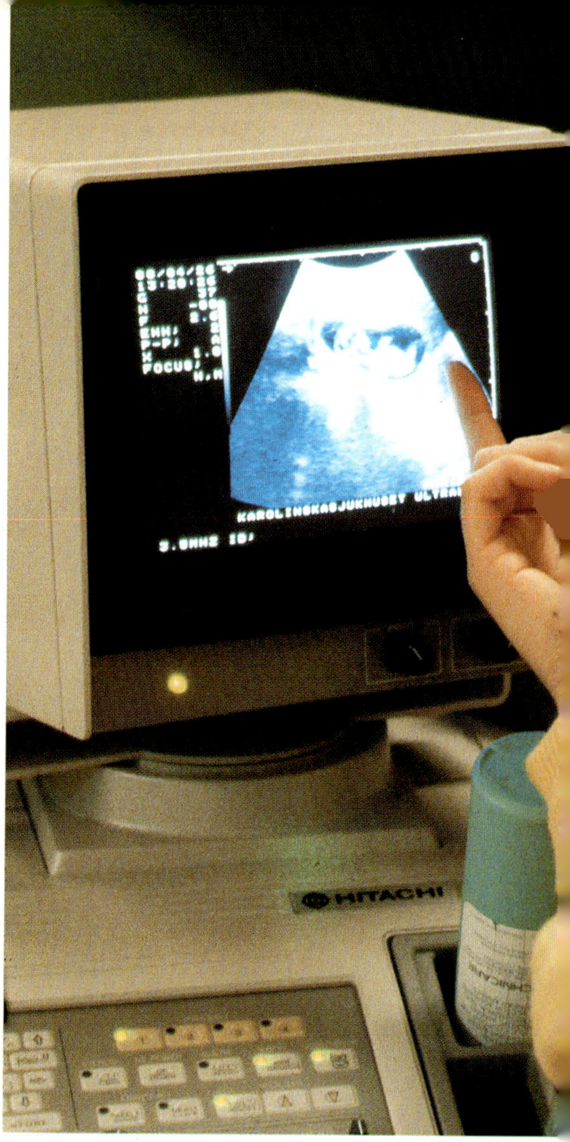

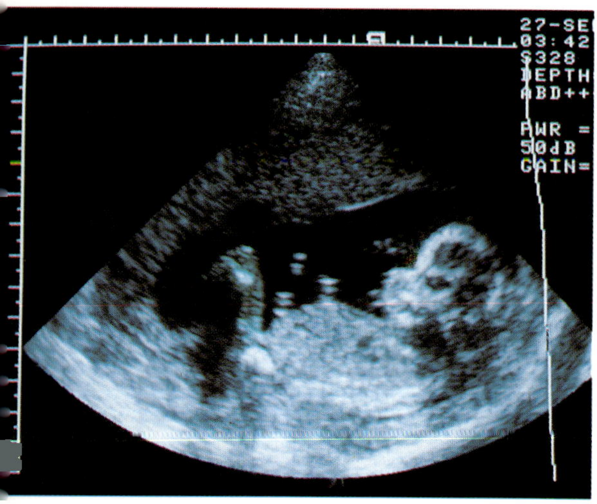

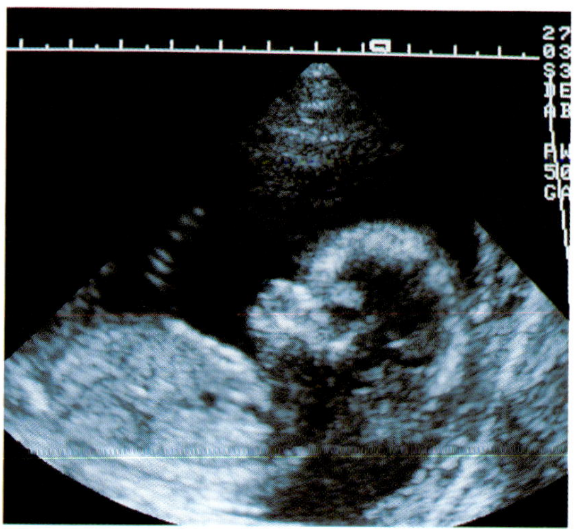

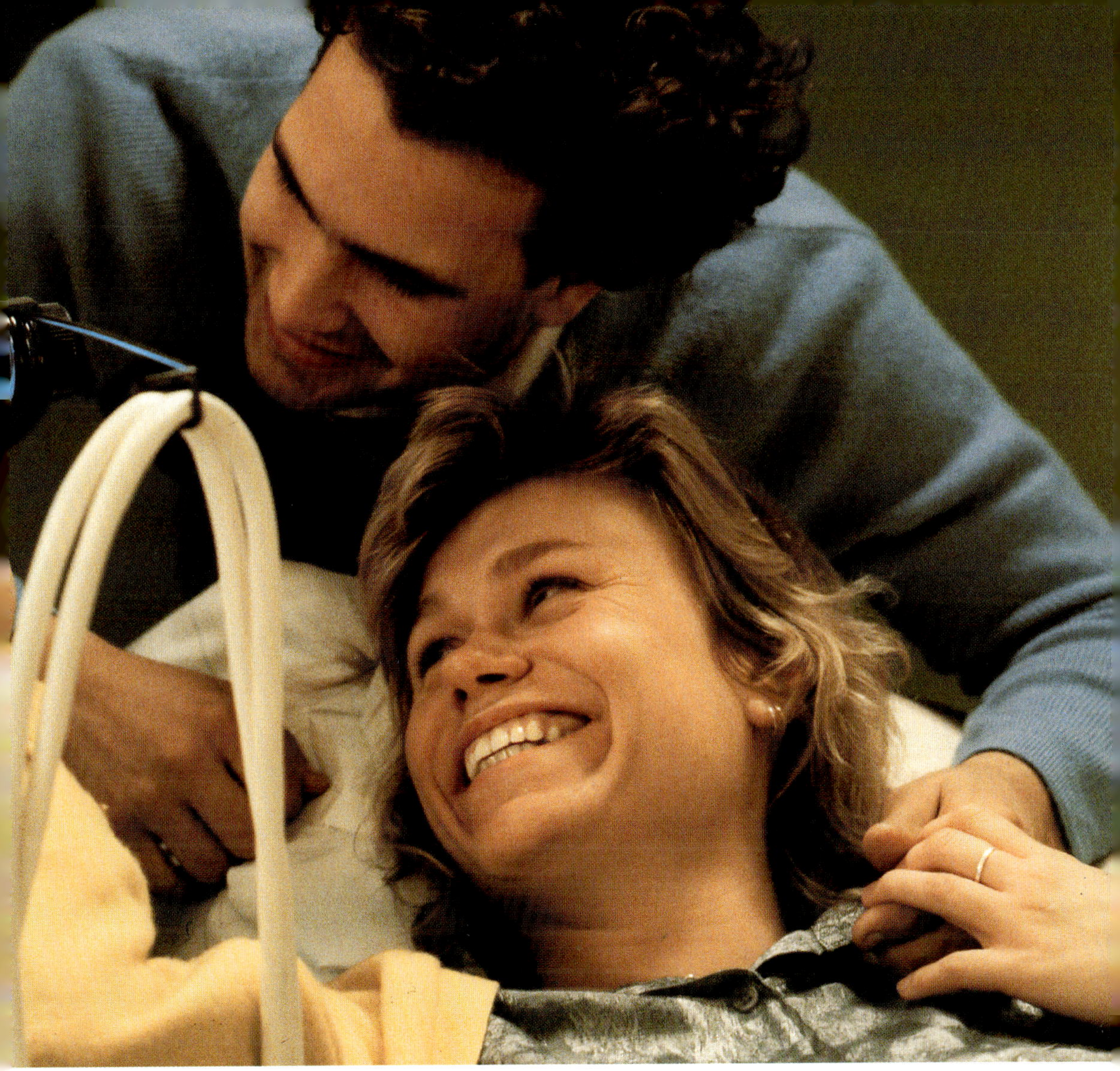

Links sehen wir einen Fötus in der 16. Schwangerschaftswoche, geborgen in der Gebärmutter. *Rechts* ein genauso alter Fötus mit einer normalen Kamera aufgenommen.
Die werdende Mutter kann eine Kopie vom Ultraschallbild mitnehmen – ein hochgeschätztes Foto fürs Familienalbum, nicht zuletzt einige Jahre später vom Motiv selber.

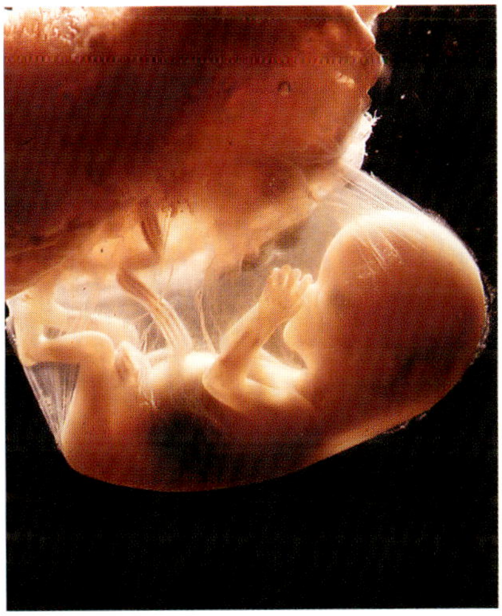

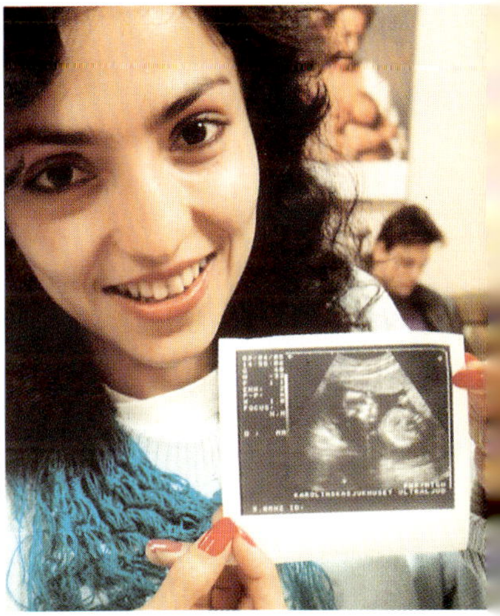

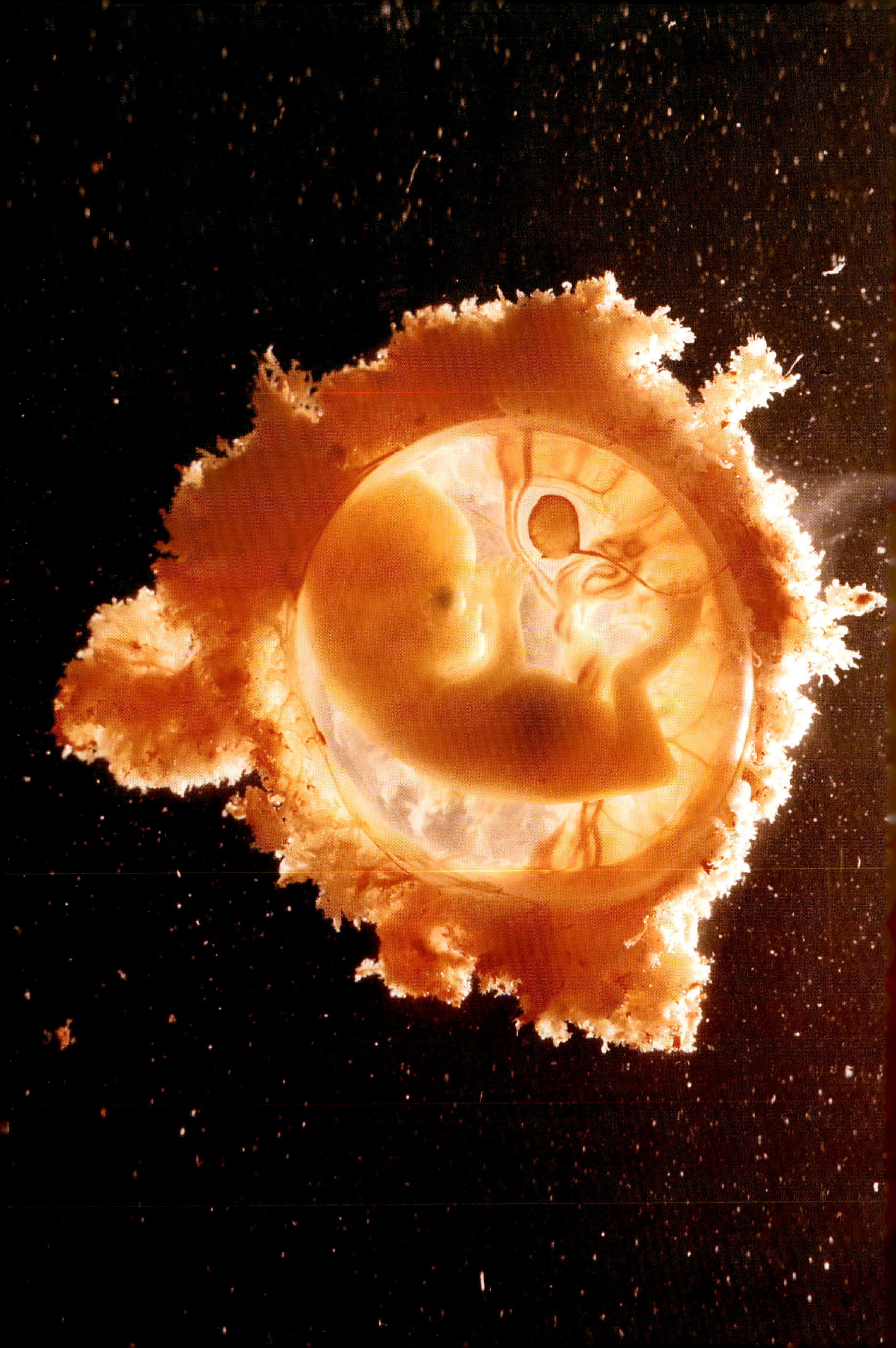

Das Leben des Fötus

Im dritten Monat hat sich der Fötus gut in der Gebärmutter eingerichtet, Organe und Organsysteme verbinden sich untereinander immer mehr, und Gehirn und Nervenbahnen beginnen eine wichtige Rolle zu spielen. Der Mutterkuchen ist so gut entwickelt, daß alle Hormone, die während der Schwangerschaft benötigt werden, aus seinen Zellen gebildet werden. Er produziert aber nicht nur lebenswichtige Hormone, sondern besorgt auch den ganzen Austausch von Nährstoffen und Abfallprodukten.

Im embryonalen Zustand findet die Blutbildung im sogenannten Dottersack statt. In ihm werden die Blutstammzellen gebildet. Schon in der elften Woche hat der Dottersack ausgedient, und Ende des zweiten Monats werden die Blutkörperchen bereits in Leber und Milz und in geringem Maß in den Lymphknoten gebildet. Bald beginnt auch das Knochenmark des Fötus mit der Produktion der Blutkörperchen. Die weißen Blutkörperchen aus dem Knochenmark müssen zur weiteren Entwicklung zu den Lymphknoten und zur sogenannten Brustdrüse, dem Thymus, geführt werden.

Normalerweise ist ein Fötus keinen Infektionen ausgesetzt, da weder Bakterien noch Viren den Filter des Mutterkuchens passieren können. Das geschieht nur in Ausnahmefällen. Das Bemerkenswerte ist, daß ein fünf Monate alter Fötus sich selbst gegen Infektionen wehren kann, weil er frühzeitig auf eine eigene Immunabwehr vorbereitet wurde.

Der Mensch ist ein Newcomer im Universum, und in dem 3 Monate alten Fötus können wir ein Symbol dafür sehen: ein Raumfahrer in seiner Kapsel, mit Versorgungsleine und allem. Der fransige Glorienschein ist der Chorionsack, der mit dem Mutterkuchen verbunden ist.
Die Mutter kann sich in den meisten Fällen bis zum Ende der Schwangerschaft recht unbekümmert bewegen, joggen oder Gymnastik treiben, wie es ihr gefällt.

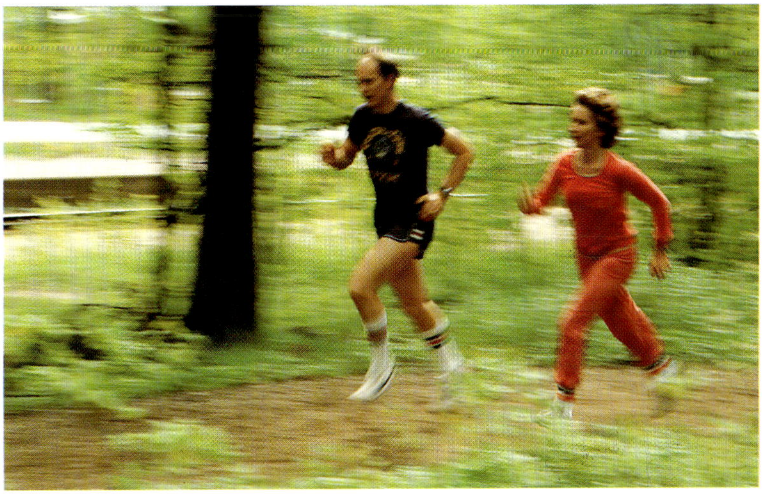

Zu Hause in einer Einzimmerwohnung

10–11 Wochen alt, 3–3,5 cm Sitzhöhe. Noch hat der Embryo genügend Platz, und im Fruchtwasser ist es warm und schön behaglich. Die Temperatur beträgt hier 37,5 °C, sie liegt leicht über der Körpertemperatur der Mutter, die jetzt etwas höher ist als vor der Schwangerschaft.

Was macht der Fötus? Manchmal zuckt er zusammen, bewegt den Körper, hat einen Schluckauf, bewegt die Arme und die kleinen Beine, probiert aus, was er so kann.

Der Dottersack, die kugelförmige Blutkörperchenfabrik *links,* hat in der 11. Woche ausgedient, dann übernehmen Leber, Milz und Knochenmark die Produktion. Die Zeichnung informiert über die Lage in der wachsenden Gebärmutter. Der Gebärmutterhals ist mit einem Schleimpfropfen zum Schutz gegen eindringende Bakterien verschlossen. So groß wie auf diesem Bild sind Gebärmutter und Fötus in Wirklichkeit im 4. Monat.

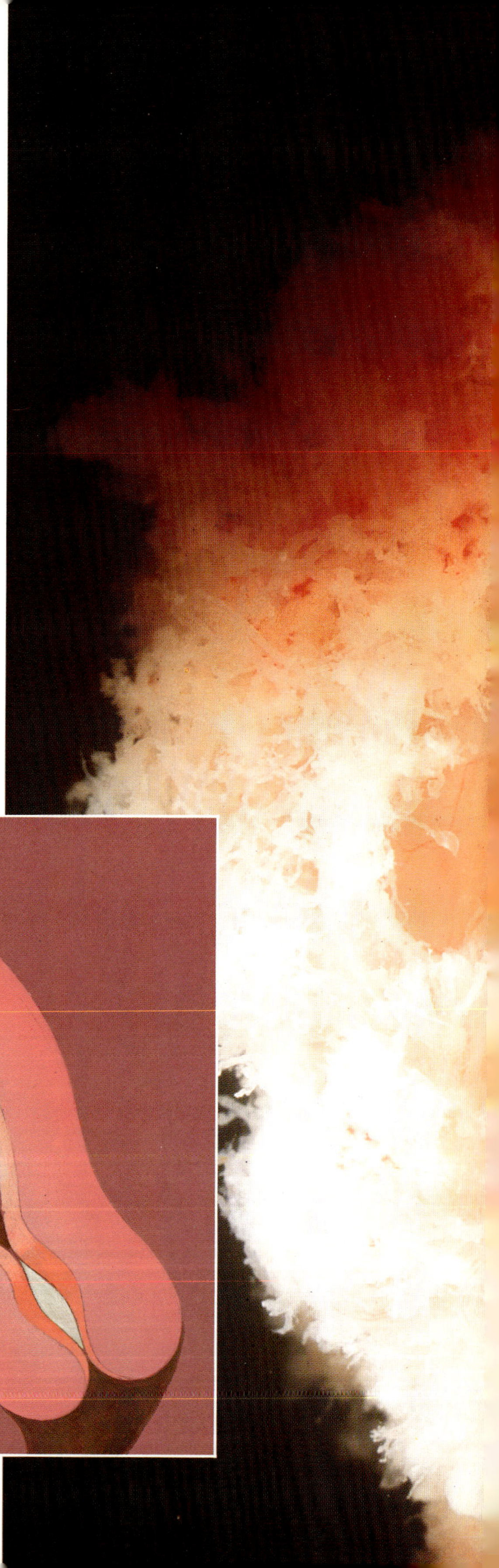

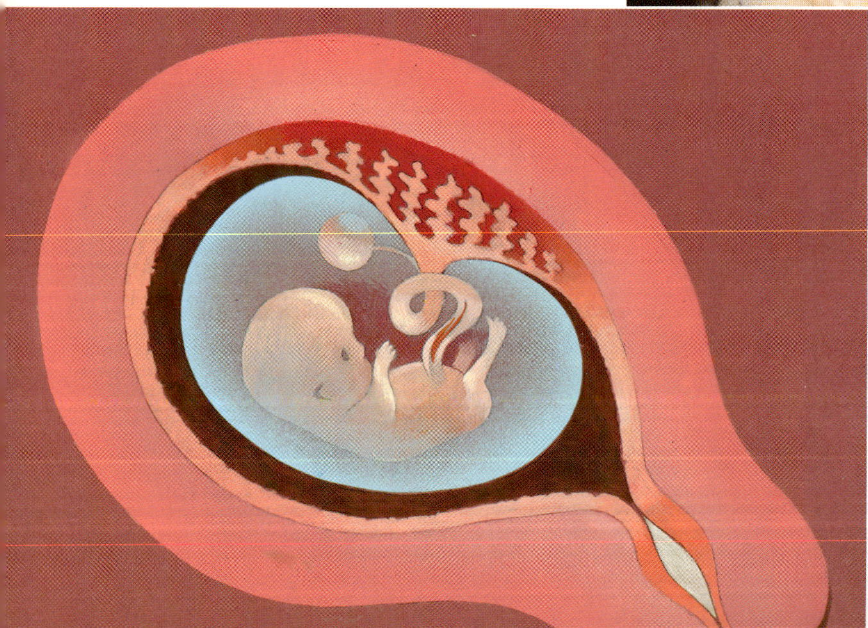

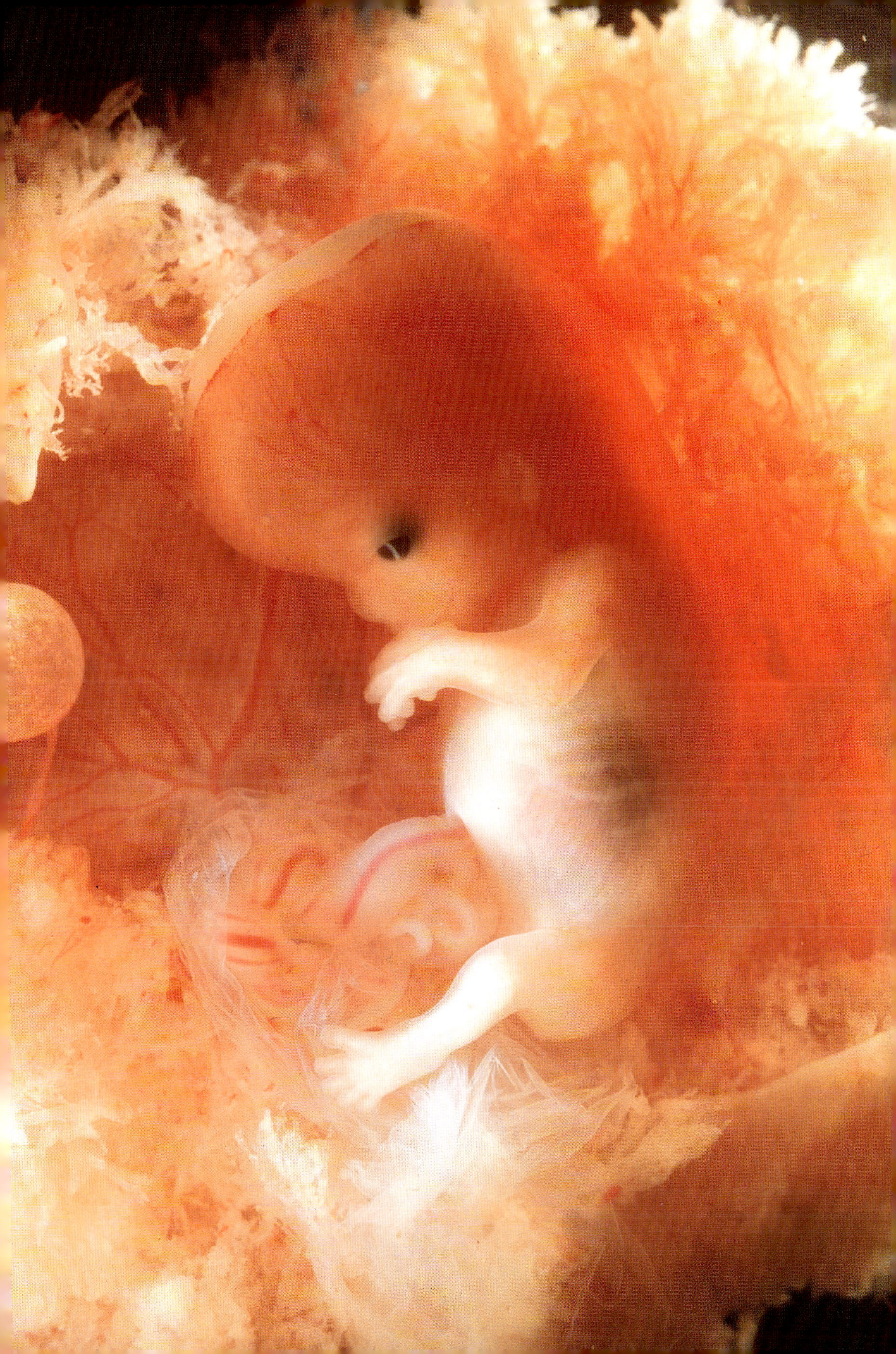

Ein kleiner Mensch wächst heran

Vier Monate

Der Fötus, der jetzt elf bis fünfzehn Wochen alt ist, wächst monatlich von fünf auf zehn Zentimeter. Seine Proportionen sind »menschlicher« geworden, aber der Kopf, noch immer unproportional groß, macht ungefähr ein Drittel der ganzen Körperlänge aus. Das Gesicht entwikkelt sich weiter und bekommt im Alter von elf bis zwölf Wochen allmählich menschliche Züge.

Wie die Natur das Gesicht herausmodelliert, kann man in Form von fünf Halbinseln beschreiben, die unter der dünnen Haut heranwachsen und sich bewegen. Erst eine, die zwischen den Augen nach unten zieht; sie wird von einer Bucht zu beiden Seiten aufgehalten – den werdenden Nasenlöchern – und bildet Nase und Mitte der Oberlippe. Dann zwei Halbinseln, die unter den Augen hervordrängen und Wangen und Seitenpartien der Oberlippe bilden. Die letzten beiden Halbinseln wachsen unter dem Mund hervor und bilden Unterlippe und Kinn. Auf diesem Gesichtsskelett entwickeln sich jetzt Muskeln, die das Gesicht beweglich machen und ihm Ausdruck verleihen. Vom Gesichtsausdruck des Fötus – ein Runzeln der Stirn, Lippen, die sich öffnen oder schließen, ein Kopfdrehen – meinen wir Wohlbefinden oder Unbehagen ablesen zu können. Signale, die wir vermutlich mißverstehen und falsch interpretieren.

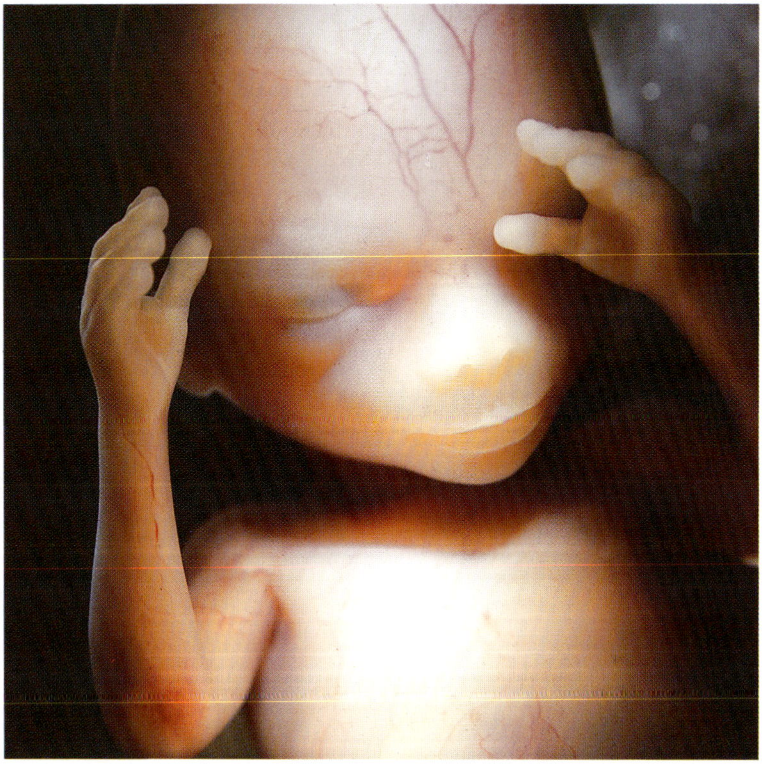

15 Wochen alt. Jetzt werden die Gesichtszüge modelliert: Die Stirn wächst, der Blutgefäßbaum ist gut sichtbar unter der durchsichtigen Haut. Die Augenlider schließen sich und öffnen sich erst wieder, wenn der Fötus 7 Monate alt ist. Auf den Fingern tritt das Nagelbett hervor. Die Arme sind gewachsen, so daß sich die Hände greifen können.

Das kleine Geschöpf entwikkelt sich im stillen weiter, mit Hilfe des Mutterkuchens, der nicht nur für Nahrungszufuhr und Abfallbeseitigung sorgt, sondern auch seinen schützenden Hormonschirm über das rasch wachsende Wesen spannt. Jeden Augenblick muß es gegen das Spiel der Hormone verteidigt werden, das einen neuen Eisprung, eine Menstruation auslösen könnte. Der Fötus wird immer lebhafter. Er dreht den Kopf, berührt sein Gesicht, macht Atemübungen.

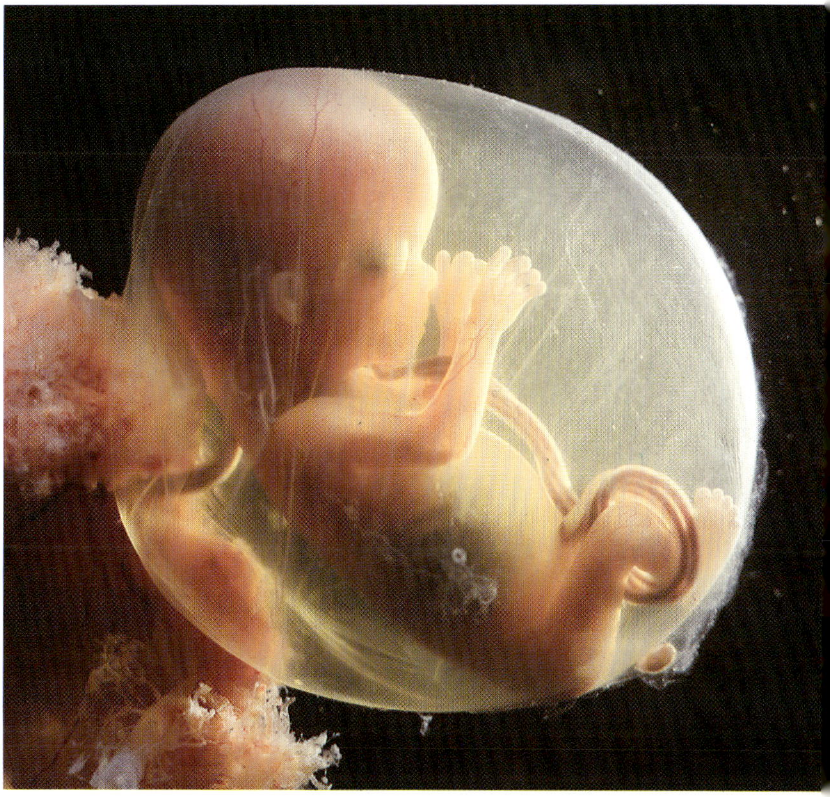

Jetzt kriegt die Mutter ihren Rock nur noch schwer zu, und ihre Kinder interessieren sich immer mehr dafür, was in ihrem anschwellenden Bauch passiert.

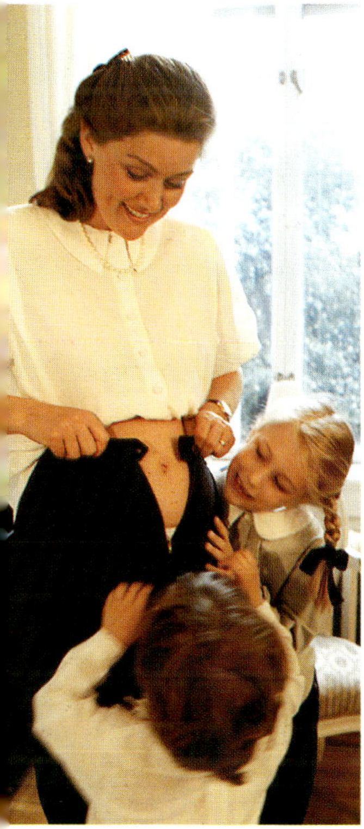

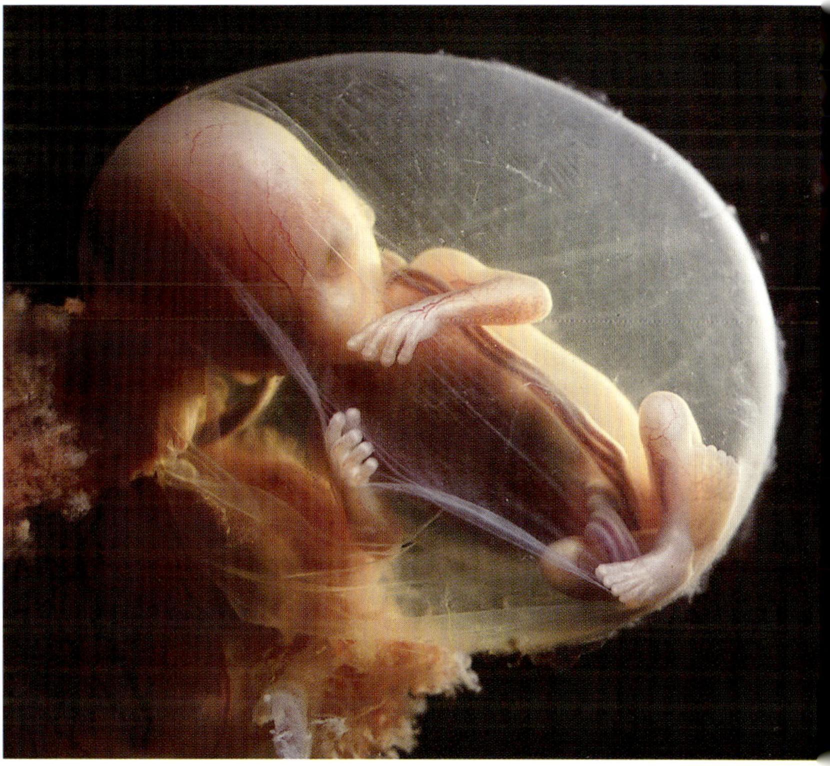

Auge und Sehen

Die Entwicklung des Auges ist ein bemerkenswertes Beispiel für das intensive Zusammenspiel zwischen dem wachsenden Gehirn und der dünnen Schläfenhaut des Embryos. Zuallererst schickt der vordere Teil des Gehirns einen hohlen Stiel zu jeder Seite. Das Ende des Stiels ist eine nach oben gerichtete kleine Blase. Wenn die Blase die Innenseite der Haut berührt, wölbt sie sich wie ein Becher. Der Boden des Bechers wird die Augenhöhle und die ihn bedeckende Hautschicht die Netzhaut. Innerhalb des Bechers werden dann durch die Hautzellen Linse und Hornhaut gebildet. Auf der Vorderseite der Linse wächst von den Rändern die Regenbogenhaut heran. Zu allerletzt wird darüber Haut gefaltet: die Lider. Das Auge ist fertig.

Kann der Fötus drinnen in der Gebärmutter sehen? Wir wissen es nicht, aber daß die Augen lichtempfindlich sind, das ist erwiesen. Wenn ein Arzt etwa im fünften Monat der Schwangerschaft mit Hilfe eines sogenannten Fetoskops mit Lichtzusatz in die Gebärmutter schaut, versucht sich der Fötus mit den Händen gegen das Licht zu schützen. Die Landschaft in der Gebärmutter, in der der Fötus zusammengekrümmt in rötlichen Schimmer getaucht liegt, ist ziemlich eintönig. Alle Bildeindrücke müssen gelernt und vom Sehzentrum, das weit hinten im Nacken sitzt, übersetzt werden. Lange Nervenbahnen gehen von jedem Auge aus und kreuzen einander, ehe sie die Sehrinde des Gehirns erreichen. Hier werden die Eindrücke in hell und dunkel sortiert, in unterschiedliche Farben und Formen, und allmählich entsteht ein Bildeindruck. Das neugeborene Kind lernt als erstes, Bilder, die sich oft wiederholen, wiederzuerkennen. Vor allen Dingen die Gesichter der Eltern sind interessant, um den Blick darauf zu heften, während fremde Gesichter schwerer zu erkennen sind und anfangs beunruhigend wirken.

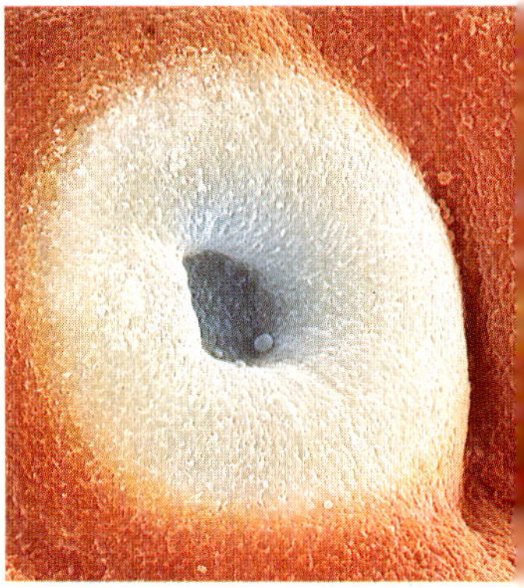

Das Auge ist der Spiegel der Seele. Als solcher fängt es recht bescheiden an *(oben,* 30 Tage). In der 13. Woche ist das Auge weit entwickelt, und die Lider schließen sich für einige Monate *(rechts).*

5 Wochen

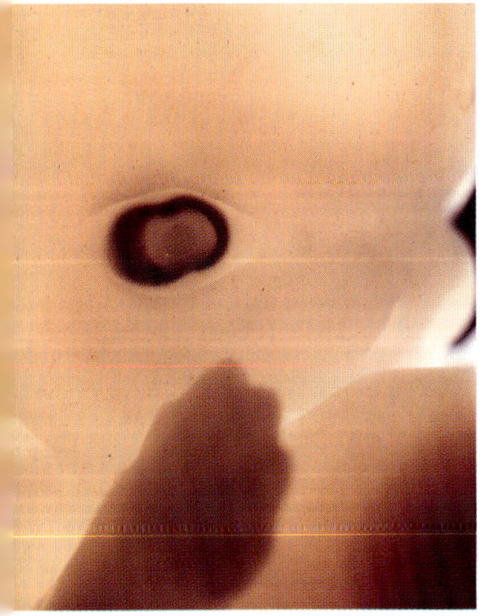

6½ Wochen

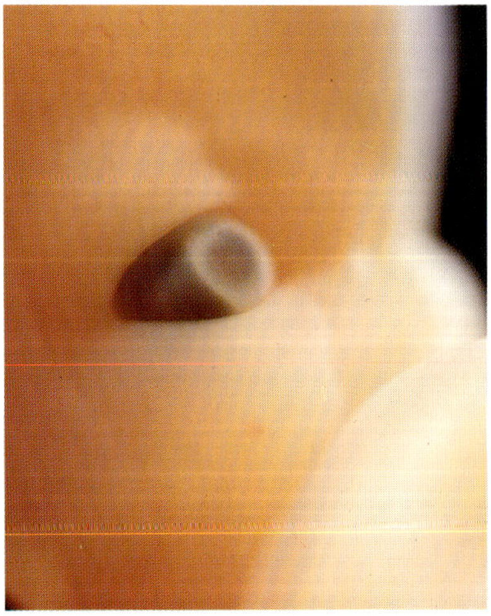

8 Wochen

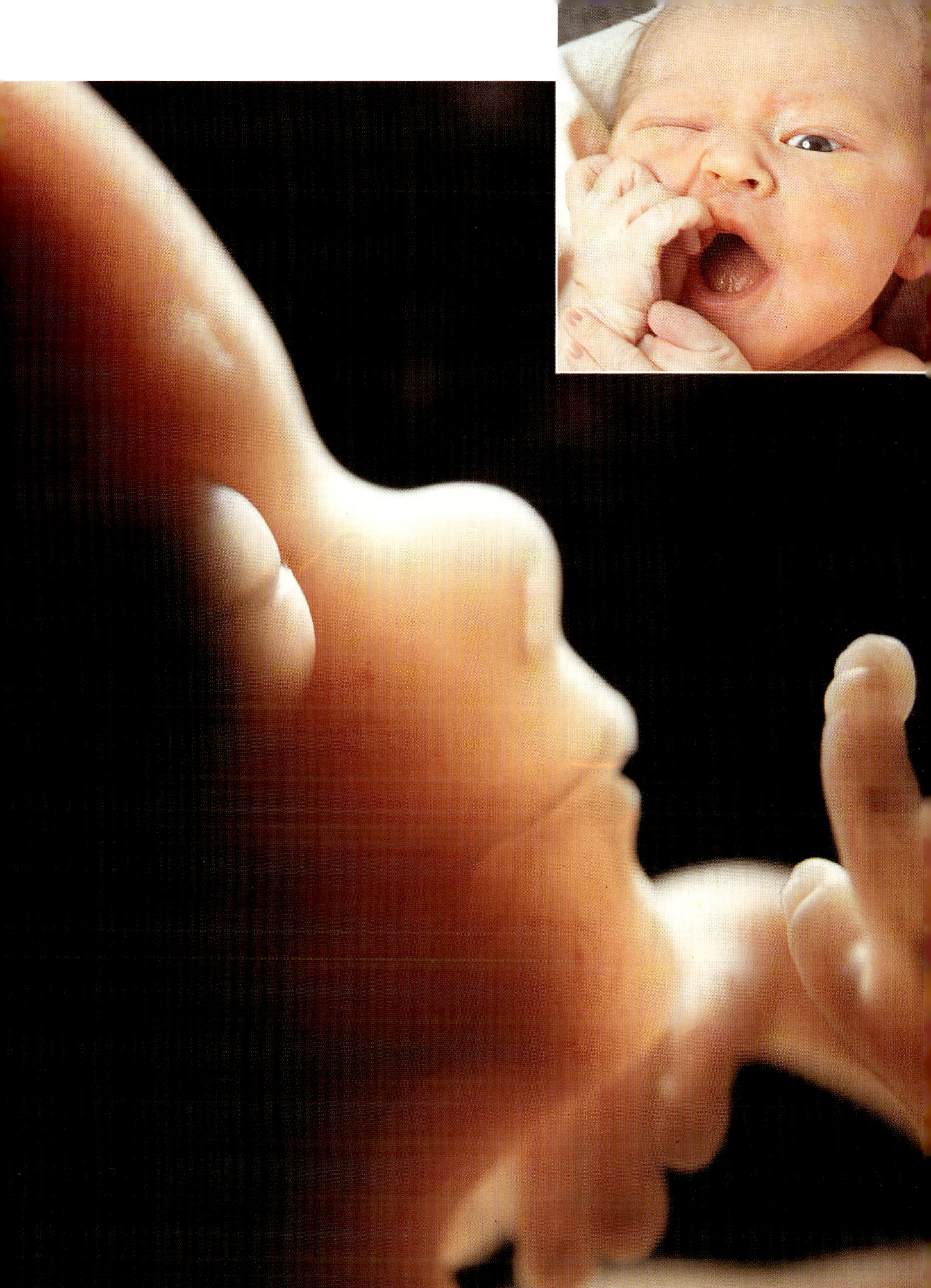

Ohr und Gehör

Ein Fötus kann sehr früh, etwa ab dem vierten bis fünften Monat, hören und von Geräuschen stimuliert und gestreßt werden. Das Ohr selbst wird aus drei Teilen gebildet, die aus drei verschiedenen Richtungen kommen. Auf jeder Seite am hinteren Teil des Gehirns wird dünne Haut zu einer Blase abgeschnürt. Diese Blase entwickelt sich allmählich zum Innenohr, das Gehör- und Gleichgewichtsorgan enthält. Später, etwa in der fünften Embryonalwoche, wird das äußere Ohr mit Gehörgang und der Außenseite des Trommelfells angelegt. Das Stück dazwischen, das Mittelohr mit Gehörknöchelchen, Hammer, Amboß und Steigbügel, schiebt sich wie eine Ausbuchtung vom Rachen herein.

Infektionen der Mutter in den kritischen Wochen, in denen das Ohr gebildet wird, können zu Mißbildungen und Gehörschäden führen, was gar nicht so ungewöhnlich ist. Je weiter die Schwangerschaft voranschreitet, um so mehr Geräuschvariationen kann der Fötus aufnehmen und sein Gehirn übersetzen. Er lebt keineswegs in einer stillen Welt. Vor allem das Gebrodel im Darm der Mutter, die Geräusche des Blutflusses in den Blutgefäßen und der Pulsschlag vom Herzen sind Geräusche, die von außen hereindringen. In vielen Kulturen ist es Tradition, seinem ungeborenen Kind etwas vorzusingen. Die meisten Spezialisten auf diesem Gebiet sind der Meinung, daß die Stimme der Mutter und ihr Puls wichtige Eindrücke für den Fötus sind. Es gibt Menschen, die mit Bestimmtheit behaupten, sie könnten sich aus ihrem Leben als Fötus an die Stimme ihrer Mutter erinnern.

Wenn der Vater musikalisch ist, kann er schon vom 5. Monat an mit seinem werdenden Kind kommunizieren. Da beginnt es, auf Geräusche zu reagieren. Und wenn die Mutter für ihr Ungeborenes singt, wird sie vielleicht später feststellen, daß ihr Neugeborenes die Melodie wiedererkennt.

Das äußere Ohr nimmt in der 8. Woche Gestalt an, aber erst im 5. Monat beginnt es wie ein richtiges Ohr auszusehen. *Rechts* 15 Wochen alt.

8 Wochen

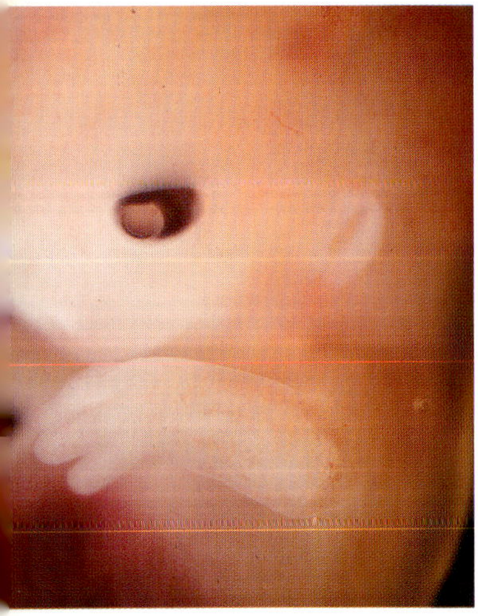

4 Monate

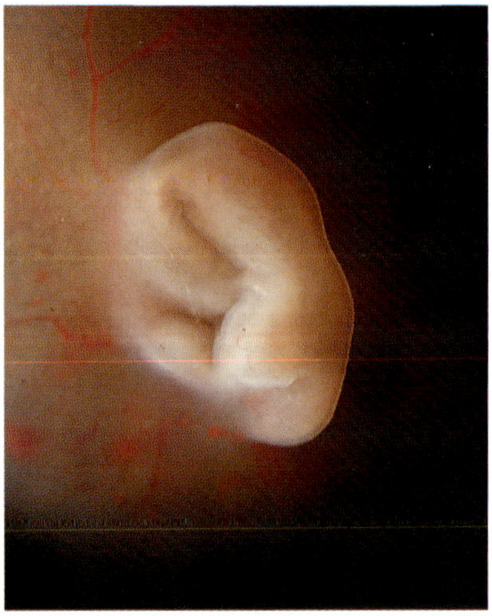

5 Monate

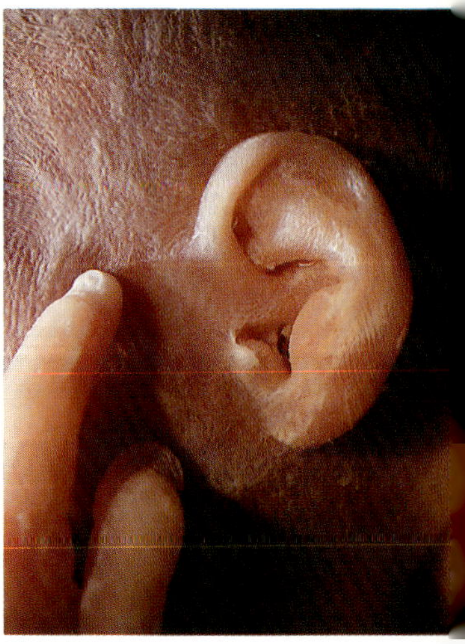

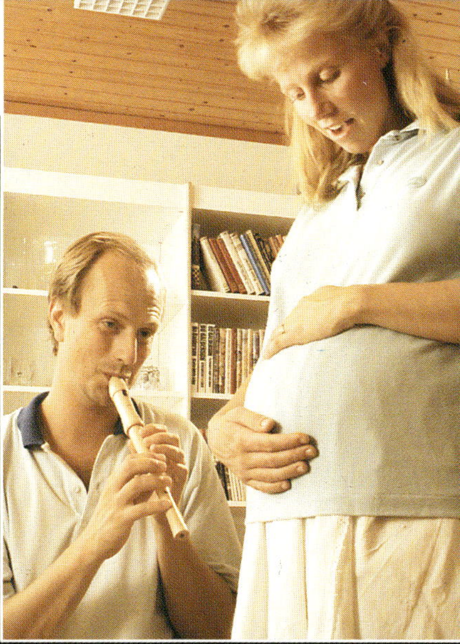

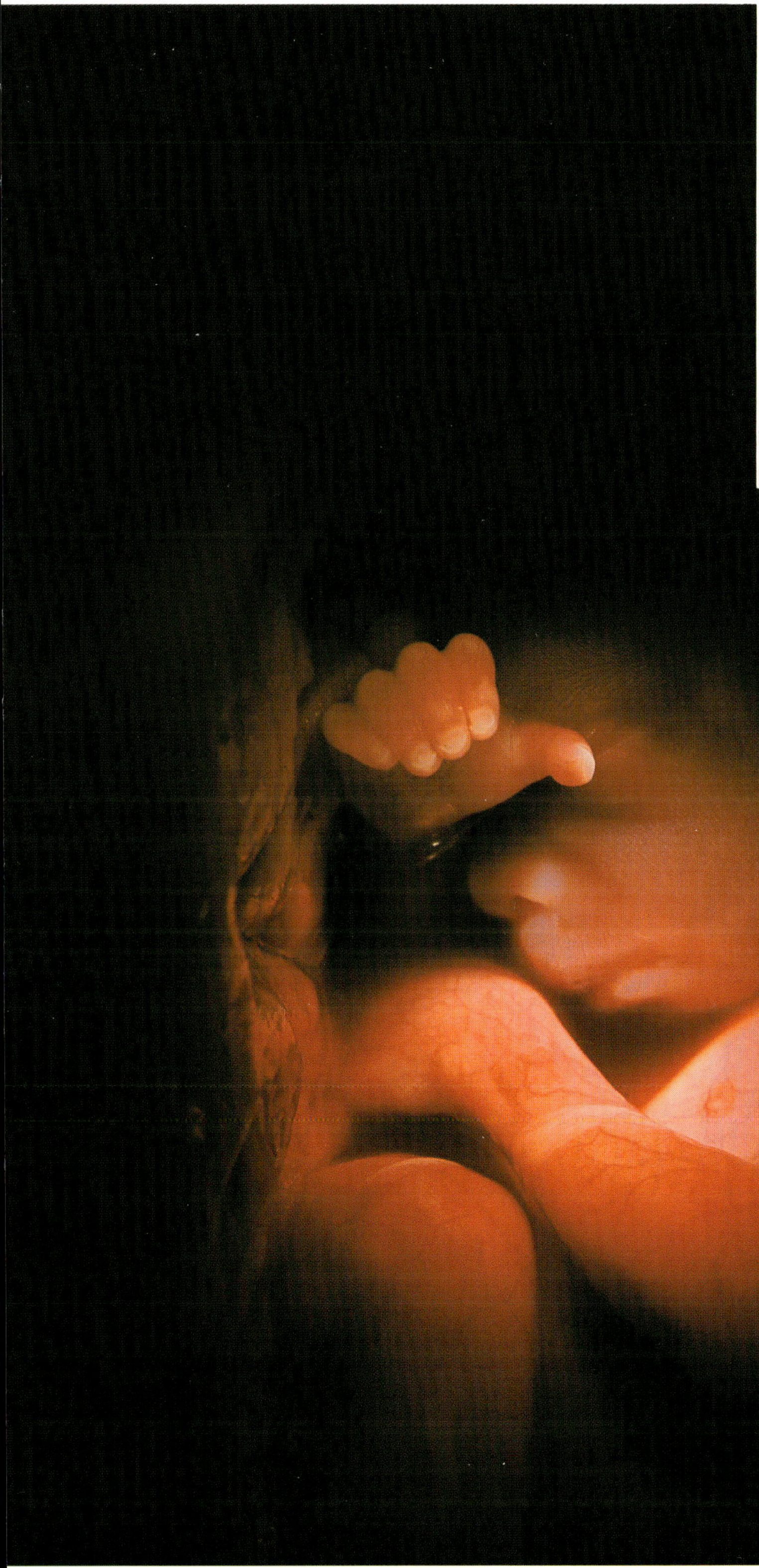

Hand und Fuß

Vier Wochen nach der Befruchtung bildet sich an beiden Körperseiten von der zukünftigen Schulter bis zur zukünftigen Hüfte ein deutlich sichtbarer Streifen. Er wird von Zellen des mittleren Keimblatts aufgebaut. An beiden Enden des Streifens werden in der fünften Woche zwei kleine ausbuchtende Knospen sichtbar, überzogen von der Haut des Embryos. Die Knospen sind ein bißchen abgeflacht und erinnern an die Flossen eines Seehunds. Sie bekommen eine Kante, die bald zur Leiste wird. Die Leiste übernimmt jetzt die Führung in der Entwicklung und gibt dem Bindegewebe Instruktionen, Oberarm, Unterarm, Hand bzw. Oberschenkel, Unterschenkel und Fuß aufzubauen. Alles läuft in einer bestimmten Reihenfolge ab. Die Hand wird vor dem Fuß gebildet, Arme und Beine werden erst später länger, so daß die Proportionen allmählich stimmen. Im dritten bis vierten Monat können die Hände schon greifen und die Füße treten, obwohl die Tritte noch zu zart und schwach sind, als daß die Mutter sie fühlen könnte.

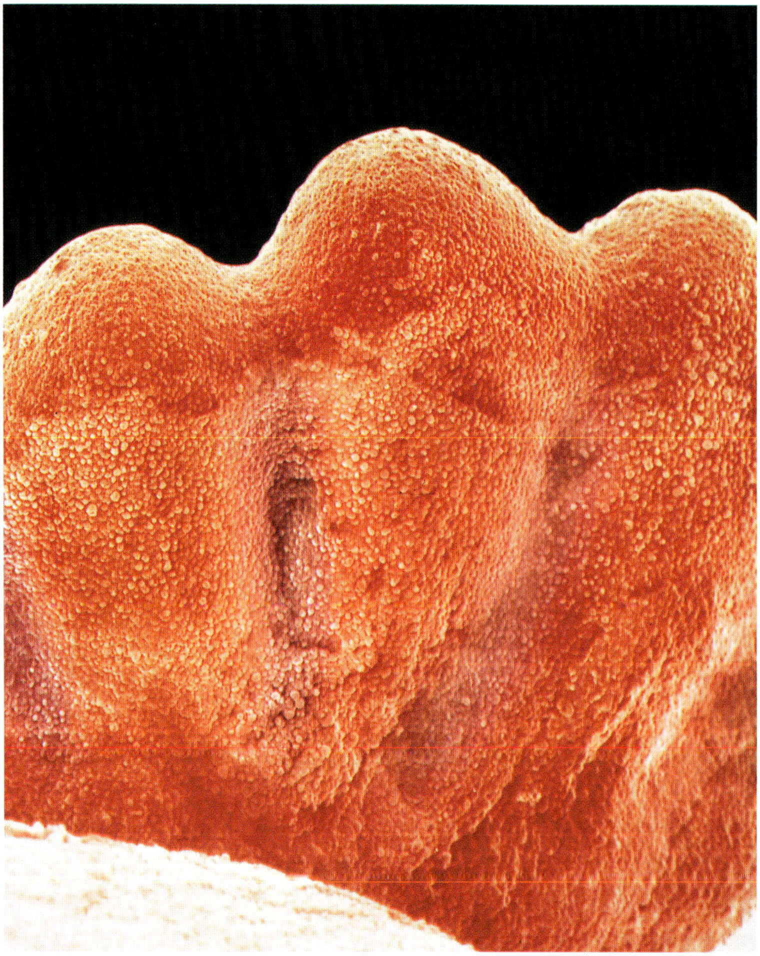

Die Finger bilden sich
6 Wochen nach der Befruchtung des Eis hat der Embryo begonnen, eine Hand mit deutlichen Ansätzen von Fingern auszubilden. Das Gewebe dazwischen bildet sich zurück und stirbt ab. Die Epithelzellen in der Hautschicht treten mit großer Deutlichkeit hervor. *Rechts*, ca. 8 Monate später: Der Greifreflex ist entwikkelt.

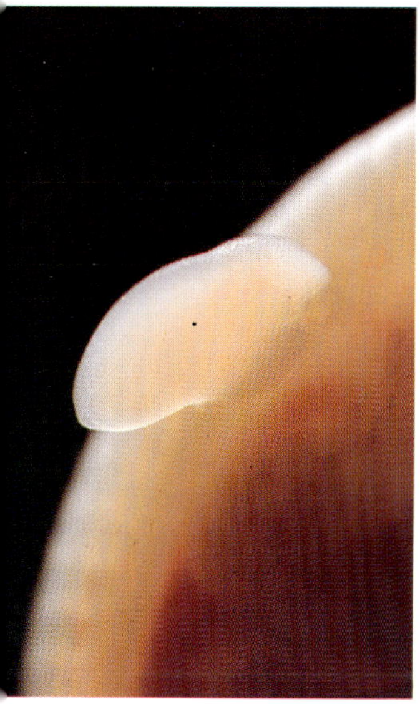

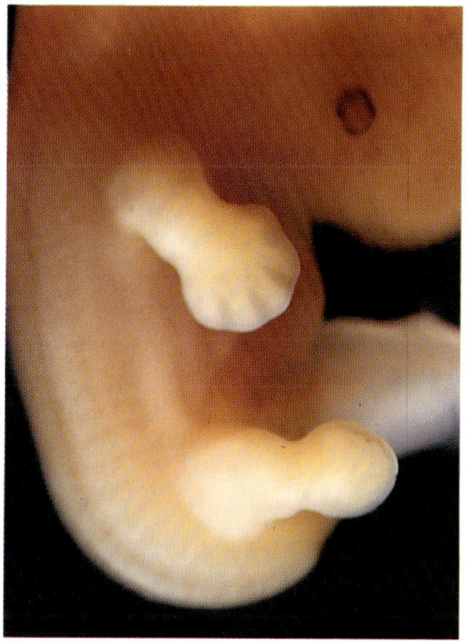

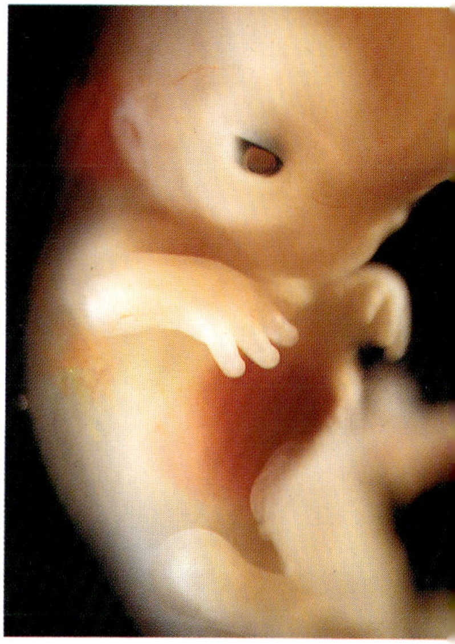

Schon in der 3. bis 4. Woche ragen die Armknospen aus dem Rumpf heraus. Zwei Wochen später ist deutlich zu erkennen, daß die Hand dem Fuß in der Entwicklung voraus ist – die Anlagen der Finger sind zu sehen. In der 11. Woche *(ganz rechts, oben)* sind an jeder Hand fünf kleine Finger zu erkennen. Und in der 17. Woche *(rechts)* sind die Fingernägel da.

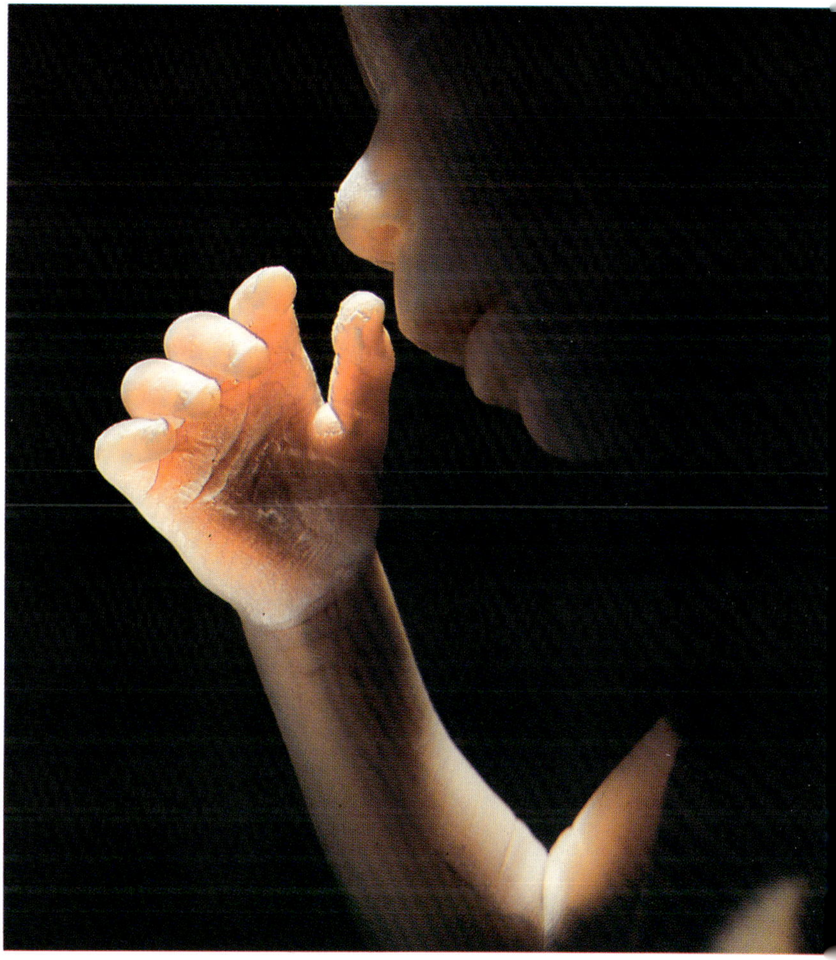

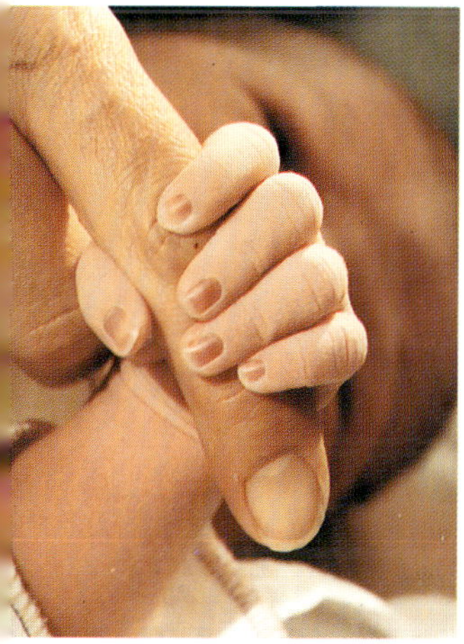

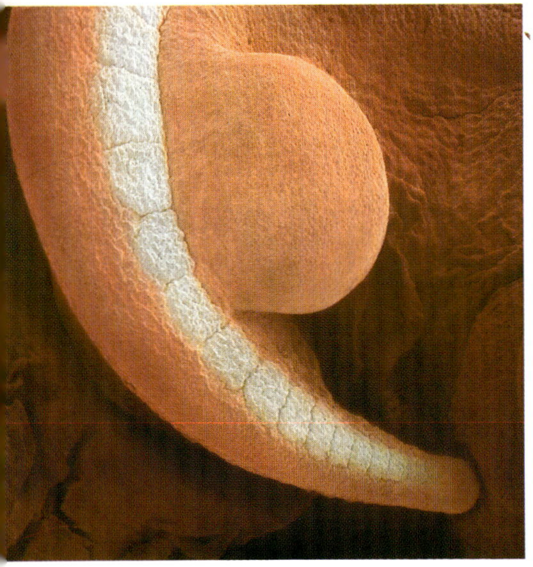

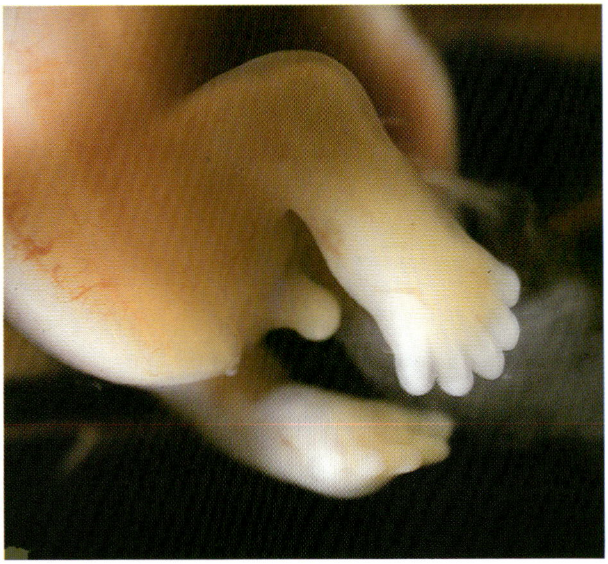

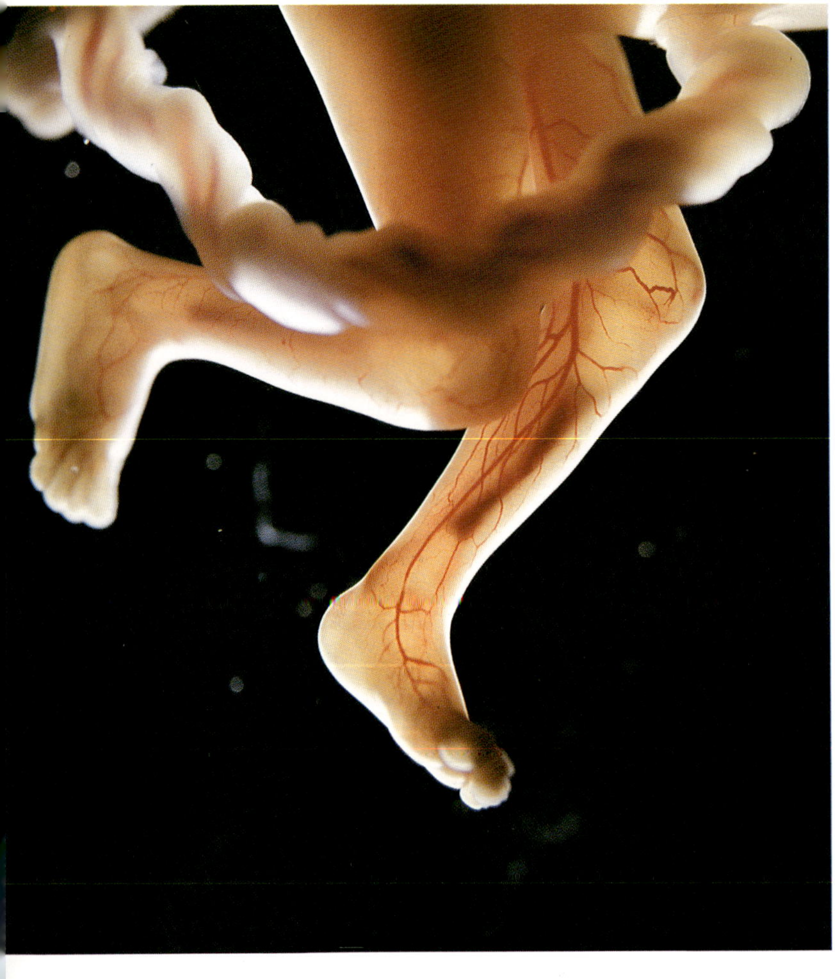

4 Monate, 16 cm. Füße und Zehen sind ein Stück vorangekommen. Jetzt sind die Beine an der Reihe zu wachsen. Durch die dünne Haut schimmert das verkalkte Schienbein im Mittelteil des Unterschenkels. Das übrige Skelett besteht immer noch aus Knorpel. Die Spiralform der Nabelschnur beruht darauf, daß die beiden Arterien und die Vene länger sind als die sie umgebende Hülle. Eine pfiffige Sicherheitsmaßnahme für lebhafte Föten!

Das Skelett

Der Fuß
Der Schwanz ist eine Verbindung zu unserer tierischen Vergangenheit. Er geht schon in der 7. bis 8. Woche verloren, aber einige kleine verkrüppelte Schwanzwirbel behalten wir auch nach der Geburt.
Auf Seite 118, *oben links*, sind der Schwanz samt Fuß- und Beinansatz in der 4. Woche zu erkennen. Auf derselben Seite, *oben rechts*, sind Fuß und Zehen in der 9. Woche entwickelt.

Die Phase gewaltigen Wachstums und zunehmender Größe, die der Fötus im Hohlraum der Gebärmutter durchläuft, erfordert, daß der Körper die ganze Zeit über formbar sein muß. Knorpel, weicher als Knochen, ist es. Der Knorpel muß daher das Baumodell bilden, um später teilweise in Knochen verwandelt zu werden. Die Knochen eines Neugeborenen sind immer noch sehr weich und biegsam. Die Schädelknochen können bei der Entbindung stark verformt werden. Solche Veränderungen gehen bald von selbst zurück. Schlüsselbeine und Oberarme können bei der Entbindung, wenn der Geburtskanal sehr eng ist, auch manchmal brechen. Im Gegensatz zu Knochenbrüchen bei Erwachsenen muß bei solchen Brüchen nichts unternommen werden. Sie heilen meist ohne die geringste Narbe oder Spur, und die Kinder scheinen auch keine besonderen Schmerzen zu haben.

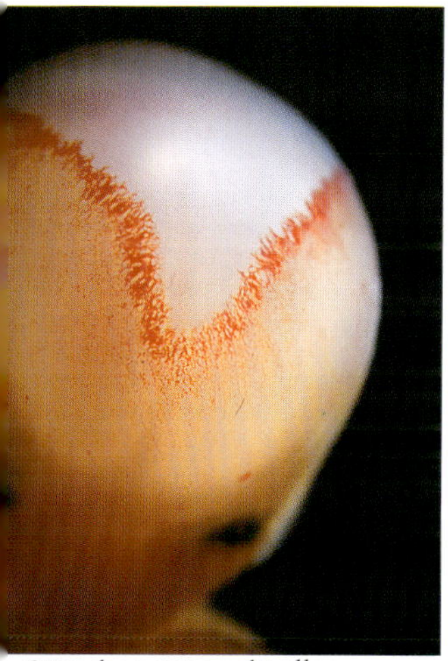

8 Wochen. Jetzt geht alles rasend schnell! Massenhaft bilden sich V-förmige Blutgefäße auf dem Schädeldach, aber bis zum Alter von zwei Jahren gibt es immer noch weiche Teile ohne Knochen (Fontanellen). Bei der Entbindung können sich die Schädelknochen übereinander schieben, damit der Kopfumfang für die Dauer eines Augenblicks verringert wird. *Rechts* zeichnen sich die Knochenkerne in Hand und Arm ab, 12 Wochen.

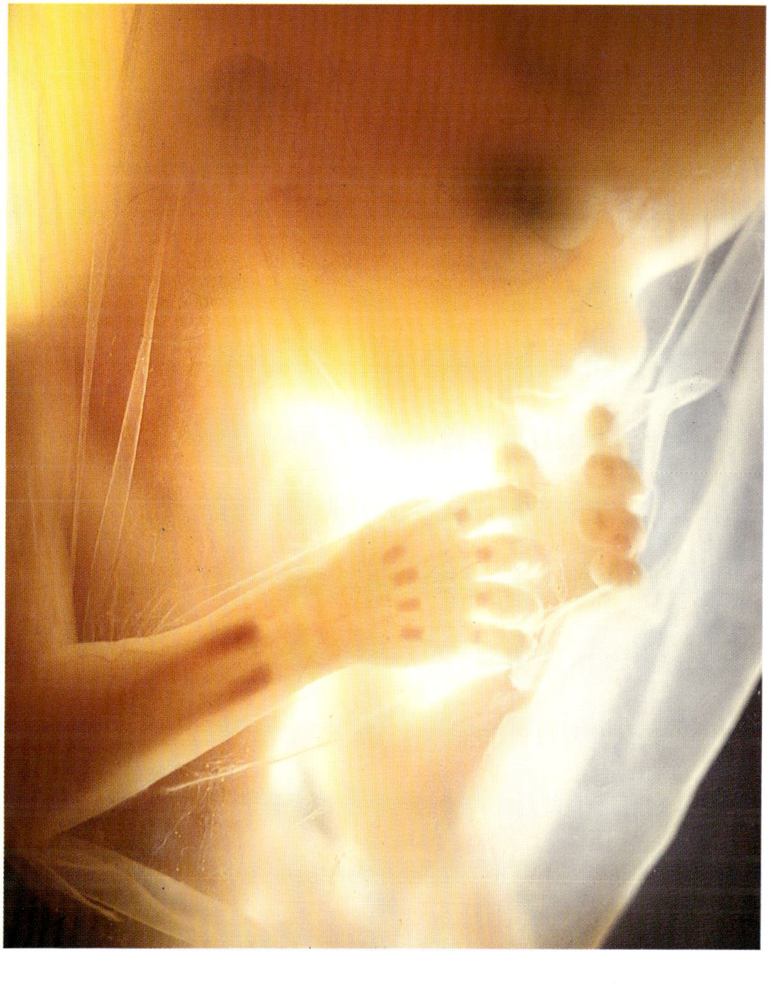

Das Haar

Der erste Haaransatz zeigt sich im dritten Monat. Er beginnt wie die Andeutung zu Barthaaren. Allmählich wird dieses erste Haar durch das sogenannte Wollhaar oder Lanugo-Haar ersetzt, das den ganzen Körper bedeckt und aufregende Muster auf der Haut bildet. Das rührt daher, daß die Haarwurzeln schräg in der Haut sitzen und den Bindegewebsfasern in der Lederhaut folgen. Im vierten bis zum fünften Monat werden die Härchen auf dem Kopf und an den Augenbrauen etwas gröber, und besondere Pigmentzellen verleihen ihnen Farbe. Das Wollhaar fällt ab und verschwindet vor der Geburt. Von seiner Bedeutung weiß man nicht viel. Vielleicht sind diese feinen Härchen dazu da, die schützende Haut – oder Käseschmiere *(Vernix caseosa)* festzuhalten, die von den Talgdrüsen neben den Haarwurzeln gebildet wird. Die schmierige Schicht stellt einen guten Schutz gegen Hautinfektionen dar und trägt dazu bei, daß sich das Kind bei der Entbindung glatt und glitschig anfühlt. Ein Teil der Schmiere löst sich vom Fötuskörper und vermischt sich mit dem Fruchtwasser, deshalb wird es gegen Ende der Schwangerschaft trübe. Fehlende oder ganz wenig Käseschmiere beim Ungeborenen ist ein Zeichen für Übertragung.

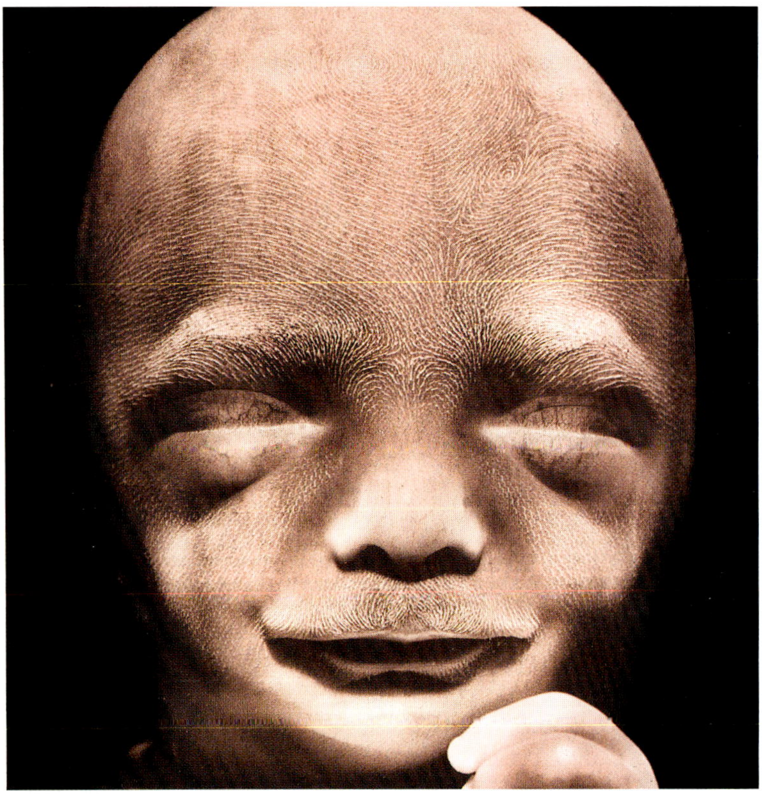

Warum tragen wir einen Pelz im Mutterleib?

Rechts: Knapp 6 Monate alt, der ganze Körper mit Flaum bedeckt. Ist das Fell eine übriggebliebene Erinnerung an den Beginn der menschlichen Entwicklungsgeschichte, oder hat das Haar praktische Bedeutung, z. B. als Halt für die Schmiere, mit der der Fötus bedeckt ist? Bei der Geburt des Kindes ist sie verschwunden, der Körper trägt keinen Pelz mehr, nur noch auf dem Kopf.

Wie wir auf dem Bild *links* sehen, bildet der Teppich von Wollhaar ein interessantes, markantes Muster, was daher kommt, daß die Haarwurzeln schräg in der Haut sitzen. Sie folgen den Bindegewebsfasern unserer Lederhaut.

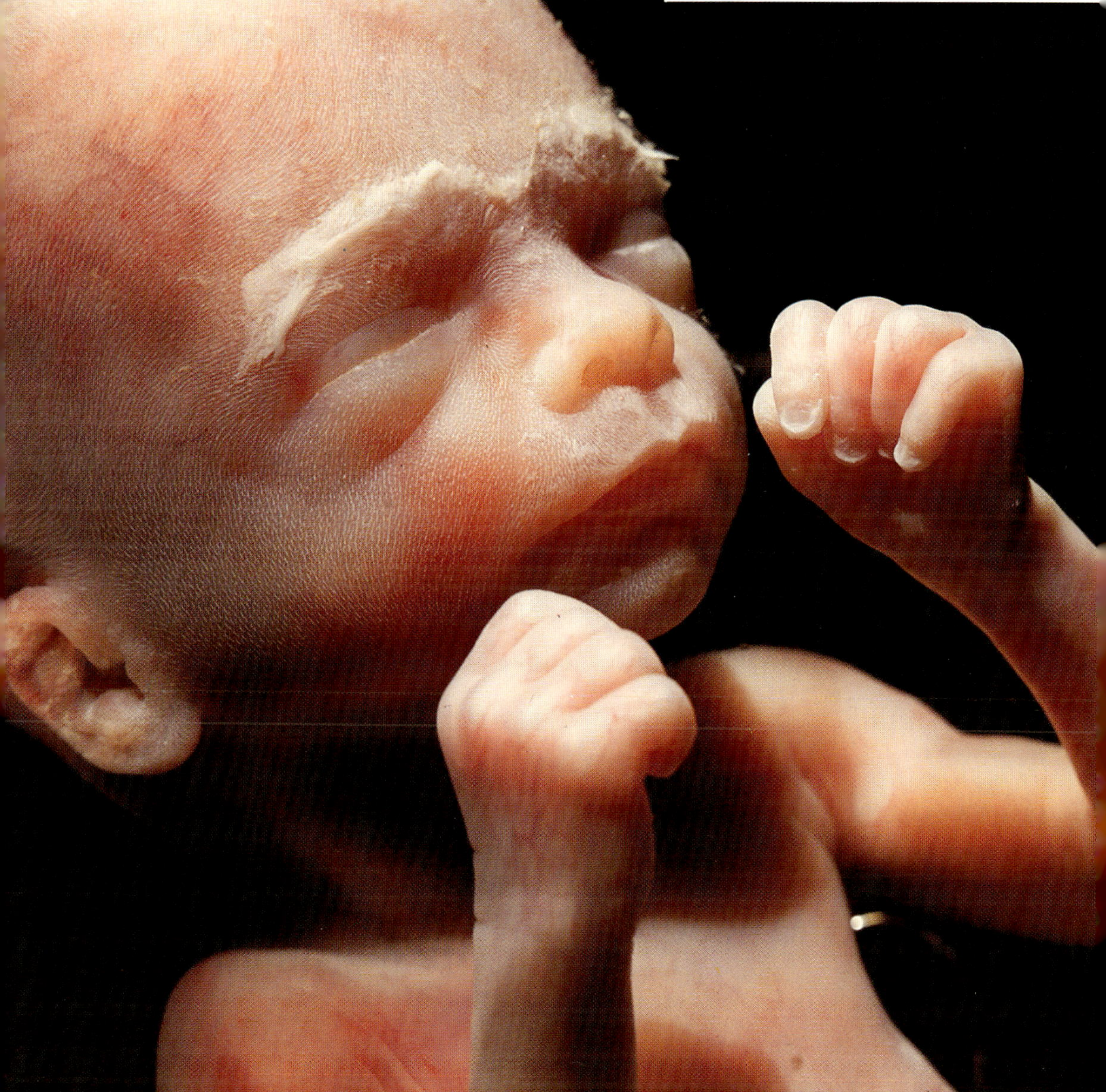

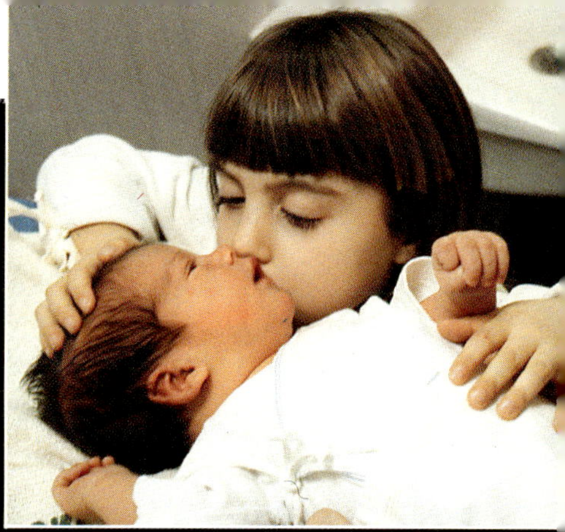

Junge oder Mädchen?

Über das Geschlecht des Kindes wird schon im Augenblick der Befruchtung entschieden. Während der ersten Monate seiner Entwicklung kann man ohne optische Hilfsmittel unmöglich erkennen, ob es ein Junge oder ein Mädchen wird. Geschlechtsdrüsen und Geschlechtsorgane sehen nämlich gleich aus. Zwischen den Beinen wird eine kleine Knospe angelegt, die sich beim Jungen zum Penis und beim Mädchen zur Klitoris entwickelt. An der Seite dieser Knospe entwickeln sich zwei Wülste. Beim Jungen wachsen sie zum Hodensack zusammen, und beim Mädchen entsteht eine Spalte zwischen den Wülsten, die sich zur Scheide entwickelt.

Die Hodenanlagen beim Jungen liegen, genau wie die primitiven Eierstöcke, tief im Bauchraum. Wenn man mit Hilfe des Mikroskops in die inneren Anlagen der Hoden schaut, sieht man die Kanäle darin schon in einem frühen Entwicklungsstadium des Fötus ganz deutlich. Bereits jetzt werden die Vorstadien der Ursamen (Spermatogonien) entwickelt, und in den Eierstöcken gibt es massenhaft kleine Eiblasen mit je einem Ei. Im vierten Monat sind alle fünf Millionen Eier gebildet,

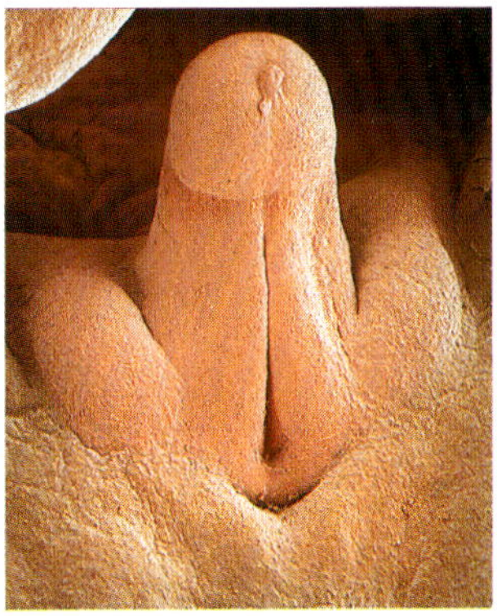

8 Wochen. Die äußeren Geschlechtsorgane sind für beide Geschlechter noch auffallend gleich, die im Bauch sind schon klar zu unterscheiden.

7 Wochen, 25 mm

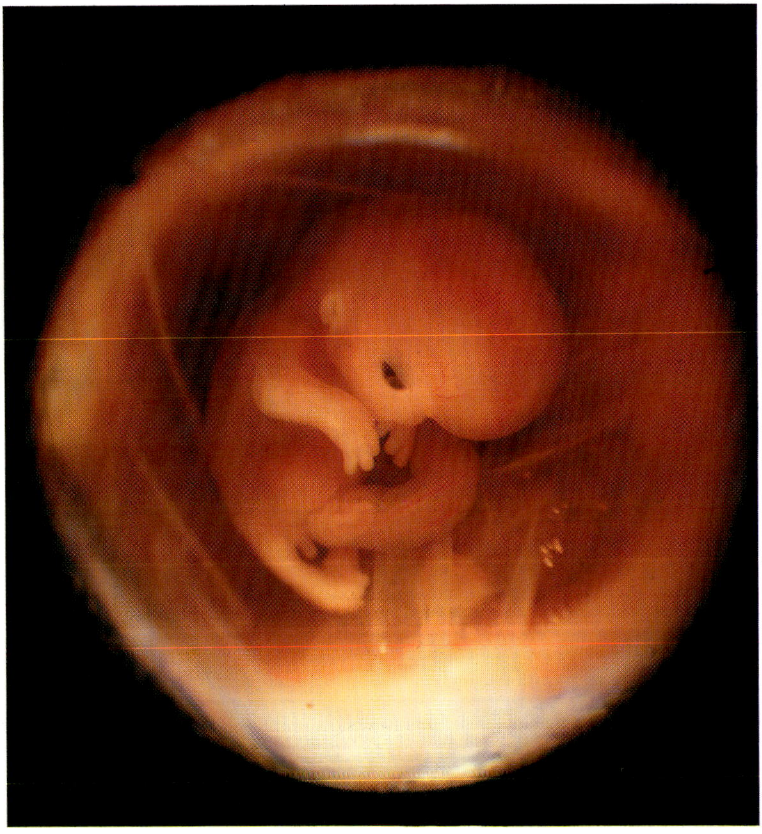

Mädchen

Das Gegenstück zum Penis, die Klitoris, ist schon in der 21. Woche zwischen den Schamlippen zu erkennen (Bildfolge *rechts unten*). Danach die Eierstöcke, wie sie in der 11. Woche aussehen. Ein Querschnitt der Eierstockanlagen (ganz *rechts*) zeigt primitive Eizellen, die von Nahrungszellen umgeben sind. Die Natur ist zeitig mit dem Nachwuchs beschäftigt!

die ein ganzes Leben reichen müssen. Beim Mann dagegen bilden sich bis ins hohe Alter immer wieder neue Spermien.

Schon im fötalen Stadium wachsen einige Eiblasen zu ansehnlicher Größe heran, beeinflußt von den Hormonen der Hypophyse. Die Entwicklung geht jedoch nie bis zum Eisprung und zur vollständigen Reife des Eis, wahrscheinlich, weil der Hormonhaushalt der Mutter während der Schwangerschaft nicht auf den Eisprung eingestellt ist.

Eine schwangere Frau, die aus Unverstand Hormone einnimmt, um beispielsweise Muskeln aufzubauen, riskiert, die Entwicklung der fötalen Geschlechtsorgane zu schädigen, unabhängig davon, ob der Fötus weiblichen oder männlichen Geschlechts ist.

Die werdenden Eltern können durch verschiedene Arten der Diagnostik lange vor der Geburt das Geschlecht des kleinen Fötus erfahren. Eine Fruchtwasseruntersuchung oder die sogenannte Chorionbiopsie geben durch Chromosomenbestimmung eine hundertprozentig sichere Antwort, und in der zweiten Hälfte der Schwangerschaft liefert eine Ultraschalluntersuchung dieselbe Information, allerdings hier mit siebzig- bis achtzigprozentiger Sicherheit.

Junge

Die Bildfolge *unten* wird mit dem Penis des Fötus in der 16. Woche eingeleitet. Danach die Hoden in der 13. Woche, während sie sich noch im Bauch befinden. Ganz rechts ein Hoden im Querschnitt (16. Woche). Wir sehen einen der sich windenden Samenkanälchen, in dem die Spermien gebildet werden. Die Urspermien sind schon an Ort und Stelle. Die blauen Zellen bilden bereits männliche Geschlechtshormone.

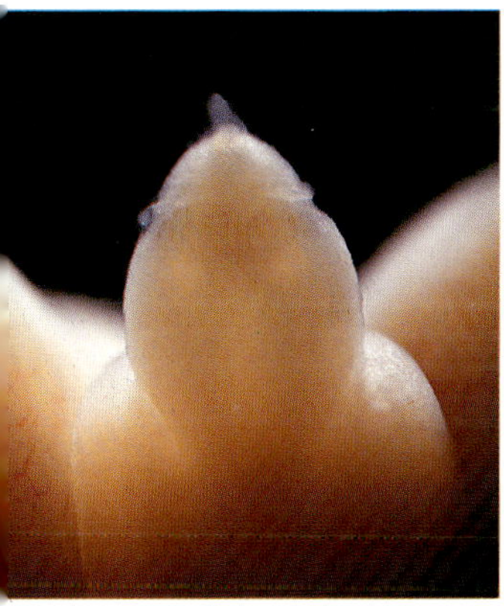
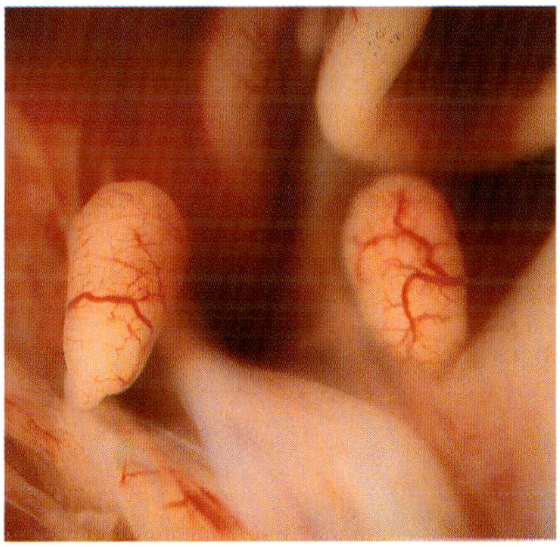
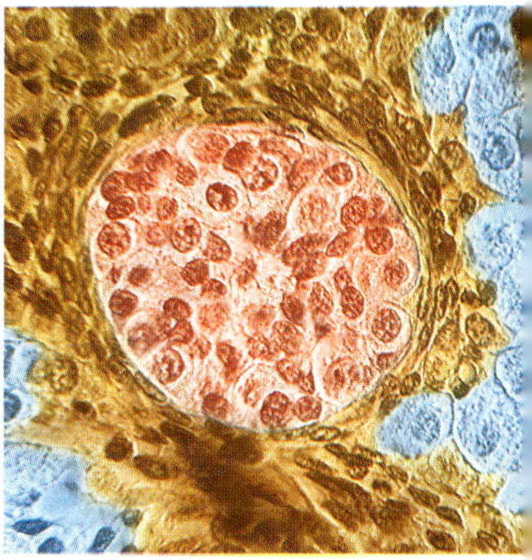
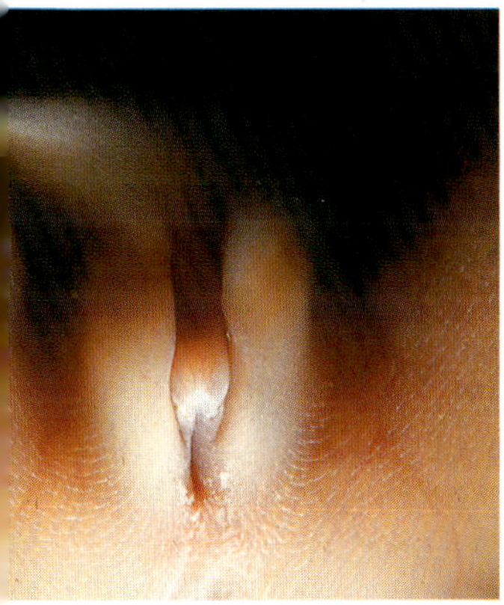
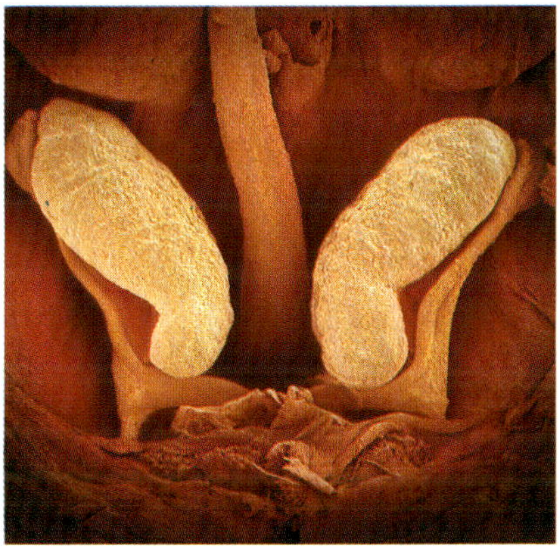
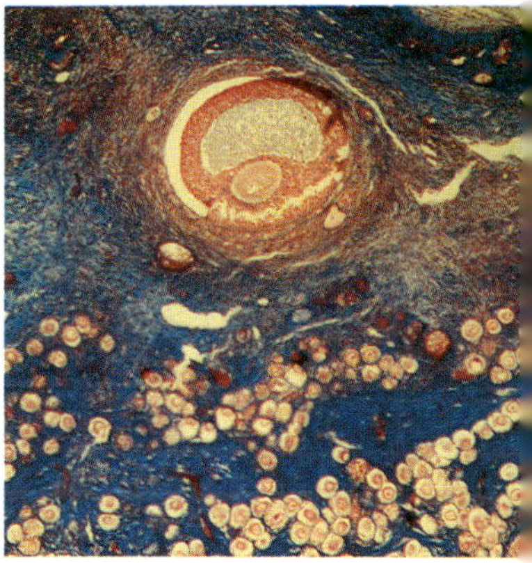

Fötusdiagnose mit optischen Mitteln
Obwohl uns die Ultraschalltechnik die Möglichkeit gegeben hat, den Fötus während seiner Entwicklung wiederholt zu untersuchen, gibt es einen Anlaß, mit Hilfe eines *Fetoskops* in die Gebärmutter zu schauen. Das ist eine Art Fernrohr mit nur einigen Millimetern Durchmesser, das in der Nähe des Bauchnabels durch die Bauchwand geführt wird.
Die Untersuchung wird unter Narkose vorgenommen und erfordert große Geschicklichkeit, damit der Fötus nicht verletzt wird. Mit Weitwinkeloptik kann man Übersichtsbilder bekommen, aber meist ist der Arzt an Details interessiert, zum Beispiel einer Hand, einem Fuß oder den Geschlechtsorganen.
Der Fötus wird gerade auf eine seltene Knochenmißbildung untersucht, die mittels Ultraschall nicht sicher diagnostiziert werden kann. Die Untersuchung verlief sanft und komplikationslos. Das Baby – *eingefügtes* Bild *oben* – kam 22 Wochen später völlig gesund zur Welt.

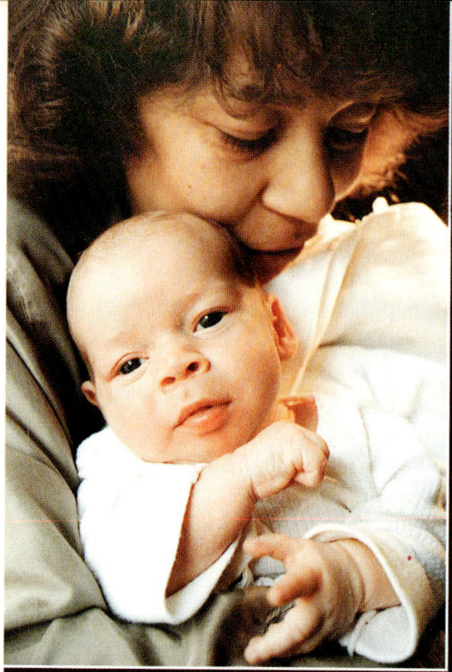

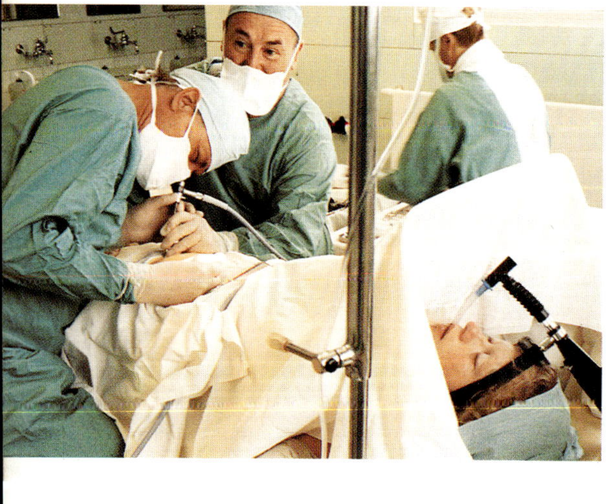

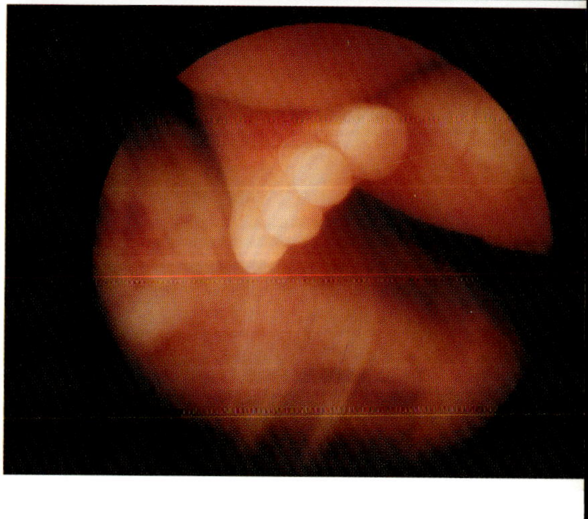

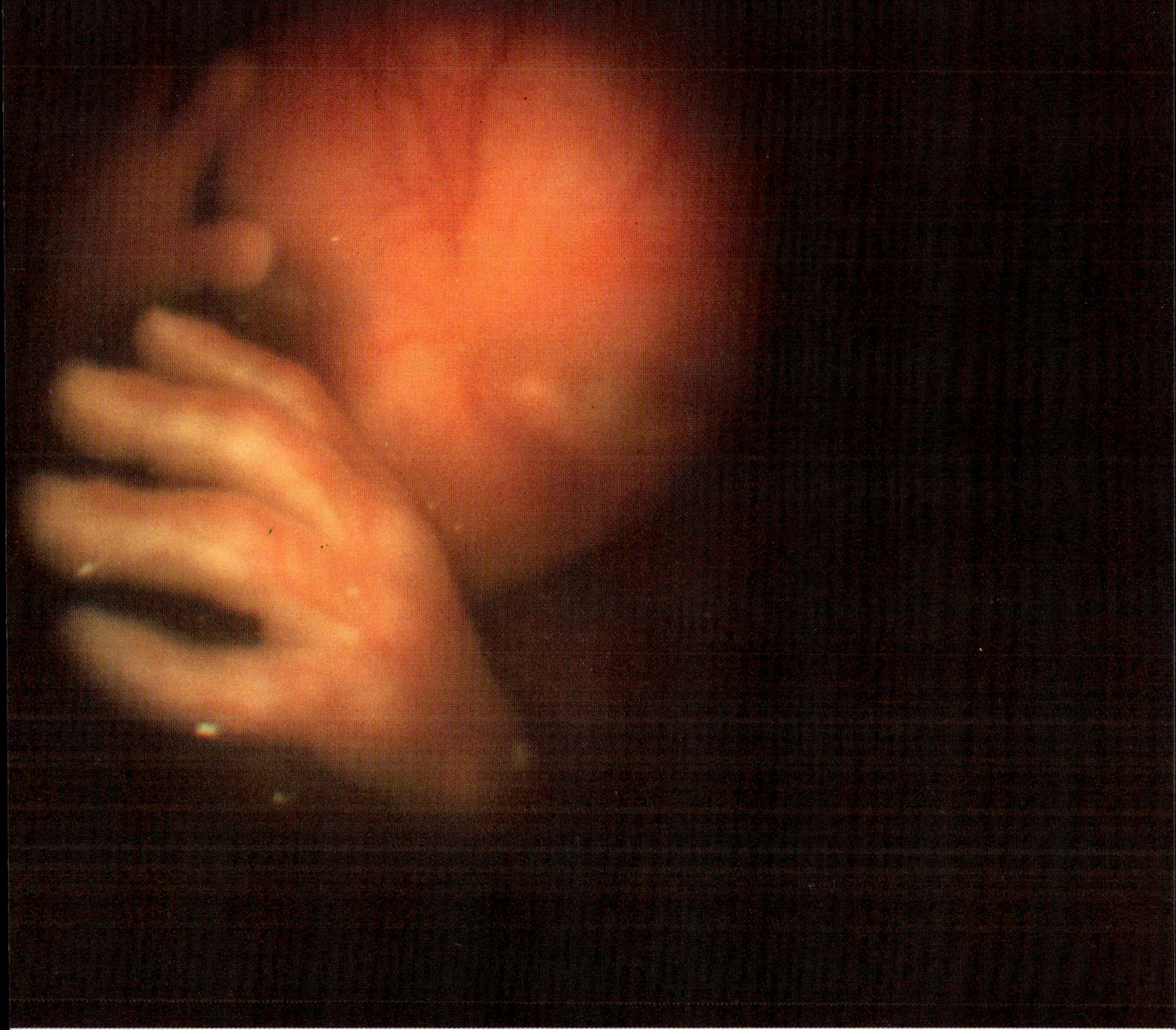

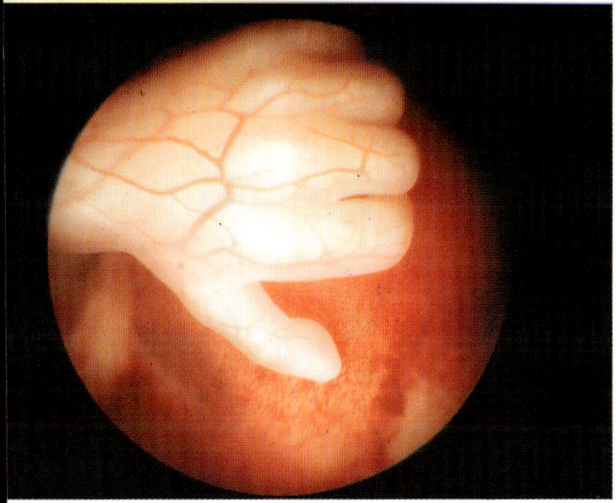

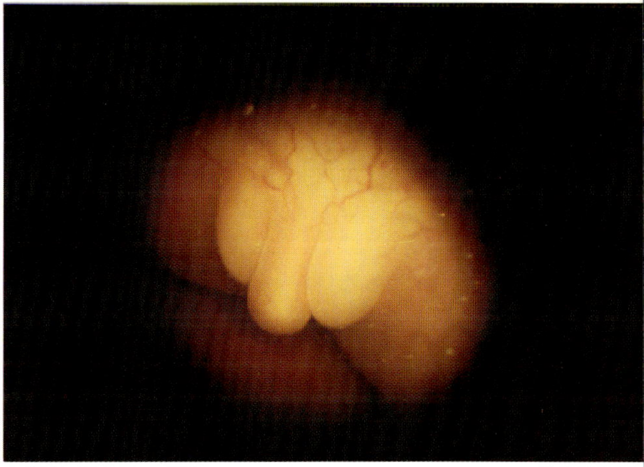

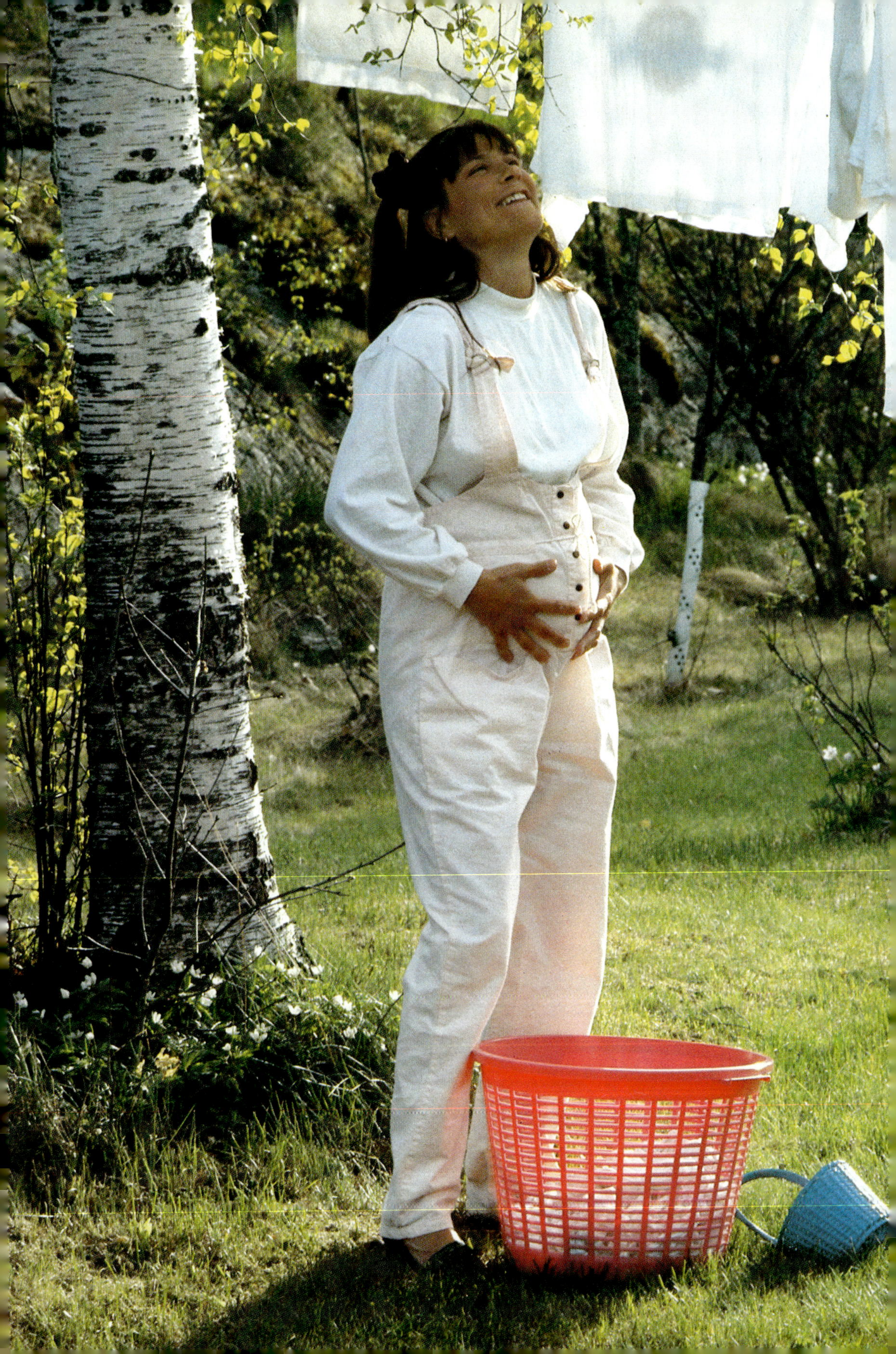

Mitten in der Schwangerschaft

Ungefähr in der Hälfte der Schwangerschaft, das heißt in der achtzehnten bis zwanzigsten Woche seit der letzten Menstruation, beginnt die Frau die Bewegungen des Fötus zu spüren. Wenn sie nicht weiß, wie sich das anfühlt, dauert es ein bißchen länger, ehe sie sicher ist. Frauen, die zum erstenmal schwanger sind, spüren die Bewegungen einige Wochen später als Frauen, die schon einmal entbunden haben. Die ersten Zeichen kann man nicht mitteilen, man muß sie erfahren. Sie werden häufig recht diffus beschrieben: als leichtes Wellenschlagen im Unterleib oder als Bewegung eines Fischschwanzes.

Im allgemeinen hat die Frau jetzt einige Kilo zugenommen, und der Bauch rundet sich leicht. Der obere Teil der Gebärmutter hat die Nabelhöhe noch nicht erreicht, und es ist noch immer ziemlich viel Platz im Bauch. Die Atmung ist nicht beeinträchtigt, die Übelkeit verschwunden, und die meisten Frauen erleben jetzt die angenehmste Phase der Schwangerschaft, physisch wie psychisch. Ein zunehmendes Wärmeempfinden – als ob man ein kleines Stövchen mit sich herumtrüge – ist eine normale Reaktion in diesem Stadium. Ab diesem Zeitpunkt gehen schwangere Frauen alle vier Wochen zur Schwangerschaftsvorsorge beim Frauenarzt.

Ein erhöhter Ausfluß aus der Scheide ist jetzt ganz natürlich. Wenn er zu stark wird, irritiert oder übel riecht, kann es sich um eine Pilzinfektion handeln, die mit Medikamenten zu behandeln ist.

Kaum zu glauben – ich hab' gefühlt, wie sich das Kind da drinnen bewegt hat! Die ersten Tritte sind ein unbeschreibliches Erlebnis, besonders wenn eine Frau so etwas noch nie erlebt hat. Sie ist dann in der 18. bis 20. Schwangerschaftswoche, aber in Wirklichkeit hat sich der Fötus schon viele Wochen vorher in der Gebärmutter bewegt. Erst jetzt werden die Bewegungen so stark, daß sie durch die Bauchwand zu spüren sind.

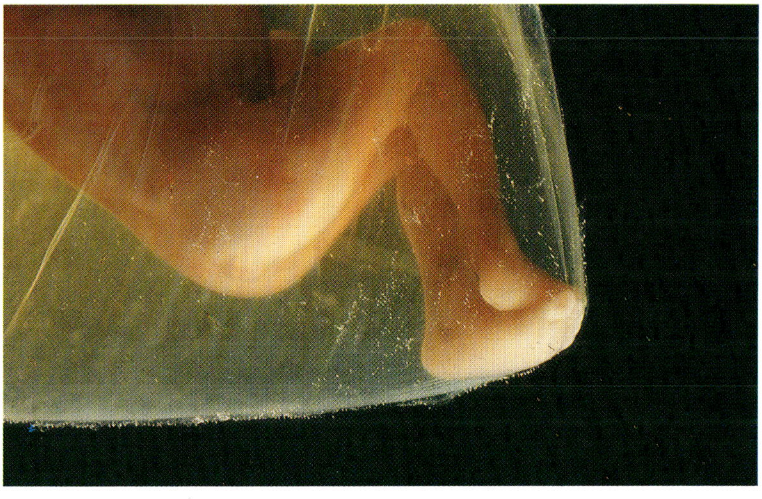

Normale Beschwerden

Krampfadern und Hämorrhoiden sind normale Beschwerden für schwangere Frauen, vor allem in der späteren Phase der Schwangerschaft. Die Ursache für beide Leiden ist dieselbe: Gebärmutter und Fötus drücken auf große Venen, die am kleinen Beckenknochen vorbeilaufen. Dem Blut wird der Durchgang erschwert, der Blutdruck in den Venen steigt, und die Venen schwellen an. Das kann gelegentlich zu Schäden an den Venenklappen führen: Das Blut staut sich nach hinten, und die Gefäße erweitern sich noch mehr.

Starke Venenklappeninsuffizienz verschwindet nach der Entbindung nicht von selbst, dennoch ist es klüger, mit einer Operation der Krampfadern drei bis vier Monate nach der Entbindung zu warten, um zu sehen, wieviel Schaden wirklich entstanden ist. Hämorrhoiden müssen selten operiert werden und heilen normalerweise nach der Entbindung, besonders dann, wenn der träge Stuhlgang überwunden ist, der während der Schwangerschaft oft auch Ursache diverser anderer Befindensstörungen war.

Weitere Beschwerden, besonders in der letzten Phase der Schwangerschaft, sind Wadenkrämpfe, die teils auf einem gestörten Blutkreislauf, teils auf schwangerschaftsbedingten Elektrolytveränderungen, wie zum Beispiel Magnesiummangel, beruhen. Auch Sodbrennen und Verdauungsbeschwerden können manchmal Kummer bereiten, doch dagegen gibt es wirkungsvolle Medikamente. Sie werden nicht vom Blutkreislauf der Frau aufgenommen, weshalb auch kein Risiko für eine Beeinträchtigung des Fötus besteht.

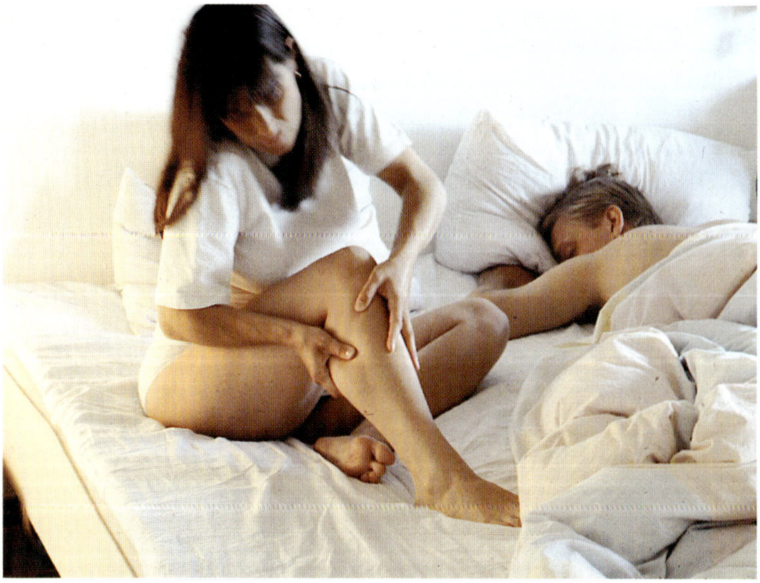

Kribbeln und Stechen in den Waden sind nicht ungewöhnlich, wenn der Bauch schwer wird und der Arbeitstag lang gewesen ist. Dann wacht man nachts mitunter auf, kann nicht wieder einschlafen. Und der nächste Masseur – er schläft schon wie ein Stein!

Den Körper in Form halten

In manchen Ländern wird die schwangere Frau so umsorgt, daß sie inaktiv wird. Sich sozusagen durch die Schwangerschaft ruhen, ist weder für den Körper noch für die Seele gut. Die meisten Frauen in der westlichen Welt arbeiten bis einige Wochen vor der Entbindung normal weiter. Erfordert eine Arbeit viel Bewegung, kann dies ausreichen. Doch hat eine Frau eine sitzende Tätigkeit, dann muß sie nach geeigneten Formen körperlicher Aktivität suchen. Das ist in der Schwangerschaft besonders wichtig. Natürliche Bewegung ist immer gut, aber es gibt auch besondere Gymnastikübungen für Schwangere. Ein Teil dieser Programme ist besonders darauf angelegt, jene Muskelgruppen zu trainieren, die später bei der Entbindung wichtig sind.

Die Beckenbodenmuskeln kann man durch sogenannte Kneifübungen – man spricht von Kegelübungen – trainieren, und um richtig zu lernen, wie man die Beckenbodenmuskulatur willkürlich kontrolliert, ist es gut, dies unter professioneller Anleitung zu erlernen. Kegelübungen sollte die Frau vor und nach der Entbindung machen, damit die überdehnte Muskulatur ihre normale Spannkraft wiedererlangt. Der Rücken wird während einer Schwangerschaft stark beansprucht, da die Mutter den wachsenden und immer schwereren Bauch balancieren muß. Es ist gut, wenn die Rückenmuskulatur während der Wehenarbeit geschmeidig und beweglich ist. Rückenübungen sind deshalb ein fester Bestandteil der Schwangerschaftsgymnastik.

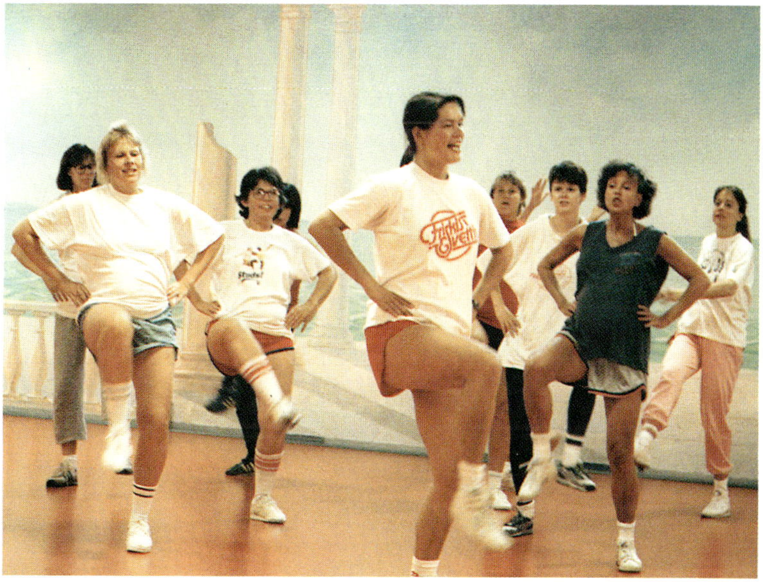

Der Körper ist recht altmodisch konstruiert: Es tut ihm nicht besonders gut, stillzustehen. Auch eine schwangere Frau sollte möglichst lange aktiv sein. Und wenn die alltägliche Bewegung nicht ausreicht, ist Schwangerschaftsgymnastik eine gute Ergänzung.

Die Sinne trainieren

Es ist nicht nur wichtig, daß die Mutter vor der Entbindung physisch in guter Kondition ist, sondern auch psychisch sollte sie gut vorbereitet sein. Darum gibt es in den Entbindungskliniken Schwangerschaftsvorbereitungskurse, die beiden offenstehen, werdenden Müttern und Vätern. Zu den Vorbereitungen gehören Entspannungs- und spezielle Atemübungen. Bei der Wehenarbeit ist es eine große Hilfe, wenn man gelernt hat, die Muskeln locker zu lassen und entspannt zu sein. Je mehr man sich verkrampft, um so schmerzhafter werden die Wehen erlebt, und um so anstrengender ist die Geburt.

In diesem Zusammenhang kann Psychoprophylaxe (psyche = Seele, prophylax = vorbauend) mindestens genausowichtig sein wie physi-

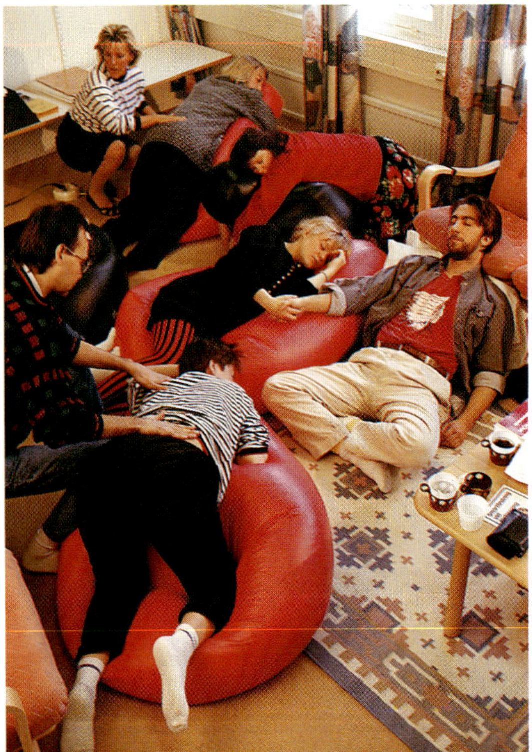

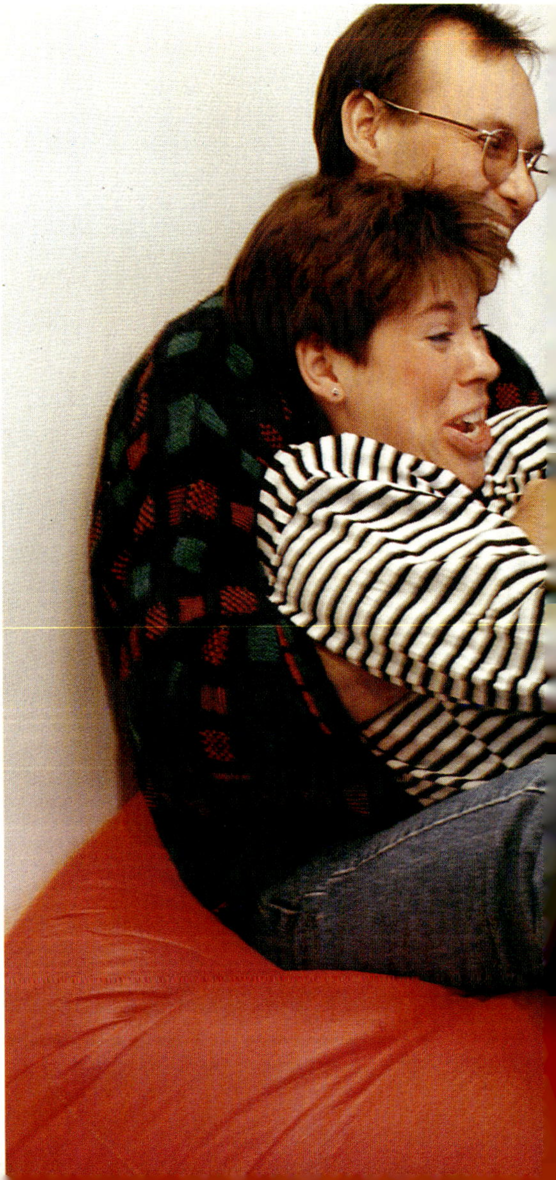

In der zweiten Hälfte der Schwangerschaft ist es gut, Entspannung zu trainieren, am besten zusammen mit anderen werdenden Eltern. Entspannung ist, genau wie Rückenmassage, ein wichtiges Moment der Schmerzlinderung. Hier hat der werdende Vater Gelegenheit, handfest nützlich zu sein! Rechts ist die Gruppe zu Übungen in der Entbindungssituation vorgedrungen, und da kommen Puppen gerade recht.

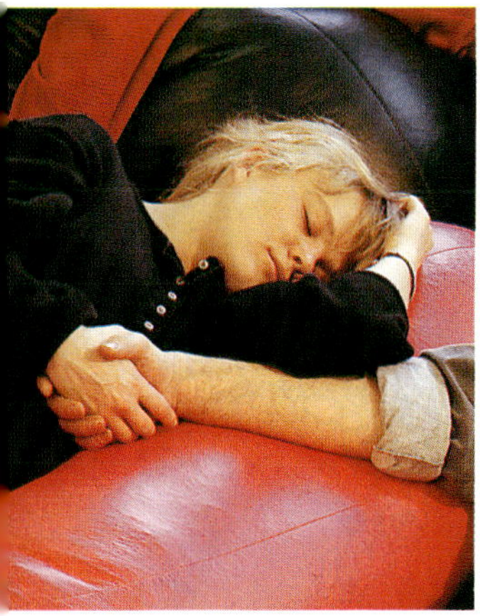

sches Training. Natürlich sollten Körper und Seele möglichst im Gleichgewicht sein. Spielerisch mit Puppen zu üben und mit handfesten, praktischen Beispielen zu demonstrieren, wie es bei der Entbindung im einzelnen wirklich zugeht, gibt vielen ein sicheres Gefühl für den Ernstfall. In den letzten Jahren ist dem Personal auf den Entbindungsstationen klargeworden, daß Schmerzen und Angst vor der Wehenarbeit und der Entbindung zunehmen, wenn Frau und Mann schlecht vorbereitet sind. Eine eher häusliche Atmosphäre in diesen Abteilungen und im Kreißsaal ist ein Glied in der Kette der Bestrebungen, werdende Eltern auch psychisch zu unterstützen.

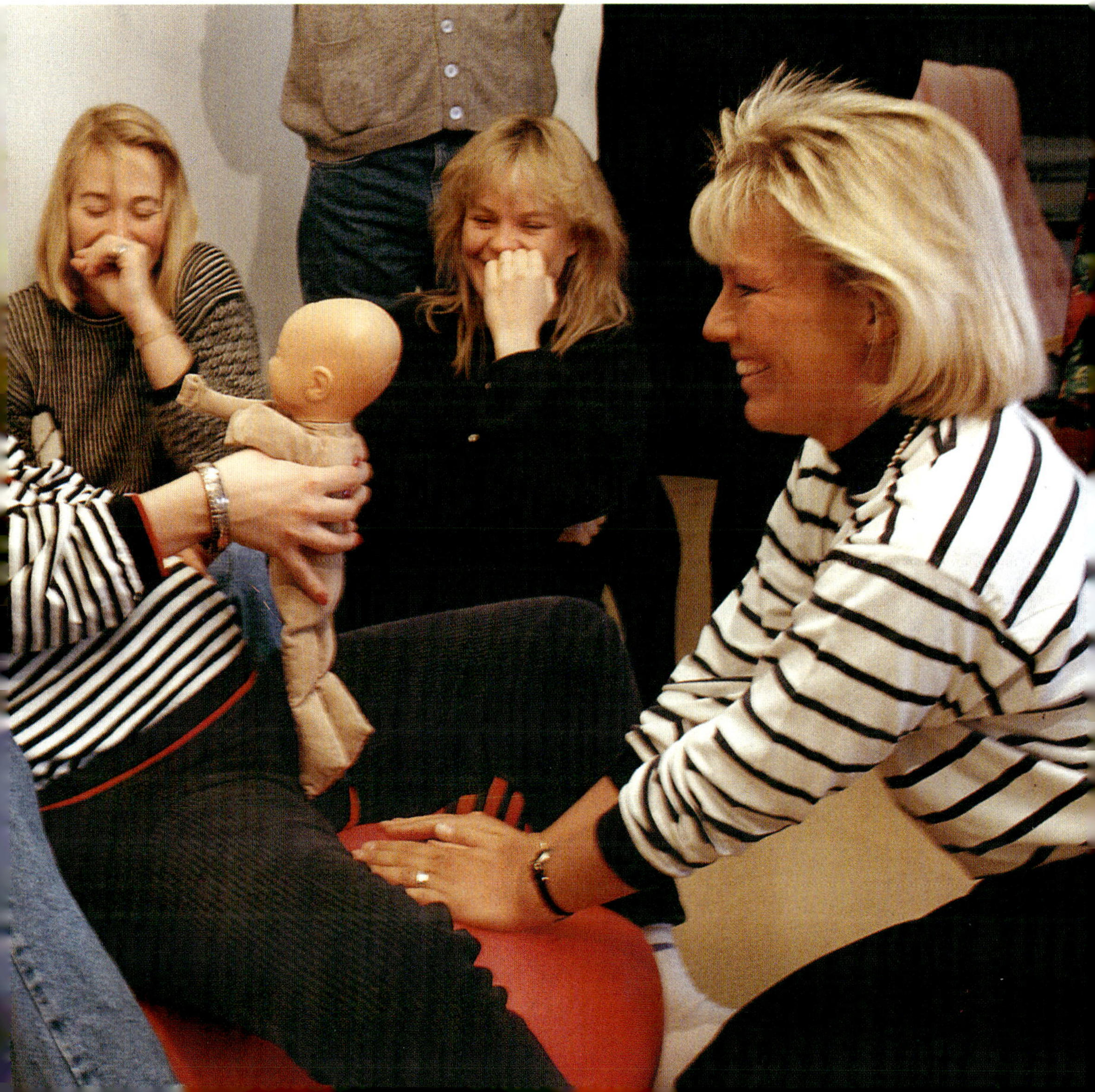

Besuch auf der Entbindungsstation

Ein wichtiger Teil der Vorbereitungen, besonders für Erstgebärende, ist ein Besuch auf der Entbindungsstation. Mutter und Vater sollten gemeinsam erleben, wie es im Kreißsaal zugeht. Die Hebamme geht praktisch die ganze Ausrüstung durch, wie das Bett aussieht und funktioniert, welche Überwachungsapparaturen es gibt, wozu sie da sind. Sie erzählt von unterschiedlichen Methoden der Schmerzlinderung, zum Beispiel Lachgas und verschiedenen Injektionen, die die Nerven blockieren. Das sollte das Paar vor der Entbindung wissen – viele fühlen sich dadurch sicherer.

Erst jetzt beginnen die werdenden Eltern vielleicht den Zusammenhang zwischen Schwangerschaft, Entbindung und ihrer eigenen Elternrolle zu begreifen. Es gibt viele Fragen, und eine geduldige Hebamme hat genügend Erfahrung, wieder und wieder zu erklären und auf all die Fragen, die sich plötzlich aufdrängen, zufriedenstellende Antworten zu geben. Es kommt darauf an, realistisch und glaubwürdig zu sein, ohne zu erschrecken.

Wenn Mutter und Vater sich auch seelisch auf die Geburt vorbereitet haben, sind die Voraussetzungen viel besser, daß die Entbindung ein positives Erlebnis und eine schöne Erinnerung für die Zukunft wird. Anders als früher ist die Entbindung in den letzten Jahren mehr und mehr eine Angelegenheit des Paares geworden. Die Anwesenheit des werdenden Vaters ist eine große Unterstützung, und in vielen Fällen kann er auch aktiv mithelfen, was natürlich seinen Anteil am Geschehen wesentlich erhöht.

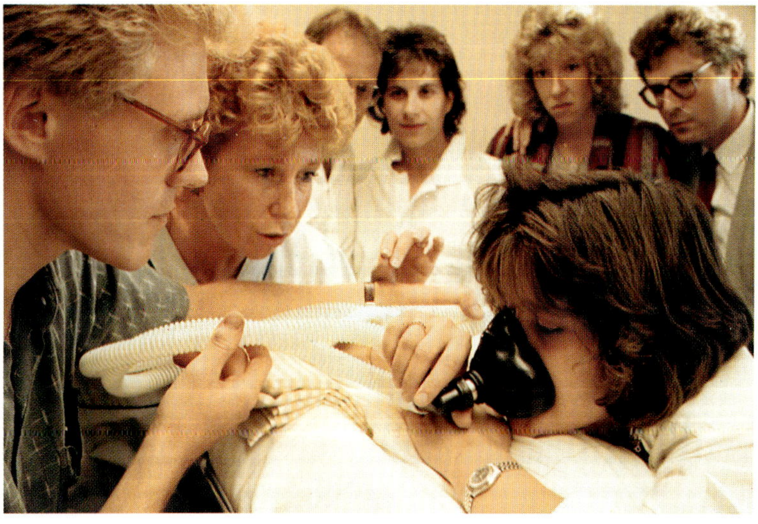

Zu den Elternkursen von heute gehört auch die Besichtigung der Entbindungsstation und des Kreißsaals. Hier können sich werdende Eltern mit einer Situation vertraut machen, die bald auf sie selbst zukommt. Es ist ein gutes Gefühl, den Lachgasapparat ausprobiert und Handgriffe gelernt zu haben, ehe es ernst wird.

Verschiedene Entbindungshaltungen ausprobieren

Die meisten Frauen gebären ihre Kinder halb liegend in einem Krankenhausbett. So ist es lange gewesen – aber nicht immer. Die traditionelle Gebärhaltung von heute ist wahrscheinlich von Krankenhausärzten eingeführt worden, damit sie die Entbindung leichter kontrollieren und eingreifen können, falls es nötig wird.

Heute kann die Frau oft selbst entscheiden, in welcher Haltung sie entbinden möchte. Es mangelt nicht an Vorschlägen. In früheren Zeiten – und bei den Naturvölkern auch heute noch – nutzte die Frau die Schwerkraft aus und gebar stehend, kniend oder hängend, wie auf dem Bild unten zu sehen. Daneben moderne Varianten.

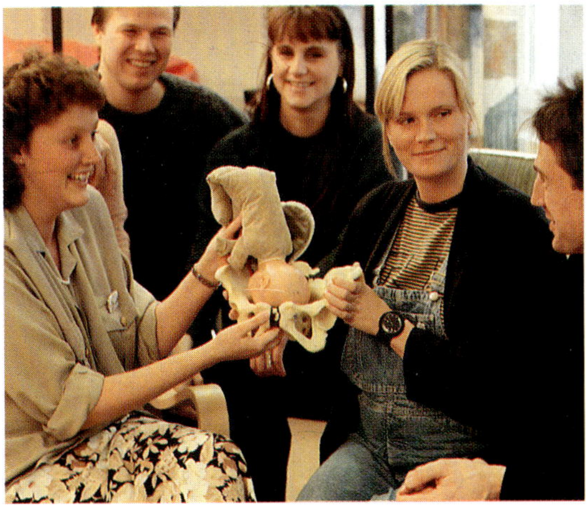

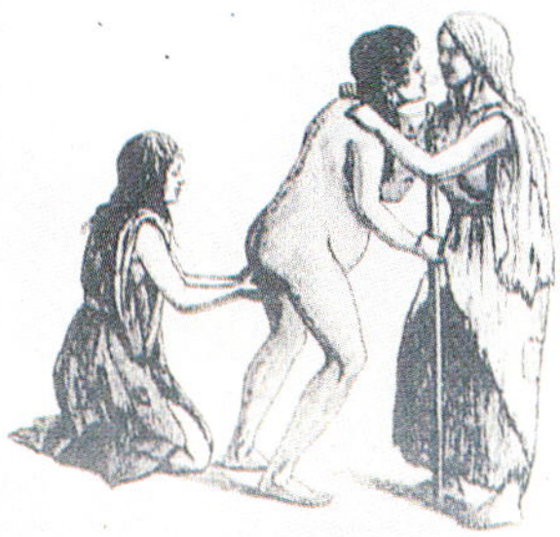

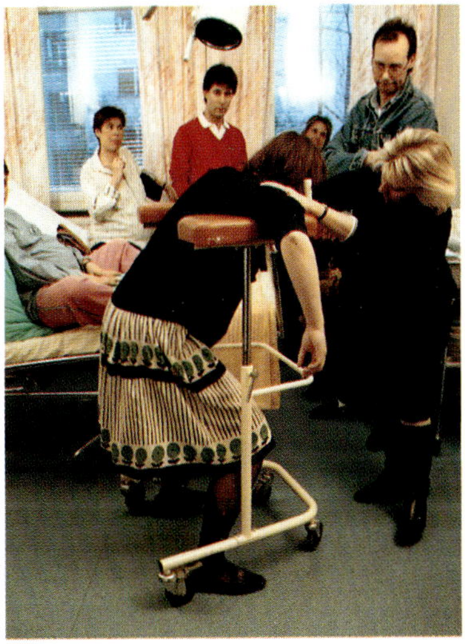

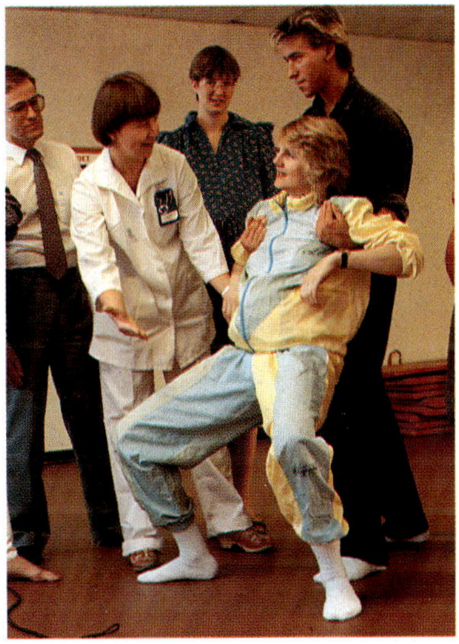

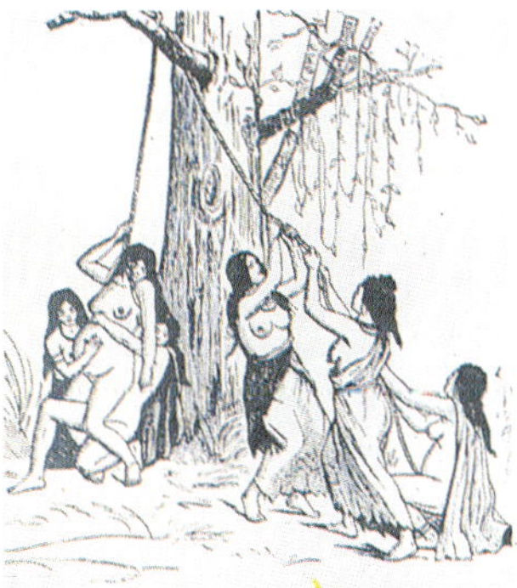

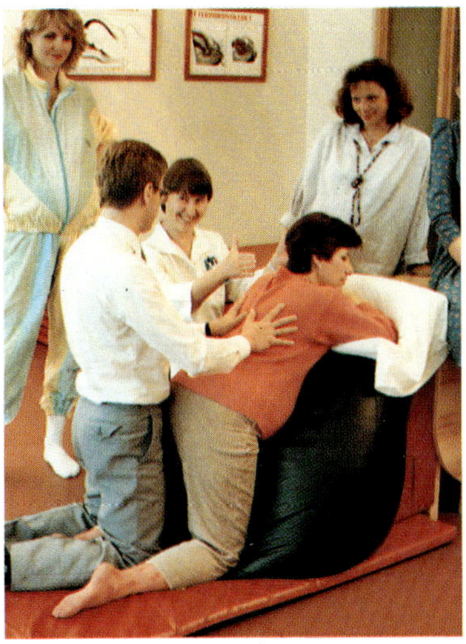

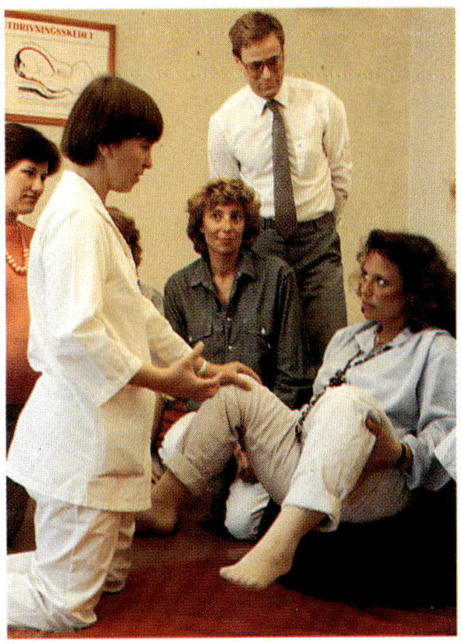

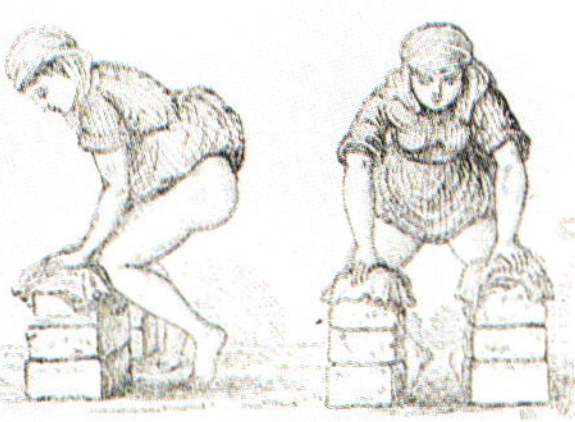

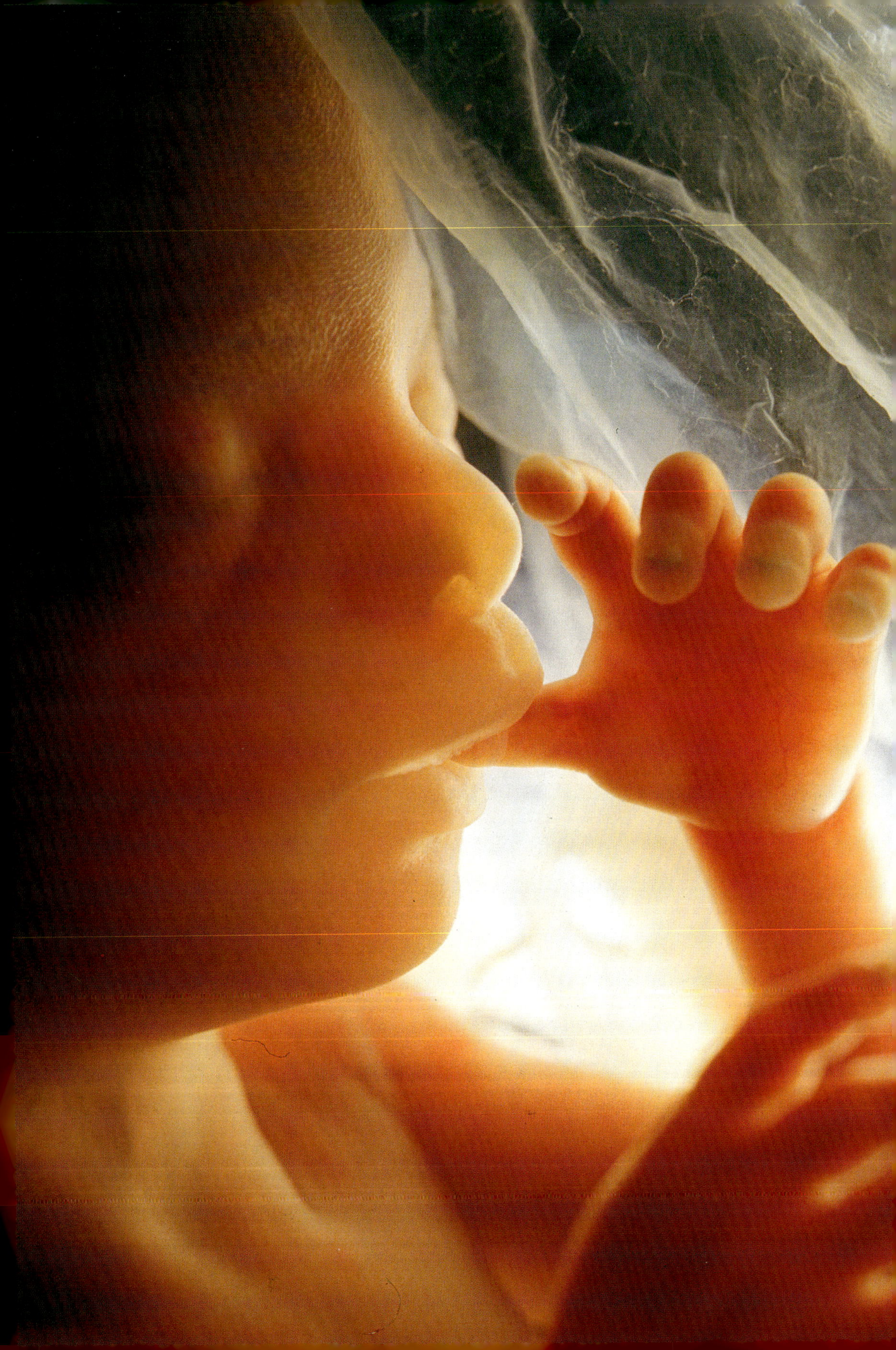

Bald bereit fürs Leben

18 Wochen, 20 cm.
Man betrachte die Hand – was für ein kleines Kunstwerk, obwohl noch nicht einmal die Hälfte der Zeit in der Gebärmutter um ist! Jetzt werden die Systeme ausprobiert. Der Fötus bewegt sich und fuchtelt mit den Armen. Wenn ein Finger zufällig die Lippen berührt, wird der Saugreflex ausgelöst.

Tief drinnen in der Gebärmutter schwebt der Fötus gut geschützt im Fruchtwasser. Doch das heißt nicht, daß er von der Umwelt isoliert ist. Er ist umgeben von Vibrationen und Geräuschen, die er schon ab dem fünften Monat wahrnimmt: das Blut, das in den Blutgefäßen der Mutter rauscht und pulst, Gegurgel von Magen und Därmen, die Stimme der Mutter, die durch ihren Körper übertragen wird.

Von der Welt draußen dringen andere Geräusche herein, Lärm kann das Herz schneller schlagen lassen, und vielleicht zuckt das ganze Kind zusammen. Allmählich lernt es, gewisse Muster im Geräuschmilieu wiederzuerkennen, und vielleicht bemerkt es auch den Unterschied zwischen Mutters und Vaters Stimme. Nach und nach erfaßt die Mutter, daß das Kind darauf reagiert, was in seiner Umgebung geschieht, und sie deutet es so, daß das Bewußtsein des Kindes immer mehr erwacht.

Im großen und ganzen lebt der Fötus in einer dunklen Welt, aber ein bißchen Licht dringt durch die Bauchdecke der Mutter und die Umhüllung der Gebärmutter herein. Die Augen sind bis zum siebten Monat geschlossen, aber danach können wir ziemlich sicher sein, daß der Fötus Licht als rötlichen Schimmer wahrnimmt.

Sollte das Kind zu früh geboren werden, sind die Chancen, daß es überlebt, heutzutage sehr gut. Schon nach vierundzwanzig vollendeten Schwangerschaftswochen kann ein Kind, das ungefähr ein halbes Kilo wiegt, manchmal überleben und später ein normales Leben führen.

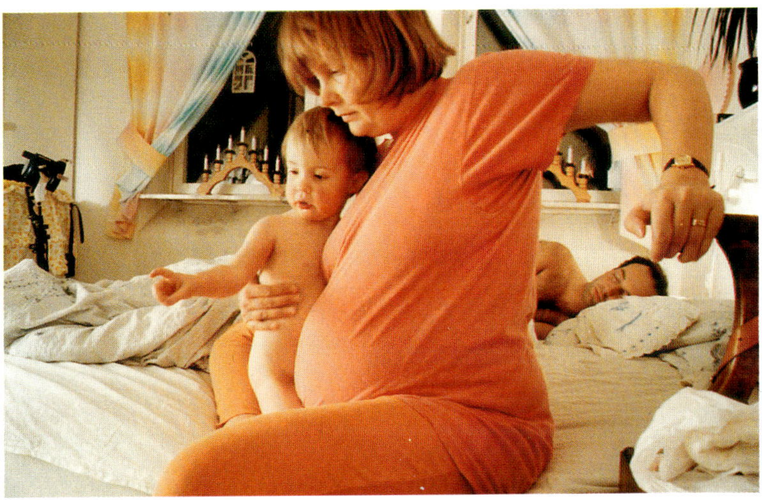

Rechts: Hochschwanger und müde, aber die Pflichten des Tages sind noch nicht zu Ende. Die große Schwester fordert auch Aufmerksamkeit.

Der Fötus nimmt zu

Sieben Monate

Während der letzten zwei Monate in der Gebärmutter baut der Fötus eine schützende Fettschicht in der Unterhaut auf. Er nimmt ungefähr zweihundert Gramm in der Woche zu. Dennoch sollten Schwangere nicht zuviel essen – ein bekanntes Problem in unserer westlichen Welt. Das betrifft nicht nur die Mutter, sondern auch dem Fötus wird zuviel Fett zugeführt. Wenn ein Kind bei der Geburt viel wiegt, ist das also nicht immer ein Zeichen dafür, daß das Milieu in der Gebärmutter optimal war. Ein klassisches Beispiel dafür sind Frauen mit einer Zuckerkrankheit *(Diabetes mellitus)*. Wenn der Blutzuckerspiegel während der Schwangerschaft nicht richtig eingestellt war, werden die Kinder groß und dick; auch geht es ihnen nicht besonders gut. Geburtsgewichte von vier und fünf Kilo sind in solchen Fällen nicht ungewöhnlich, was auch zu schwierigen Entbindungen führen kann.

Für ein Kind ist es aber auch nicht gut, wenn die Mutter in der Schwangerschaft zu wenig ißt, selbst wenn man mit gewissem Recht behaupten kann, der Fötus versorge sich auf Kosten der Mutter, oder

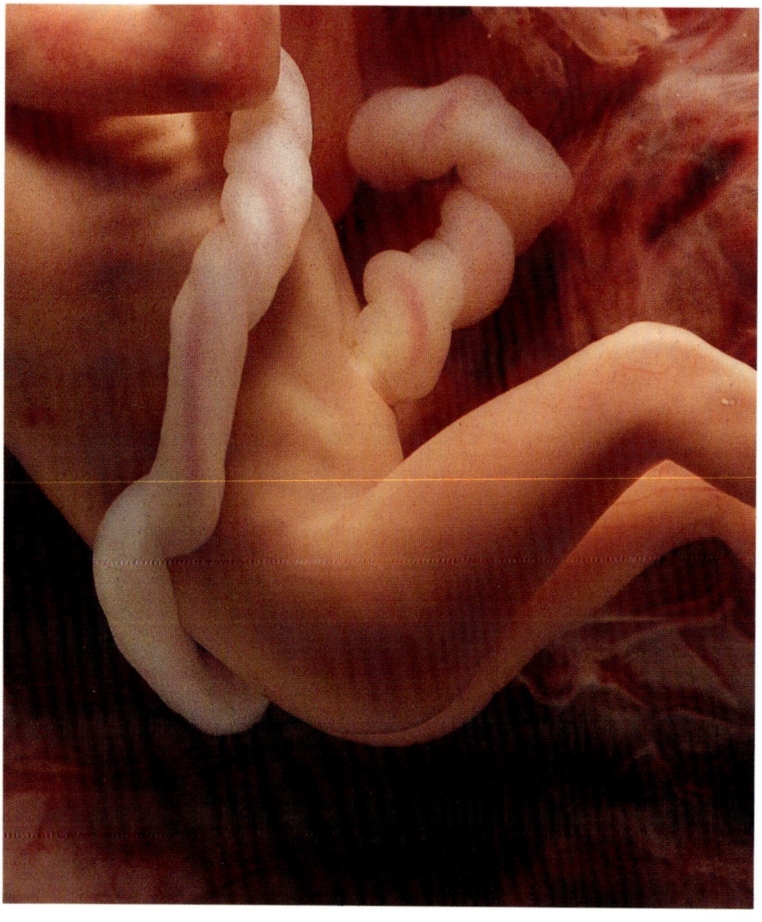

Die »Versorgungsleine« des Fötus, die Nabelschnur, ist eine robuste Konstruktion – zum Ende der Schwangerschaft hin ca. 50 cm lang. Die Blutgefäße sind in einer festen, geleeartigen Masse eingebettet, die Knicken und Knoten, die die Blutzufuhr drosseln könnten, entgegenwirkt.

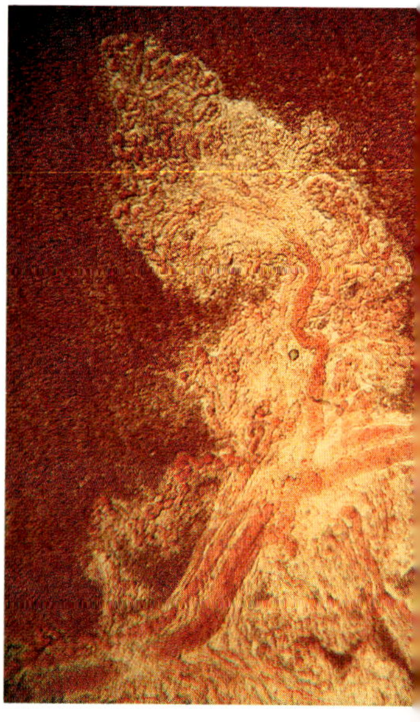

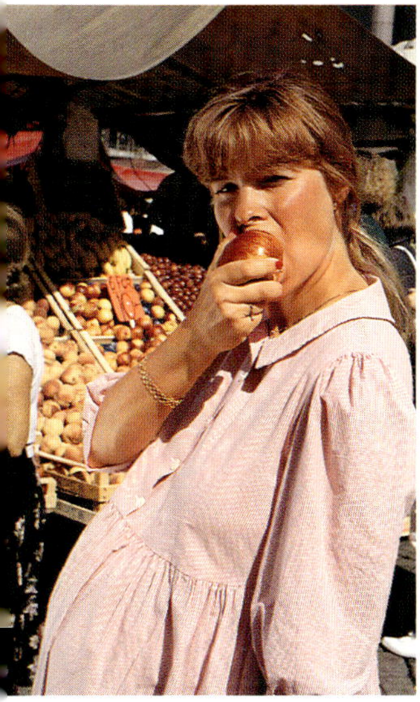

die Mutter teile immer freigebig alles, was es gibt. Unterernährung in der Schwangerschaft, besonders verbunden mit Vitamin- und Mineralstoffmangel, ist eins der großen Probleme unserer Erde, da schon im Fötus der Grundstein zu einer Reihe von Gehirnfunktionen gelegt wird.

Wenn der Fötus keine ausgewogene Ernährung bekommt, kann die Entwicklung des Gehirns gestört werden. Bei der Geburt hat das Kind Hunderte Milliarden Nervenzellen, die während des ganzen Fruchtstadiums gebildet und entwickelt worden sind, aber nach der Geburt kommen keine neuen Nervenzellen hinzu. Deswegen müssen wir sorgsam mit unseren Hirnzellen umgehen, während des Fruchtstadiums wie als Erwachsene. Eine Schlankheitsdiät während der Schwangerschaft ist nicht empfehlenswert. Es ist auch wichtig, daß eine Mutter das Milieu für ihr Kind nicht durch Tabak, Alkohol oder beispielsweise Beruhigungsmittel in größeren Mengen verschlechtert.

Der Austausch von Nähr- und Sauerstoff in der Plazenta zwischen dem Blut der Mutter und dem des Kindes vollzieht sich durch kleine fingerartige Auswüchse (Chorionzotten). Das Bild *links* zeigt einen solchen Auswuchs, umgeben von den Blutkörperchen der Mutter.
Durch jeden Auswuchs strömen die Blutkörperchen des Fötus durch ein feines Blutgefäß.
Das Bild *rechts* ist eine starke Vergrößerung der Spitze eines Auswuchses aus dem Mutterkuchen, und man sieht die Blutkörperchen des Fötus in dem U-förmigen Blutgefäß. Nur eine dünne Membran trennt sie von den roten Blutkörperchen der Mutter. Durch diese Membran werden Sauerstoff und Nährstoffe von der Mutter übertragen. Die Membran passieren auch alle Schlackenprodukte des Fötus. Wenn sich die Blutkörperchen des Fötus mit Sauerstoff füllen, ändert sich die Farbe, und sie werden hellrot.

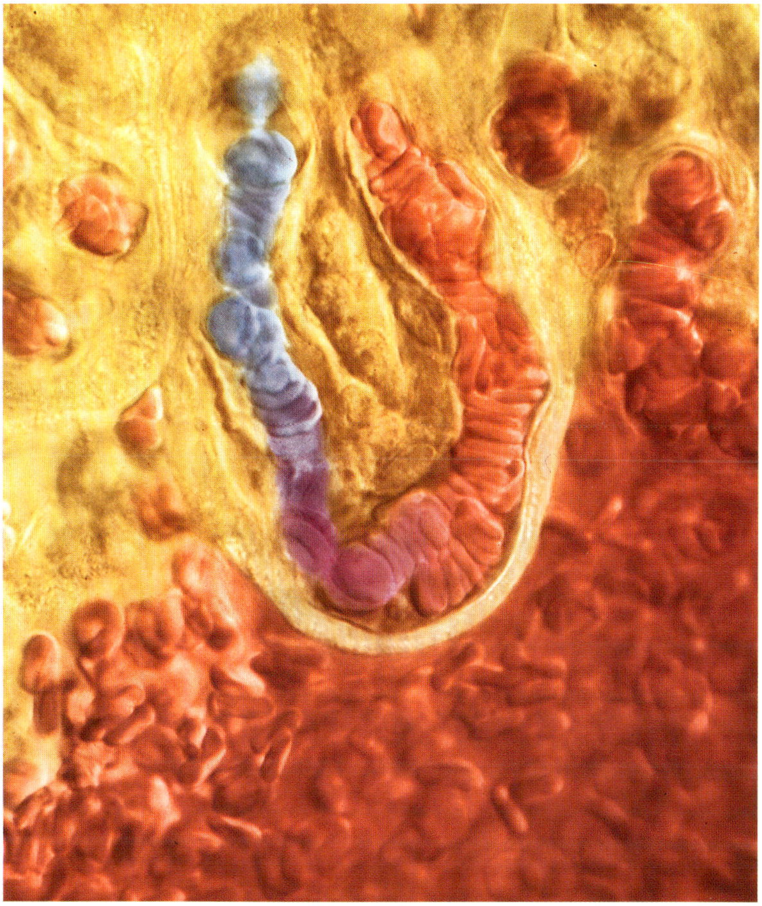

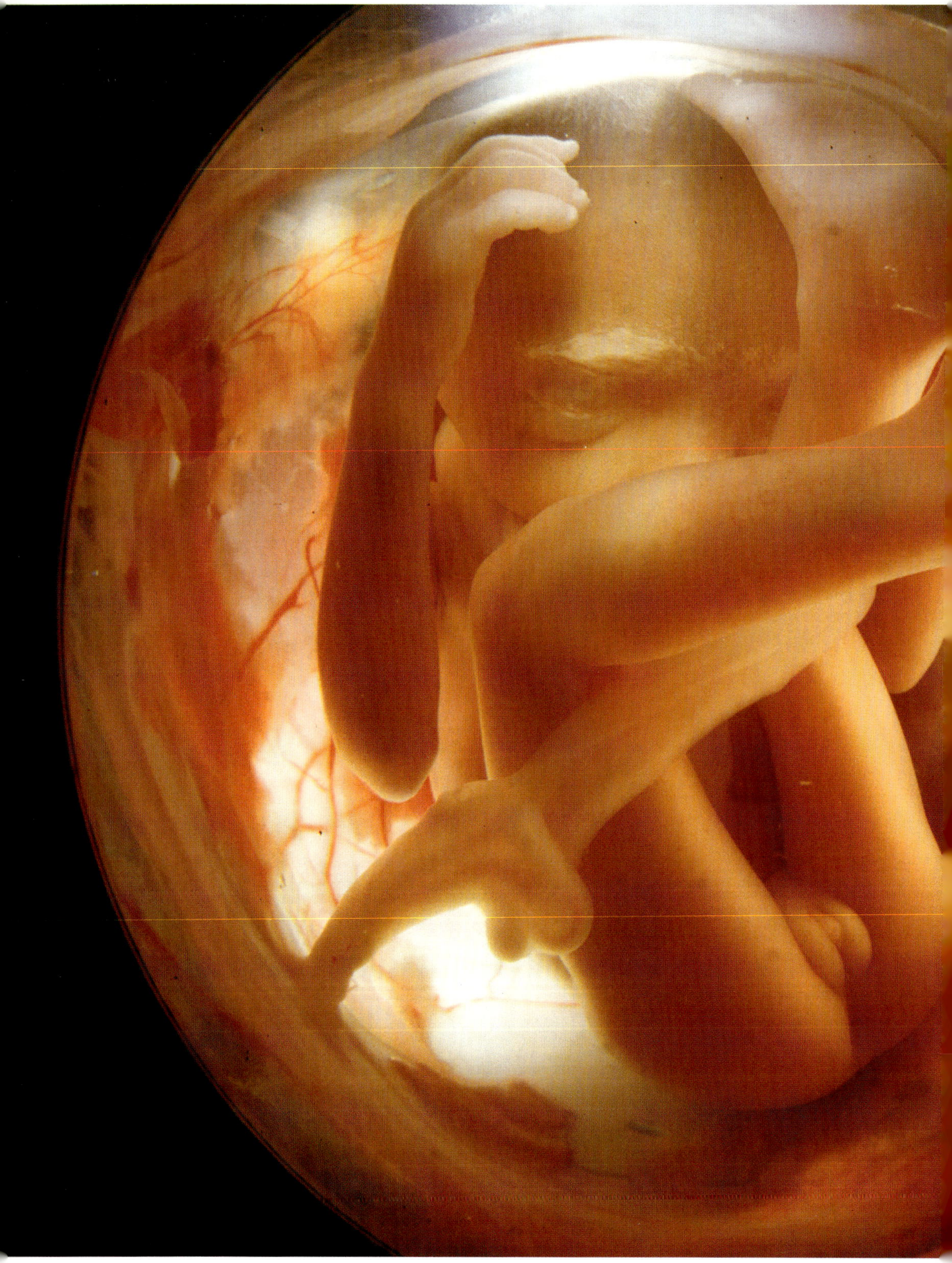

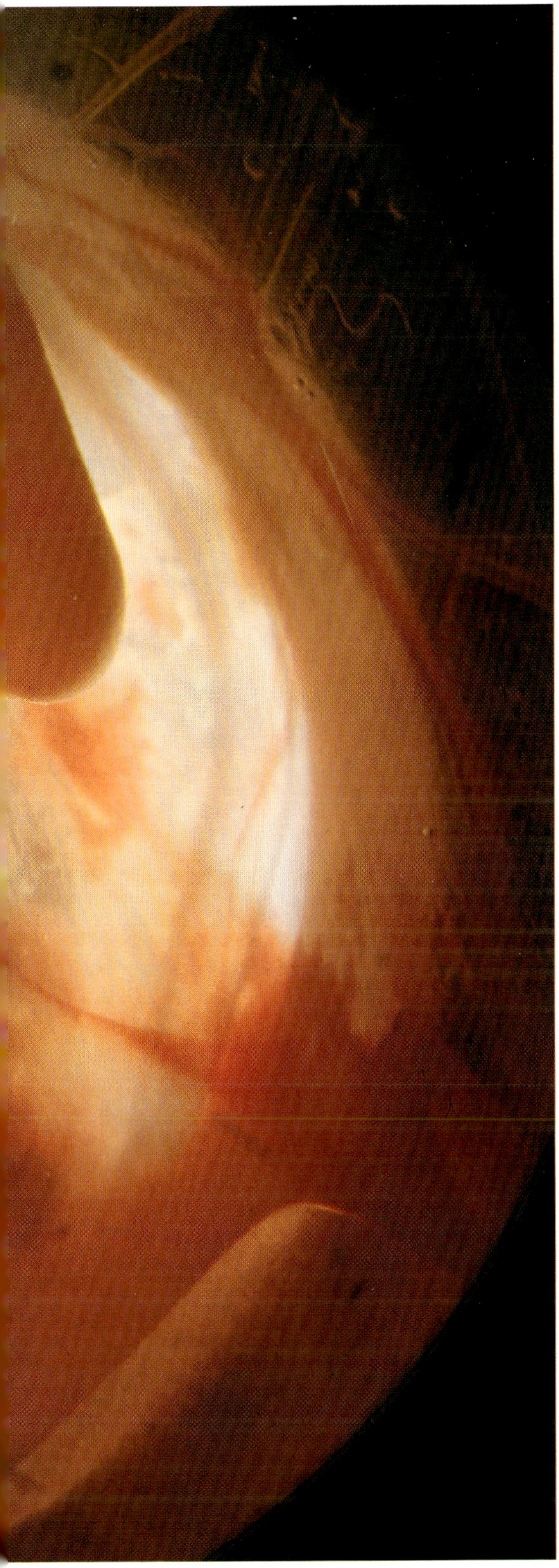

Ständiges Training
Schon in der 8. Schwangerschaftswoche beginnt der Fötus, sich zu bewegen. Lange Zeit sind es primitive Reflexe in Armen und Beinen, aber vom 5. Monat an werden seine Bewegungen bewußter und koordinierter. Das ist ein Zeichen dafür, daß sich die Nervenbahnen miteinander verbinden. Das Kind greift, streckt und dreht sich. Das ist nötig für das Wachstum der Muskeln und des Skeletts und um die Feinmotorik zu entwickeln. Sollten die Bewegungen eines Fötus innerhalb von 24 Stunden offensichtlich abnehmen, ist der Arzt aufzusuchen.

18 Wochen, 24 cm

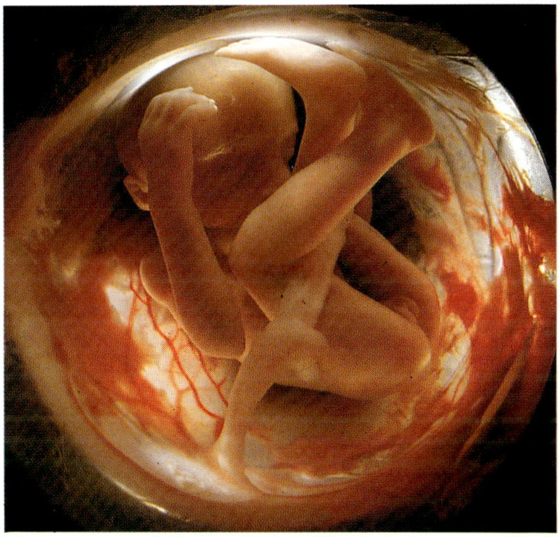

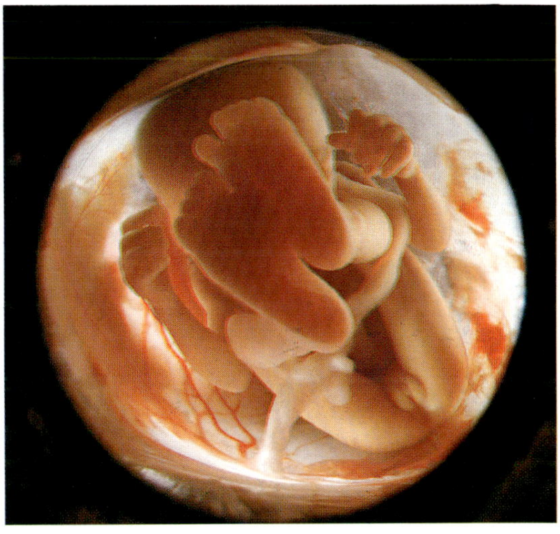

Langsam wird es eng

Bis zum 7. Schwangerschaftsmonat ist genügend Platz, so daß das Kind sich bewegen und sogar einen Salto schlagen kann, aber bald wird es zu eng, und fast jeder Winkel in der Gebärmutter ist ausgefüllt.
Zum Ende der Schwangerschaft nimmt die Fruchtwassermenge zu, und bei der Entbindung sind es 0,5 bis 1,5 l. Das Fruchtwasser ist eine sterile Lösung, die rasch hauptsächlich durch die Urinsekretion des Fötus erneuert wird. Die leichte Trübung rührt von herumschwimmenden abgestoßenen Fötuszellen her, aber auch von Nährstoffen und Produkten, die u. a. für die Entwicklung und Reifung der Lungen nötig sind. Der Fötus schluckt Fruchtwasser, um die Funktionen des Verdauungsapparats zu üben. Manchmal kann er einen Schluckauf bekommen, den die Mutter als kleine krampfartige Zuckungen erlebt.

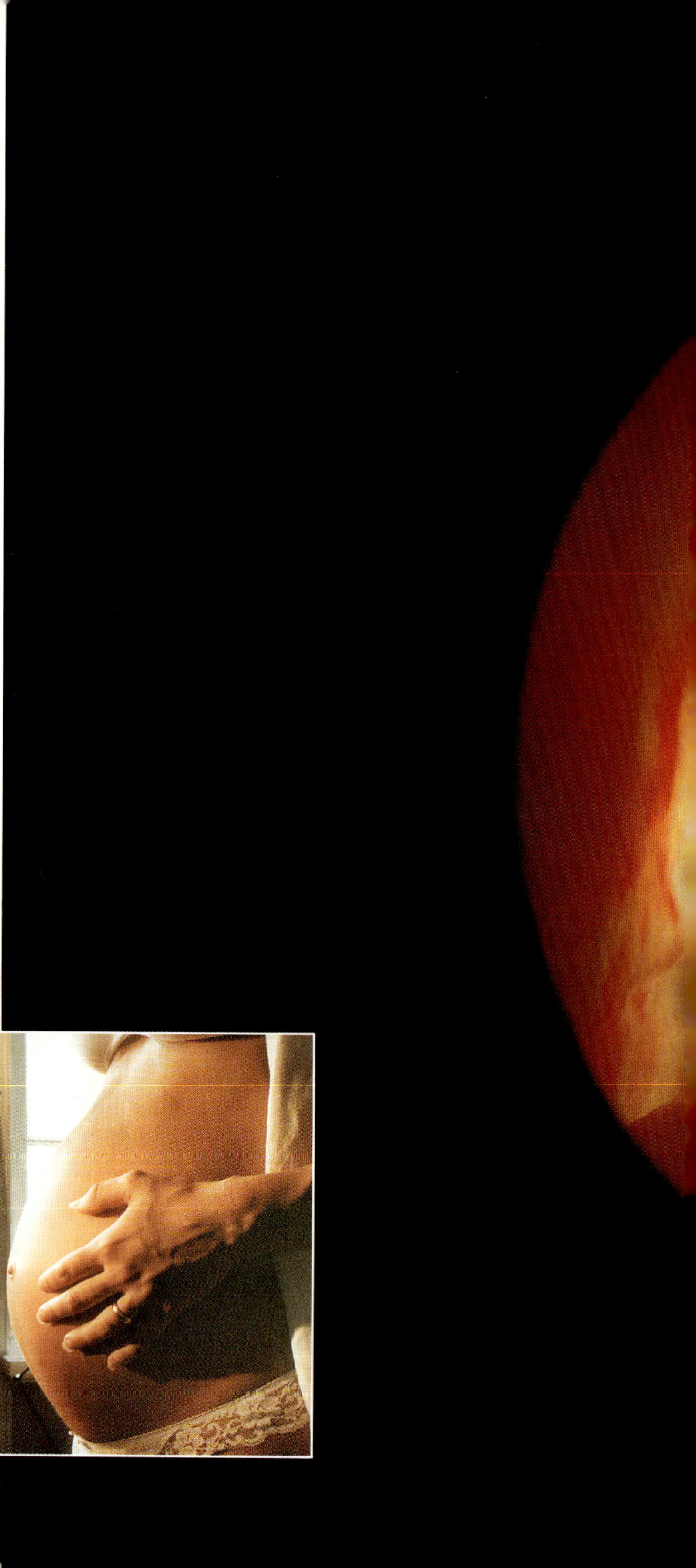

36 Wochen, 45 cm

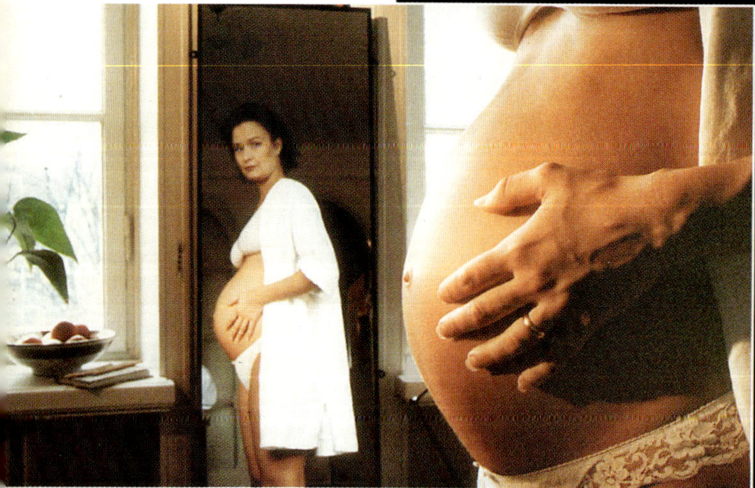

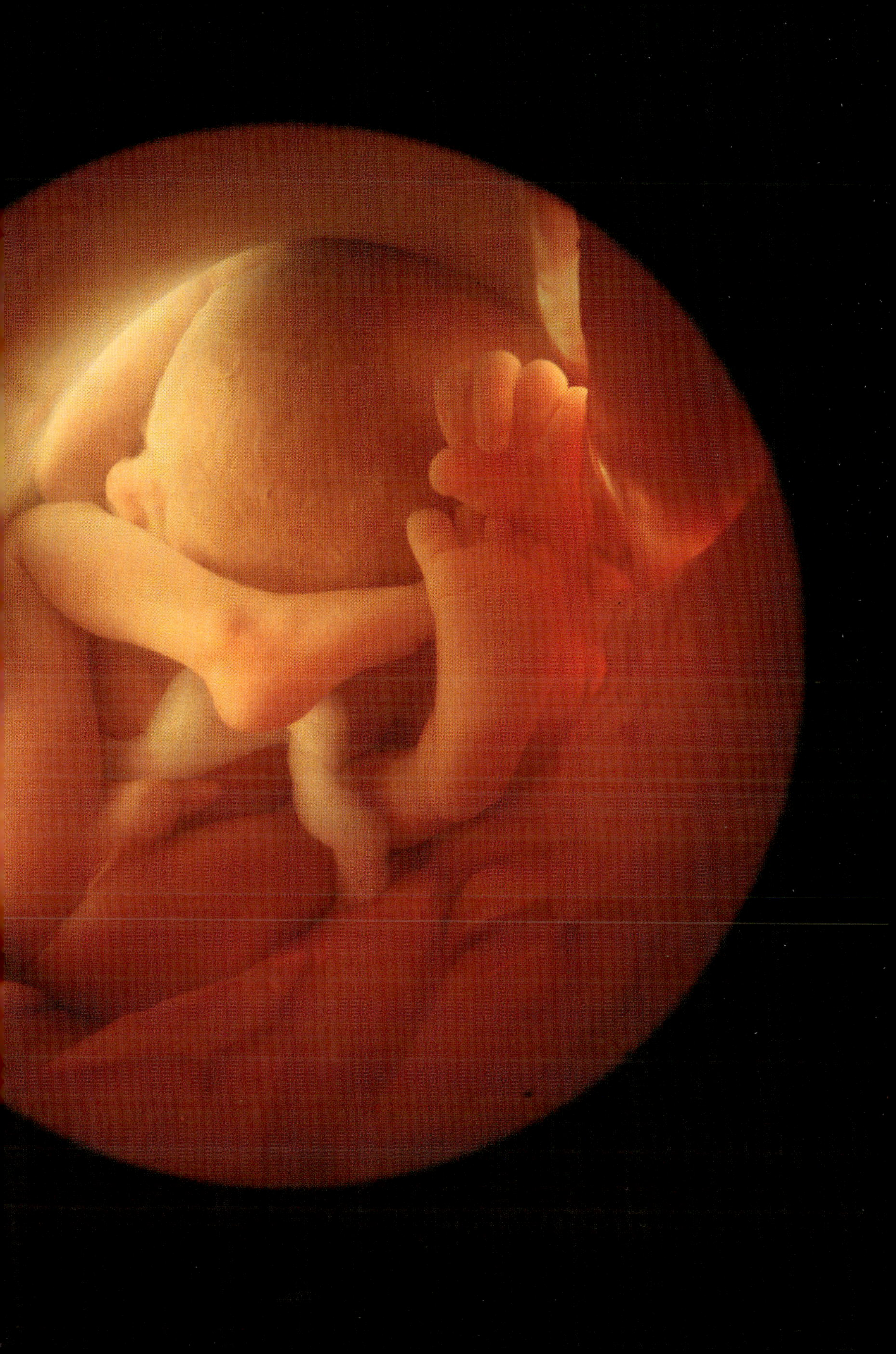

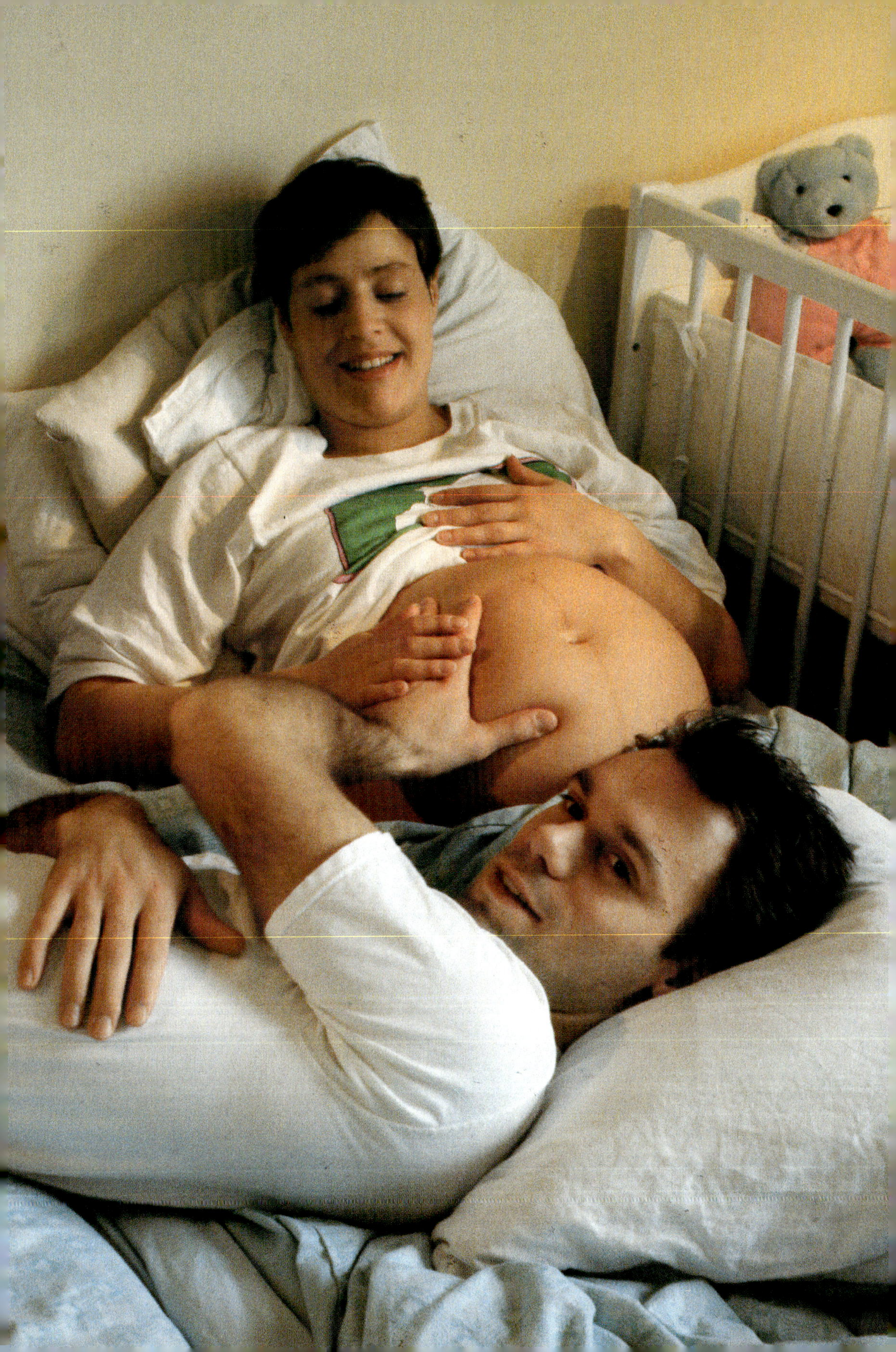

Das Warten in den letzten Wochen

Zum Ende der Schwangerschaft wird der Bauch dick. Die meisten Mütter empfinden das Gewicht des Bauches als beschwerlich; viele bekommen Rückenschmerzen, und Neugier und Sehnsucht, das Resultat zu sehen, mischen sich mit der Angst vor der Entbindung selbst. Nicht selten wird der Druck auf die Blase als äußerst unangenehm empfunden, weil es schwer wird, den Urin zu halten. Andere finden den Druck von unten gegen die Brust und die Schwierigkeit, tief zu atmen, als besonders lästig.

Jetzt ist es Zeit, mit der Arbeit aufzuhören. Einige werdende Mütter leiden unter Schlafstörungen, deswegen kann eine Ruhestunde am Tag nötig sein, und das ist auch gut fürs Kind. Es ist wichtig, wirklich auszuruhen, um sich einerseits auf die Geburt des Kindes vorzubereiten und sich andererseits an die Mutterrolle zu gewöhnen.

Werdenden Müttern wird während der letzten Wochen empfohlen, mehrere kleine Mahlzeiten über den Tag verteilt zu sich zu nehmen anstelle von wenigen großen. Es ist einfach nicht Platz für mehr. Dies ist eine Phase, in der die Mutter Reservekräfte aufbauen und vor dem »Finale« Energien sammeln muß. Ein guter Tip: frisches Obst und ballaststoffreiches Gemüse, viel Milch- und Sauermilchprodukte, auch mit Müsli, Rosinen und Nüssen gemischt.

Wenn die Schwangerschaft über die Zeit hinausgeht, ist das selten ein Grund zur Beunruhigung – die Schwangerschaftsdauer variiert bis zu vier Wochen. Es ist genauso normal, in der achtunddreißigsten Woche wie in der zweiundvierzigsten zu entbinden.

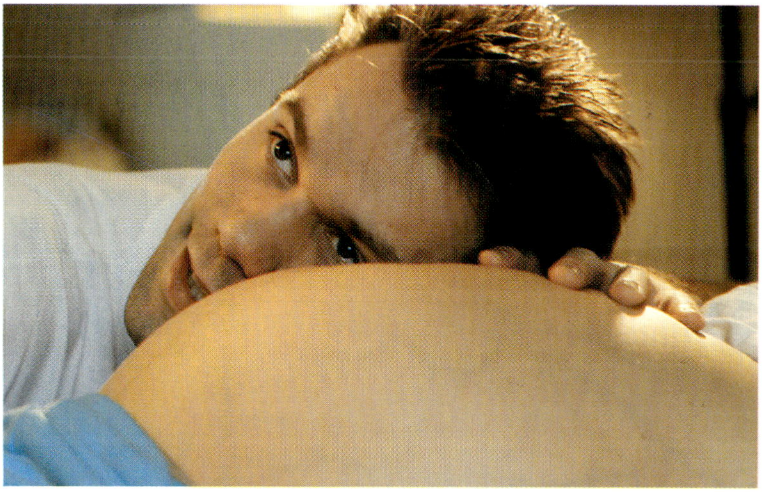

Allmählich steht der Bauch der Mutter im Mittelpunkt des Interesses. Ein kräftiger Bauch! Das Gewicht nimmt während der Schwangerschaft im ganzen um 10–15 kg zu. Der Anteil des Fötus ist nur ungefähr etwas mehr als ein Drittel, der Rest sind Plazenta, Fruchtwasser, vergrößerte Gebärmutter und Brüste sowie erhöhtes Blutvolumen.
Es dauert nicht mehr lange – das Babybett ist schon bereit!

Es ist mein Herz, das ihr hört!

Ungefähr vier Wochen vor der Entbindung werden die Kontrollen verstärkt. Einmal in der Woche zum Frauenarzt . . .

Die Frau wird gewogen, der Blutdruck gemessen, und der Urin wird untersucht. Auch der Bauchumfang wird gemessen und anhand von Kurven, die zeigen, wie das Kind sich normal entwickeln sollte, geprüft. Wie liegt der Fötus? Mit dem Kopf voran wie in 97 Prozent aller Fälle oder anders? Mit Hilfe eines Verstärkers hört die Mutter das Herz ihres Kindes im Raum schlagen: Hier bin ich – es ist mein Herz, das ihr hört!

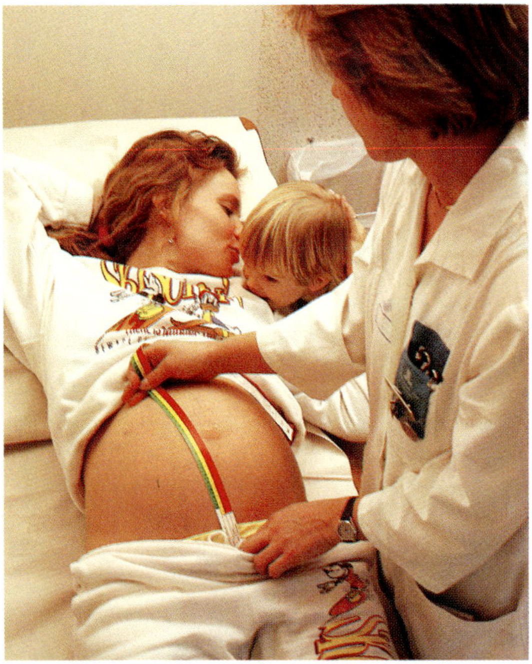

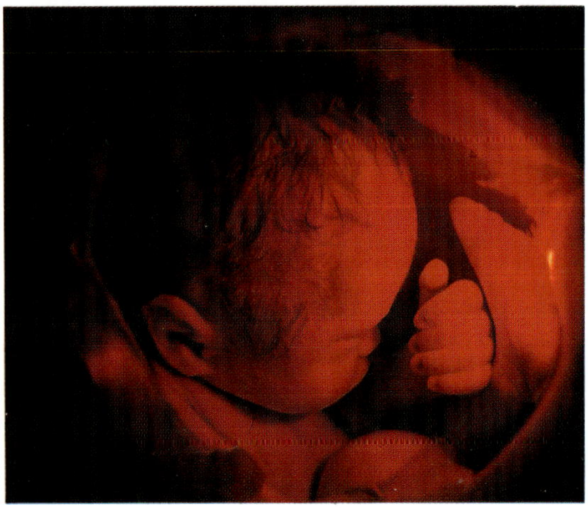

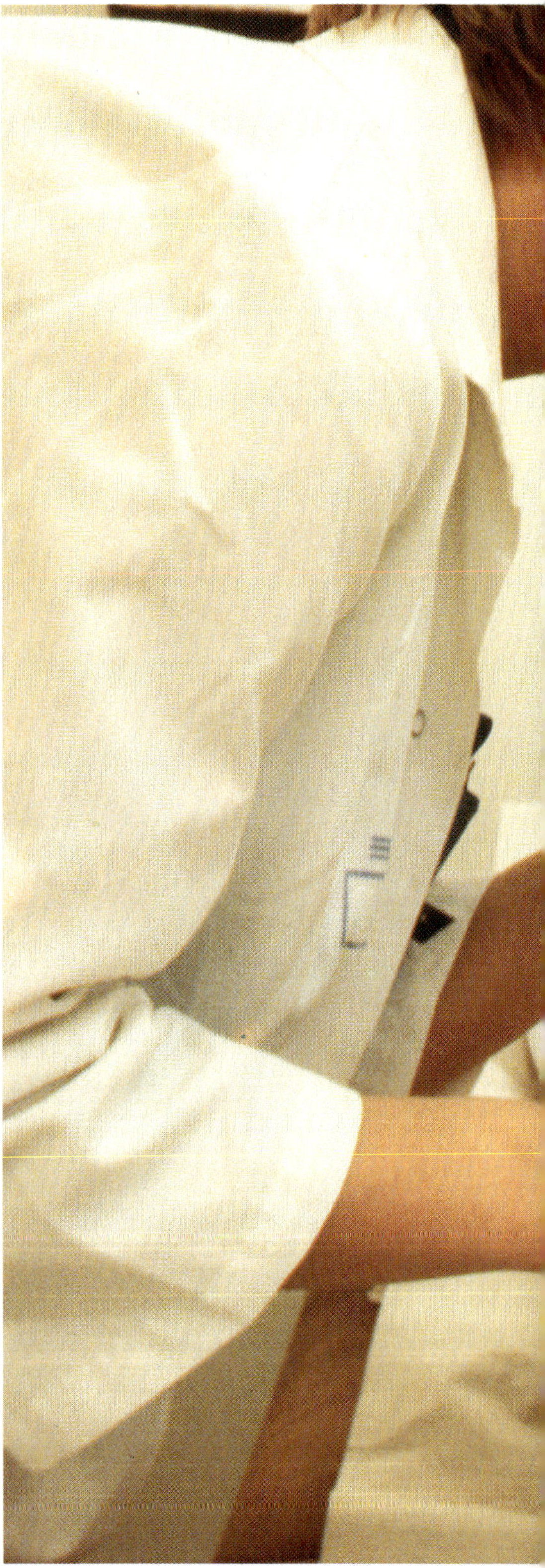

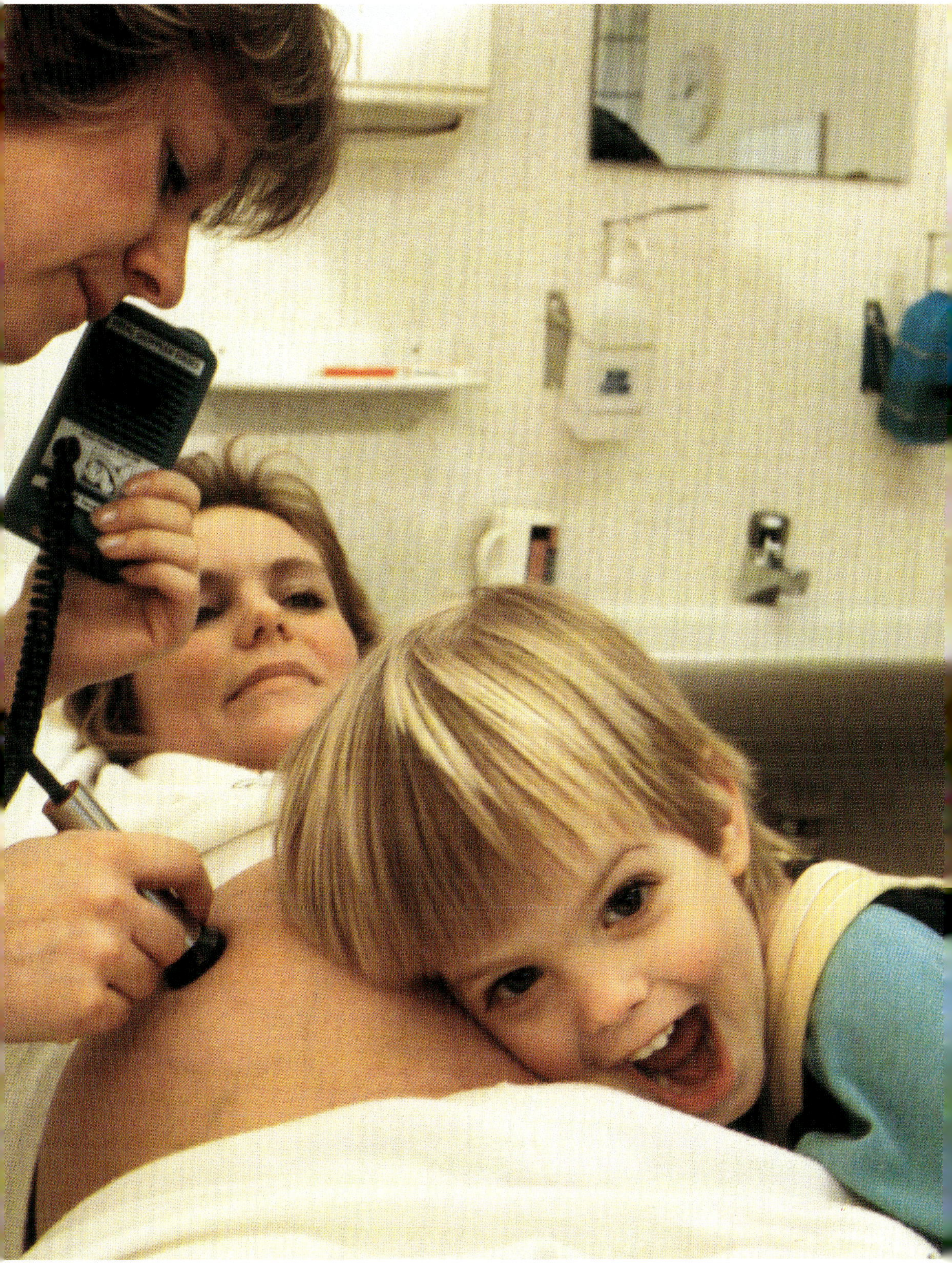

Wie liegt das Kind?

Um die Entbindung planen zu können, müssen Arzt und Hebamme die Lage des Kindes in der Gebärmutter genau feststellen. Liegt es mit dem Kopf oder mit den Füßen nach unten? Die allermeisten (siebenundneunzig Prozent) liegen mit dem Kopf voran, was die Entbindung vereinfacht. Nach der fünfunddreißigsten Woche dreht sich das Kind selten von allein. Man muß sich also mit dem, was man fühlt, zufrieden geben oder etwas unternehmen. Wenn sich das Kind sehr groß anfühlt und die Mutter sehr klein ist, empfiehlt es sich, eine Röntgenaufnahme zu machen und zu kontrollieren, ob die Beckenmaße ausreichen, um das Kind hindurchzulassen. Wenn das Kind mit den Beinen oder dem Gesäß (Steißlage) voran kommt, sind noch größere Beckenmaße erforderlich, damit eine Entbindung auf natürlichem Weg sicher ablaufen kann.

Der Arzt kann auch versuchen, das Kind herumzudrehen. Das nennt man äußere Wendung. Die Prozedur erfordert Erfahrung und sollte immer von einem Arzt im Krankenhaus durchgeführt werden, wo alles bereit ist, um bei eventuellen Komplikationen eingreifen zu können.

Einige Ärzte ziehen es vor, Kinder in Steißlage durch Kaiserschnitt zu entbinden, da sie der Ansicht sind, das sei ein geringeres Risiko für das Baby. Andere ziehen den natürlichen Weg vor. Aber es muß die Möglichkeit bestehen, sofort einen Kaiserschnitt durchführen zu können, wenn es gar zu anstrengend wird oder plötzlich Anzeichen signalisieren, daß es dem Kind schlecht geht. Bei Zwillingen oder Drillingen ist jedes Kind so klein, daß bei der Entbindung auf natürlichem Weg selten Probleme entstehen.

In der Bundesrepublik werden ca. fünfzehn Prozent der Frauen durch Kaiserschnitt entbunden. Gründe dafür, daß dieser Eingriff heute so häufig ist, gibt es viele. Der wichtigste ist wohl, daß Bauchoperationen heutzutage nicht mehr so gefährlich sind wie früher. Das Risiko lebensbedrohender Infektionen ist durch verbesserte Sterilität bei den Operationen und durch wirkungsvolle Antibiotika stark zurückgegangen. Dennoch ist der Trend zum unnötigen Kaiserschnitt nicht unbedenklich, mitunter sogar fahrlässig: In gewissen Krankenhäusern der USA werden mehr als dreißig Prozent aller Kinder auf diese Weise geboren. Ursache ist in erster Linie die Angst der Ärzte, wegen falscher Behandlung verklagt zu werden.

Abwägung zwischen dem Interesse der Mutter, so schmerzfrei wie möglich zu entbinden, und dem Bestreben, die Risiken für die Gesundheit des Kindes bei der Entbindung zu vermindern, sind die Grundlage der modernen Geburtshilfe. Viele Frauen freuen sich außerdem auf ihre Entbindung – ein starkes und unvergleichliches Erlebnis in ihrem Leben.

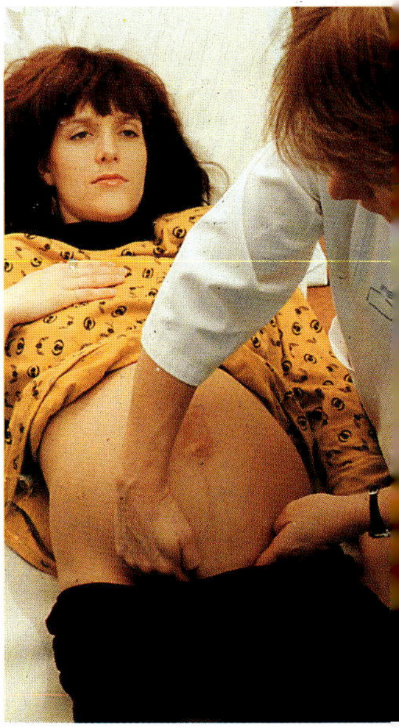

Einige Wochen vor der Geburt legt sich das Kind häufig mit dem Kopf nach unten im Beckenkanal zurecht. Ist die Lage weniger günstig, kann ein Kaiserschnitt notwendig werden.

So wird der Fötus in Zukunft überwacht

Die Entbindung ist für Mutter und Kind äußerst anstrengend. Damit sie sicher verläuft, muß man u. a. genau wissen, wie der Fötus liegt. Da ist die neue sogenannte Kernspintomographie (NMR – *N*uclear *M*agnetic *R*esonance) ein unschlagbarer Konkurrent des Röntgenapparats, nicht zuletzt, weil die Risiken für das Kind geringer sind. Die Bilder der Magnetkamera sind gestochen scharf, schön und sehr informativ *(unten rechts)*. Leider ist die Methode heute noch sehr teuer – ihr gehört die Zukunft.

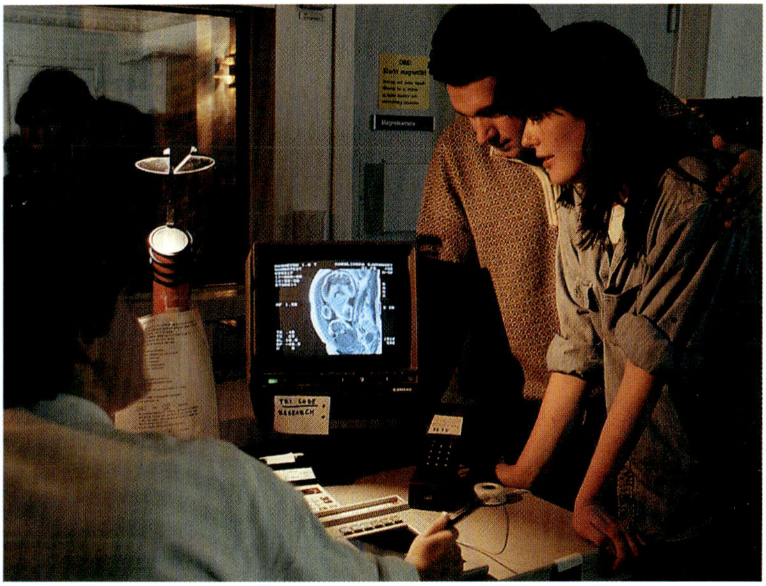

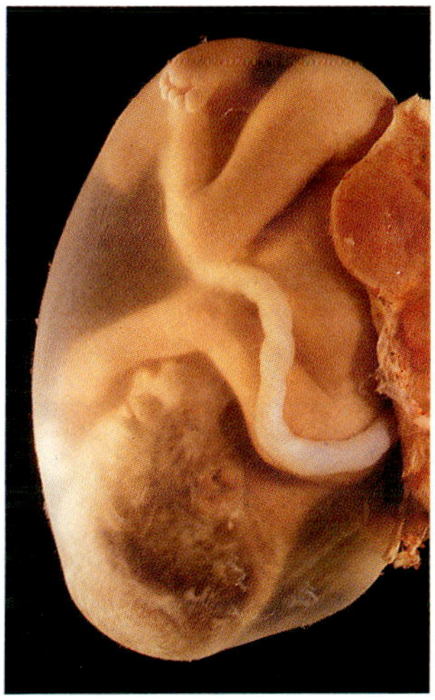

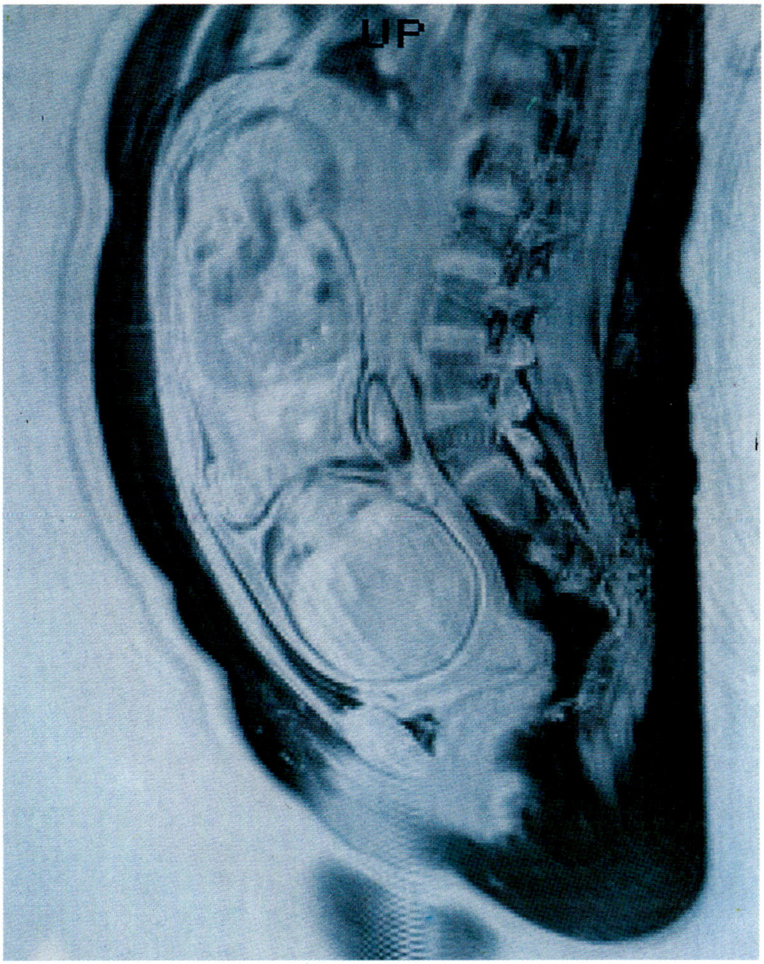

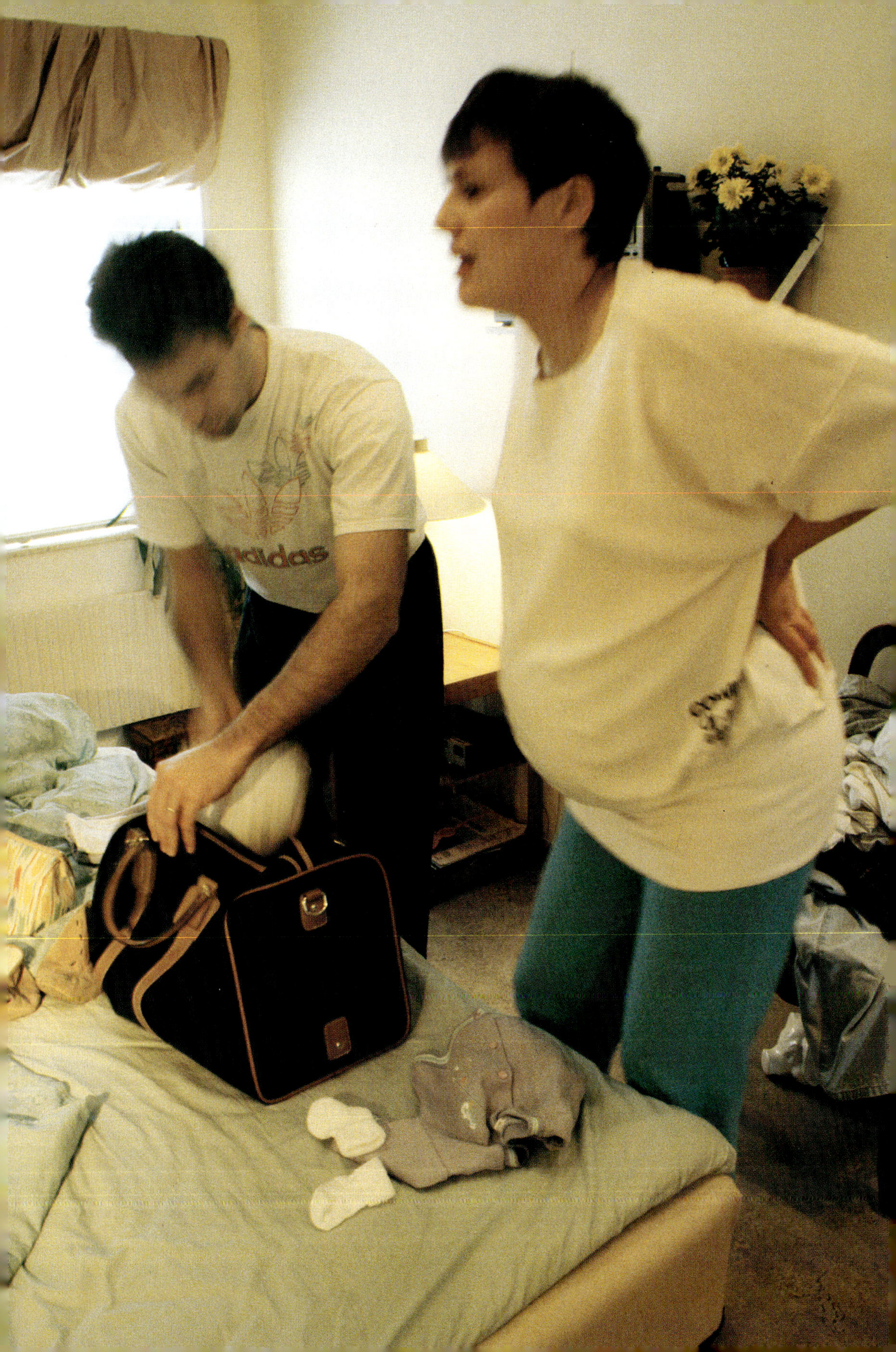

Die Entbindung

Drei sichere Zeichen, daß die Zeit der Entbindung nah ist, sollte jede schwangere Frau kennen: regelmäßige Wehen, Abgang von Fruchtwasser (Blasensprung) und Blutungen.

Kontraktionen der Gebärmutter haben die meisten Frauen im späteren Teil der Schwangerschaft kennengelernt: Für eine oder mehrere Minuten wird die Gebärmutter hart wie ein Ball. Wenn die Entbindung naht, werden diese Kontraktionen kräftiger und regelmäßiger. Erfolgen sie in Abständen von weniger als zehn Minuten, ist das ein sicheres Zeichen dafür, daß die Geburtswehen begonnen haben. Diese Kontraktionen werden seit Urzeiten Wehen genannt, weil sie – zumindest im fortgeschrittenen Stadium – mit Schmerz einhergehen. So krümmt sich eine Frau, die aufsteht, unter Wehen zusammen oder stützt sich auf einen Stuhl oder an der Wand. Wenn die Wehen in Abständen von fünf Minuten kommen, ist es an der Zeit, zum Krankenhaus zu fahren. Fühlt sich die Mutter noch unsicher, ist es ratsam, in der Entbindungsklinik anzurufen und mit einer Hebamme zu sprechen.

Manchmal beginnt die Geburt damit, daß das Fruchtwasser abgeht. Dann sollte die Mutter stets Kontakt zur Entbindungsklinik aufnehmen, da jetzt Komplikationen auftreten können. Mitunter wird dieser Wasserabgang auch fehlgedeutet, und es handelt sich in Wirklichkeit nur um einen unfreiwilligen Urinabgang oder erhöhten Ausfluß aus der Scheide. Darüber kann durch eine normale gynäkologische Untersuchung und eine Kontrolle des Ausflusses aus der Scheide in der Klinik befunden werden.

Eine leichte Blutung zum Ende der Schwangerschaft ist meist unproblematisch und kommt häufig von der Reife des Muttermundes. So ist der Schleimpfropfen, der den Zervixkanal versperrt, oft mit Blut gemischt und kann sich bei unbedeutenden Kontraktionen, die die Frau gar nicht spüren muß, lösen. Auch körperliche Anstrengung oder Druck beim Beischlaf auf den Muttermund können zu einer Blutung führen. Bei jeder Blutung sollte man selbstverständlich sofort den Arzt aufsuchen.

Jetzt wird es Zeit. Die Wehen kommen in einem Abstand von 5 Minuten und sind anhaltend im Rücken zu spüren. Es ist Zeit, ins Krankenhaus zu fahren. Ist der Koffer richtig gepackt?

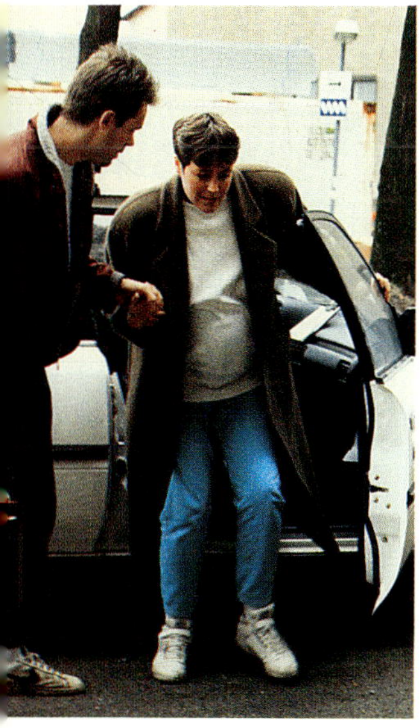

Der Kreißsaal

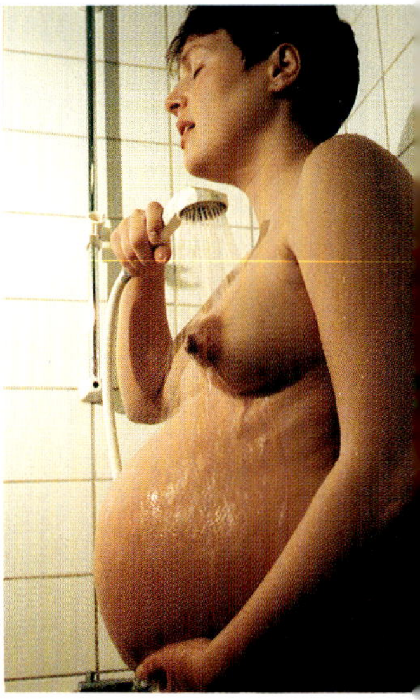

Angekommen in der Klinik – eine entspannende Dusche tut jetzt gut.

Der Kreißsaal ist eine Welt für sich – eine, die die Frau vielleicht schon einmal gesehen hat, aber da nur als Beobachterin. Doch jetzt ist sie plötzlich die Hauptperson! Es ist ein Schauspiel mit wechselnden Szenen, in dem vierundzwanzig Stunden nonstop gespielt wird: Alltag wie Feiertag und immer voll Freude, Schmerz, Erleichterung und mit einem festen Ensemble von Hebammen und anderem Personal – alle Profis.

In den letzten Jahrzehnten hat sich die Dekoration dieses Schauspiels stark verändert. Möglich, daß sie jemandem mit Erinnerungen an frühere Entbindungen erschreckend vorkommt mit all den Apparaten und unterschiedlichen Instrumenten. Doch die Atmosphäre ist moderner und heller geworden, die Betten, oder Entbindungsstühle anstelle von Betten, bequemer. Die Frauen können heutzutage ihre Entbindung selbst planen, sich freier bewegen, ihre Angehörigen bei sich haben, und es kann ihnen mehr und wirkungsvoller gegen Schmerzen geholfen werden.

Eine Entbindung ist in drei verschiedene Zeitabschnitte eingeteilt: Die *Eröffnungsphase* wird meistens damit eingeleitet, daß die Wehen anfangen und das Fruchtwasser abgeht. Der Muttermund öffnet sich schrittweise und erweitert sich bis zu zehn Zentimetern, dann ist er voll geöffnet. Gleichzeitig drängt und rotiert der Kopf des Kindes (oder das Gesäß) zum Beckenboden hinunter. Der Zeitabschnitt ist der längste der Entbindung und dauert zwischen fünfzehn und zwanzig Stunden. Den ersten Teil der Eröffnungsphase schaffen die Frauen zu Hause.

Die *Austreibungsphase* beginnt, wenn der Muttermund voll geöffnet ist. Der Kopf des Kindes stößt gegen den Beckenboden, bis das Baby geboren ist. Das ist ein aktiver Zeitabschnitt für die Mutter, in dem sie

Wie fühlen Sie sich? Die Hebamme kümmert sich vom ersten Moment an um die werdende Mutter, beruhigt sie und baut Vertrauen auf. Der Vater ist auch eine wichtige Person bei der Entbindung. Er kann viel zur Schmerzlinderung beitragen, z. B. den schmerzenden Rücken massieren.

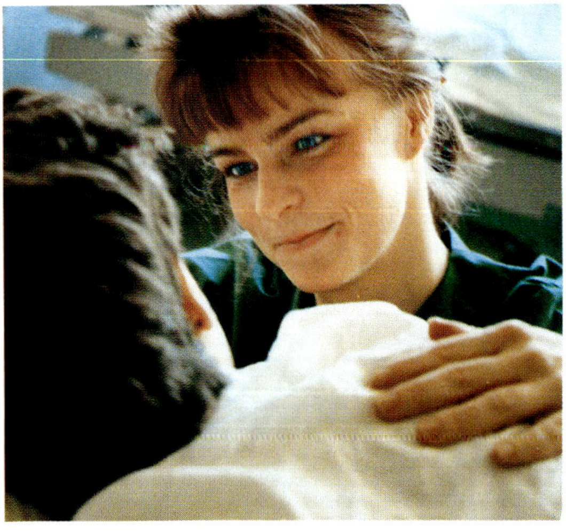

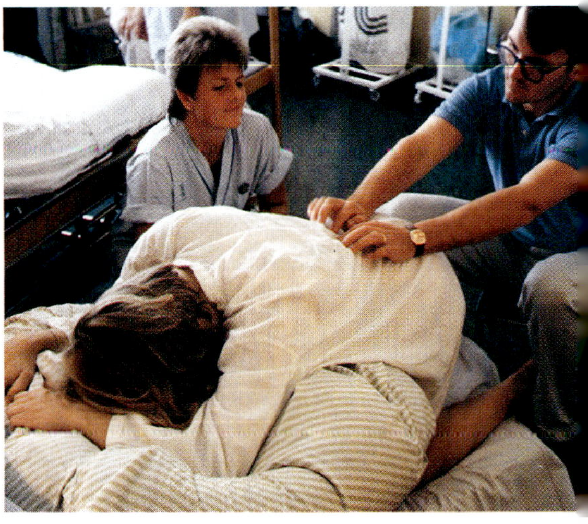

durch Pressen mithelfen kann, ihr Kind zu gebären. Normalerweise variiert die Dauer des Vorgangs zwischen einigen Minuten bis zu gut einer Stunde. Die *Nachgeburtsphase* beginnt, wenn das Kind geboren ist, und dauert an, bis der Mutterkuchen vollständig ausgestoßen ist: normalerweise fünfzehn Minuten, aber es kann sich auch bis zu einer Stunde hinziehen.

Die Geburt selbst bringt für das Kind einen beträchtlichen Streß mit sich. Schon bei jeder Wehe, wenn Mutterkuchen und Nabelschnur bei der Kontraktion der Gebärmutter zusammengedrückt werden, wird die Sauerstoffzufuhr zum Fötus gedrosselt. Zu Anfang kann sein Pulsschlag bei den Wehen sinken, geht aber in den Pausen wieder auf seine ursprüngliche Frequenz. Der Fötus ist befähigt, große Anstrengungen auszuhalten. Die Nebennieren spielen hierbei eine wichtige Rolle. Von ihren innersekretorischen Drüsen werden große Mengen Adrenalin und Noradrenalin abgesondert. Diese Hormone sind wichtig, um den Fötus bei Sauerstoffmangel zu schützen, da sie die Pumpfähigkeit des Herzens und die Frequenz der Herzschläge erhöhen, Blut zum empfindlichen Gehirn schleusen und den Blutzuckerspiegel heben. Niemals später im Leben wird eine solch hohe Menge dieser Streßhormone ausgeschüttet, was andeutet, wie anstrengend es ist, geboren zu werden. Die Hormone sind auch wichtig, um die Lungen auf das Leben außerhalb der Gebärmutter vorzubereiten. Eine Besonderheit spielt dabei das Adrenalin: Es verringert die Bildung von Lungenflüssigkeit, die während des ganzen Fötusdaseins nötig war, um die Luftwege zu weiten.

Auch das Kind hat sich auf das vorbereitet, was jetzt kommt. Sein Herz schlägt fast doppelt so schnell wie das der Mutter und reagiert sofort auf Streß und Anstrengung. Während der Entbindung wird der Herzschlag des Kindes ständig kontrolliert und auf einem Papierstreifen registriert (CTG). Anfangs kann auch das gute alte Hörrohr aus Holz von Nutzen sein.

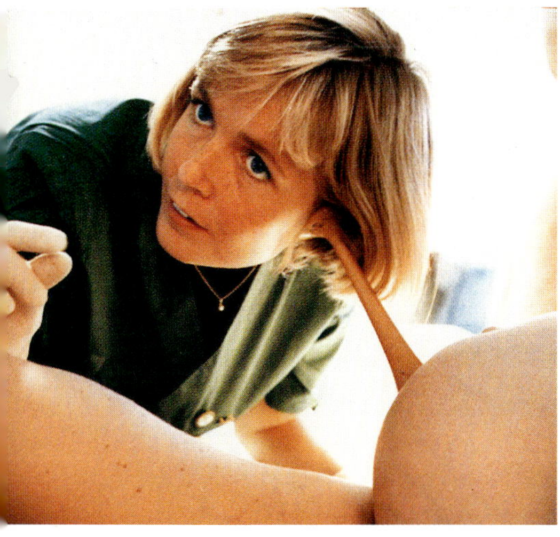

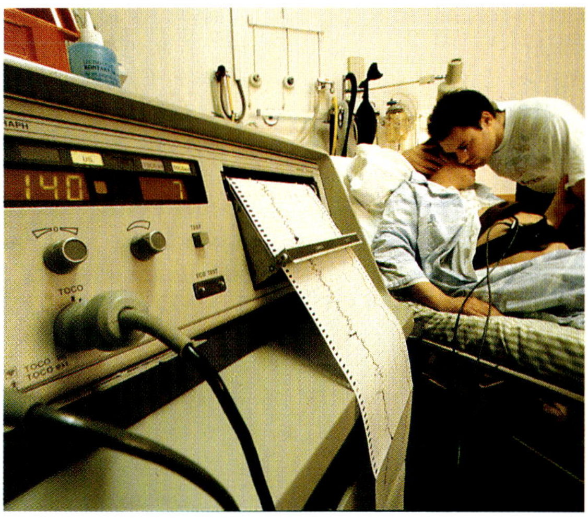

Schmerzlinderung

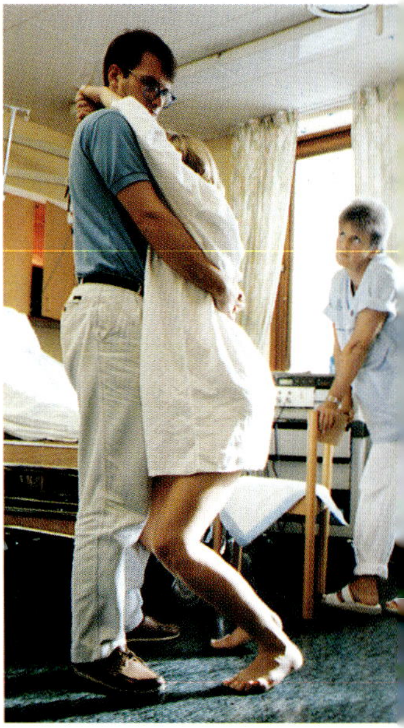

Wie gut für den Rücken – sich an den Mann zu hängen und die Muskeln zu strecken! Entspannung ist wichtig, um die Schmerzen bei der Wehenarbeit zu lindern.

Jetzt werden das Können und die Entspannungstechnik, die während der Schwangerschaft geübt worden ist, wichtig für die Schmerzlinderung. Wenn man die verschiedenen Entbindungshaltungen, nutzt, Vertrauen hat und sich gut aufgehoben weiß, hat man offenbar weniger das Bedürfnis nach konventioneller Schmerzlinderung.

Die Anwesenheit des werdenden Vaters bei der Entbindung verstärkt das Gefühl der Geborgenheit. Er kann auf verschiedene Art und Weise helfen und erhöht häufig auch die Fähigkeit der Mutter, Schmerzen zu ertragen. Man sollte auch nicht vergessen, daß Schmerzen bei der Entbindungsarbeit normal sind und keine Gefahr bedeuten. Man hat auch nicht ständig Schmerzen. Sie kommen mit den Wehen: In den Wehenpausen kann sich die Frau von ihnen erholen. Das bedeutet, daß sie ihre Situation emotionell kontrollieren kann. Der Körper entwickelt auch eigene schmerzlindernde Hormone, sogenannte Endorphine, die Schmerzen verringern.

Wenn die Frau das Bedürfnis nach Schmerzlinderung hat, gibt es verschiedene Möglichkeiten. Schmerzstillend wirkt die Injektion von Pethidin in den Schenkel – eine Art Morphium. Eine in deutschen Kreißsälen heute kaum noch angewandte Methode, Schmerzen zu lindern, ist das Einatmen von Lachgas, gemischt mit Sauerstoff. Dabei setzt sich die Frau selbst eine Maske auf Nase und Mund, wenn sie spürt, daß eine Wehe kommt. So kann sie selbst die Menge des Gasgemischs bestimmen, die sie braucht. In den Wehenpausen atmet die Frau wie gewöhnlich. Der Nachteil dieser Form der Schmerzlinderung besteht darin, daß das Bewußtsein allmählich etwas getrübt wird.

Die Lokalbetäubung von Nerven um den Gebärmutterhals, der sogenannte parazervikale Block, bringt häufig in der Eröffnungsphase eine wirkungsvolle Schmerzlinderung mit sich, wenn der Gebärmutterhals geweitet wird. Die Betäubung selbst kann auch den Öffnungsvorgang beschleunigen. Es gibt jedoch gewisse Risiken, daß das Kind vom Lokalanästhetikum beeinträchtigt wird, und deswegen ist eine genaue Überwachung seiner Herzaktivität nötig, möglichst mit Hilfe einer Kopfschwartenelektrode und eines CTG-Apparats. Die Lokalbetäubung des Beckenbodens, die sogenannte Beckenbodenbetäubung (Pudendusblockade), in der Endphase der Entbindung ist die gebräuchlichste Art der Betäubung. Sie wird kurz vor der Austreibung des Kindes von der Hebamme verabreicht. Der Pudendusnerv verläuft nahe dem Steißbeinstachel und kann leichter mit der Nadelspitze erreicht werden. Nach der Betäubung lassen die Schmerzen im Damm nach.

Die effektivste Schmerzlinderung bei der Entbindung erzielt man durch die sogenannte Periduralanästhesie. Sie betäubt alle Nerven der unteren Körperhälfte, die zum Rückenmark verlaufen oder von ihm ausgehen. Diese Art der Betäubung wird von einem Narkosearzt vorgenommen, da das Risiko besteht, daß sie zu stark wird. Dann beeinträchtigt sie den Blutdruck und sogar die Atmung der Mutter, was auch dem Kind schadet. Da durch diese Betäubung nicht nur die Schmerznerven, sondern auch die motorischen Nerven blockiert werden, kann die Mutter Bauch- und Beckenbodenmuskeln nicht mehr richtig einsetzen, was zur Folge hat, daß das Pressen zu ineffektiv wird, so daß man oft mit

Instrumenten wie Saugglocke oder Zange nachhelfen muß, damit das Kind austritt. In Schweden wird heutzutage fast nur noch die Saugglocke benutzt. Sie wird mit Unterdruck am Kopf des Kindes befestigt, ohne es zu verletzen. Allerdings wird es einige Tage lang eine Kopfgeschwulst haben.

In den letzten Jahren zeichnet sich überall auf der Welt mehr und mehr die Tendenz ab, auf unnatürliche Schmerzlinderungsmethoden zu verzichten. Anlaß ist die manchmal wohl berechtigte Angst, Betäubungsmittel könnten Kind und Mutter schaden. Heute gibt es alternative Schmerzlinderungsverfahren, die weder bei der Mutter noch beim Kind Nebenwirkungen hervorrufen. So stimulieren kleine Stromstöße durch die Haut (TNS – transkutane Nervenstimulierung) das körpereigene Endorphinsystem auf wirkungsvolle und ungefährliche Weise. Akupunktur und Hypnose sind andere Möglichkeiten der Schmerzlinderung, die in bestimmten Kliniken angeboten werden.

Tief und ruhig atmen! Die Anweisung immer wieder wiederholen, hier kann der Vater wirklich von Nutzen sein. *Rechts* transkutane Nervenstimulierung (TNS), die die Mutter selbst in die Hand nehmen kann. Sie muß nur wissen, wie es sich anfühlt und wann der Schmerz gelindert werden muß.

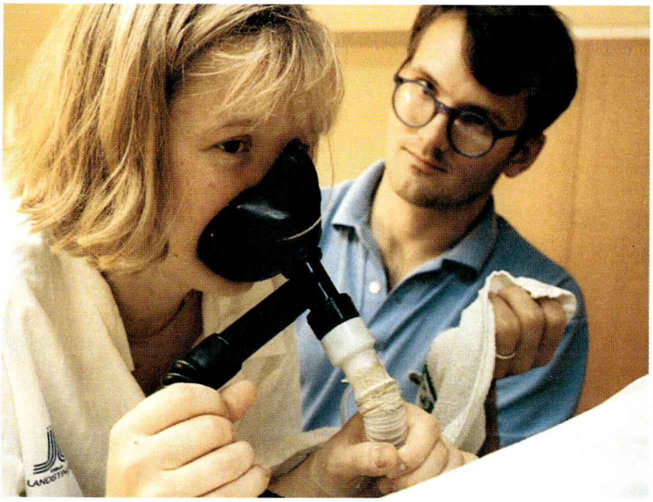

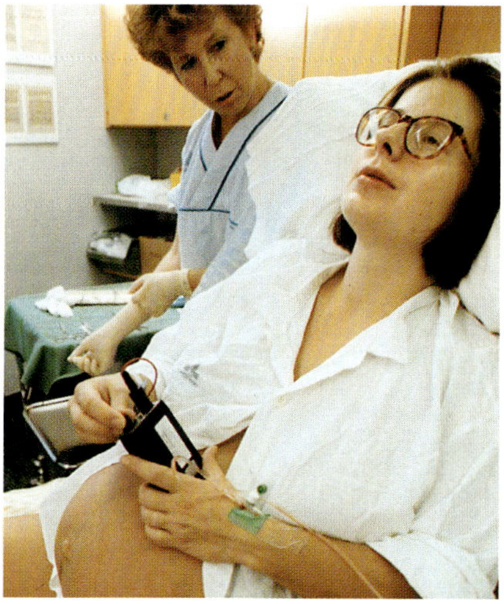

Endlich Zeit zum Pressen

Jetzt kommen die Wehen dicht hintereinander – das Finale naht. Die Hebamme prüft, wie weit sich der Gebärmutterhals geöffnet hat, und horcht das Kind ab. Ruhig atmen, zwischen den Wehen ausruhen – nimmt es denn nie ein Ende? Es drückt auf das Gesäß – versuch jetzt zu pressen, noch einmal pressen – ich seh schon das Haar und den Kopf. Bald ist es geschafft.

Das Kind hat es auch nicht leicht. Die Streßhormone Adrenalin und Noradrenalin schnellen hoch und erreichen ein Niveau, das nie wieder im Leben so hoch sein wird.

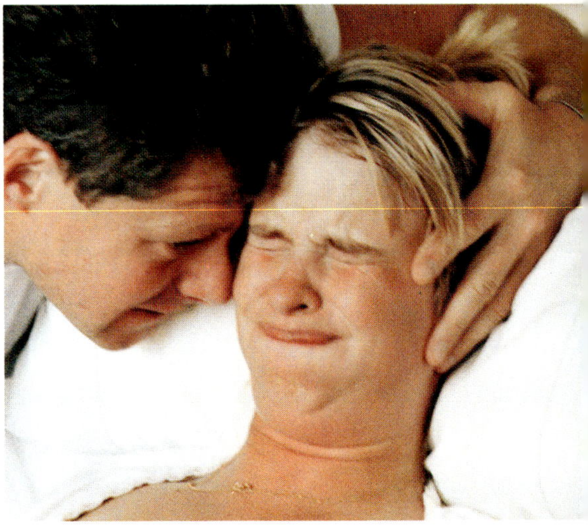

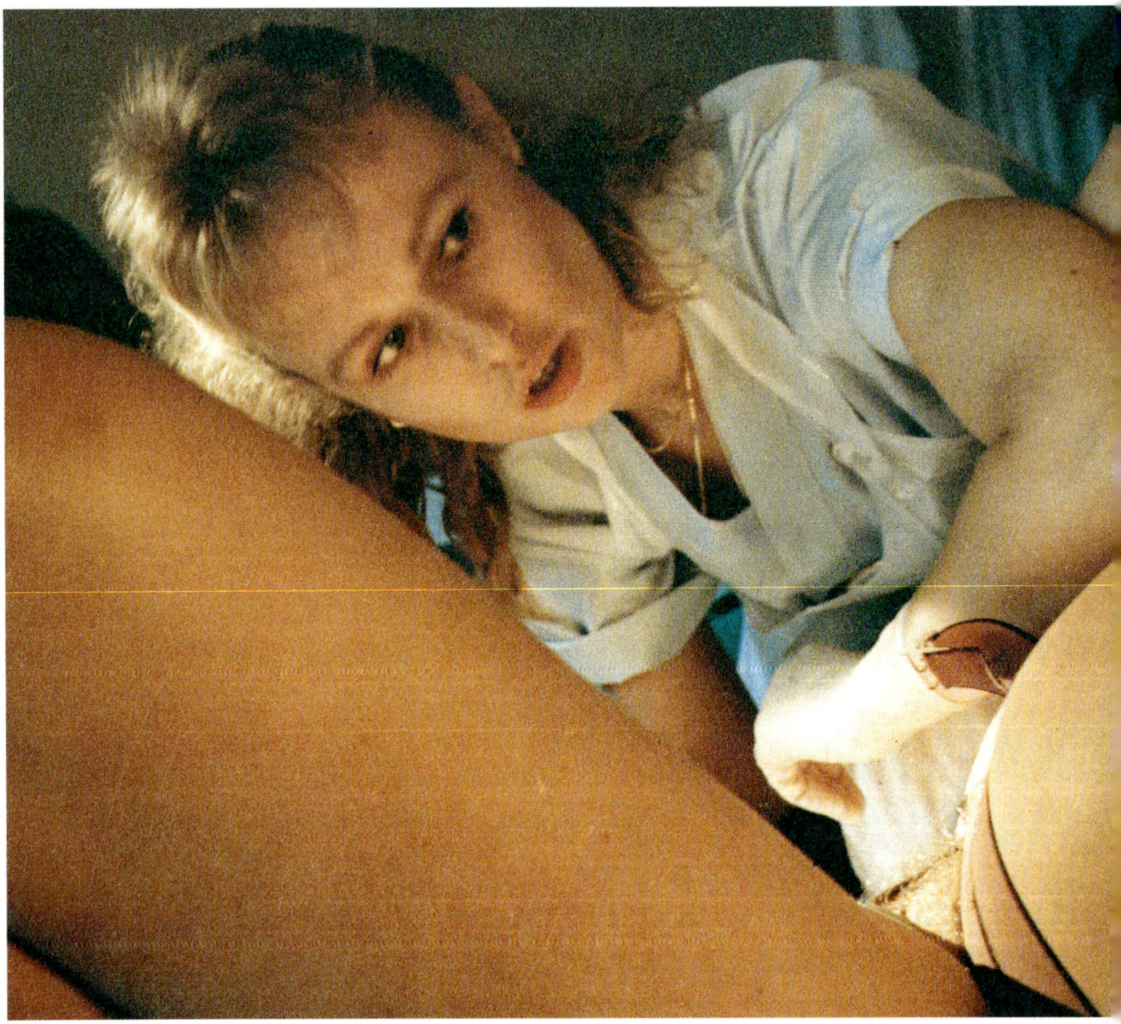

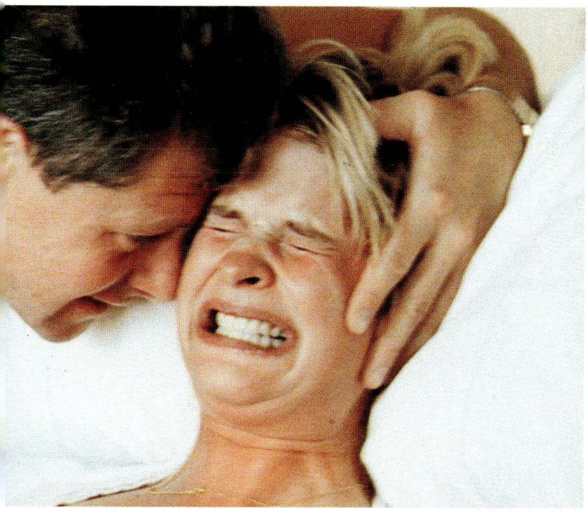
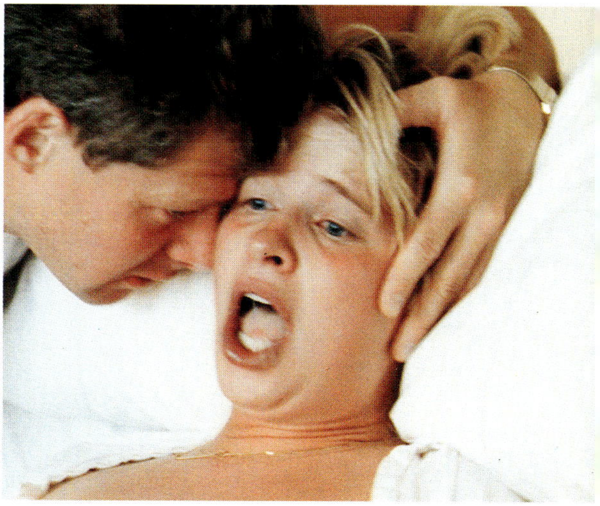
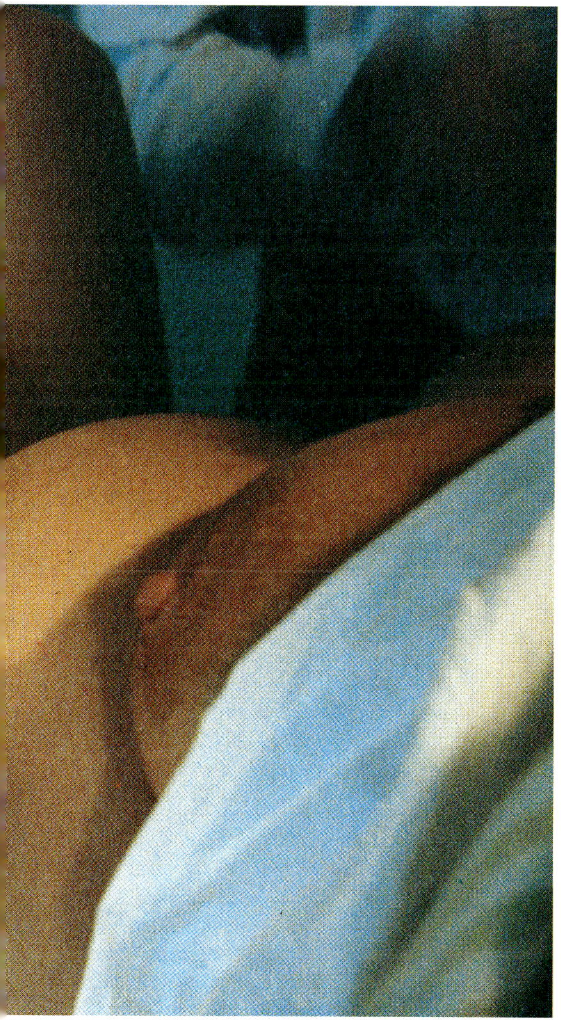
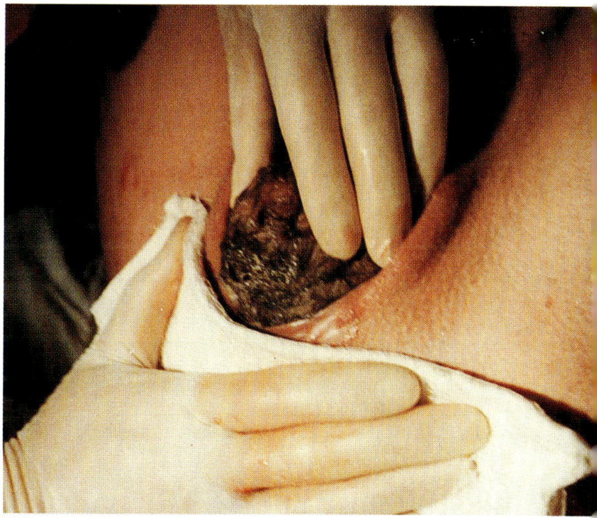
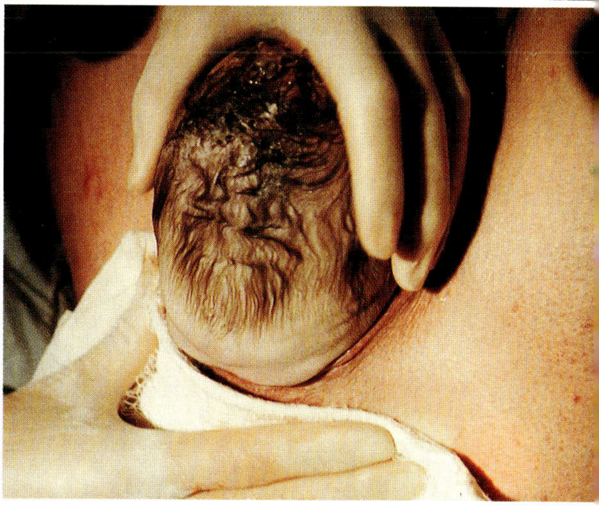

Geburtstagsfeier

Jetzt ist es am schlimmsten – und trotzdem: Mitten im fast unerträglichen Schmerz gibt es Freude und Neugier. Das Schmerzerlebnis ist von Frau zu Frau anders. Das hängt von der Schmerzempfindlichkeit, den Erwartungen und der Wirkung der Betäubung ab.

Für das Kind selbst ist die Geburt ein stürmisches Ereignis. Der Adrenalinstoß wirkt dem Sauerstoffmangel in der Endphase entgegen und bereitet die plötzliche Umstellung auf Lungenatmung vor.

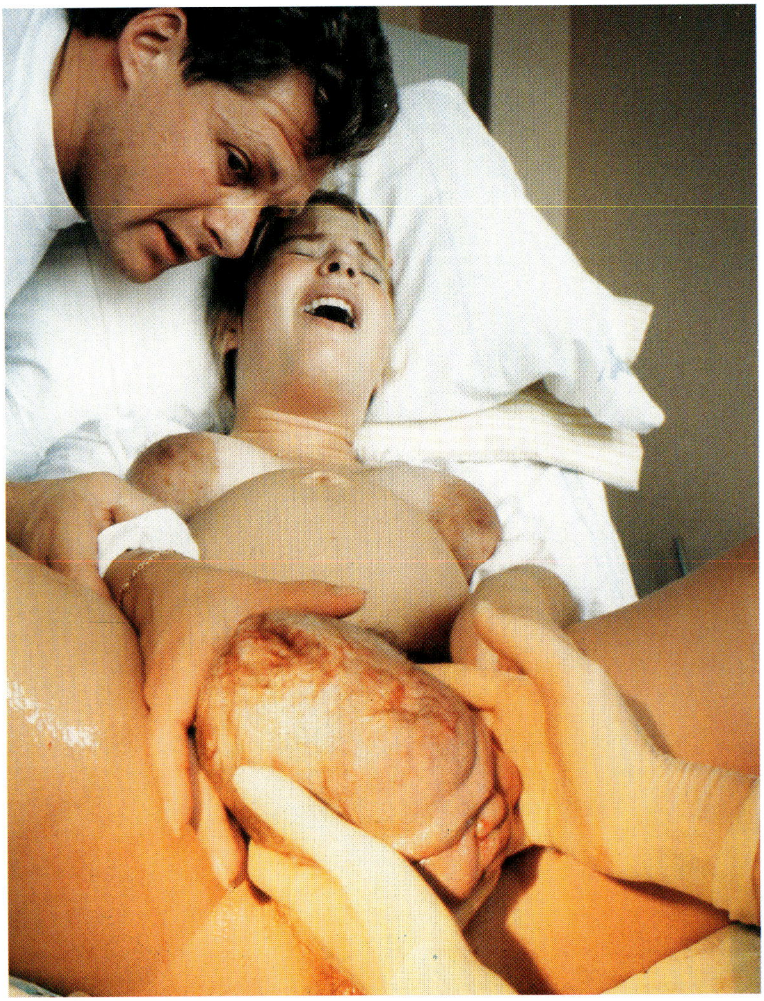

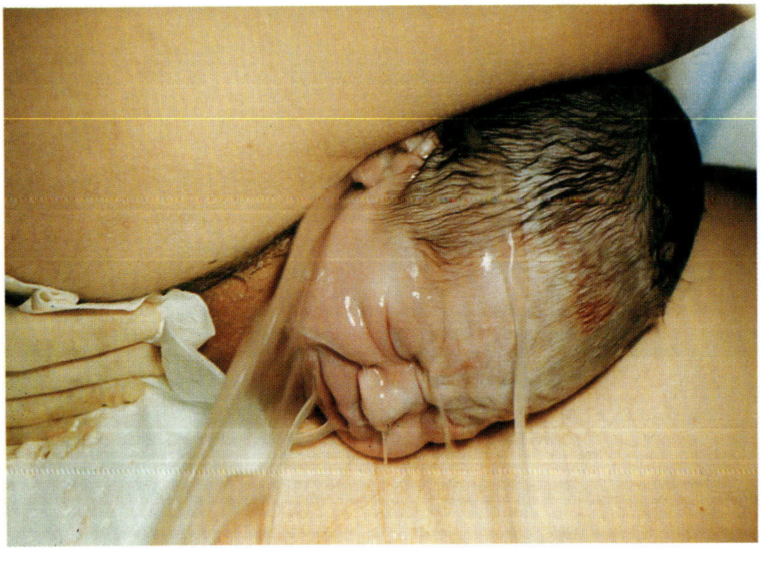

Das meiste Fruchtwasser ist bereits abgegangen – die letzten Tropfen kommen vielleicht bei der Geburt.

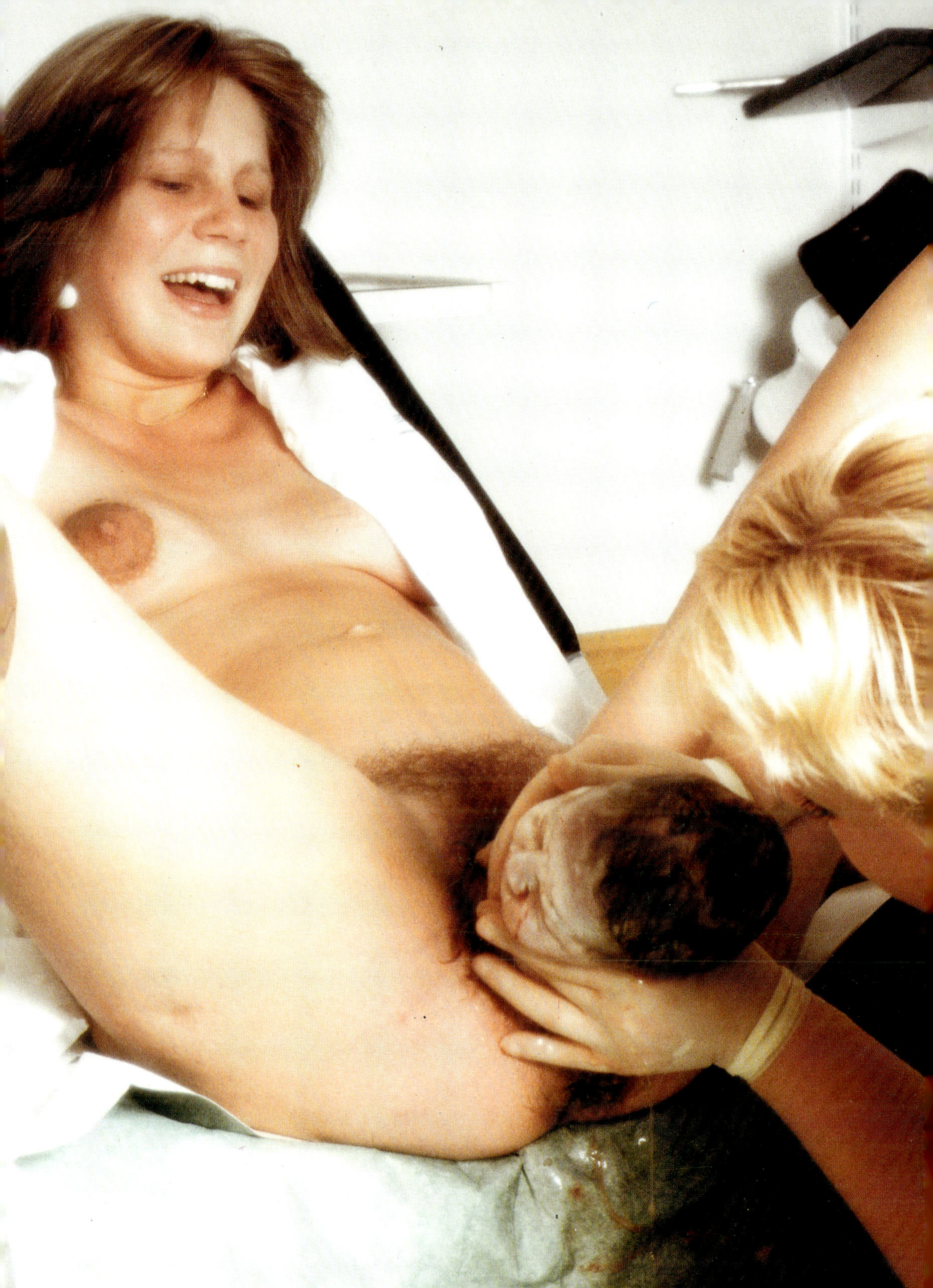

Der erste Atemzug

Endlich draußen, auf der Welt: blendendes Licht, Kälte und viele laute Geräusche. Der erste Schrei – ein seltsamer und manchmal zögernder Laut.

Nun müssen 25 Millionen Lungenbläschen mit Luft gefüllt werden. Bis jetzt haben sie Lungenflüssigkeit enthalten, aber die wird rasch ins Blut und in die Lymphe getrieben. Die ersten Atemzüge gehören zu den anstrengendsten im ganzen Leben!

Jetzt muß auch der Blutkreislauf umgestellt werden. Die Öffnung in der Trennwand zwischen den Herzvorkammern wird geschlossen. Bis jetzt ist der Sauerstoff mit dem Blut durch die Nabelschnur von der Mutter gekommen, aber nun wird das Kind Selbstversorger: Das Blut muß in die Lungen und dann hinaus in den Körper gepumpt werden. Für die Eltern ein phantastischer Augenblick: so klein, so voll Leben – unser eigenes Kind!

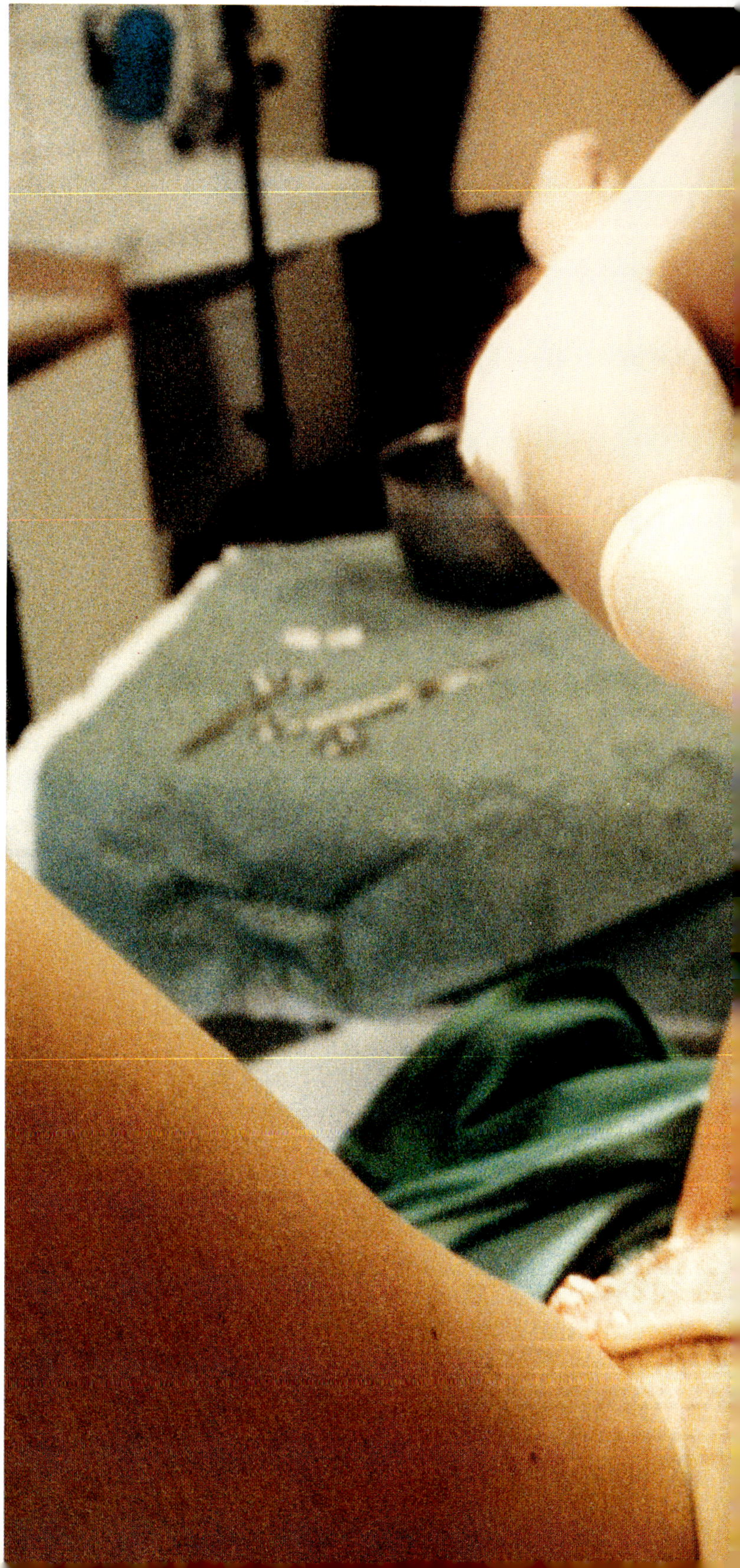

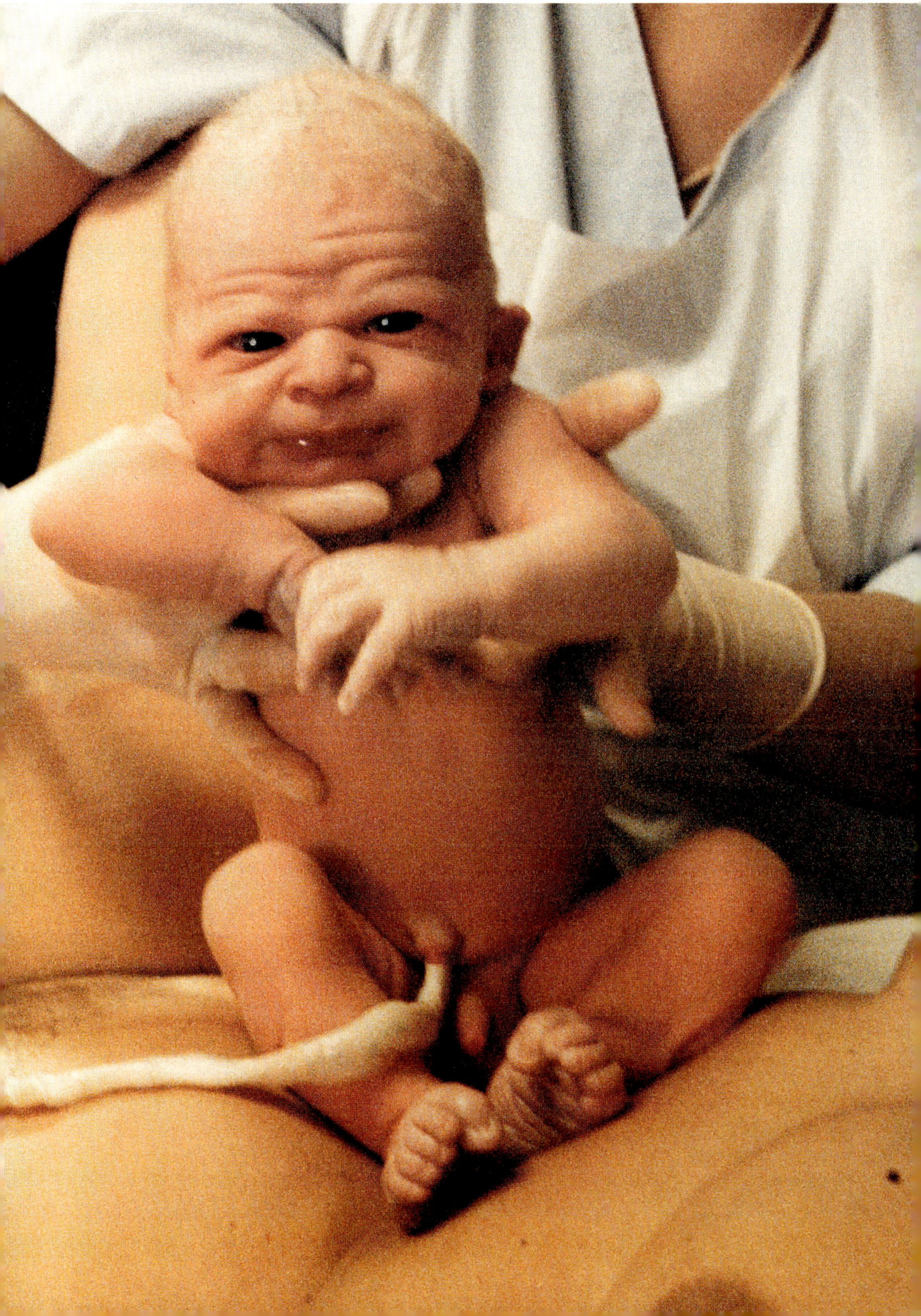

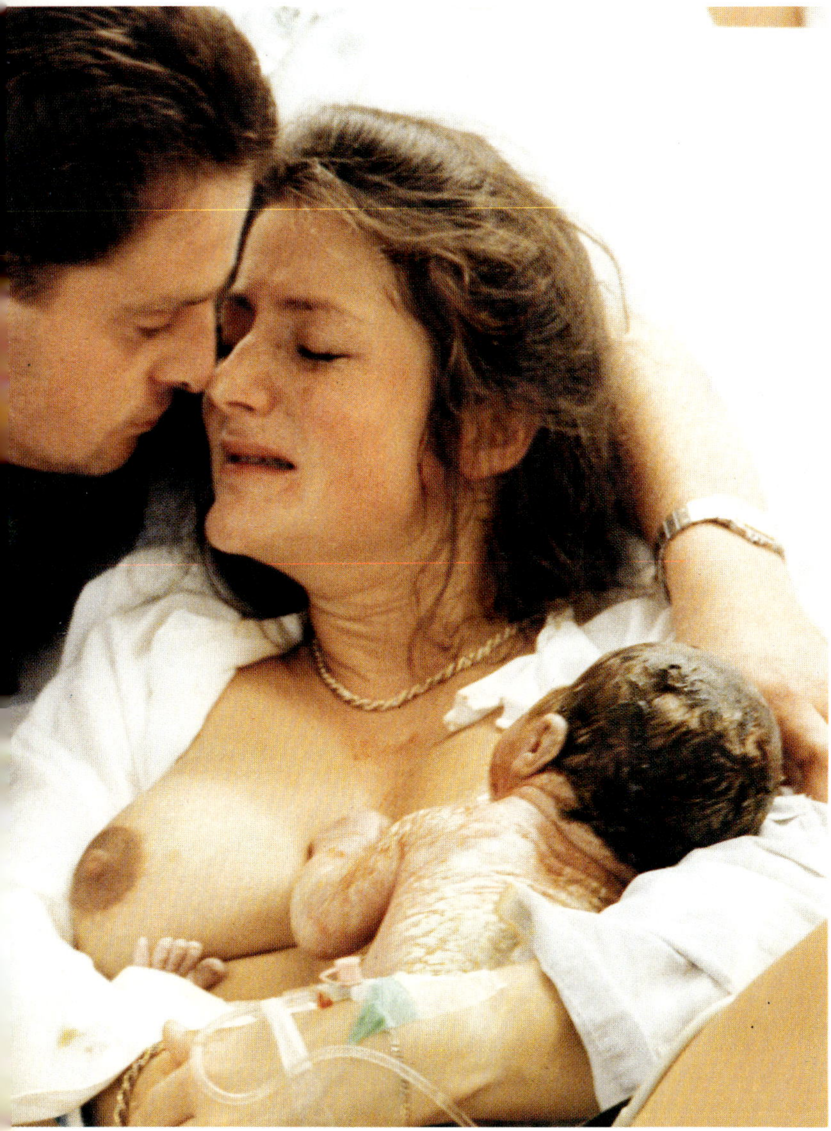

Begegnung mit der Welt draußen

Guck mal, wie hübsch ich bin! Kaum eine Minute auf dieser Welt, geblendet vom Licht, bedeckt mit *Vernix caseosa*, dem schützenden Hautfett, ganz damit beschäftigt, Luft in die Lungen zu bekommen.
Wie schön, eine Weile auf Mamas Bauch zu liegen und sich nach all den Aufregungen zu erholen.

Was tut sich im Kopf eines Neugeborenen? Plötzlich ist alles anders – beendet das behagliche Leben in der Fruchtblase, jetzt stürmen Licht-, Geräusch- und Geruchssensationen auf die Sinnesorgane ein. Man blinzelt vorsichtig in die Welt, zuerst mit einem Auge, dann mit beiden. Die Neugier ist angeboren!

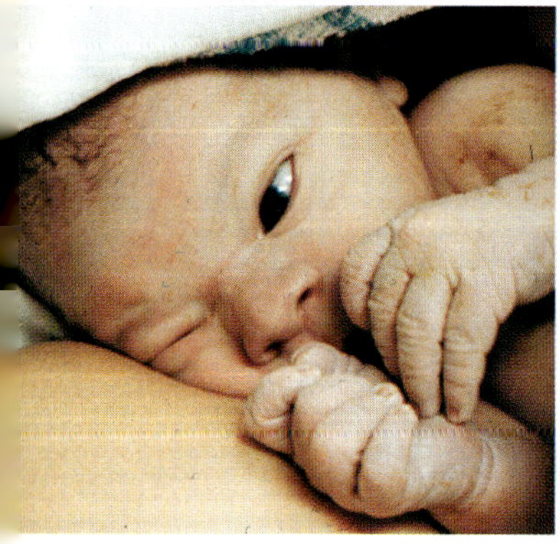

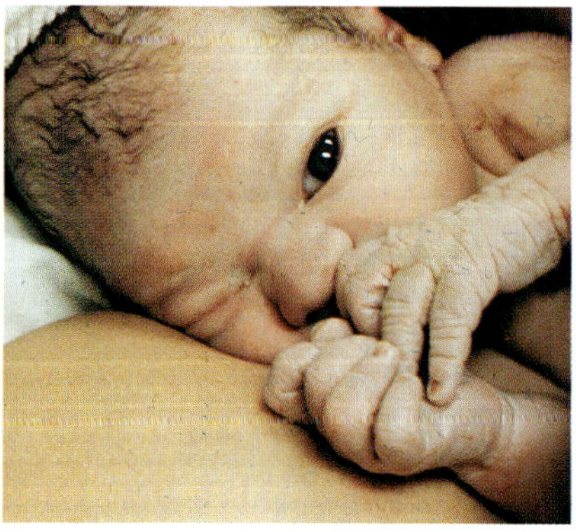

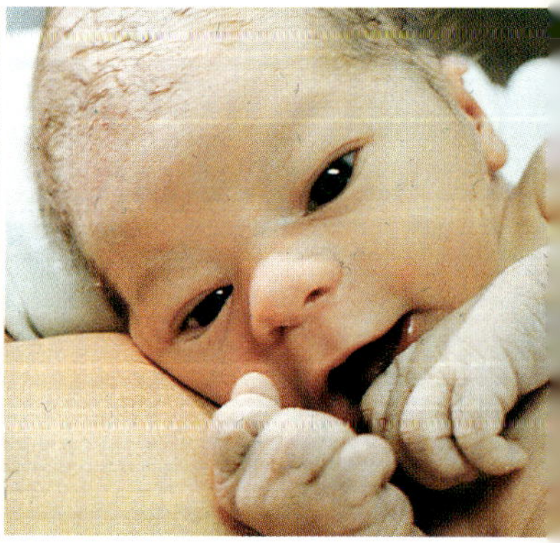

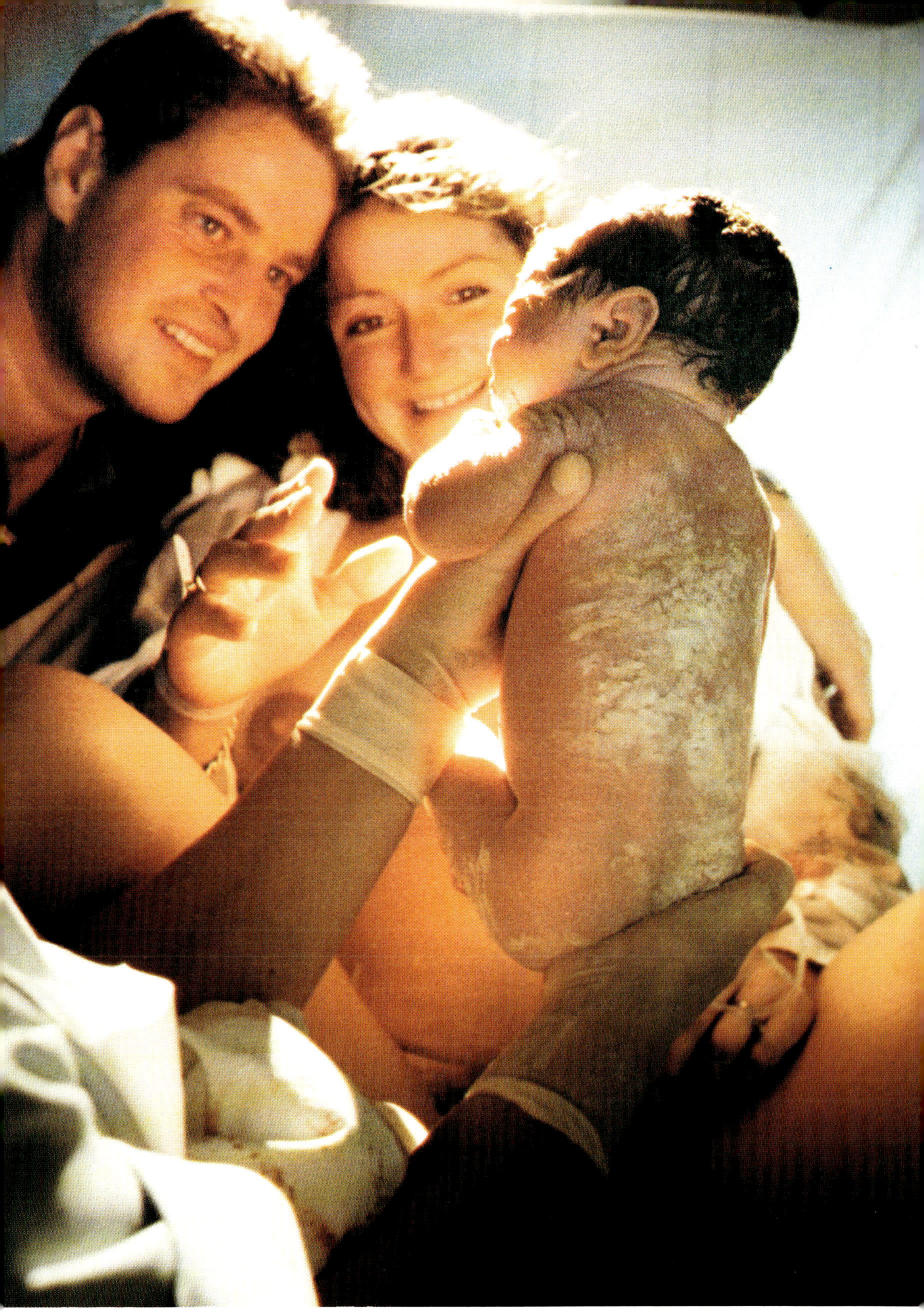

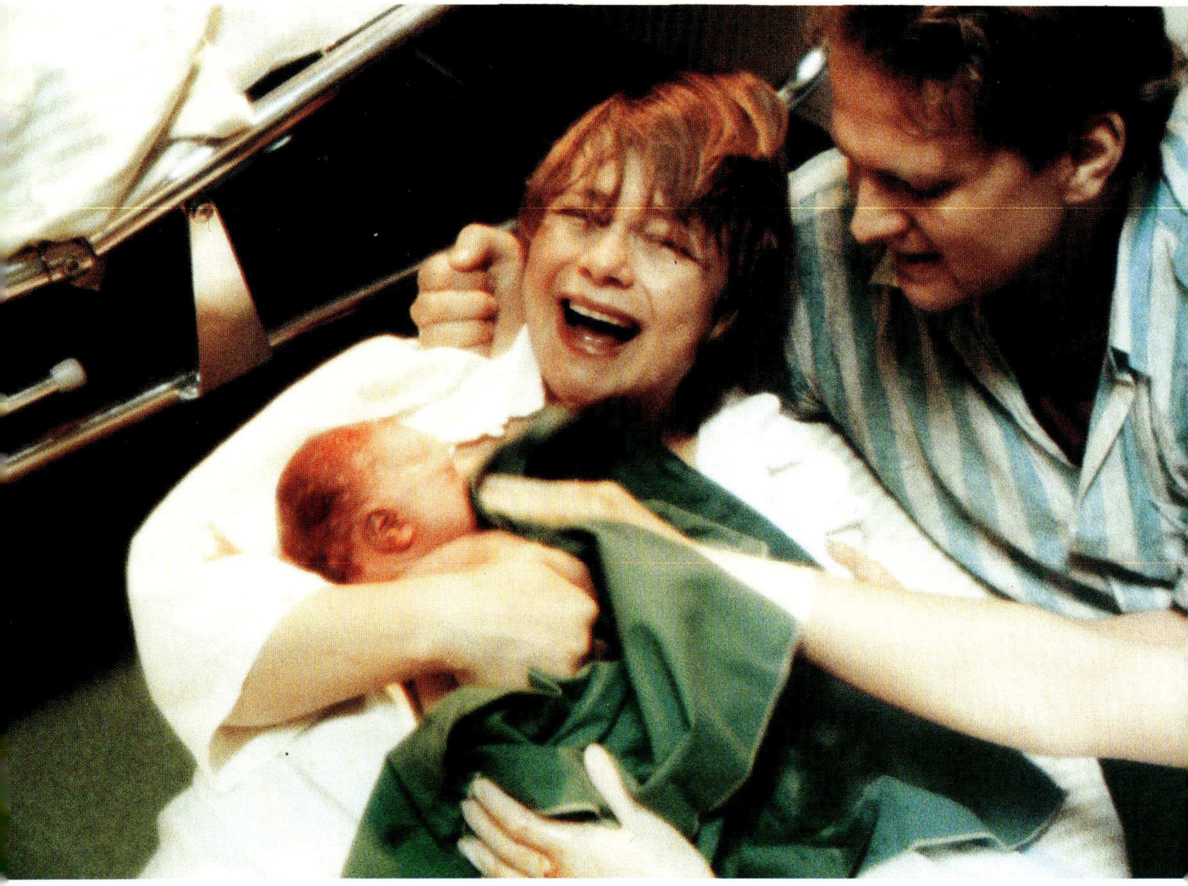

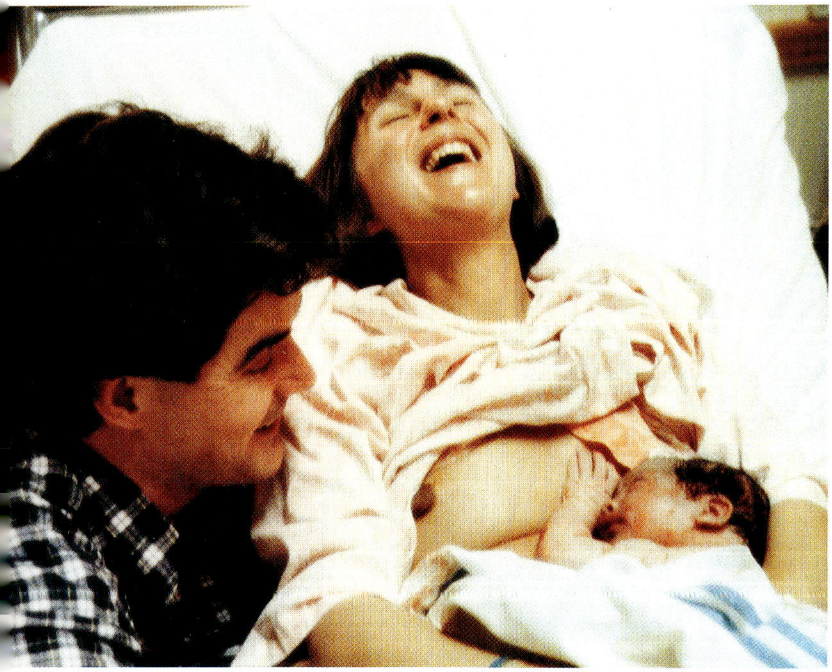

Stürmisches Glück
Das darf nicht wahr sein. Alles ist überstanden, unser Kind ist geboren!
Nach Wochen des Wartens, vielleicht gemischt mit einer gewissen Sorge, können die Eltern das neue Familienmitglied endlich in die Arme nehmen.
Es ist ein Mädchen geworden, wie wir die ganze Zeit gehofft haben. Ist es normal? Ist alles in Ordnung?

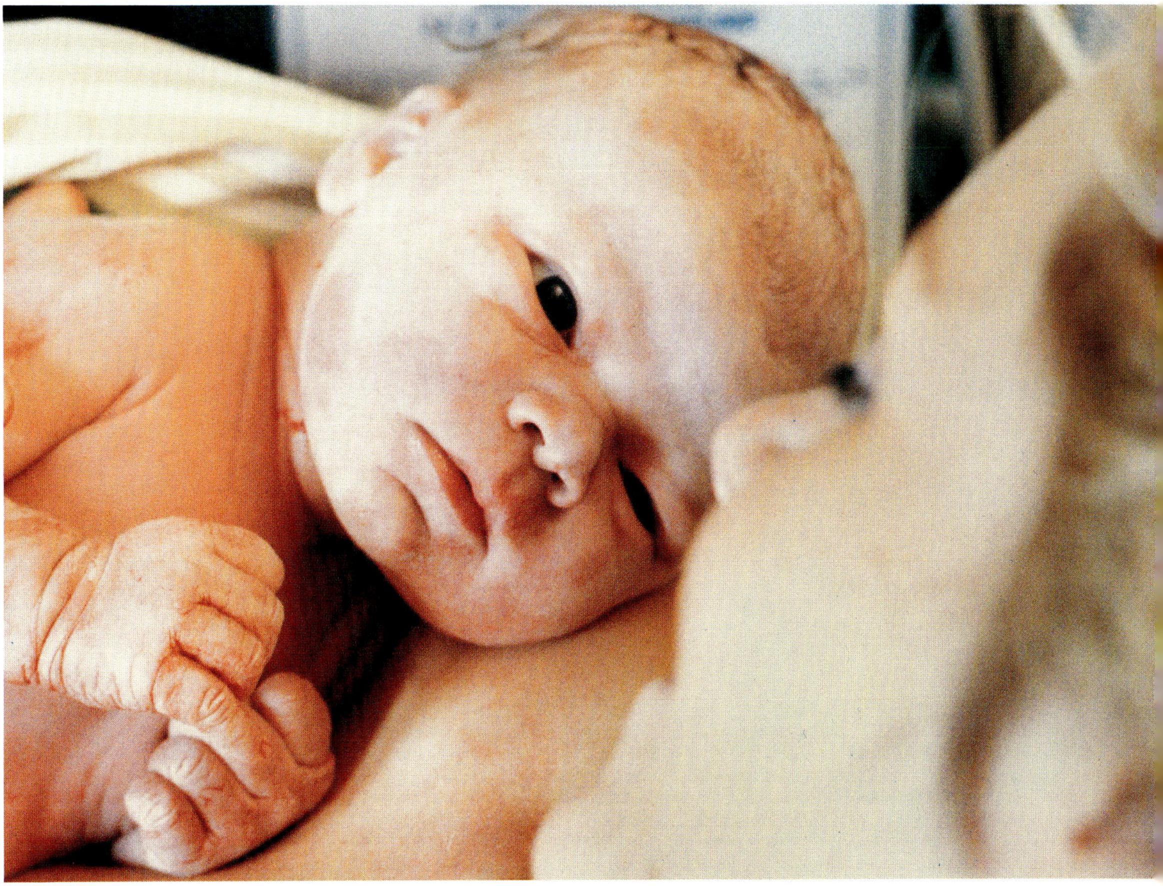

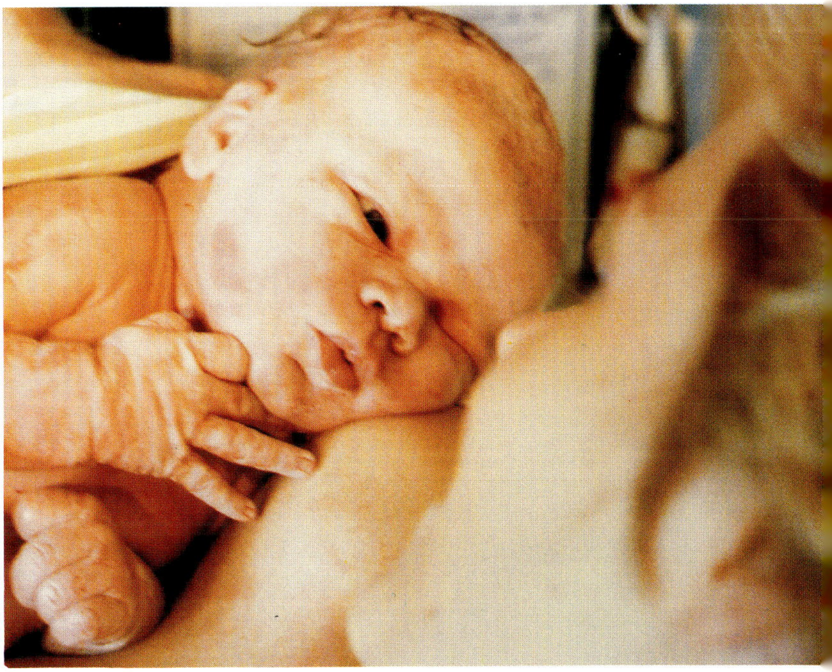

Der erste Augenkontakt
Ein kleiner fragender Blick nach all der Aufregung der letzten Stunden.
Das ist ein lieblicher Augenblick. Sie haben zusammen gekämpft, Mutter und Kind, jetzt ist es Zeit, sich zu entspannen, einander zu genießen, zärtliche Worte zu flüstern.
Und ich bin tatsächlich vier Minuten alt.

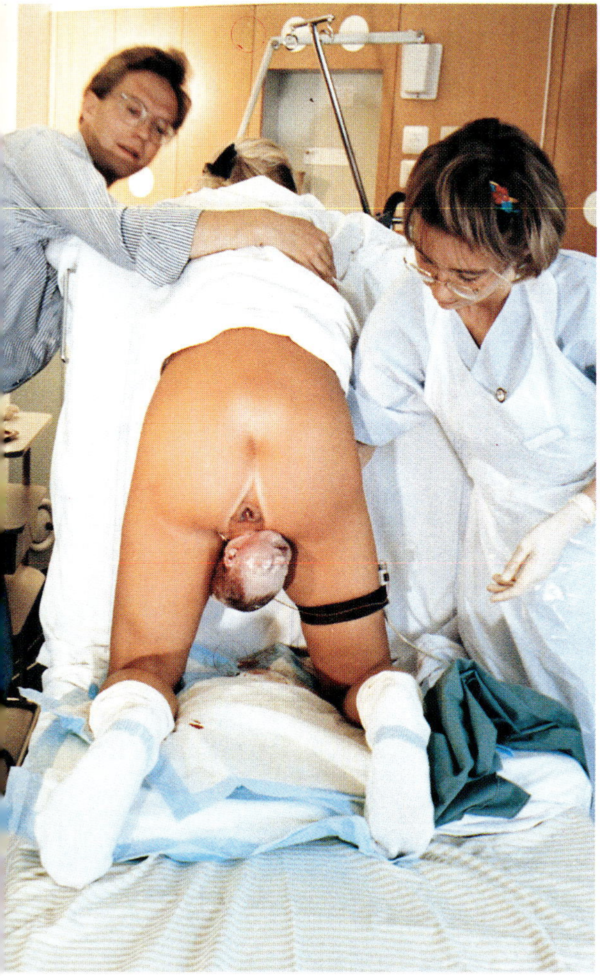

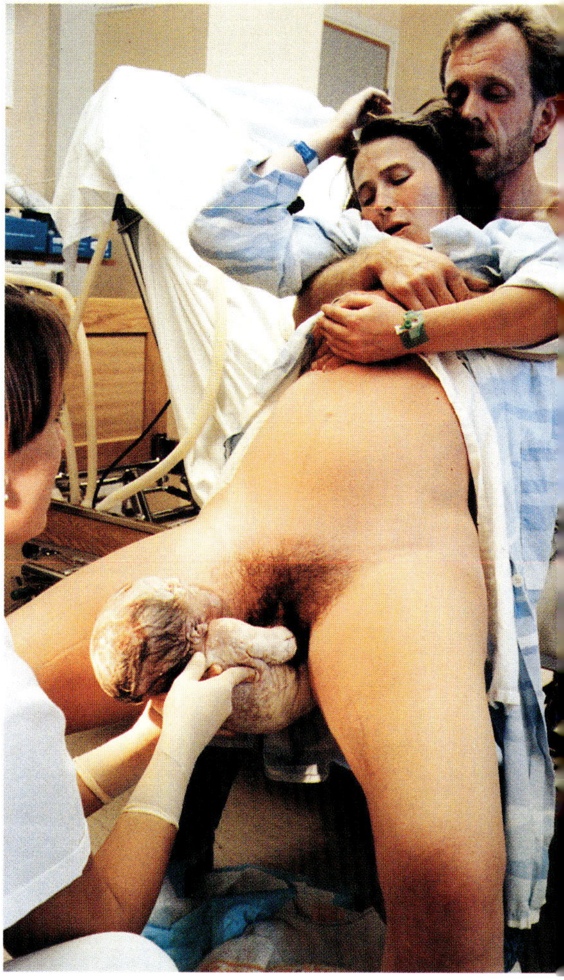

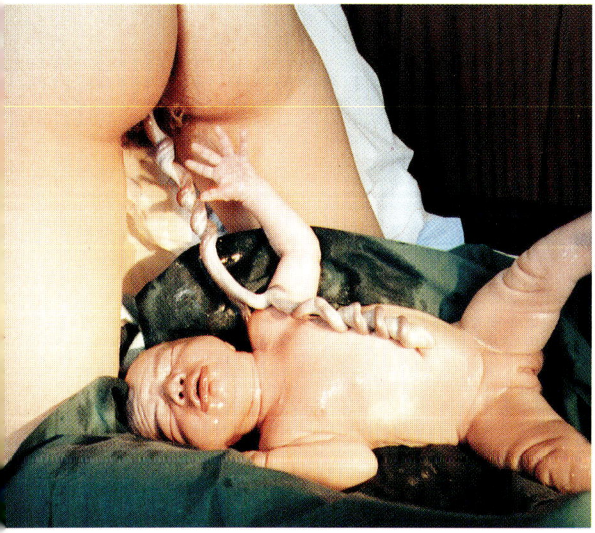

Die Schwerkraft hilft

Ein Kind stehend oder kniend gebären – es gibt viele Varianten bei der heutigen Geburtshilfe. In den letzten Jahren hat man Frauen immer häufiger die Möglichkeit eingeräumt, in der Haltung zu gebären, die ihnen am günstigsten erscheint. Es ist noch gar nicht lange her, da entbanden Frauen liegend im Bett – das bestimmten Hebamme und Arzt. Heute wird die gebärende Frau nicht nur als Laie mit dem Bedürfnis nach Anleitung betrachtet: Die Entbindung ist zu einer Art Zusammenarbeit geworden, bei der die Frau einen Teil selbst bestimmt.
Eigentlich ist das nichts Neues, sondern Rückkehr zu den Methoden unserer Vorfahren und der Naturvölker. Die gebärende Frau bekommt zusätzliche Hilfe durch die Schwerkraft. Aber wenn sich Komplikationen einstellen, ist es gut, Können und moderne Apparate in Reichweite zu haben.

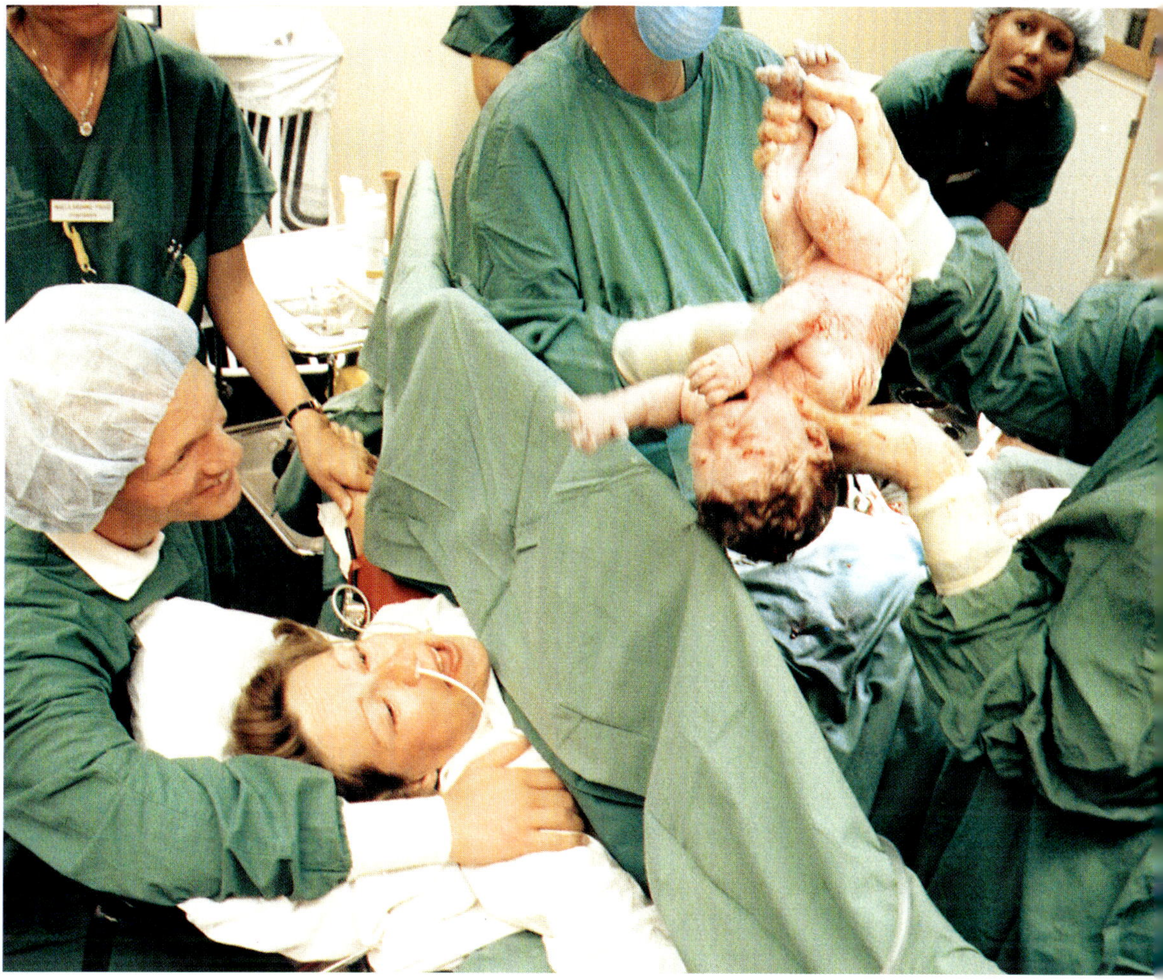

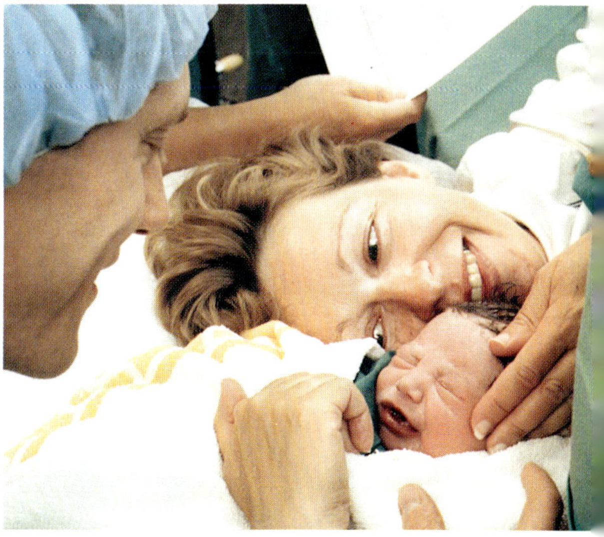

Kaiserschnitt

Der Kaiserschnitt wird u. a. angewandt, wenn das Kind z. B. zu groß ist, um das enge Becken zu passieren, oder wenn der Mutterkuchen vor dem Baby liegt *(Placenta praevia)*.

Nach der Betäubung macht der Operateur einen Schnitt in die Bauchdecke und öffnet die Gebärmutter. Das Fruchtwasser spritzt heraus, das Kind wird herausgehoben und sofort nach der Abnabelung zur Mutter gelegt. Der Kaiserschnitt dauert nur wenige Minuten, dann ist das Kind da.

Mitunter wird auch die Periduralanästhesie angewandt: Sie unterbindet die Schmerzwahrnehmung in der unteren Körperhälfte.

Da heutzutage auch der Vater bei der Operation anwesend sein kann, bekommen so beide Eltern auch beim Kaiserschnitt gleichzeitig einen ersten Kontakt mit ihrem Kind.

Nach der Geburt

Die Abnabelung wird sofort nach der Entbindung vorgenommen, aber der Mutterkuchen befindet sich noch in der Gebärmutter und löst sich erst stufenweise. Zeit für ein letztes Pressen, und er wird ausgestoßen. Jetzt kann sich die Gebärmutter zusammenziehen. Die Hebamme unterstützt dies durch vorsichtiges Massieren des Bauches. Danach muß sie genau überprüfen, ob auch der ganze Mutterkuchen und die Eihäute ausgeschieden worden sind. Reste vom Mutterkuchen können lang anhaltende Blutungen verursachen und tragen auch dazu bei, daß die Gebärmutter sich nur schwer wieder zusammenzieht.

Danach kontrolliert die Hebamme, ob in der Scheide oder im Damm Gewebe gerissen ist. In diesem Fall wird unter Lokalbetäubung genäht. Der Riß heilt im allgemeinen sehr schnell.

Wenn die Entbindung vorbei ist, können die Eltern aufatmen, ihr Kind kennenlernen und auf seine erste Mahlzeit warten. Innerhalb einer Stunde signalisiert es durch Saugreflexe, daß es an die Brust will.

Apparate und Instrumente werden aus dem Zimmer entfernt, und Ruhe breitet sich aus. Mit der Zeit tun eine Tasse Tee oder Kaffee und ein frisches Sandwich gut.

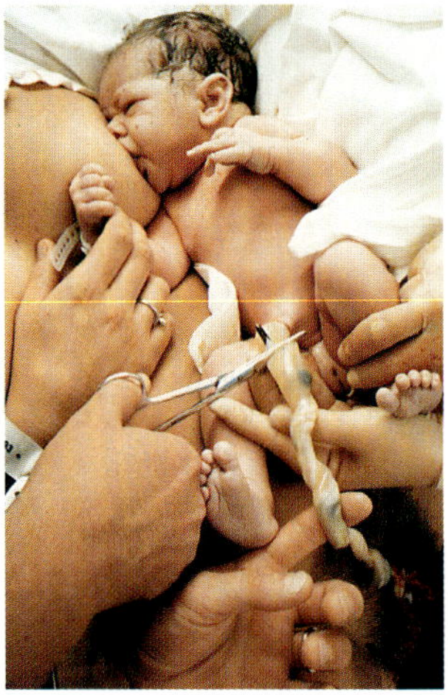

Während der Vater die ausgediente Versorgungsleitung abschneidet, unternimmt das Kind die ersten Versuche, an der Brust zu saugen.

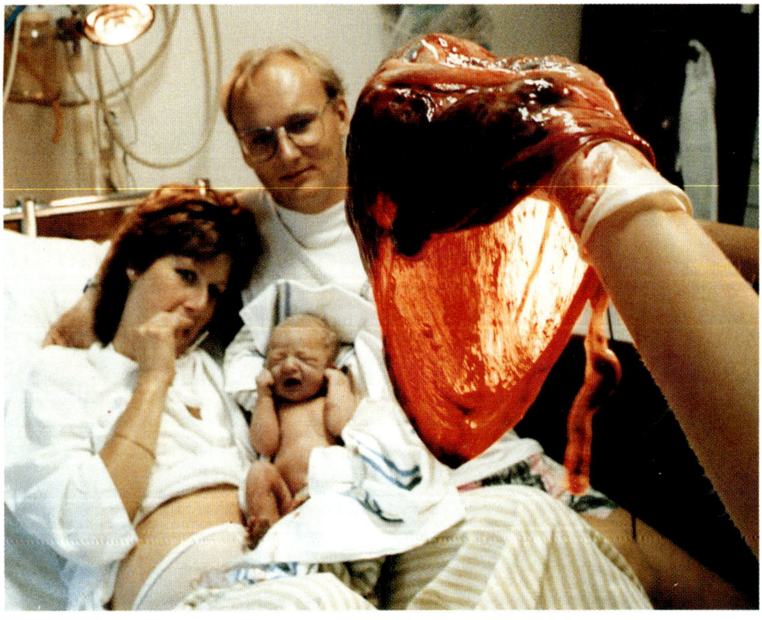

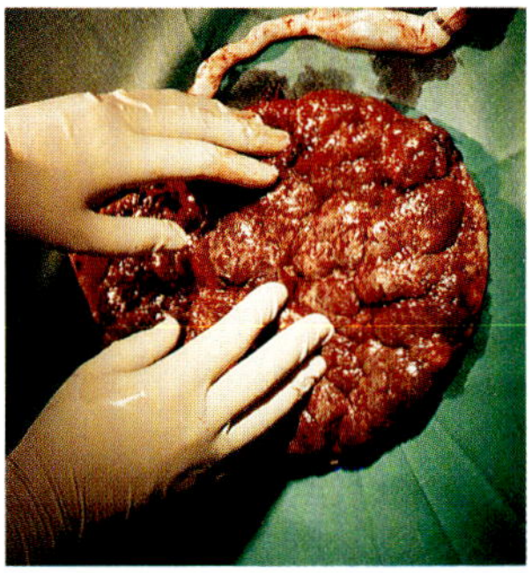

Die Eltern haben das Kind zwischen sich, und die Hebamme zeigt ihnen die Eihäute der Fruchtblase mit dem Mutterkuchen und der Nabelschnur.
Oben wird kontrolliert, ob die Nachgeburt, der Mutterkuchen und die Fruchtblase, ausgestoßen wurden.

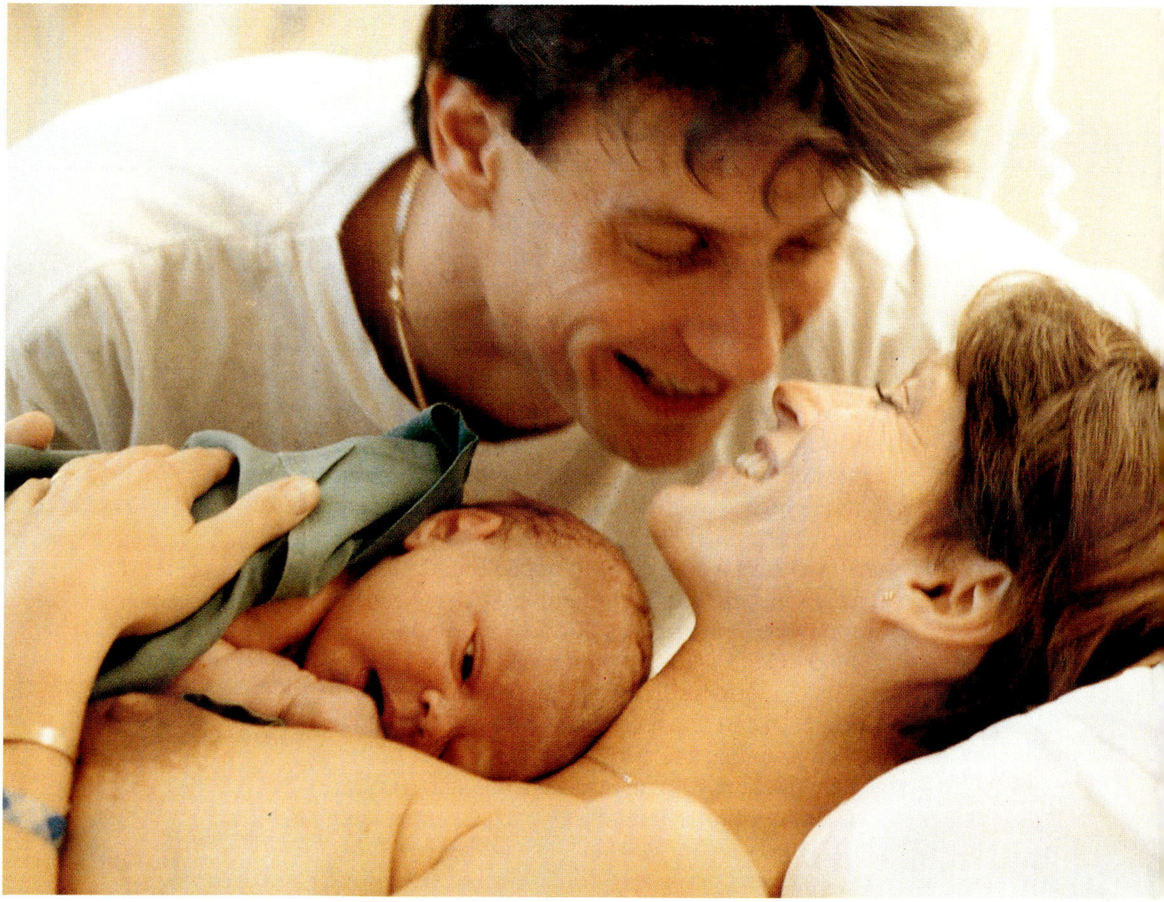

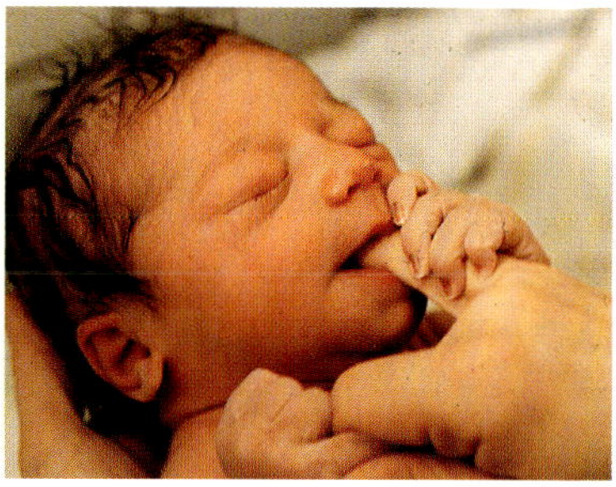

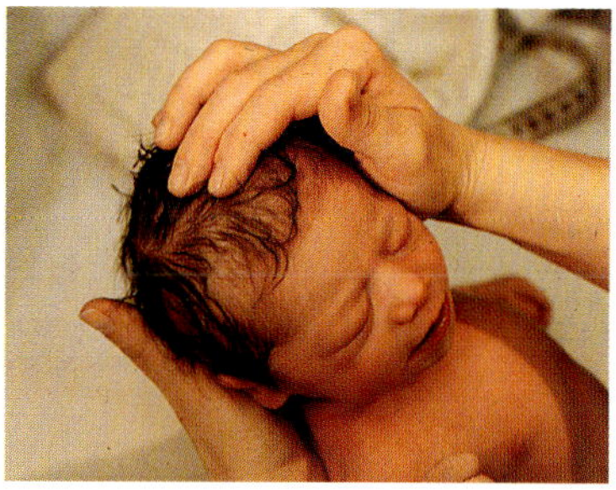

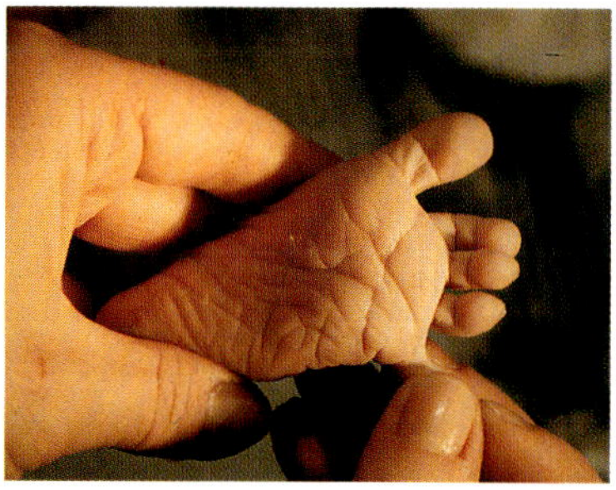

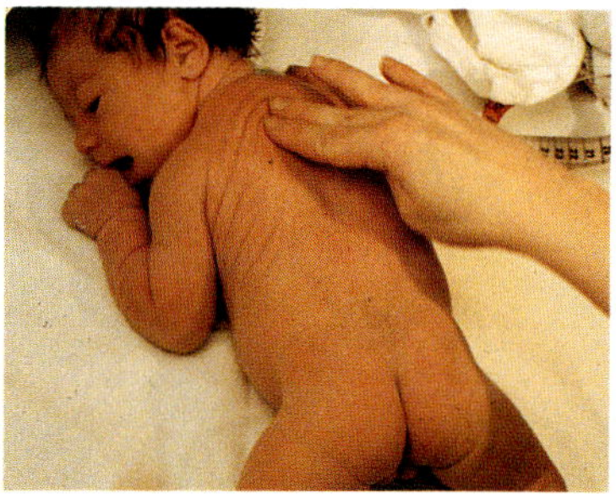

Nach dem ersten Moment mit den Eltern ist es für die Hebamme Zeit, die verschiedenen Körperfunktionen zu kontrollieren. Finger und Zehen werden gezählt, Rachen und Schädelknochen abgetastet, und es wird geprüft, ob die Wirbelsäule nicht mißgebildet ist.

Nur einen Augenblick später – das Kind ahmt den Vater nach

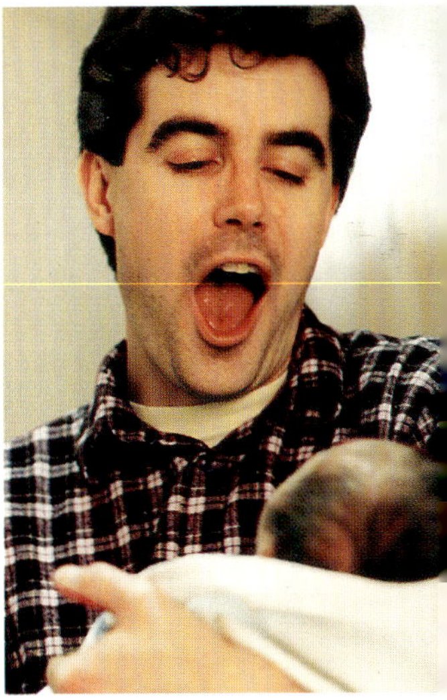

Die erste Lektion des Lebens
Papa bettelt um Aufmerksamkeit. Endlich Augenkontakt. Was für eine komische Grimasse. Ob ich das wohl auch kann?

Die Fähigkeit eines Kindes, Gesichtsausdrücke der Eltern nachzuahmen, sind erstaunlicherweise schon beim Neugeborenen vorhanden. Viel später beginnt es, mit seiner Stimme zu arbeiten, um die Laute, die von Mutter und Vater kommen, nachzuahmen. Schon im siebten Fötusmonat hat das Kind eine gewisse Fähigkeit, die Stimme der Mutter wiederzuerkennen.

Der Ablauf der Nachahmung erfolgt fast immer nach demselben Muster. Man kann ihn etwa eine halbe Stunde nach der Geburt beobachten, wenn das Kind wach und munter ist durch den Überschuß an Streßhormonen, der bei der Geburt hervorgerufen wurde. Zuerst hört das Neugeborene die Stimme. Dann wendet es seinen Blick den Gesichtern der Eltern zu und versucht darin Sprache und Ausdruck zu verfolgen. Die Eindrücke werden vom Kind stufenweise zu einem Ganzen zusammengefügt. Nach einer Weile dreht das Kind den Kopf weg, was wie ein Signal wirkt, als wollte es den Kontakt unterbrechen. In diesem Augenblick geschehen die Vorbereitungen der Nachahmung. Und dann kommt die Antwort des Kindes in einem ganz deutlichen Versuch, Mund oder Hände zu öffnen oder zu schließen oder die Stirn zu runzeln oder den Ausdruck der Eltern zu imitieren.

Bis zum Alter von drei Monaten konzentriert sich das Kind auf die Imitation von Gesichtsbewegungen, wie den Mund öffnen oder schließen, die Lippen verziehen, die Zunge herausstrecken, blinzeln usw. Im dritten Monat beginnt es immer mehr, Sprechlaute nachzuahmen, und im vierten Monat kommen die bewußteren Handbewegungen in Gang. Selbstverständlich brauchen Verzögerungen in diesem Entwicklungsmuster nicht zu bedeuten, daß mit dem Kind etwas nicht stimmt. Der Variationsreichtum der Natur ist ja enorm, wie wir alle wissen.

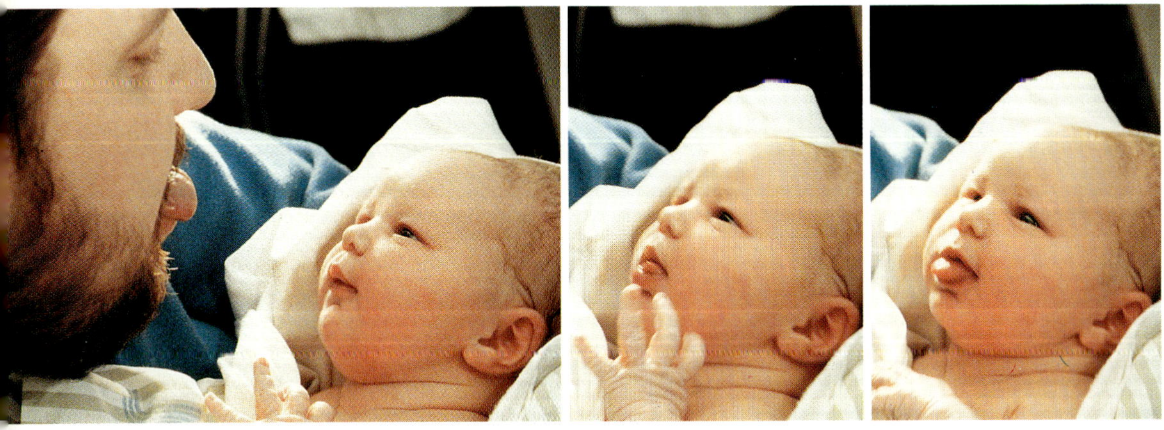

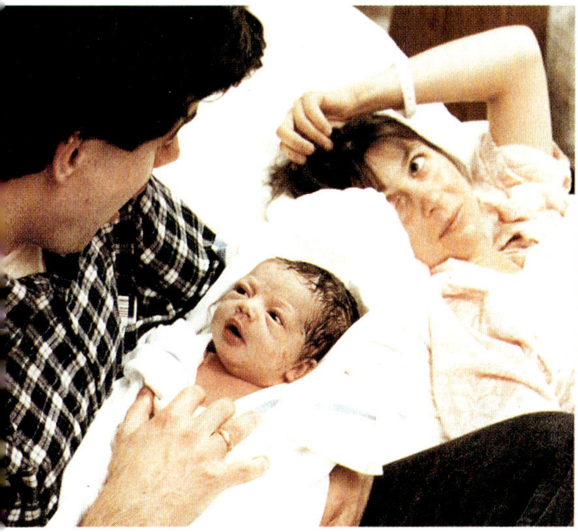 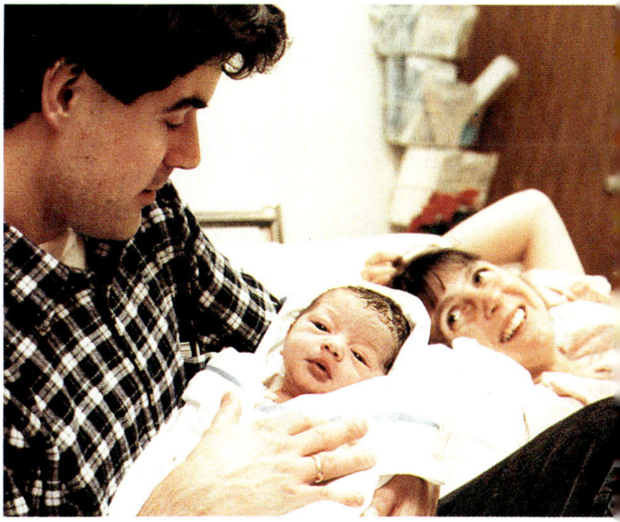

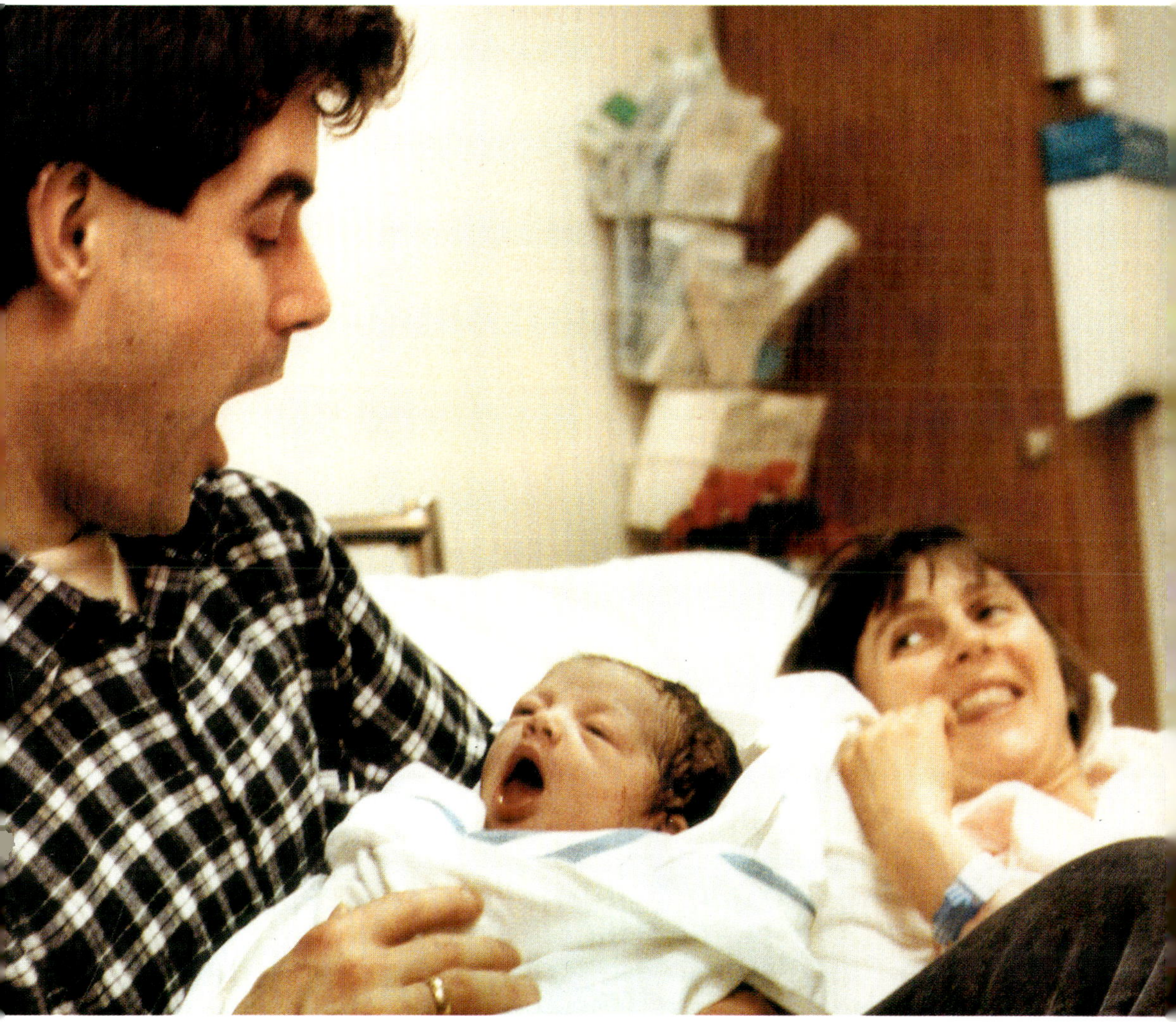

Stillen

Direkt nach der Entbindung oder wenige Stunden später wird das Kind an die Brust gelegt, damit es saugen lernt. Sein Saugen ist auch eine Voraussetzung, um die Milchproduktion in der Brust in Gang zu bringen. Ein Nervenimpuls aus den Brustwarzen geht zu bestimmten Zentren im unteren Teil des Gehirns und veranlaßt die Hypophyse, ein für die Milchproduktion wichtiges Hormon, das Prolaktin, abzusondern. Ein anderes Hormon aus den Hinterlappen der Hypophyse wirkt gleichzeitig auf Brustdrüsen und Milchgänge ein, so daß die Milch aus der Brust gepreßt wird. Dieses Hormon wird Oxytocin genannt und kann über das Blut auch die Gebärmutter erreichen, die sich zusammenziehen soll, was die Mutter häufig zu Beginn der Stillperiode spürt.

Während der ersten Tage sind die Brüste oft gespannt und empfindlich. Anfangs enthalten sie in geringen Mengen sogenannte Vormilch, die besonders wichtig ist, um die Immunabwehr des neugeborenen Kindes zu verbessern. Nach zwei, drei Tagen beginnt die Milch richtig zu fließen. In dieser Zeit ist die Mutter oft niedergeschlagen und empfindet ein Gefühl der Leere. Je eher sie das Kind nach der Entbindung an die Brust legt, um so leichter lernt es, effektiv zu saugen.

In der ganzen Welt hält man es für wichtig, ein Kind – zumindest während der ersten Lebensmonate und auch länger – zu stillen, nicht nur weil dadurch ein intimer Kontakt zwischen Mutter und Kind hergestellt wird, sondern auch, weil die Muttermilch dem Kind all die Nahrung und wichtigen Mineralstoffe gibt, die es braucht. Außerdem bewirkt sie einen sehr guten Schutz gegen Infektionen und Allergien.

Kürzlich hat man herausgefunden, daß die Muttermilch Stoffe enthält, die auf das Neugeborene besänftigend wirken. Das erklärt vielleicht, warum Kinder, die gestillt werden, ruhiger sind und weniger weinen als andere Kinder.

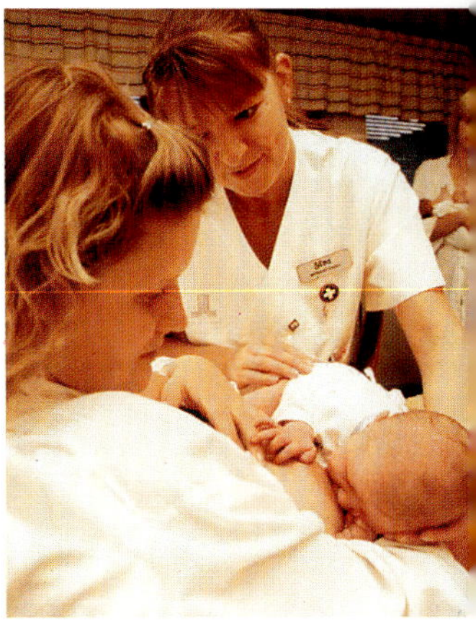

Anfangs reicht es, innerhalb von 24 Stunden 5- bis 6mal zu stillen, damit das Kind satt und zufrieden ist. Wenn mehr Nahrung nötig ist, als produziert wird, füttert man das Kind nach dem Stillen mit der Flasche.

Innerhalb einer halben Stunde findet das Kind zur Brust, selbst wenn es tief unten auf dem Bauch der Mutter liegt. Die Bilder *unten* zeigen, wie energisch es sich vorwärtskämpft und die Brustwarze schließlich mit Blicken einfängt. Dieser Instinkt ist bei Tier und Mensch vorhanden.

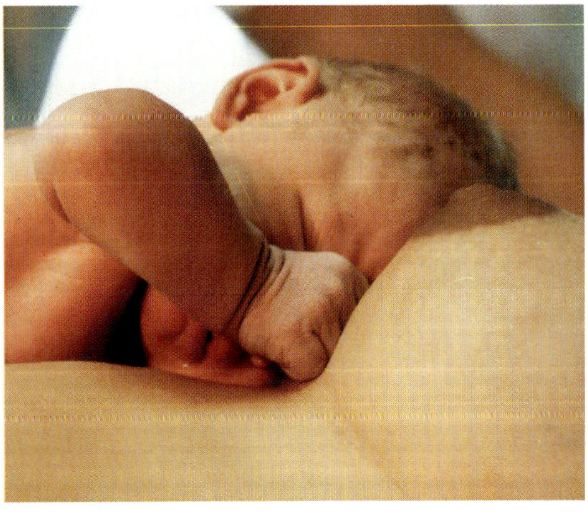

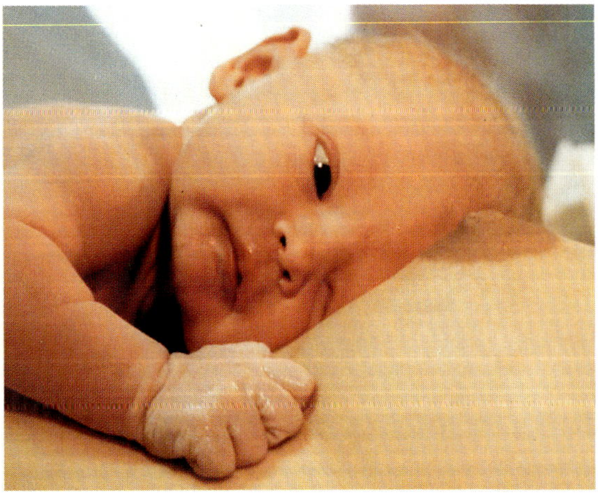

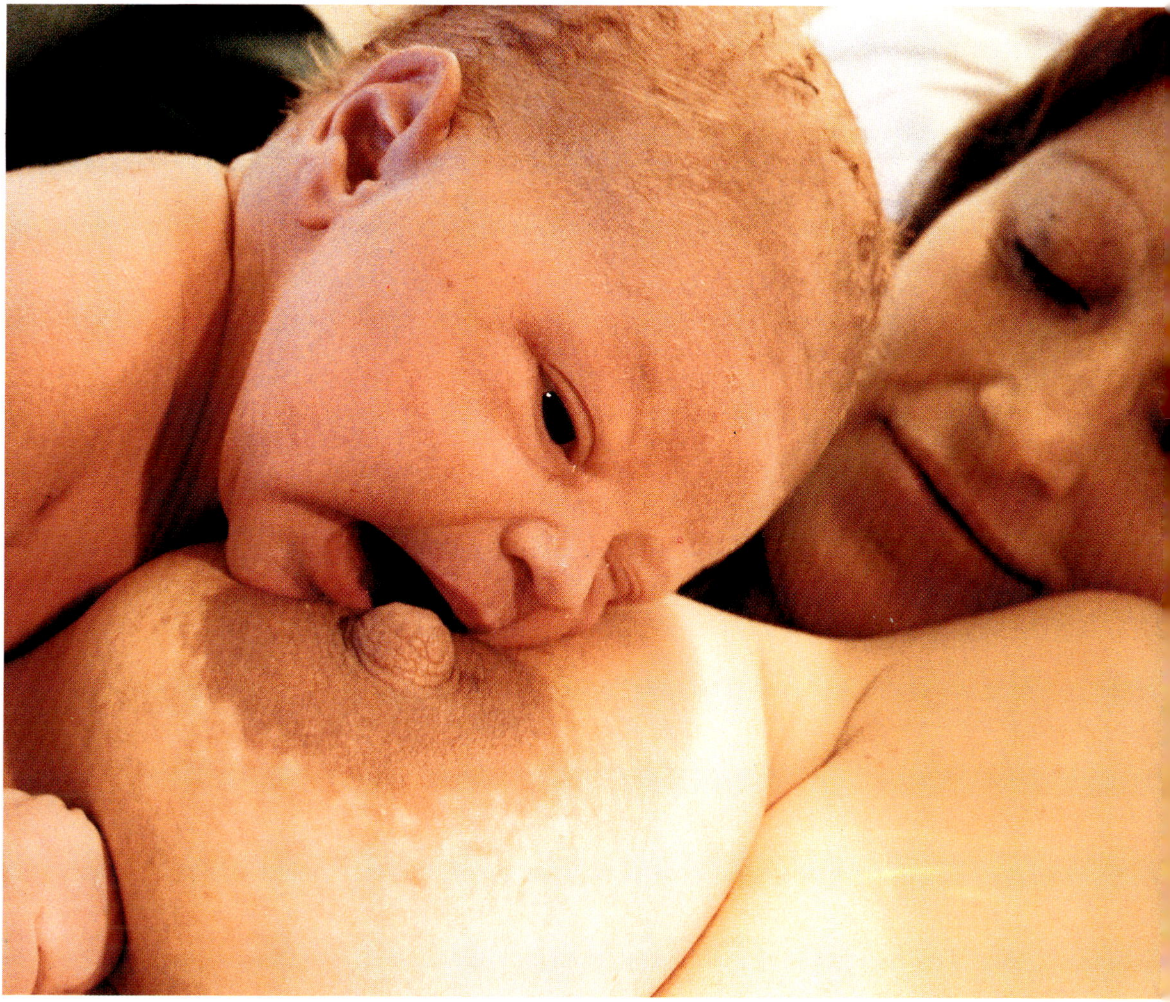

Die Brust gibt die beste Nahrung

Die Muttermilch enthält alle Nährstoffe und Mineralien, die das Kind braucht. Außerdem hat die Nahrung die richtige Temperatur und ist hygienisch optimal verpackt. Hinzu kommt der gefühlsmäßige Aspekt: Nie wieder haben Mutter und Kind die Gelegenheit, sich so kennenzulernen und aneinander zu gewöhnen, wie während des Stillens.

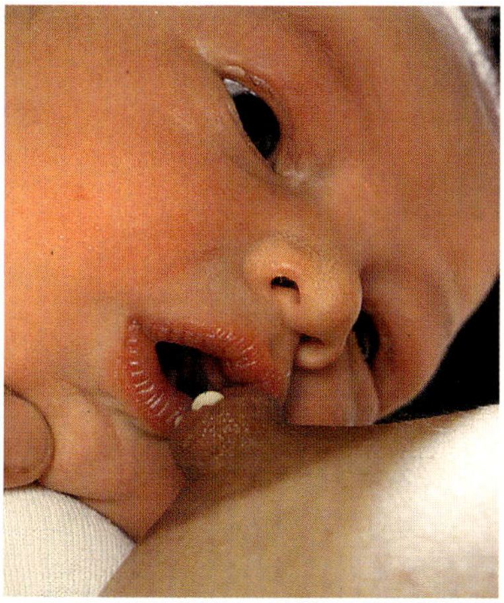

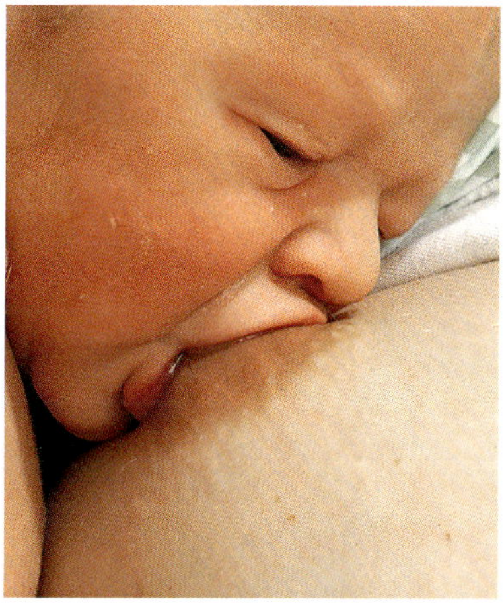

Auf der Wochenstation

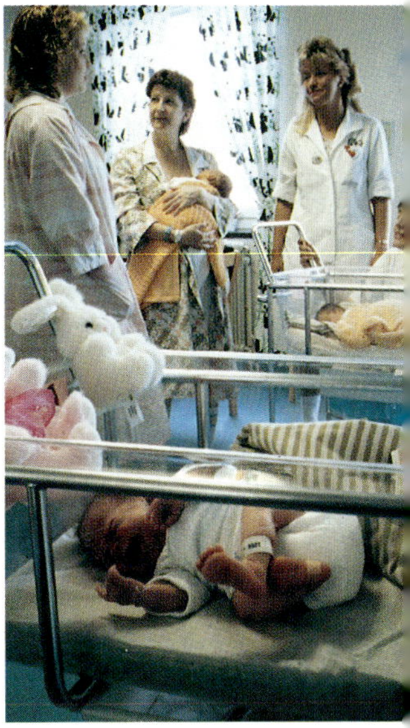

Die Entbindung ist eine große Sache im Leben einer jeden Frau, und auf der Wochenstation erzählen sich die frischgebackenen Mütter ihre Erlebnisse.

Wenn alles in Ordnung ist, werden Mutter und Kind im Bett zur Wochenstation gebracht, wo eine Krankenschwester die Papiere kontrolliert – wie die Entbindung verlaufen ist, ob etwas Besonderes zu berücksichtigen ist. In den meisten Entbindungskliniken können Neugeborene während des ganzen Aufenthalts im Zimmer bei der Mutter bleiben: Man spricht vom Rooming-in. Nachts werden die Babys in den meisten Fällen ins Säuglingszimmer gebracht.

Das Neugeborene braucht in den ersten Tagen viel Pflege und Aufsicht. Atmungsschwierigkeiten oder unregelmäßige Herztätigkeit sind nicht ungewöhnlich. Wird festgestellt, daß es dem Kind nicht gutgeht, kann eine Verlegung in eine Kinderklinik mit besonders ausgebildetem Personal nötig werden.

Nach einer normalen Entbindung hat sich die Mutter schon nach wenigen Tagen wieder ziemlich gut erholt. Einen großen Teil des Tages ist sie mit ihrem Kind beschäftigt. Sie lernt von einer Krankengymnastin, Bauch und Beckenboden zu trainieren. Mit Kegelübungen sollte sie rechtzeitig beginnen. Während der ersten Wochen kommt es zu einer Blutung aus der geweiteten Gebärmutter: ungefähr so stark wie bei der Menstruation oder etwas leichter. Die Blutung geht allmählich in stärkeren Ausfluß über, der vier bis fünf Wochen anhält. Blutung und Ausfluß sind Zeichen dafür, daß der Heilungsprozeß noch nicht abgeschlossen ist, und die Frau sollte wegen Infektionsgefahr weder baden noch Geschlechtsverkehr haben.

Ältere Geschwister können manchmal nicht begreifen, warum die Mutter dem Neugeborenen so viel Zeit widmen muß.
Beim ersten Kind braucht die Mutter noch Anleitung, z. B. beim Windelwechseln.

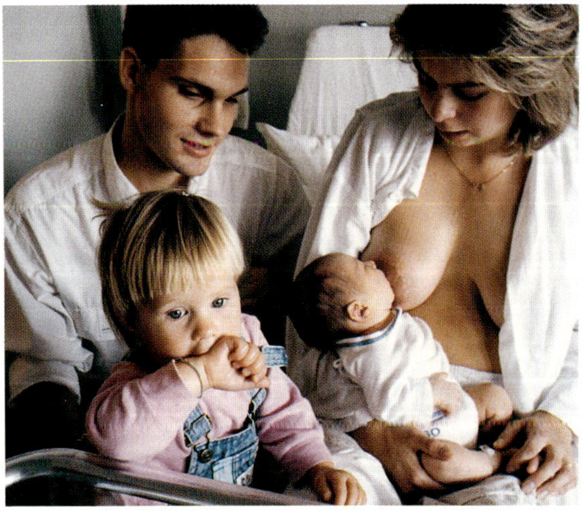

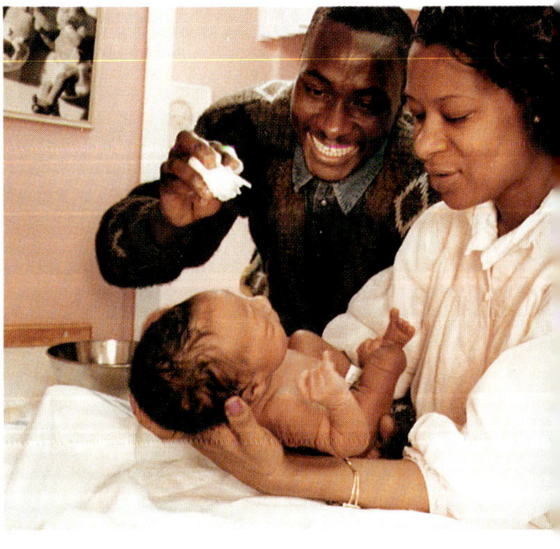

Wieder nach Hause

Vier bis fünf Tage nach der Entbindung ist meist der Zeitpunkt für die Heimkehr gekommen. Das Kind wird vom Kinderarzt untersucht. Es sollte sein Geburtsgewicht überholt oder wenigstens wieder erreicht haben. In den ersten Tagen nehmen Neugeborene immer etwas ab, da die Essenszufuhr noch gering und die Darmfunktionen noch nicht richtig in Gang gekommen sind. Die meisten Babys haben eine leicht gelbliche Haut, weil Teile der Blutkörperchen zerfallen, die in der neuen Umwelt außerhalb der Gebärmutter nicht mehr gebraucht werden. Ist die Haut auffällig gelb (Neugeborenengelbsucht), wird das Kind während der ersten Tage auf der Station mit einem UV-Licht behandelt, und die Blutwerte werden eine Weile kontrolliert. Eine unbehandelte starke Gelbsucht kann zu Gehirnschäden führen.

Die erste Zeit zu Hause ist oft sehr anstrengend, besonders für Erstgebärende. Plötzlich hat die Mutter die ganze Verantwortung allein, kann niemanden fragen, und der Mann geht wieder zur Arbeit. Stillen, Windelwechseln und Waschen beanspruchen viel Zeit, so daß viele Frauen sich dazwischen ausruhen müssen. Da das Kind einen anderen Vierundzwanzig-Stunden-Rhythmus hat, wird der Nachtschlaf anfangs ja auch durch späte und frühe Mahlzeiten erheblich gestört. Ganz zu schweigen davon, daß von der Mutter erwartet wird, sie verkrafte alle Besuche von Verwandten und Freunden. Richtig wieder hergestellt fühlen sich die meisten Frauen erst fünf bis sechs Wochen später.

Ungefähr sechs bis acht Wochen nach der Entbindung ist es Zeit für einen Besuch beim Gynäkologen. Er untersucht Gebärmutter und Eierstöcke und macht vielleicht auch einen Zellabstrich vom Muttermund. Die junge Mutter kann Stillprobleme oder andere Sorgen mit ihm besprechen. Es ist auch ein günstiger Zeitpunkt, um geeignete Verhütungsmittel für die Stillperiode und danach zu diskutieren.

Vor der Heimkehr kontrolliert der Arzt alle Körperfunktionen genau. Die Schreitreaktion wird geprüft. Häufig haben die Mütter viele Fragen.

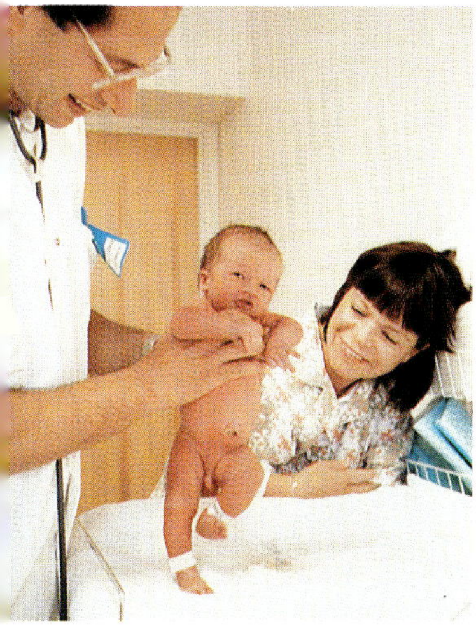

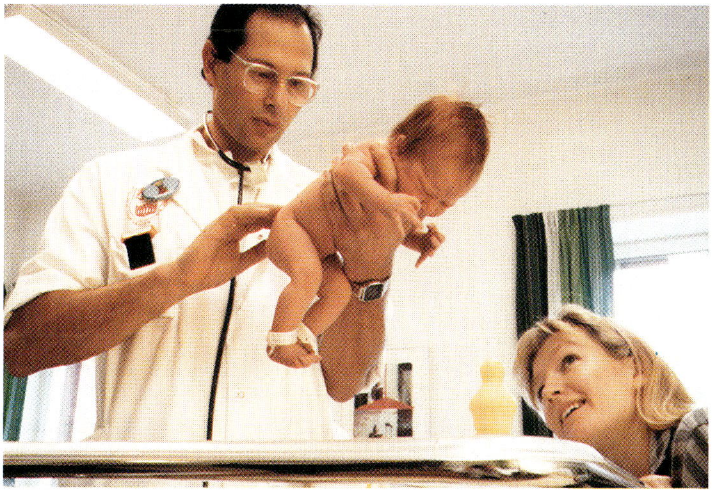

Nach diesem Besuch ist der Kreis geschlossen: Seele und Körper haben Schwangerschaft, Entbindung und nicht zuletzt die Aufgabe bewältigt, sich um ein neues kleines Menschenwesen zu kümmern. Ein Wesen, das, ohne jeden Vergleich im Tierreich, die längste Zeit Unterstützung und Hilfe und die längste Zeit für seine Entwicklung braucht, ehe es auf eigenen Beinen stehen kann – eine große Verantwortung und eine große Freude.

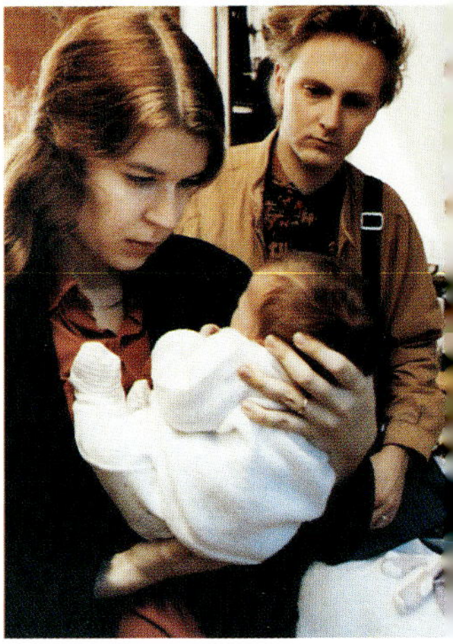

Wieder zu Hause! Schön – aber gleichzeitig ein bißchen aufregend. Im Krankenhaus bekam man bei allem Hilfe, aber jetzt ...

Unten ist die Situation eine andere. Großmutter hat sich um die älteren Kinder gekümmert. Jetzt begrüßt sie das jüngste.

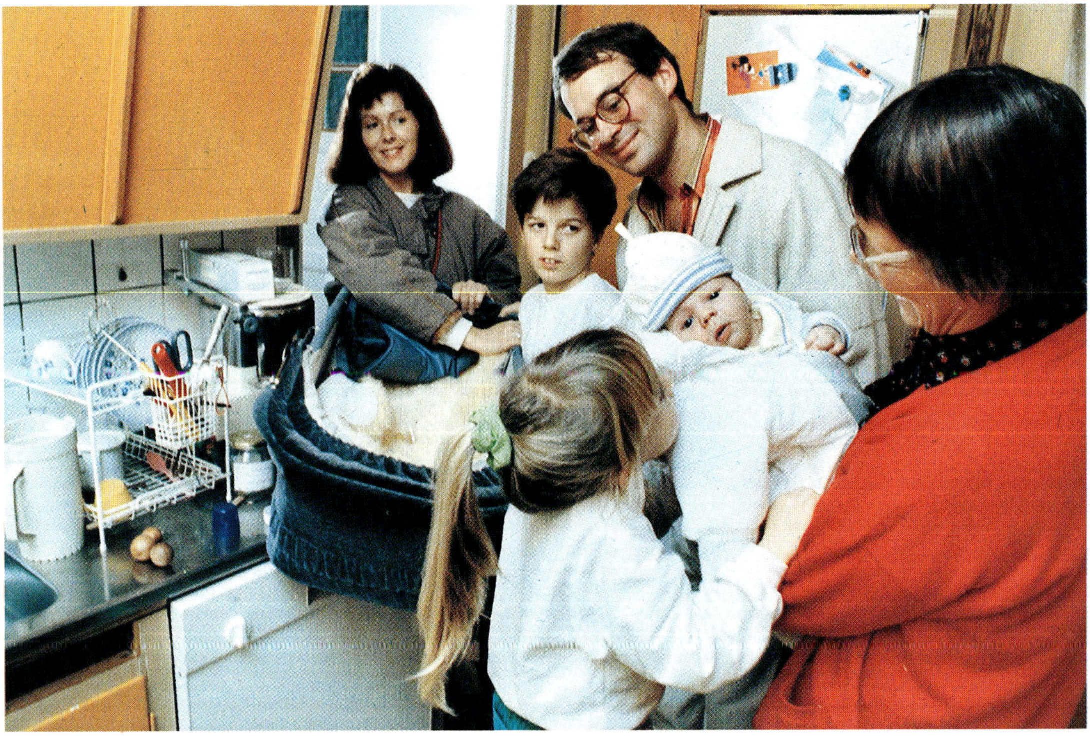

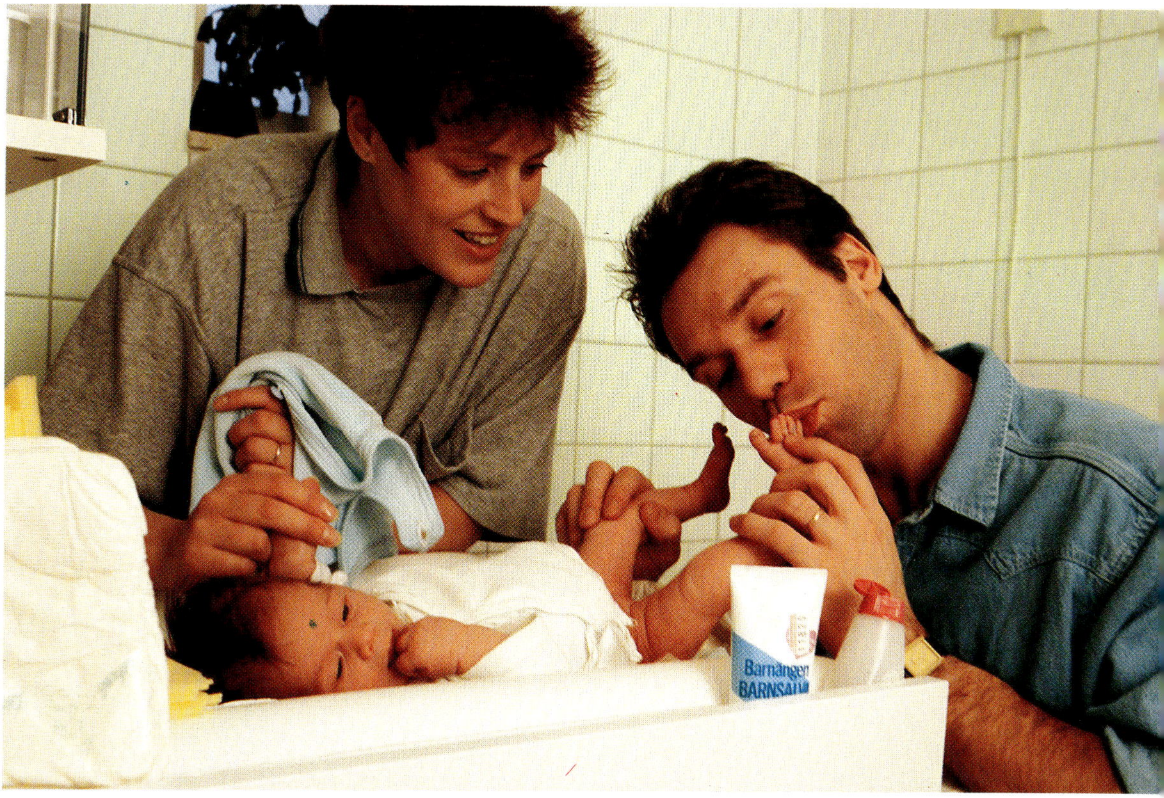

Der Alltag beginnt

Trotz Unterstützung von allen Seiten, Verwandten und Freunden, fühlt man sich manchmal etwas unsicher, wenn man mit seinem Erstgeborenen allein ist. Wenn es schreit: Warum hört es nicht auf? Wenn es nicht schreit: Hat es aufgehört zu atmen? Beim geringsten Piepser oder Gurgler in der Nacht erwacht die Mutter und springt auf und schaut nach.
Der Alltag hat begonnen, und mit dem Kleinen verändert sich das Leben total. Was für phantastische Möglichkeiten, sich zusammen mit dieser kleinen Persönlichkeit aus eigenem Fleisch und Blut zu entwickeln!

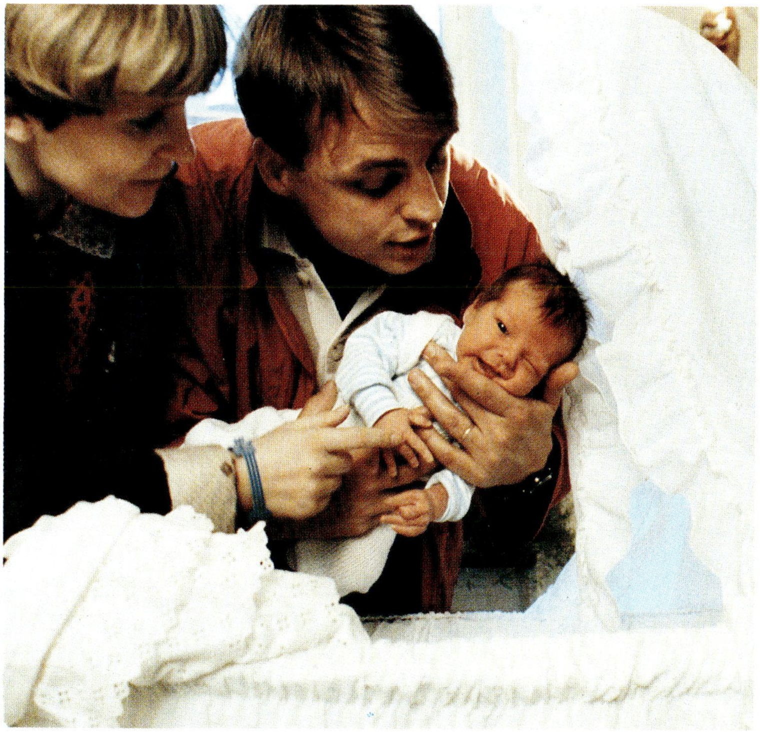

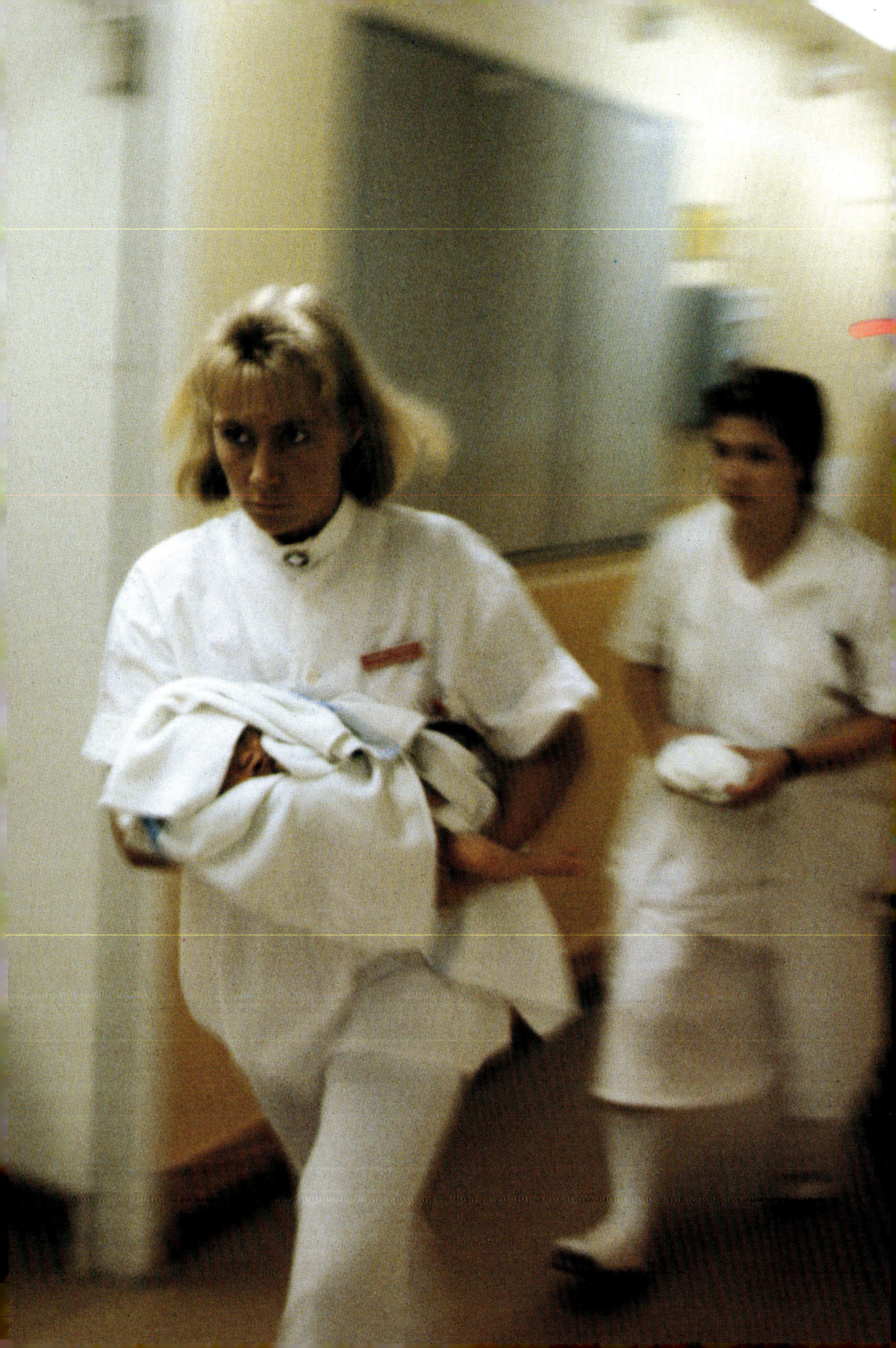

In ständiger Bereitschaft

Bis jetzt haben wir eine Schwangerschaft und Entbindung ohne Komplikationen geschildert, und so verläuft es auch meistens. Aber fast alle Eltern wissen heutzutage, daß Schwangerschaft und Entbindung auch Risiken mit sich bringen, vor allen Dingen für den wachsenden Fötus, aber auch für Gesundheit und Leben der Frau.

Die Natur schützt sich gegen die Weiterentwicklung schwerkranker oder stark mißgebildeter Embryos durch frühzeitige Fehlgeburt. Frauen in Schweden und einigen anderen Ländern haben zumindest in der frühen Schwangerschaft die Wahl zu sagen, was sie wollen: Nein, ich kann nicht, ich will nicht, diese Schwangerschaft schaff ich nicht! Aber zweiundzwanzig bis dreiundzwanzig Wochen nach der letzten Menstruation gibt es eine magische Grenze, biologischer und gesetzlicher Art. Föten, die nach diesem Zeitpunkt geboren werden, haben heutzutage die Chance zu überleben und ein gesundes, normales Leben zu führen. Besonders aus diesem Grund haben die Gesetzgeber in den meisten Ländern entschieden, daß nach diesem Zeitpunkt kein Schwangerschaftsabbruch mehr vorgenommen werden darf.

Ärzte (Neonatologen), auf die Behandlung zu früh geborener Kinder spezialisiert, haben in den letzten Jahren große Erfolge erzielt, nicht zuletzt durch eine hochentwickelte Technik. Gelegentlich haben sogar einzelne Kinder, die unter fünfhundert Gramm wogen und noch keine vierundzwanzig Wochen »alt« waren, ohne Schäden überlebt. Warum sollte die werdende Mutter gerade das wissen?

Besonders für Frauen mit zu früh einsetzenden Wehen oder vorzeitigem Blasensprung ist es wichtig, nicht den Mut zu verlieren. Eine Entbindung in der dreißigsten Woche birgt nicht mehr wie früher dieselben Gesundheitsrisiken für ein Kind. Seine Überlebenschancen sind gut, auch entwickelt es sich fast immer normal. Für alle werdenden Eltern ist es deshalb ein beruhigendes Gefühl zu wissen, daß die Geburtshilfe über Mittel und Können verfügt, um selbst sehr früh geborenen Kindern einen guten Start ins Leben zu ermöglichen.

Für Mutter und Kind war es eine lang andauernde und anstrengende Entbindung. Das Neugeborene braucht sofort extra Sauerstoff. Bald schlägt sein Herz normal.

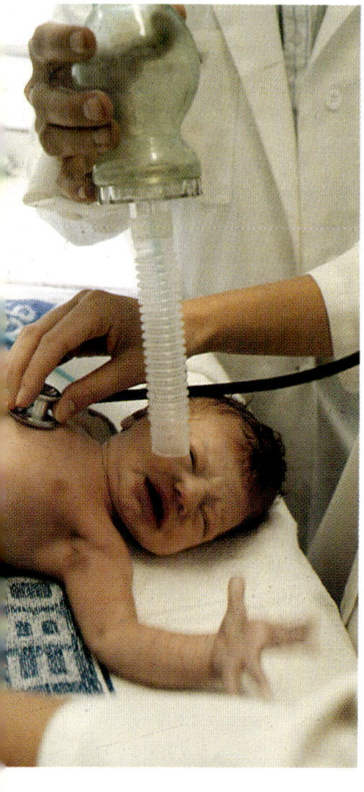

Überlebenschancen für zu früh geborene Kinder (nach einer schwedischen Untersuchung, die dreihundertzweiunddreißig Kinder erfaßt):

Vollendete Schwangerschaftswoche	23	24	25	26	27	28	29	30	31	32
Überleben in Prozent	0	19	32	49	64	79	86	90	94	96

Auf einer neonatologischen Intensivstation

Zu früh einsetzende Wehen können vom Gynäkologen heute auch aufgehalten werden. Sie gehören zu den gewöhnlichen Komplikationen und werden mit Bettruhe, Überwachung und Tabletten oder Injektionen behandelt, die die Muskulatur der Gebärmutter ruhigstellen. Oft genügt es, solche Wehen für einige Tage aufzuhalten, dann können angeordnete Bettruhe und Medikamente vorsichtig eingeschränkt werden.

Vorzeitiger Blasensprung kann zu gefährlicheren Komplikationen führen, da ein großes Risiko besteht, daß es zu einer Infektion von der Scheide hinauf zur Gebärmutter kommt. Aber mit Hilfe von Ruhe und Antibiotikapräparaten besteht heutzutage eine gute Chance, daß alles gutgeht.

Zwillinge – Drillinge – Vierlinge – Fünflinge – mehrere Kinder gleichzeitig zu gebären, birgt immer ein erhöhtes Risiko für Komplikationen. Es ist um so größer, je mehr Kinder in der Gebärmutter Platz brauchen. Diese Art Schwangerschaft ist in der Natur ungewöhnlich, aber durch die Behandlung bestimmter Formen von Unfruchtbarkeit mit Hormonen kommen Mehrlingsgeburten häufiger vor.

Bei einer Mehrlingsschwangerschaft erhöht sich das Risiko, daß die Nahrungszufuhr nicht für alle Föten gleich gut ist und daß es zu vorzeitigen Wehen und einem Blasensprung kommt. Selbst wenn die

Die künstliche Gebärmutter, der Brutkasten, hat zusammen mit vielen anderen technischen Finessen und zunehmendem Wissen dazu beigetragen, daß das Leben vieler zu früh geborener Kinder gerettet werden kann. Vor einigen Jahren noch hätten sie keine Chance gehabt.

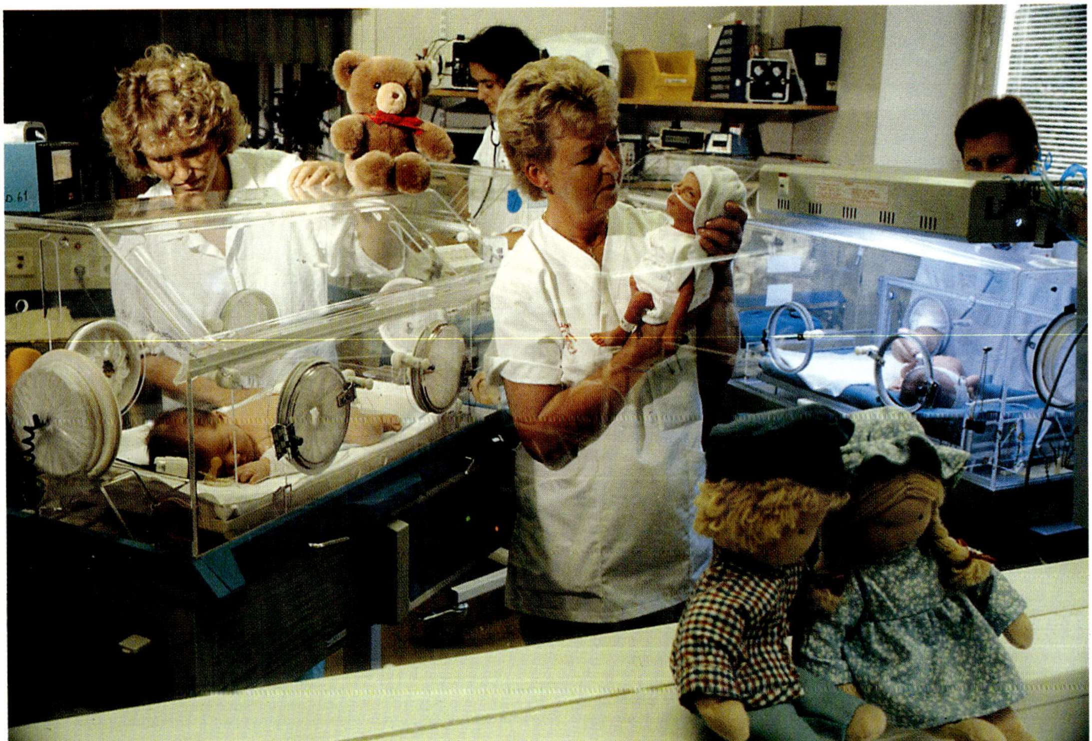

Schwangerschaft normal beendet wird, sind solche Babys im allgemeinen kleiner als »Einzelkinder«.

Bisher haben wir von physisch gesunden und normal entwickelten Kindern gesprochen, deren einziges Problem Gewicht und Unreife bei der Geburt waren. So ein kleines »Frühchen« hat häufig Schwierigkeiten, seine Lungen zur Sauerstoffaufnahme zu benutzen und den Darm für die Verdauung. Aber all die Bemühungen der Umgebung tragen dazu bei, daß die meisten Kinder rasch reifen und auch diese lebenswichtigen Funktionen in Gang kommen. Ein entwicklungsgestörter Fötus freilich, mit physischer oder mentaler Behinderung oder einer Kombination aus beidem, erfordert bei seiner Geburt ganz andere Maßnahmen. Manchmal werden Operationen innerhalb kürzester Zeit nötig, damit das Kind überlebt. Manchmal kommt der Kinderarzt auch ohne aktive Behandlung aus und kann sich auf eine sorgfältige Beobachtung des Babys beschränken. Dabei ist es wichtig, daß die nötigen Hilfsmittel vorhanden sind, damit schnell erkannt werden kann, ob ein neugeborenes Kind zum Beispiel einen Herzfehler, einen Nierenschaden oder Fehler im Magen-Darm-Trakt hat.

Mißbildungen, die die Eltern beunruhigen, mögen vom medizinischen Standpunkt ziemlich banal sein, ein Beispiel ist die Lippen- und Gaumenspalte. Es ist wichtig, daß der Arzt mit den Eltern spricht und ihnen alles erklärt. Wie klein und wie geschädigt das Kind auch sein mag, die Beziehung zu den Eltern ist von besonderer Bedeutung.

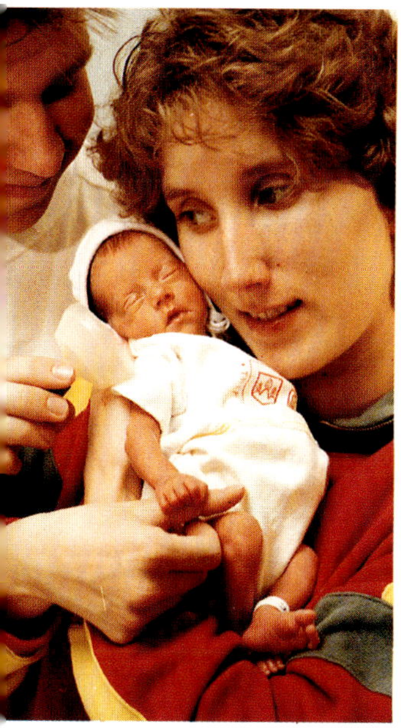

Die Familie – zum erstenmal versammelt. So klein, so zart. Was für ein wunderbares Gefühl, sein Kind im Arm zu halten.

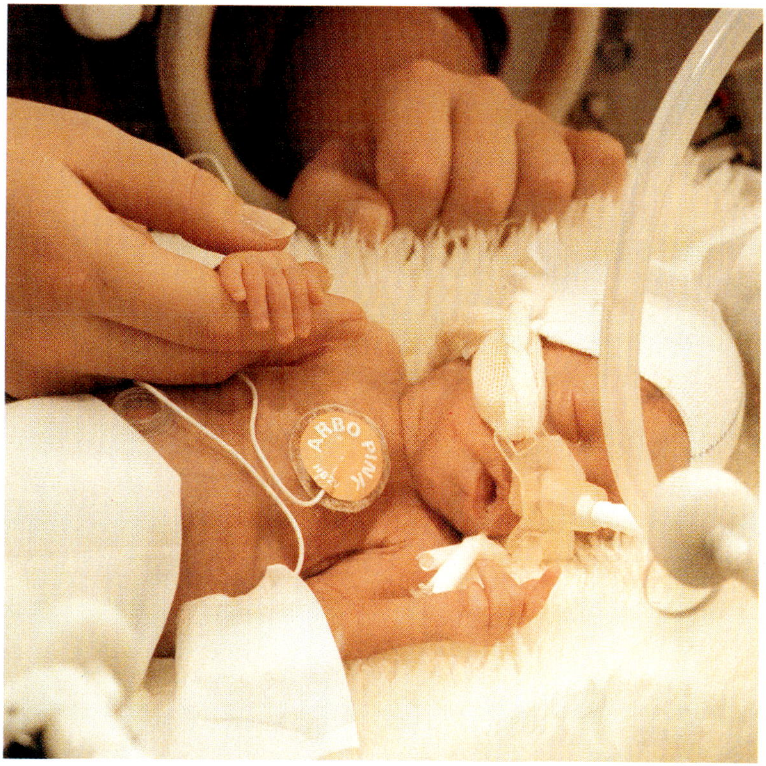

Nach einigen anstrengenden Wochen mit hohem Blutdruck und starken Ödemen und obendrein einem akuten Kaiserschnitt wird aus dem Schock Freude darüber, ein Kind zu haben, das lebt. Das Kind *rechts* wog bei der Entbindung gut 700 g. Jetzt darf die Mutter bei seiner Versorgung dabei sein. Der Brutkasten hat eine behagliche Temperatur und die richtige Luftfeuchtigkeit (ganze 80 Prozent in der ersten Woche). Der Respirator hilft dem Kind zu atmen, und außerdem wird der Herzschlag registriert.

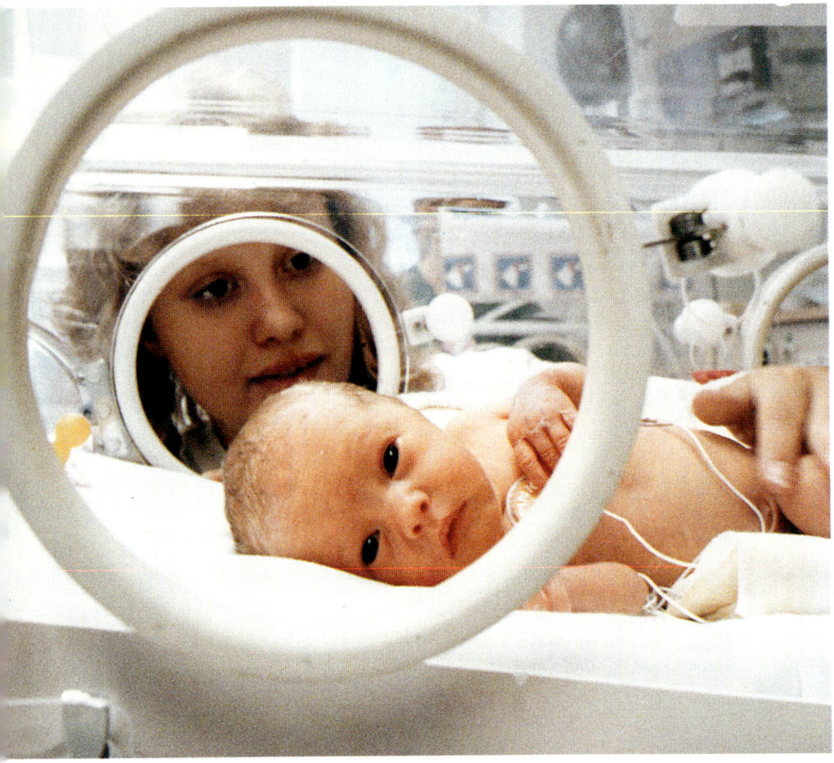

Die Tage und Wochen im Brutkasten dürfen keine Isolierung für das Kind werden – physischer Kontakt zu den Eltern ist von großer Bedeutung. Dem Kind tut es sicher gut, von Zeit zu Zeit aus dem Brutkasten herauszukommen *(unten rechts)*. Bei der sogenannten Känguruhmethode *(unten links)* wird die Atmung des Kindes teils durch aufrechte Haltung und teils mit ein bißchen Extrasauerstoff aus dem Schlauch auf Papas Brust erleichtert.
Die Mutter kann den Saugreflex des Kindes trainieren, indem sie es an der Brust nuckeln läßt, während es gleichzeitig mit dem Schlauch ernährt wird. Die Milch hat sie schon vorher aus der Brust abgepumpt.

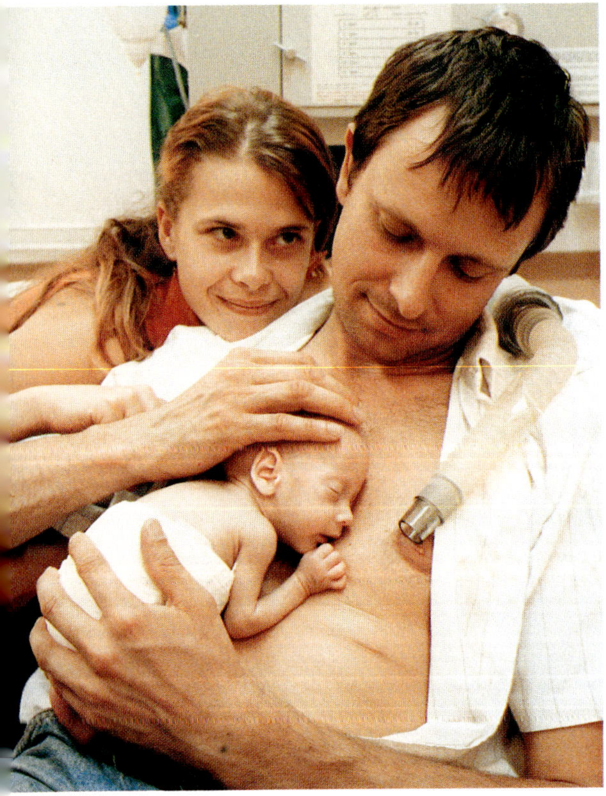

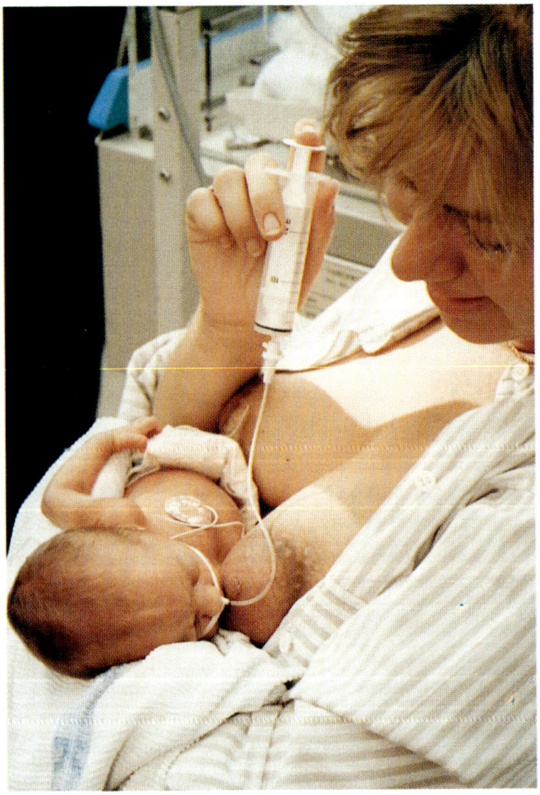

Mutter und Vater sollten ihm möglichst oft nahe sein und immer wieder die Möglichkeit haben, mit den Ärzten über seine Entwicklung und die Prognosen für die Zukunft zu sprechen. Vermutlich brauchen diese kleinen und geschädigten Kinder diesen intensiven Kontakt zu den Eltern, um Kraft zu schöpfen für ihren ersten Kampf ums Leben. Ein Frühchen mit zu geringem Geburtsgewicht oder ein krankes und behindertes Kind während der ersten Monate zu pflegen und zu umsorgen, fordert den ganzen Einsatz und das Können des Pflegepersonals und besondere Aufklärung und Anleitung der Eltern.

Trotzdem geht dieser Kampf nicht immer gut aus. Vielleicht stirbt das Kind schon innerhalb einer Woche oder eines Monats nach der Geburt – die Risiken sind nicht unbedeutend. Statistisch gesehen muß der Mensch über siebzig Jahre alt werden, ehe der Tod erneut ein ebenso großer Risikofaktor wird wie während dieser ersten Lebenswochen. Oft kommt er natürlich wie eine Befreiung für die Eltern, wenn ihr Baby eine schwere Behinderung hat. Aber es gibt auch Kinder, die scheinbar ohne Grund sterben, wie beispielsweise beim sogenannten plötzlichen Kindstod, ein in seiner Ursache bisher noch nicht vollends geklärtes Krankheitsbild.

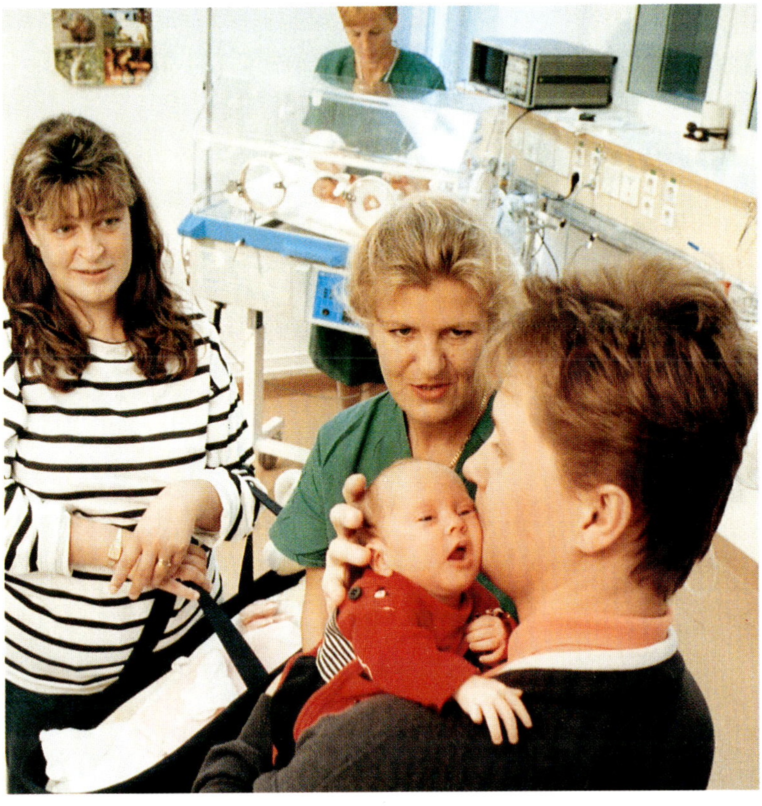

Zeit für die Heimfahrt! Nach vier Wochen auf der neonatologischen Intensivstation können die Eltern ihr Kind endlich mit nach Hause nehmen.

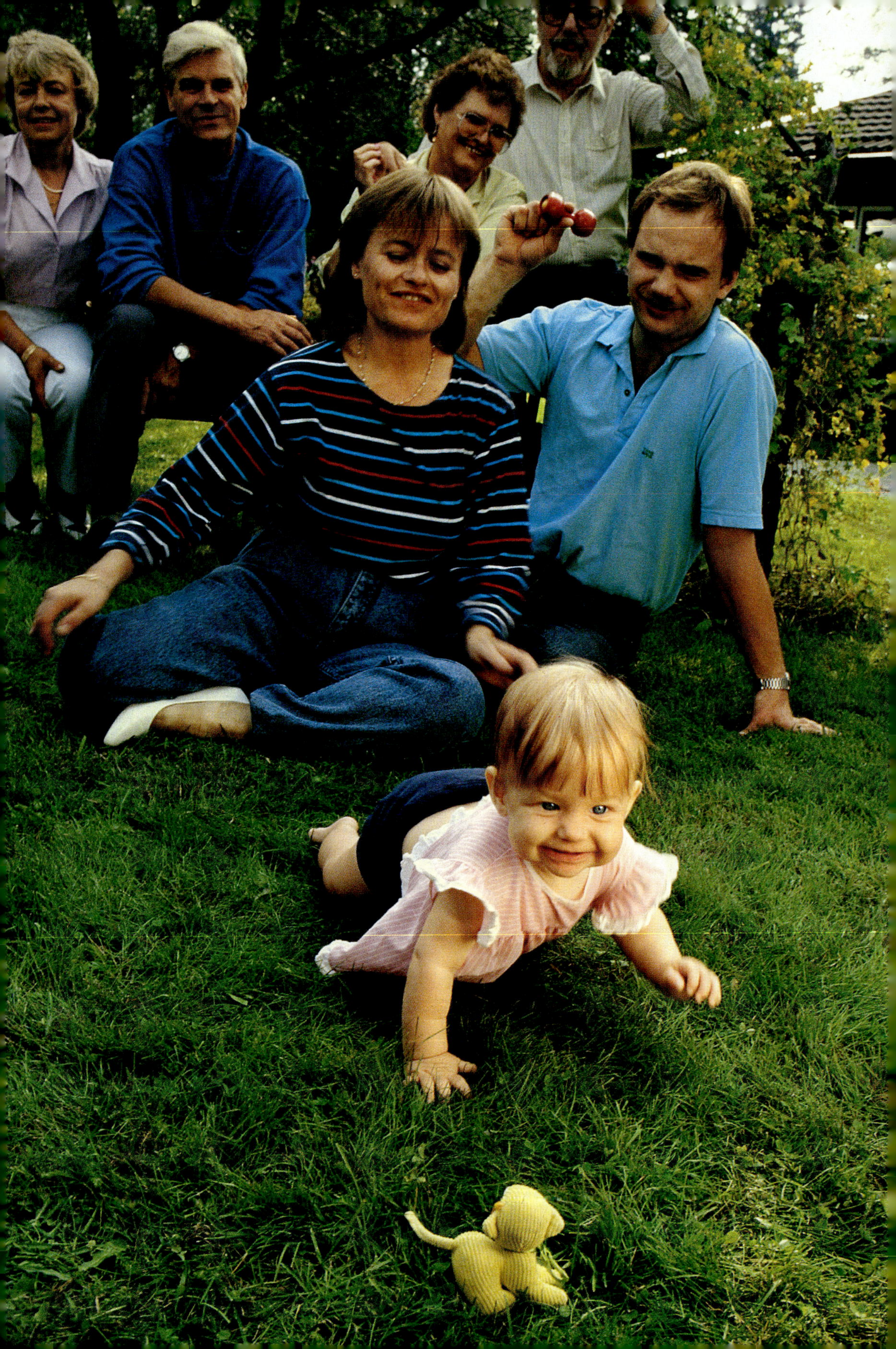

Unsere Erbmasse

Warum sehen wir so aus, wie wir aussehen? Warum sind manche von uns groß, andere klein, manche dunkel, andere hell? Wie kommt es, daß wir trotz aller Unterschiede Menschen sofort von anderen Lebewesen unterscheiden? Die Antwort liegt in der einzigartigen Erbmasse unserer Art. Wir können nicht mit anderen Arten verwechselt werden und können uns auch nicht außerhalb unserer Art fortpflanzen. Das ist eine wichtige Voraussetzung für die Entwicklung der Arten auf der Erde.

Obwohl die genetische Botschaft Mensch feststeht, ist der Variationsreichtum fast unendlich. Es gibt keine zwei Menschen auf der Welt mit genau den gleichen Erbanlagen – mit Ausnahme von eineiigen Zwillingen, die identische Gene haben.

Innerhalb einer Verwandtschaft gibt es oft gewisse Ähnlichkeiten, die auf der Erbmasse beruhen. Haare und Augenfarbe, Größe, Gewicht, Gesundheitszustand, Lebensdauer werden mehr oder weniger von Generation zu Generation in der Verwandtschaft weitervererbt. Kinder bekommen oft zu hören, daß sie ihren Eltern und Großeltern ähnlich sehen. Die eine Hälfte der Erbanlagen kommt von der Mutter, die andere vom Vater. Man pflegt zu sagen, daß gewisse Anlagen dominant sind (wie z. B. braune Augen), andere hingegen rezessiv (wie z. B. blaue Augen). Bei komplizierteren mentalen Eigenschaften kann es innerhalb einer Verwandtschaft auch Ähnlichkeiten geben, aber hier spielen die Umwelt, in der der Betreffende aufgewachsen ist, und andere äußere Einflüsse eine genauso wichtige Rolle. Die Gene geben also Spielraum, so daß ein Individuum auch von äußeren Einflüssen geformt werden kann. Ohne eine solche Möglichkeit wären sowohl Erziehung als auch Ausbildung ziemlich sinnlos.

Drei Generationen – das Erbe geht weiter. Jede Zelle eines Individuums enthält die Erbmasse mit dem Code für die genetische Botschaft, die die innersten Geheimnisse des Lebens birgt und die den Menschen seit Jahrtausenden begleitet. Diese Botschaft, die bis ins kleinste Detail die Anlagen des Individuums bestimmt, findet ihren Ausdruck im Kind. *Rechts* ein Teil der 46 Chromosomen des Menschen, die die Erbmasse enthalten.

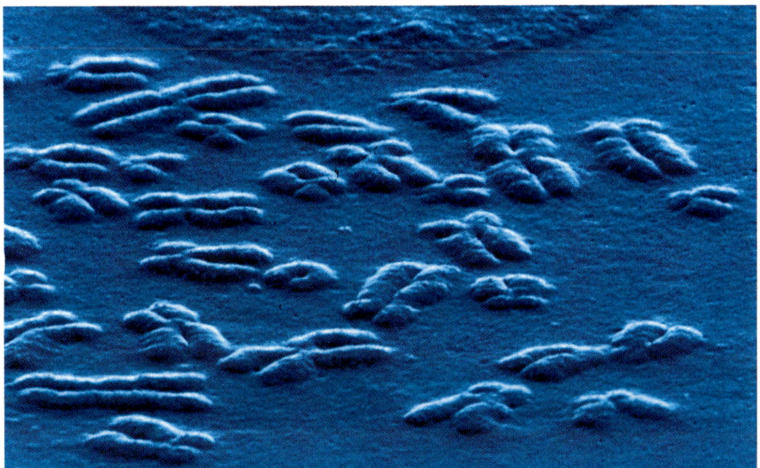

Jede Zelle in unserem Körper hat einen Zellkern, und im Kern ist die Erbmasse enthalten. Sie ist kein unförmiger Klumpen, beim Menschen besteht sie aus sechsundvierzig exakt vorgeformten Strukturen, die Chromosomen genannt werden. Alle Zellen in unserem Körper enthalten genau die gleichen Chromosomen, und indem man eine einzige Zelle eines Menschen untersucht, kann man feststellen, wie seine Erbmasse im einzelnen aussieht.

Die Chromosomen sind »Verpackung« für die DNA-Moleküle, die die Erinnerung der Zelle selbst darstellen. Die DNA-Moleküle formen sich wie eine lange spiralförmige Strickleiter (Doppelhelix) mit codeartigen chemischen Formeln. Die Codes haben die Namen A, C, G und T bekommen. Wenn man die Buchstaben auf unterschiedliche Weise kombiniert, kann man Millionen von verschiedenen Informationen bekommen. In jeder Zelle sind ungefähr einhunderttausend Erbanlagen gespeichert. Sie steuern alle Funktionen der Zellen und ihre Fortpflanzung bis ins kleinste Detail. Die Zellen vermehren sich durch Teilung, wobei zwei neue Zellen mit genau derselben Erbmasse entstehen. Im ganzen Körper werden jede Sekunde massenhaft neue Zellen gebildet, die den alten exakt gleichen. Gleichzeitig gehen viele der ältesten Zellen unter: Auf diese Weise hält sich unser Körper lange Zeit jung und lebensfähig. Einige Zellen, zum Beispiel die des Gehirns oder die Eier in den Eierstöcken, können sich nicht teilen und neue Zellen bilden, deswegen müssen wir gut auf sie achtgeben, damit wir sie so lange wie möglich erhalten.

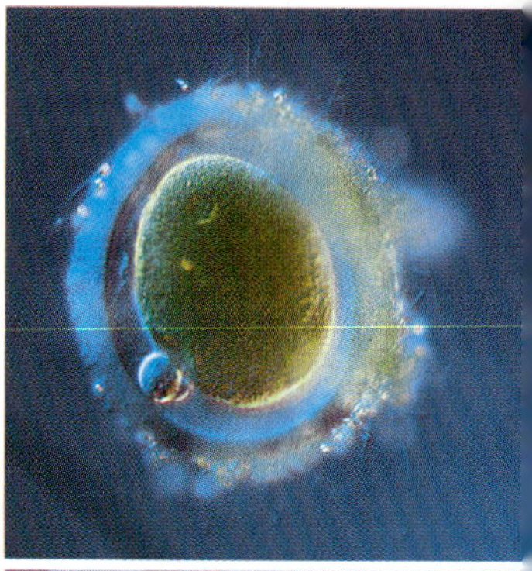

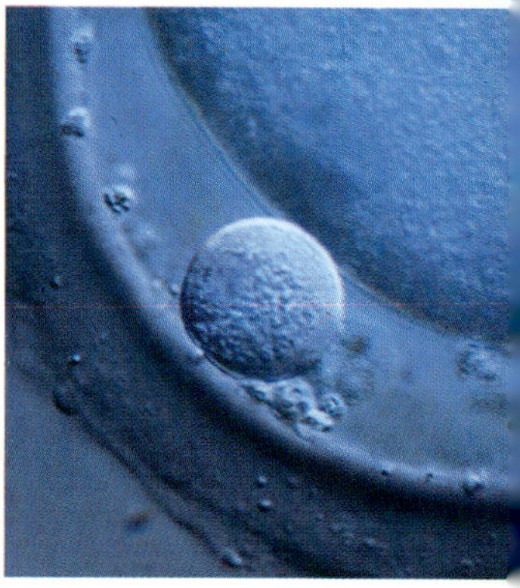

Die erbliche Botschaft Mensch ist ein Thema mit vielen Variationen, z. B. Körpergröße, Haut- und Augenfarbe, Geschlecht, Gesichtszüge und Begabung.

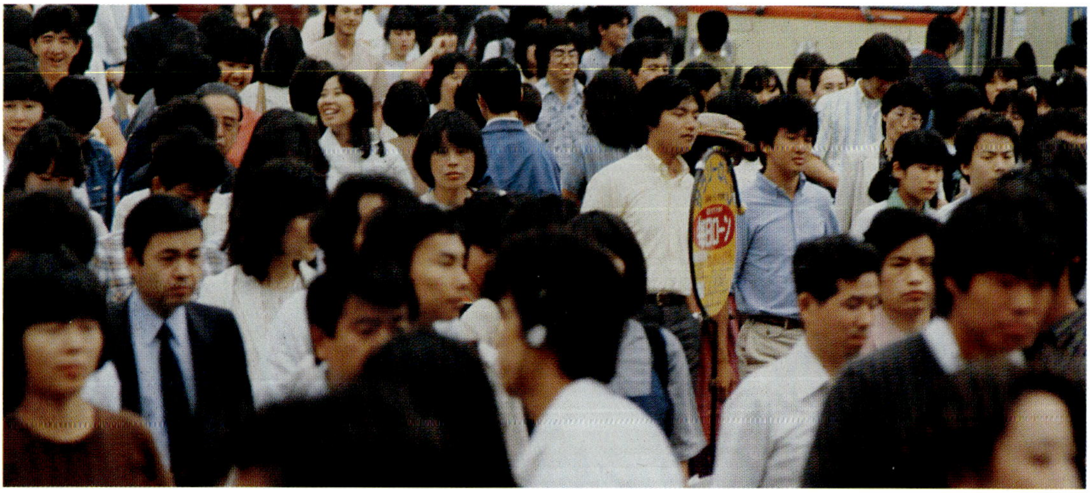

Während seiner Reifung im Eierstock halbiert das Ei die Anzahl Chromosomen auf 23 und bringt den Überschuß im *Polkörperchen* unter, *unten links* vergrößert. Die gleiche Halbierung vollzieht sich bei den Spermien im Hoden *(unten)*. Auf dem Bild sind einige Chromosomen gut zu sehen.

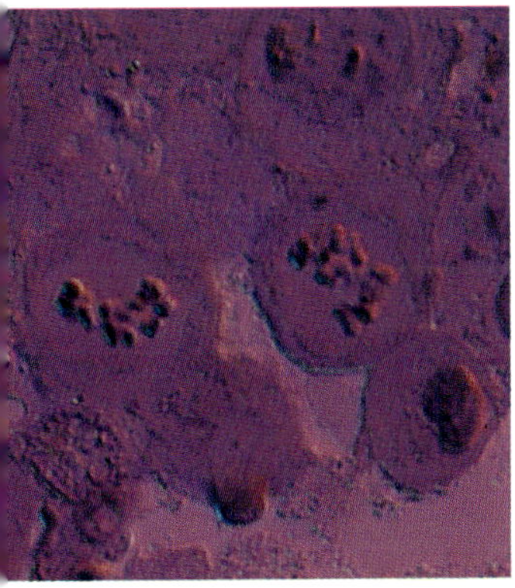

Unten: Das Y-Chromosom leuchtet in 3 Spermienköpfen wie ein weißer Fleck. Wenn eins von ihnen das Ei befruchtet, wird es ein Junge. Die anderen 5 Spermien enthalten X-Chromosomen. *Rechts* die 23 Chromosomen des Spermiums, wovon Y stark leuchtet.

Junge oder Mädchen?

Welches Geschlecht ein Kind haben wird, entscheidet sich schon, wenn das Spermium das Ei befruchtet und die Erbanlagen der Eltern verschmelzen. Dreiundzwanzig Chromosomen von der Mutter und dreiundzwanzig vom Vater geben zusammen die ganze genetische Information, die das neue Individuum braucht. Die Chromosomen formen sich paarweise. Die ersten zweiundzwanzig sind genau gleich, ungeachtet der Tatsache, ob es ein Mädchen oder ein Junge wird, während das dreiundzwanzigste Chromosomenpaar das Geschlecht bestimmt. Bei einem Mädchen setzt sich das dreiundzwanzigste Chromosomenpaar aus zwei X-Chromosomen zusammen, bei einem Jungen aus einem X-Chromosom und einem kleineren Chromosom, das Y heißt.

Was geschieht, wenn die Chromosomen des Spermiums und des Eis verschmelzen? Normalerweise enthalten die Zellen des Menschen sechsundvierzig Chromosomen, aber damit das Spermium die Eizelle befruchten kann, darf jede nur dreiundzwanzig Chromosomen enthalten. Die Natur hat das Problem so gelöst, daß die Eizellen der Frau anfangs aus sechsundvierzig Chromosomen gebildet werden. Aber beim Eisprung und während der Reifezeit des Eis entledigt es sich der Hälfte der Chromosomen. Diese legen sich außen um das Ei herum und bilden mit Hilfe einer kleinen Hülle ein sogenanntes Polkörperchen.

Auf ähnliche Weise enthalten die Vorstadiumzellen des Spermiums sechsundvierzig Chromosomen. Hier gehen die Chromosomen allerdings ihre eigenen Wege und bilden zwei gleichwertige Spermien mit dreiundzwanzig Chromosomen. Das auf diese Weise gebildete Spermium enthält ein Y-Chromosom mit Anlagen für einen Jungen und das andere ein X-Chromosom mit Anlagen für ein Mädchen. Das Ei enthält immer nur ein X-Chromosom, wenn es befruchtungsfähig ist. Wenn es dann zur Befruchtung kommt und das Spermium mit seinen dreiundzwanzig Chromosomen in das Ei eindringt und auf die dreiundzwanzig Chromosomen des Eis trifft, werden es zusammen sechsundvierzig.

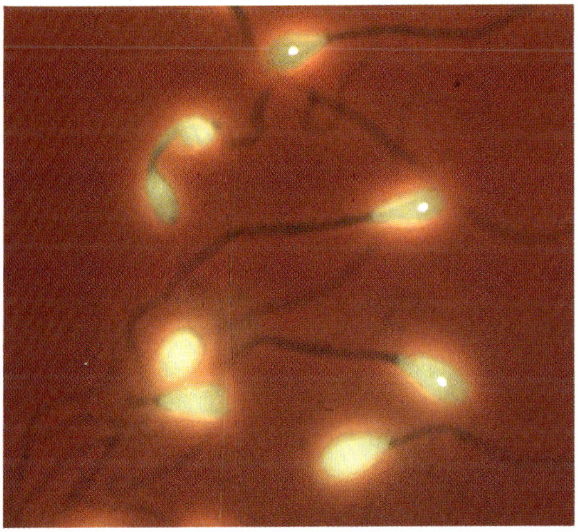

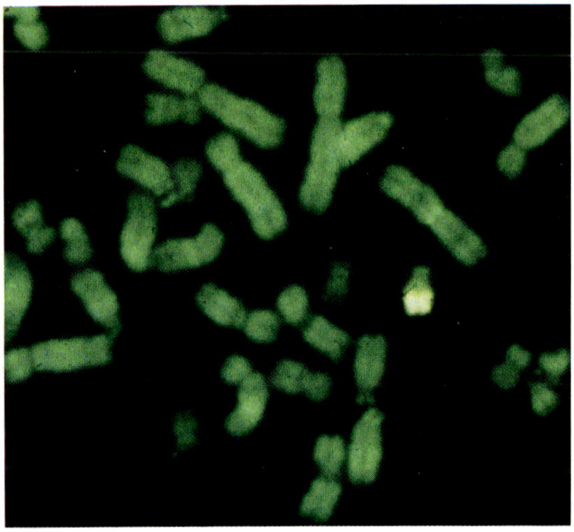

Fruchtwasseruntersuchung

Manchmal mißlingt der Befruchtungsprozeß auf dem chromosomalen Niveau: die Chromosomenpaare finden einander nicht, Teile der Chromosomen brechen ab, ein abgebrochenes Stück Chromosom kann an einem anderen Chromosom hängenbleiben – es gibt viele Möglichkeiten. In fast allen Fällen sind die Chromosomenschäden so stark und ernst, daß der Fötus sich nicht normal entwickeln kann, was zu einer Fehlgeburt führt. Manchmal sind die Chromosomenschäden so gering, daß sie nicht weiter von Bedeutung sind. Aber manchmal liegt die Art der Schädigung irgendwo mitten zwischen unbedeutender und extremer Schädigung, und dann können Kinder mit Mißbildungen oder Krankheiten geboren werden. Um sie zu entdecken, wird heute in erweitertem Umfang eine sogenannte genetische Frühdiagnostik vor-

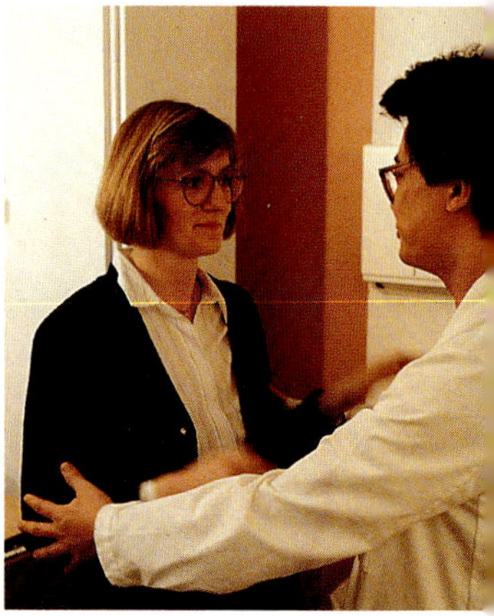

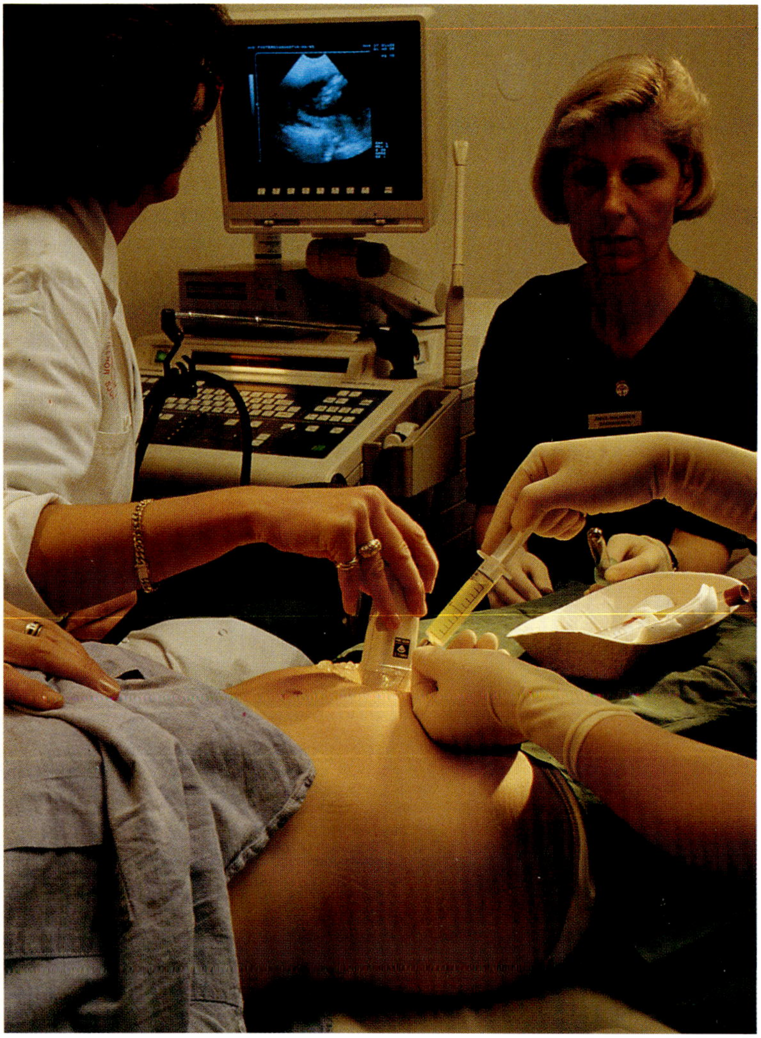

Bei der Amniozentese wird mit Ultraschall die Lage des Fötus festgestellt, dann wird eine Nadel durch die Bauchdecke in die Gebärmutterhöhle gestochen und Fruchtwasser abgesaugt. Die Probe wird der Mutter gezeigt *(rechts)* und ins Laboratorium geschickt, wo die Zahl der Zellen durch Kultivierung *(unten rechts)* vermehrt wird.

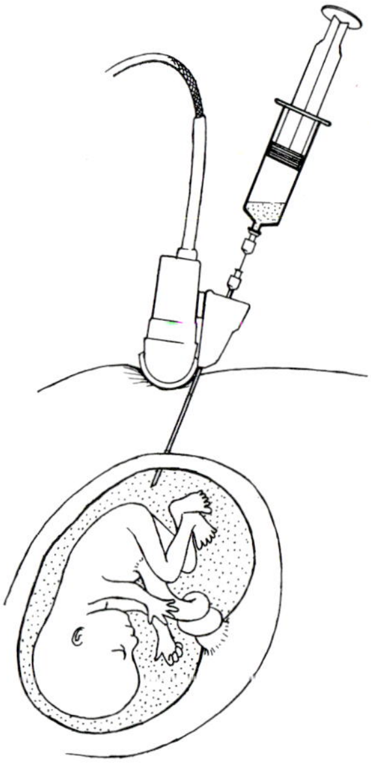

Im Fruchtwasser gibt es Zellen, die von der Haut des Fötus abgestoßen werden: In ihnen sind die Chromosomen enthalten.
Man studiert sie anhand einer Fruchtwasserprobe, wenn sich die Zelle teilt. Dann werden sie im Mikroskop fotografiert, die Negative werden vergrößert, gruppiert und geprüft. Die Chromosomen können Aufklärung darüber geben, ob der Fötus eine erbliche Krankheit hat.

genommen. Dabei können die Chromosomen des Fötus lange vor der Entbindung untersucht und bewertet werden. Diese Methode der Chromosomenanalyse hat selbstverständlich Vorteile, ist aber auch umstritten.

Eine Fruchtwasseruntersuchung (Amniozentese), die in der sechzehnten bis siebzehnten Schwangerschaftswoche vorgenommen wird, ist die am häufigsten angewandte Methode. Sie baut auf den vom Fötus abgestoßenen Zellen im Fruchtwasser auf. Mit Hilfe einer Nadel und einer Spritze werden einige Milliliter Fruchtwasser abgesaugt. Dabei gewinnt man Zellen vom Fötus, die auf einem Gewebe kultiviert werden. Nach einigen Wochen kann man dann eine Chromosomenbestimmung vornehmen und alle Chromosomenpaare genau studieren, um zu sehen, ob sie normal sind. Natürlich erfährt man dabei auch, ob der kleine Fötus ein Junge oder ein Mädchen ist.

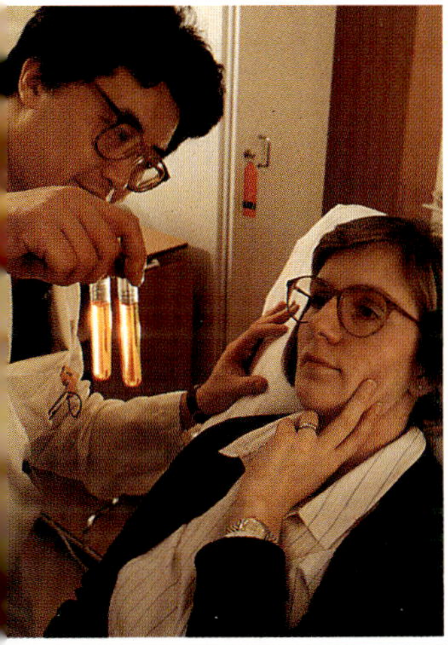

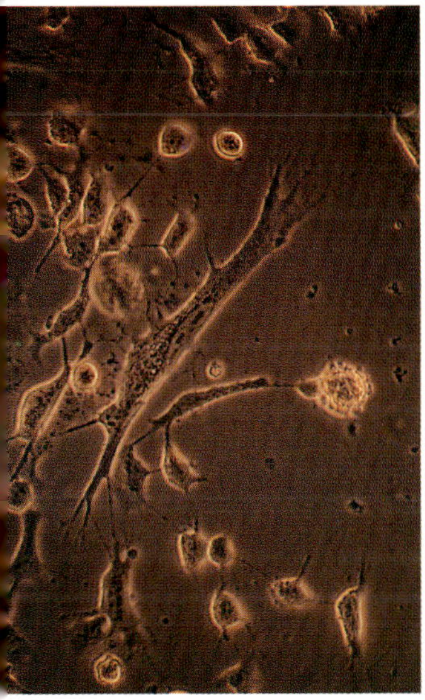

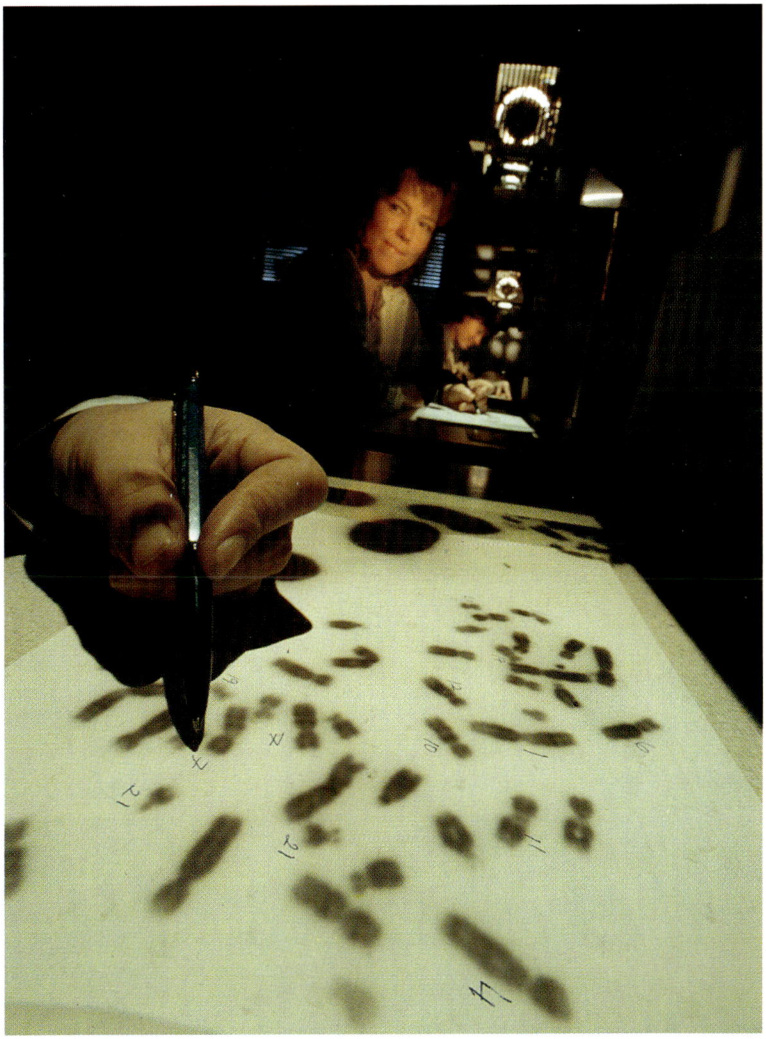

Frühe Gewißheit?

Ein spät durchgeführter Schwangerschaftsabbruch – unabhängig von der Ursache – ist immer ein großes psychisches Trauma für die betroffene Frau, deshalb hat man in den letzten Jahren eine Methode der Chromosomenanalyse entwickelt, die schon in der siebten bis achten Schwangerschaftswoche angewandt werden kann. Diese Methode baut darauf auf, daß der Arzt dem Mutterkuchen ein Stück Gewebe entnimmt (Chorionbiopsie), das im allgemeinen die gleiche Chromosomenzusammensetzung hat wie der Embryo. Da man mit dieser Methode mehr Zellen entnehmen kann als bei der *Amniozentese*, kann die Chromosomenanalyse schon innerhalb eines Tages durchgeführt werden. Liegt eine Chromosomenabweichung vor, ist ein Schwangerschaftsabbruch in dieser frühen Phase psychisch meist leichter zu verkraften und auch medizinisch einfacher durchzuführen. Bei dieser Form der Analyse besteht ein kleines Risiko, daß die Chromosomenzusammenstellung von Mutterkuchen und Fötus unterschiedlich ist. Das könnte zu einem falschen Ergebnis und einem unbegründeten Schwangerschaftsabbruch führen.

In Zukunft wird es, aller Wahrscheinlichkeit nach, neue Methoden geben, um noch früher und noch sicherer Antwort zu bekommen auf die Frage, ob das erwartete Kind gesund ist.

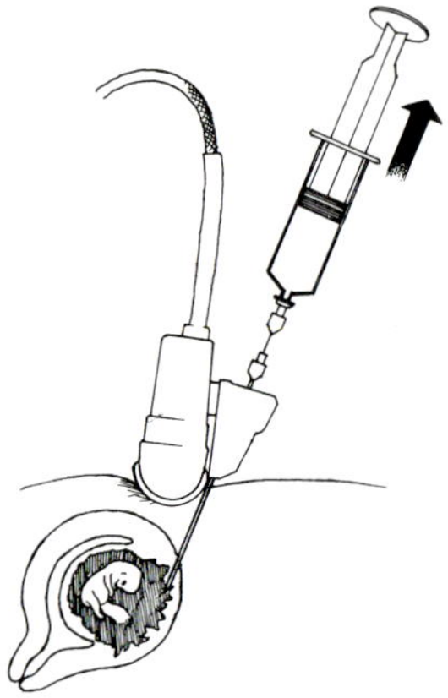

Eine neue Methode der pränatalen Diagnostik ist die Probeentnahme vom Mutterkuchen. Mit einer Nadel entnimmt der Arzt ein kleines Stück Gewebe. Es enthält sogenannte Chorionzotten, die die Chromosomenzusammensetzung des Fötus haben.

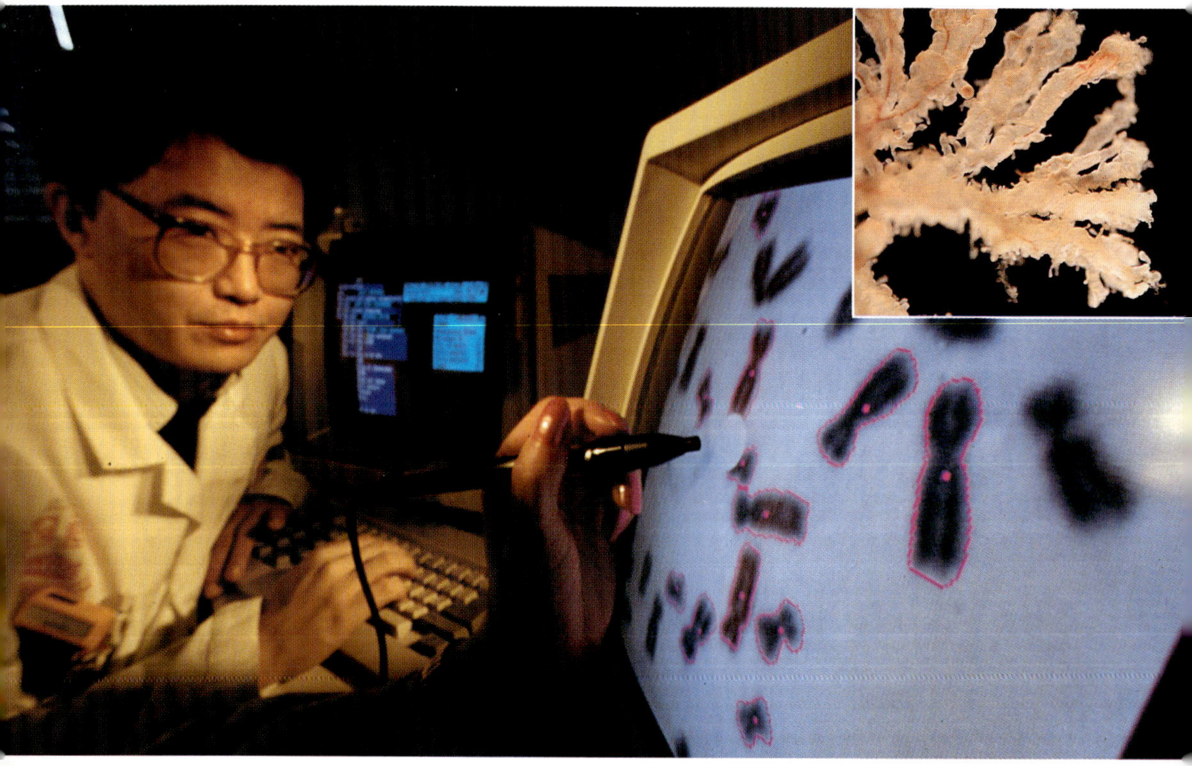

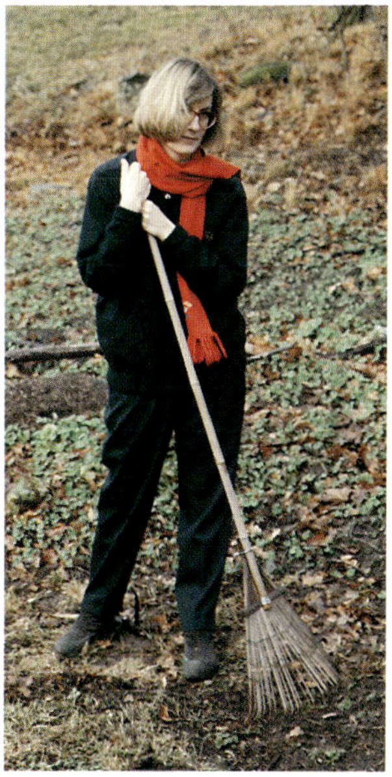

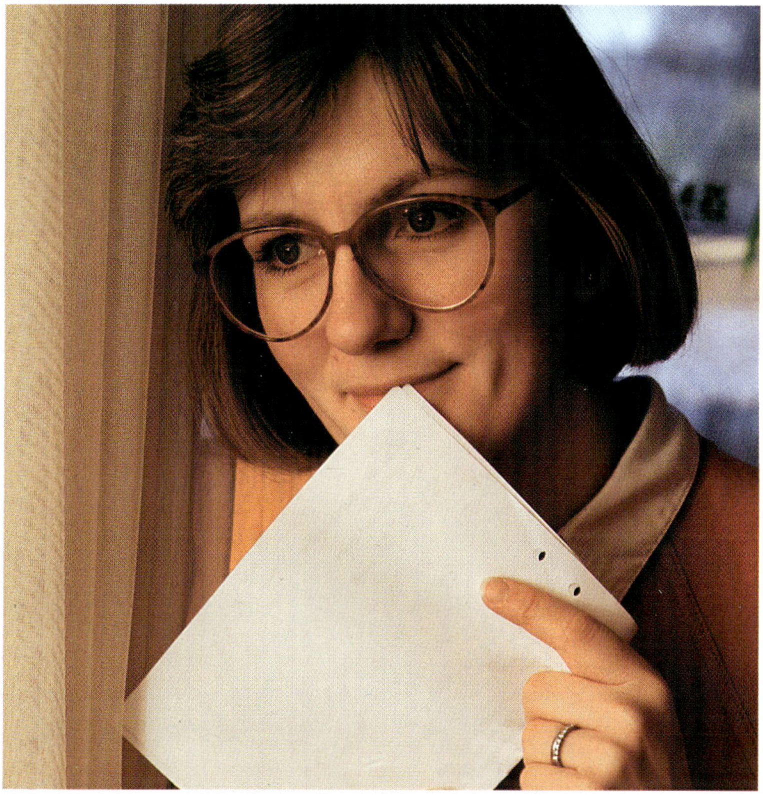

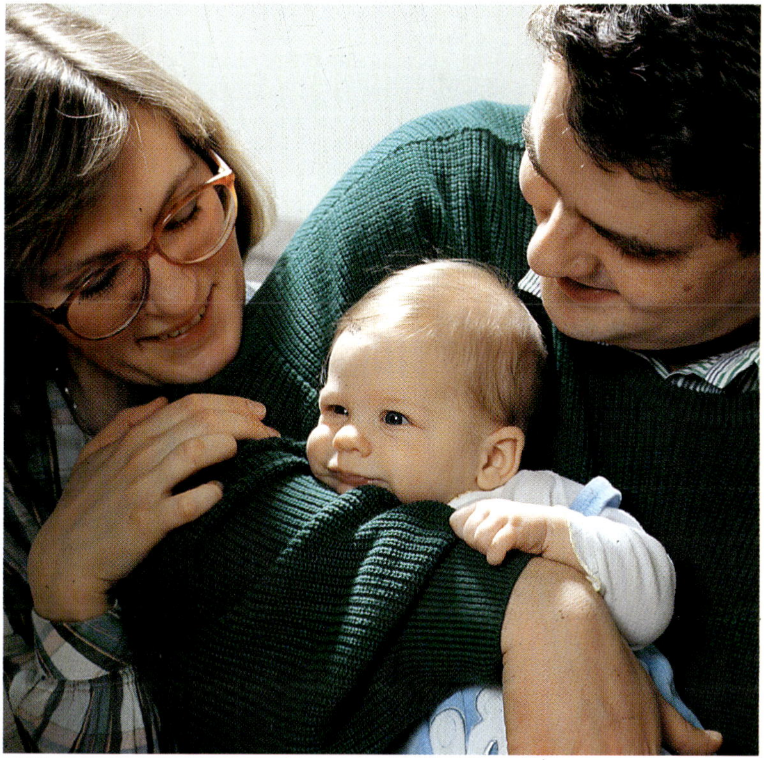

Bei der Chorionbiopsie kann die Analyse schon einen Tag später ausgewertet sein. Das Warten auf die Antwort nach einer Amniozentese dagegen ist oft lang und quälend. Diese Mutter, die schon einmal ein Kind mit genetischen Schäden zur Welt gebracht hat, mußte mehrere Wochen auf die Diagnose warten. Dann endlich die Nachricht: Das Ergebnis ist in Ordnung, das Kind ist gesund. Was für eine Freude! Ohne Angst kann sie die Schwangerschaft zu Ende bringen. *Rechts* die Eltern mit dem sieben Monate alten Kind. Ohne Pränataldiagnostik hätten sie es wohl kaum gewagt, noch ein Kind in die Welt zu setzen.

Die Antwort des Arztes: Ein Chromosom zuviel

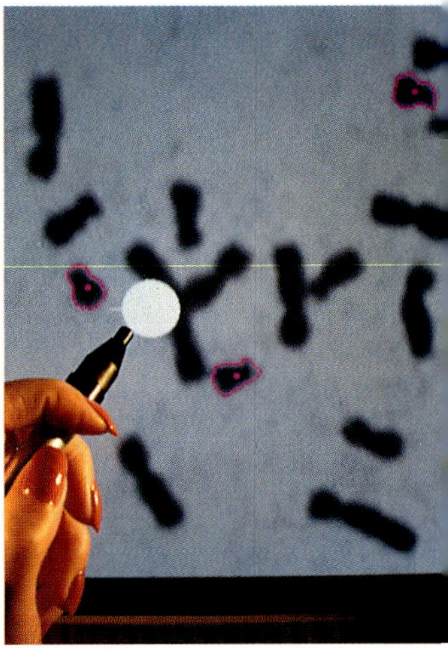

Wenn man Chromosomenschäden entdeckt, beginnt eine Reihe von Problemen. Manchmal ist eine Abweichung so, daß der Arzt nicht mit Bestimmtheit sagen kann, zu welchen Schädigungen das eventuell führen wird. Und selbst wenn er es mit relativ großer Wahrscheinlichkeit voraussagen kann: Nicht jede Frau kann sich, vor die schwerwiegende Entscheidung gestellt, für einen späten Schwangerschaftsabbruch entscheiden. Die meisten werdenden Mütter gehen nämlich davon aus, daß eine Prüfung des Fruchtwassers nur eine Extrakontrolle – sicherheitshalber – darstellt. Sie haben nicht darüber nachgedacht, sind innerlich nicht darauf vorbereitet und wissen nicht, wie sie reagieren sollen, wenn wirklich ein Chromosomschaden diagnostiziert wird. Schäden an Chromosomen und einzelnen Genen können sich bei der Entwicklung des Fötus einstellen: Wahrscheinlich ist er gegen chromosomenbeeinflussende Substanzen – enthalten in bestimmten chemischen Produkten und in verseuchter Luft – im allgemeinen viel empfindlicher als der erwachsene Mensch. Radioaktive Strahlung kann auch Chromosomenschäden verursachen, die zu Fehlgeburt oder Mißbildungen führen können. Das stellte sich nach dem Abwurf der Atombombe nach dem Zweiten Weltkrieg heraus. Aber ein naheliegendes Beispiel sind vielleicht denkbare Folgen eines Unglücks in einem Kernkraftwerk.

Die Schädigung, die am häufigsten diagnostiziert wird, ist ein Fehler im Chromosomenpaar einundzwanzig, das ein drittes Extrachromosom zum Paar bekommen hat (sogenannte Trisomie), und das führt immer zum Down-Syndrom, auch Mongolismus genannt. Ein Kind mit Down-Syndrom hat also siebenundvierzig Chromosomen. Die Information vom Extrachromosom beeinflußt das Wachstum des Körpers, und es kommt zu einer Reihe von Veränderungen, die leicht wahrzunehmen sind: schmale Lidspalten, mißgebildete Ohren, eine flache Nasenwurzel und Anomalie der Hände. Weitaus problematischer jedoch: Auch die geistige Entwicklung mongoloider Kinder ist gestört. Das Down-Syndrom tritt häufiger bei älteren Schwangeren auf. Auch dem Alter des Mannes wird in diesem Zusammenhang eine gewisse Bedeutung beigemessen. Doch auch ein sehr junges Paar kann ein Kind mit Down-Syndrom bekommen. Und da man gewöhnlich in jüngeren Jahren Kinder bekommt, ist die Mehrzahl der Eltern von Kindern mit Down-Syndrom jung, das heißt in einem Alter, in dem die pränatale Frühdiagnostik nicht routinemäßig durchgeführt wird. Wenn sie in einer fürsorglichen Umgebung aufwachsen, können sich mongoloide Kinder mehr oder weniger gut im Leben zurechtfinden. Unzählige Eltern und Geschwister von Kindern mit Down-Syndrom haben die positiven Erlebnisse und die neue Dimension in ihrem Dasein bestätigt, die diese Kinder für die Familie gebracht haben. Mancher mag sich deshalb schon die Frage stellen, ob ein Schwangerschaftsabbruch bei dieser Diagnose immer der einzig richtige Weg ist.

Das Down-Syndrom

Das Down-Syndrom, genannt nach dem englischen Arzt, der dieser Behinderung schon vor 125 Jahren auf die Spur kam, wird von einem überzähligen Chromosom verursacht. Es gehört zum Chromosomenpaar 21, das ein Extrachromosom bekommen hat, Trisomie genannt (Bild *links*). Warum diese ernste Chromosomenschädigung auftritt, weiß man nicht. Aber man hat festgestellt, daß ältere Frauen häufiger betroffen sind als jüngere.

Mongoloide Kinder können für Eltern und Geschwister trotz ihrer Behinderung neue Dimensionen erschließen und ihnen tiefe Einsicht in die wechselnden Umstände des Lebens vermitteln. Auf dem Bild *rechts* zwei mongoloide Jugendliche, die einander gefunden haben.

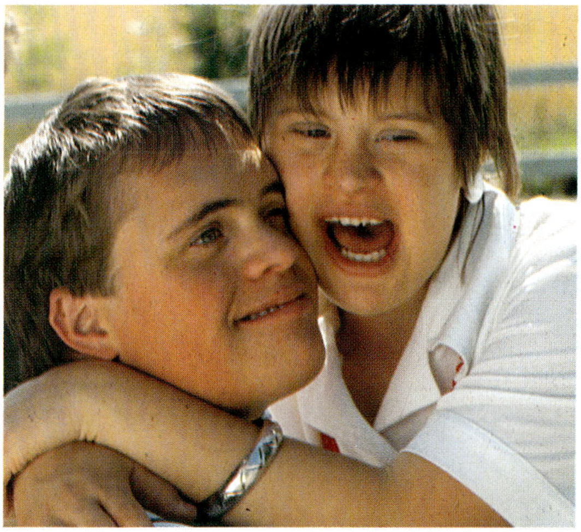

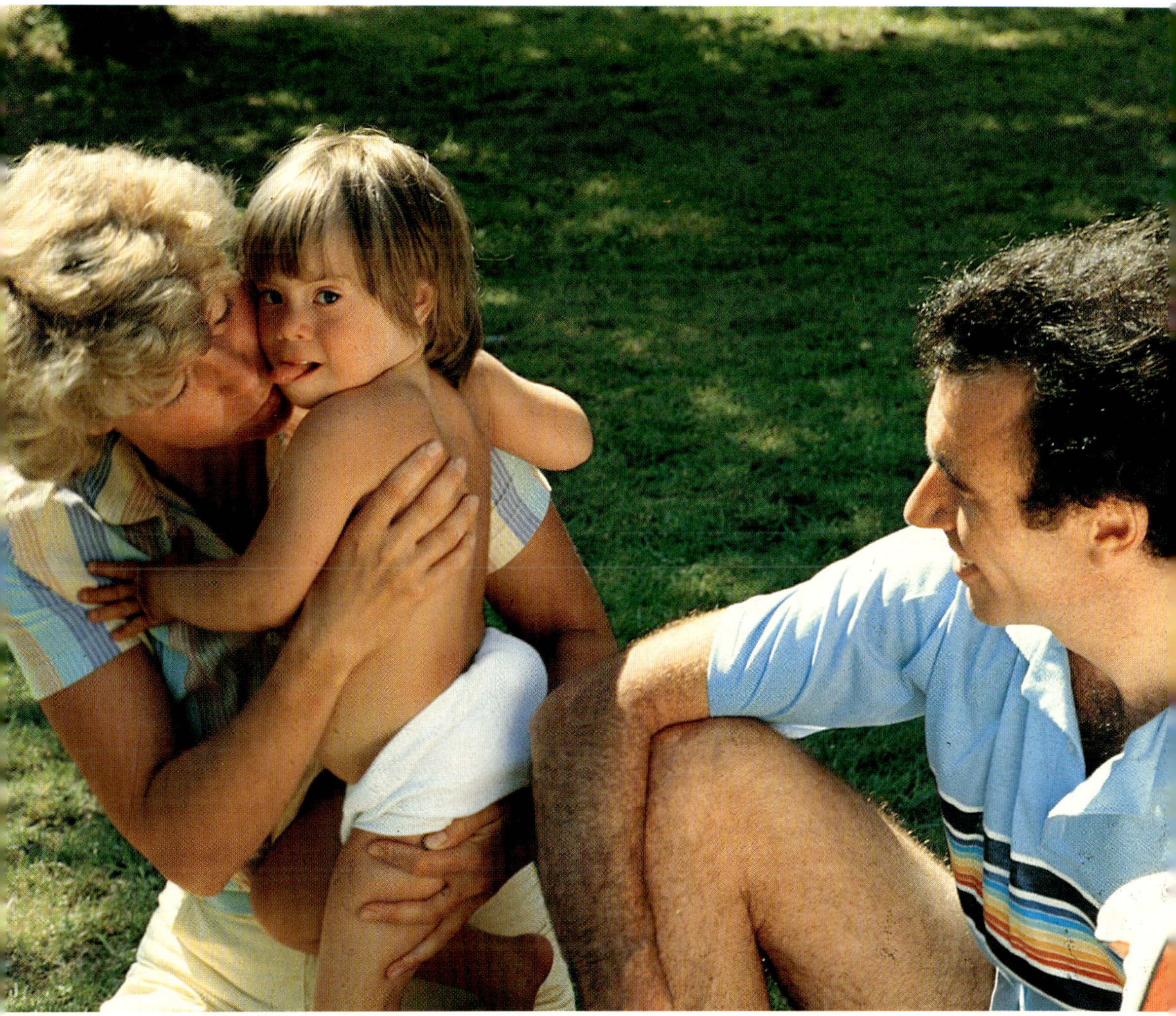

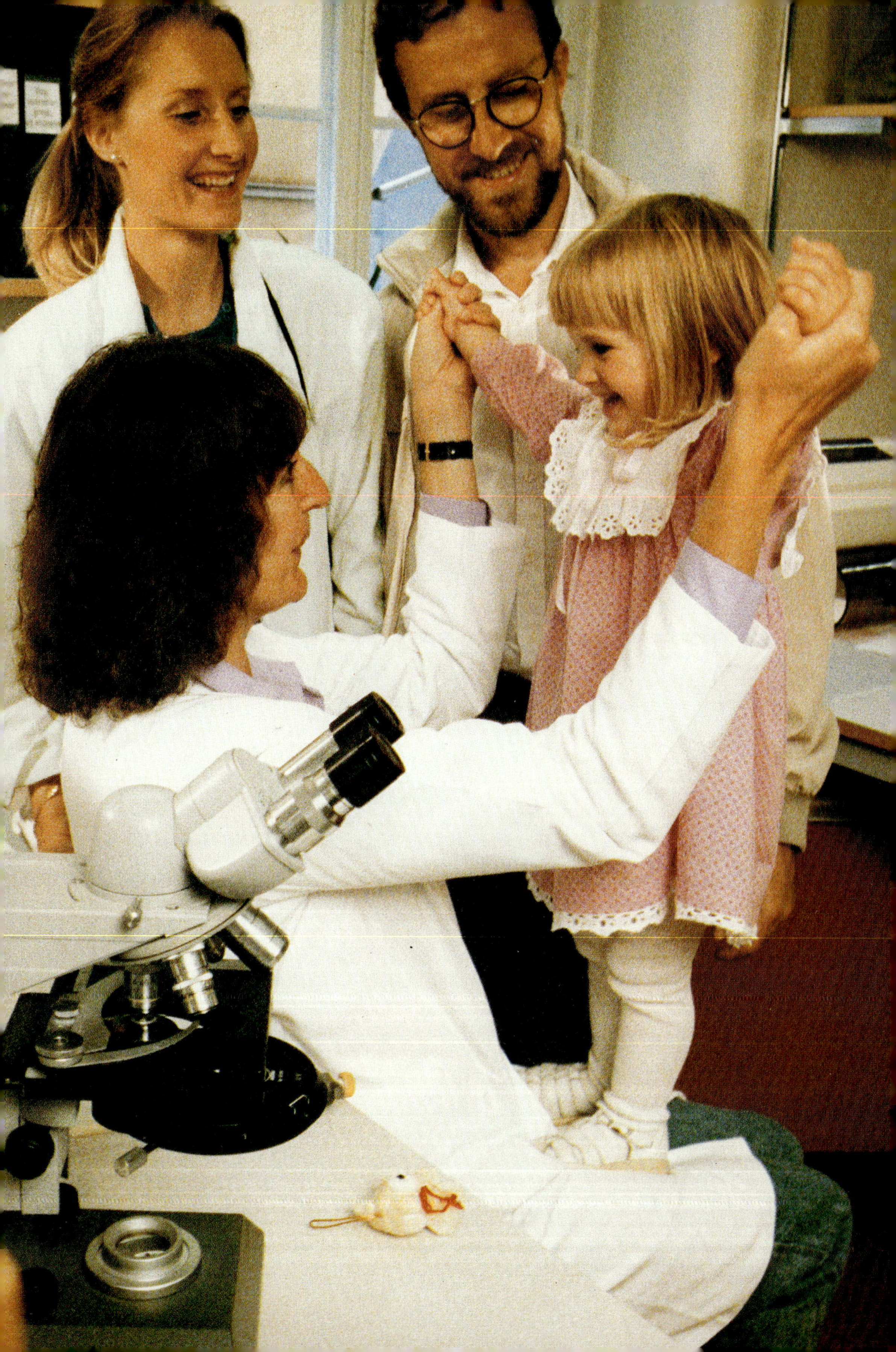

Schwierigkeiten, ein Kind zu bekommen

Zwischen zehn und zwanzig Prozent aller Paare sind unfruchtbar. Genauer läßt sich die Zahl nicht präzisieren, weil die Ursachen der Kinderlosigkeit nicht exakt zu ermitteln sind. Viele Faktoren in einer Gesellschaft beeinflussen die Geburtenrate, zum Beispiel politische und religiöse Einstellungen, die sich positiv und negativ auswirken können. Aber auch Einflüsse unserer Umwelt, etwa Umweltgifte und der Streß einer modernen Gesellschaft haben Auswirkungen auf das Fortpflanzungsvermögen. Die Medizin arbeitet heute teils vorbeugend, teils rekonstruktiv. Zu ihren wichtigen Aufgaben gehören Information über und Behandlung von »neuen« Typen von Infektionen, beispielsweise Herpes und Chlamydien, die die Fortpflanzungsfähigkeit des Menschen vermindern.

Ist es überhaupt selbstverständliches Recht für alle Menschen, sich Kinder anzuschaffen? Ist Unfruchtbarkeit eine Krankheit, eine Behinderung? Soll die Gesellschaft die Erforschung der Unfruchtbarkeit befürworten und ökonomisch unterstützen? Soll die Behandlung von Kinderlosigkeit in unseren Krankenhäusern gratis und frei zugänglich sein? Was sind die ethischen und juristischen Probleme? Es gibt unzählige Fragen, und bis jetzt sind sie weitgehend unbeantwortet geblieben. Es gibt auch keine gemeinsamen internationalen Regeln oder Konventionen, die wegweisend wären oder Antwort auf diese Fragen gäben. Die explosionsartige Entwicklung der biologischen Forschung fordert ständig neue Stellungnahme.

Die erfahrenen Fachleute in den Laboratorien werden oft gut Freund mit den Paaren, die es schwerhaben, ein Kind zu bekommen. Für dieses Paar war das Ergebnis glänzend, ein wunderbares kleines Mädchen. Jetzt wäre ihnen ein weiteres Kind sehr willkommen.
Gewisse Formen der Unfruchtbarkeit können durch Insemination *(unten)* gelöst werden. Die Spermien des Mannes werden mit Hilfe eines Katheters in die Gebärmutter eingeführt. Dann kann man nur noch warten und hoffen.

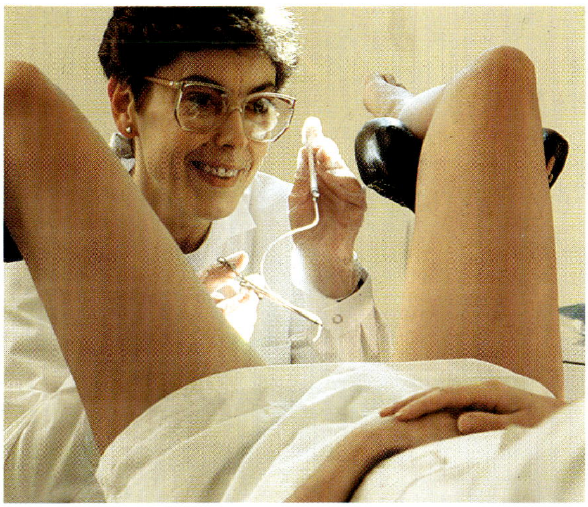

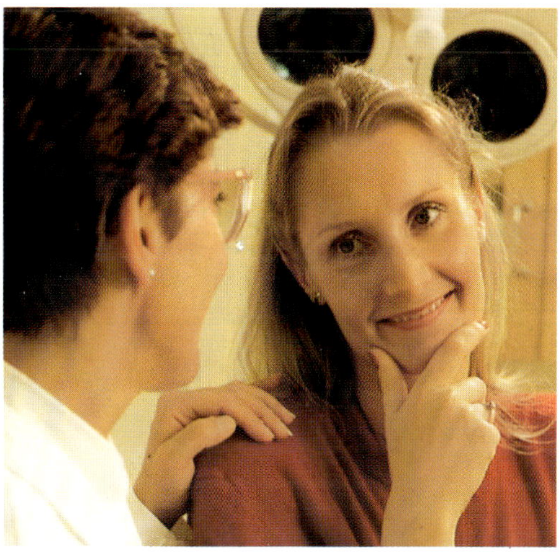

Global gesehen stellt die Bevölkerungsexplosion ein enormes Problem und eine Bedrohung dar. National hingegen sollten Länder wie die Bundesrepublik oder die nordischen Länder niedrige Geburtsraten durch verstärkte Anwendung der neuen Behandlungsmethoden gegen Unfruchtbarkeit erhöhen. Bei durchschnittlich weniger als zwei Kindern pro Familie braucht man kein großer Mathematiker zu sein, um auszurechnen, wann ein Volk ausgestorben sein wird, wenn es sein Verhalten in der Fortpflanzung nicht ändert. Für China hingegen, das Probleme mit der Überbevölkerung hat, ist es notwendig, einen anderen Weg einzuschlagen: Die Familienplanung ist hier gesetzlich geregelt. Doch Kinderlosigkeit ist ein individuelles Problem für das einzelne Paar. In China kann sie genauso schwer zu ertragen sein wie bei uns.

Da Untersuchung und Behandlung von Kinderlosigkeit sehr viel Geld kosten, sollten sie im allgemeinen auf jene Gesellschaften begrenzt bleiben, die genügend Mittel haben. Und dennoch weiß man aufgrund neuer Berichte, daß es sich bei nahezu der Hälfte aller Arztbesuche in Entwicklungsländern um unfreiwillige Kinderlosigkeit handelt. In vielen Ländern ist eine große Kinderschar nämlich die einzige Versicherung für ein gesichertes Alter.

Wie viele Spermien? Wie beweglich sind sie? Sind viele mißgebildet? Die mikroskopische Untersuchung einer frischen Spermaprobe gibt Antwort auf diese Fragen. Die Anzahl wird mit Hilfe eines Rasternetzes errechnet. Ganz *unten Mitte* ein gesundes und ein krankes Spermium. Ein Mann kann gegen seine eigenen Spermien allergisch sein, eine Frau gegen die des Mannes, was mit Hilfe von kleinen Glaskugeln untersucht wird, auf denen Antikörper haften (ganz *unten rechts*). Wenn diese an den Spermien hängenbleiben, ist die Diagnose klar.

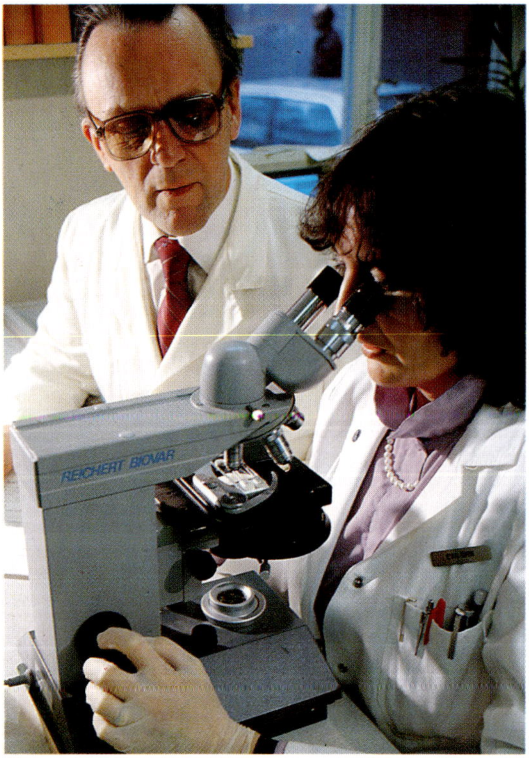

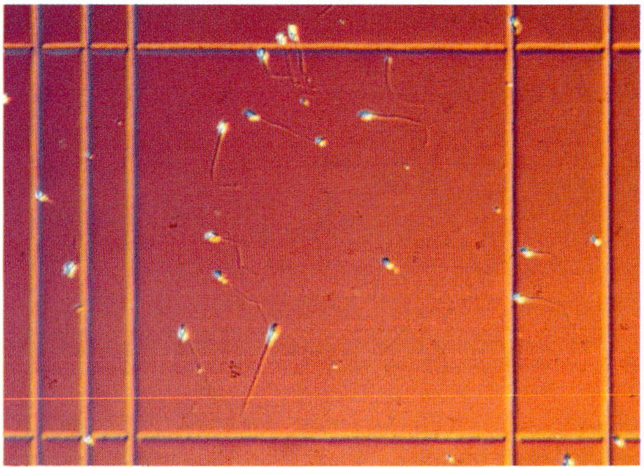

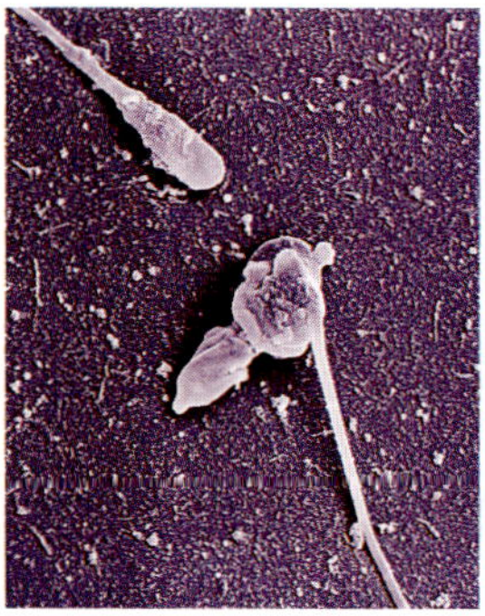

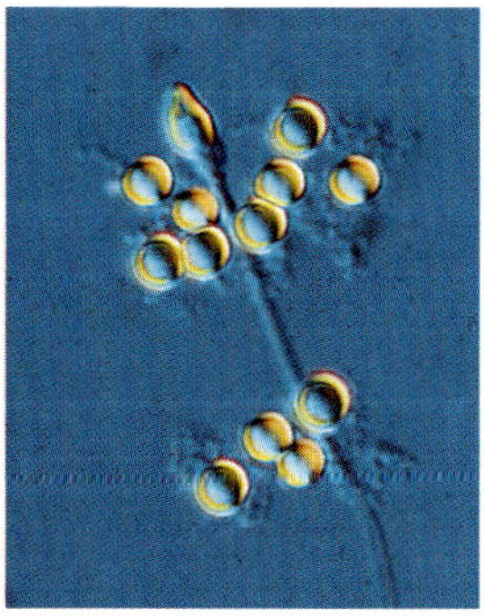

So werden die Probleme des Mannes gelöst

Wenn wir die verschiedenen Ursachen von Kinderlosigkeit rein medizinisch sehen, kann man grob sagen, daß der »Fehler« nur bei der Frau bei vierzig Prozent der Fälle liegt, nur beim Mann ebenso bei vierzig Prozent und gemeinsam beim Paar bei zwanzig Prozent. Bis jetzt sind die Forscher in der Behandlung weiblicher Unfruchtbarkeit am erfolgreichsten gewesen, während die Möglichkeiten für einen Mann mit schlechter Samenqualität sehr begrenzt sind.

Erfreulicherweise haben sich das Interesse am Problem des Mannes und die Möglichkeiten, ihm zu helfen, in den letzten Jahren erhöht. Umweltsanierung in der Industrie ist eine wichtige vorbeugende Maßnahme, die Aufbewahrung tiefgefrorener Spermien eine andere. Kommt es zu Problemen, kann die Methode der Insemination von Spermien in Gebärmutter, Eileiter oder sogar in die Bauchhöhle eine geeignete Maßnahme sein, um die Schwierigkeiten der Spermien, den Gebärmutterhals der Frau zu passieren, abzubauen. Bei der Reagenzglasbefruchtung *(in vitro)* sind auch nicht so viele Spermien erforderlich wie beim Geschlechtsverkehr. Die neueste Methode ist die Injektion eines einzigen Spermiums direkt in das Ei. Wenn diese Methode weiterentwickelt werden kann, müßten nur wenige Männer als steril eingestuft werden.

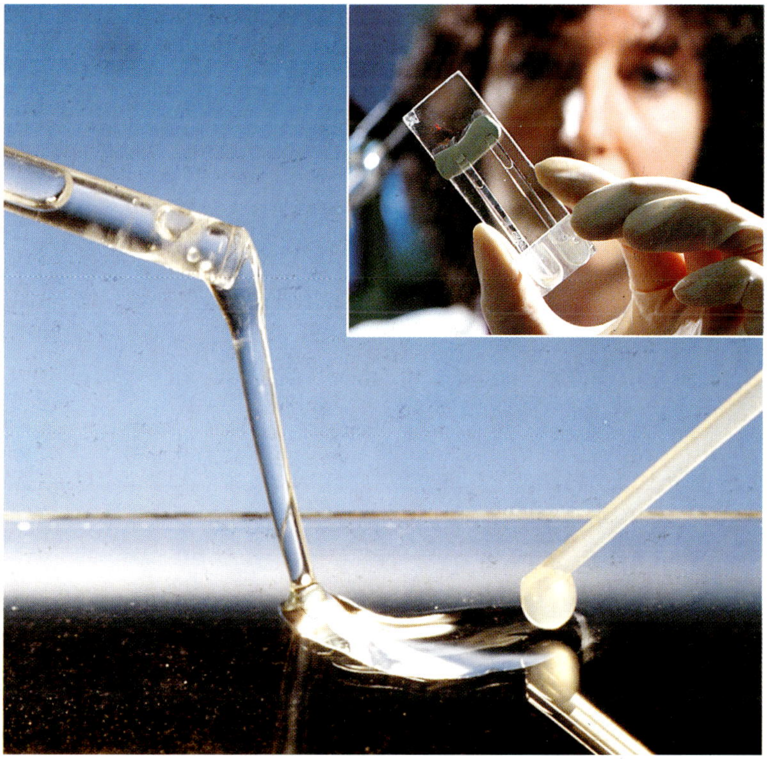

Eingefügtes Bild, *oben rechts*, Schnellschwimmtest für Spermien im Schleim des Gebärmutterhalses. *Unten* werden Spermien und Gebärmutterhalsschleim für weitere mikroskopische Tests zusammengeführt.

Hormonbehandlung der Frau

Eine gewöhnliche Ursache für die Unfruchtbarkeit der Frau ist eine Störung im Hormonhaushalt, so daß der Eisprung ausbleibt. Hinter einer solchen Störung verbirgt sich selten eine ernsthafte Krankheit. Bleibt sie jedoch unbehandelt, führt sie natürlich zur Kinderlosigkeit. Die einfachste Behandlung dieser Hormonstörung geschieht durch Clomiphentabletten, die die Frau sechs Tage nach Beginn der Menstruation einnimmt. Die Behandlung ruft bei der Hypophyse eine erhöhte Ausschüttung von Hormonen (Gonadotropinen) hervor, die ihrerseits die Hormonbildung in den Eierstöcken beeinflussen, so daß mehrere Eiblasen reifen und platzen. Der Zeitpunkt für den Eisprung und damit der günstigste Moment für die Befruchtung kann durch wiederholte Hormonbestimmungen sowie Untersuchung der Eierstöcke durch Ultraschall fast auf die Stunde genau festgestellt werden.

Wenn die Hormonstörung ernsterer Natur ist, reicht eine Tablettenbehandlung nicht aus. Dann spritzt man statt dessen zehn Tage lang täglich Gonadotropine in die Gesäßmuskulatur. In fast allen Fällen führt die Behandlung zum Eisprung, und der Zeitpunkt kann auf die gleiche Weise festgestellt werden wie bei der Tablettenbehandlung.

Ist der Eileiter offen, so daß sich Ei und Spermien begegnen können? Das wird durch eine Röntgenuntersuchung kontrolliert. In den Gebärmutterhals wird Kontrastflüssigkeit eingespritzt. Sie füllt die Gebärmutter. Offensichtlich hat sie freie Bahn durch den Eileiter.

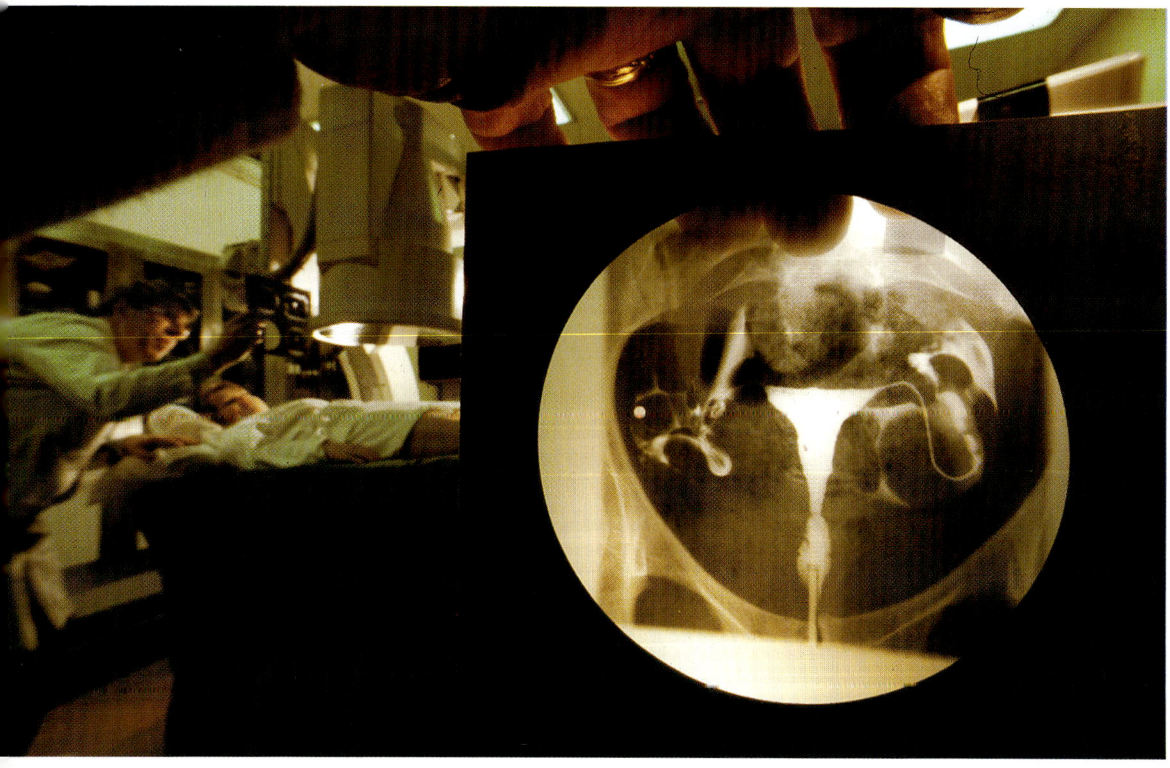

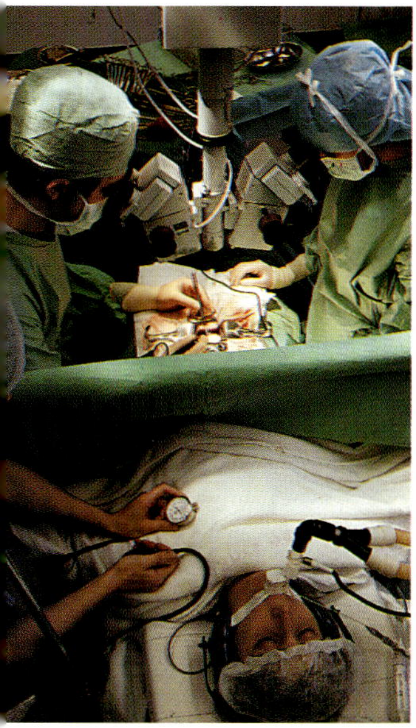

Die Chirurgen benutzen bei der Operation Mikroskope, um beschädigte Eileiter zu reparieren. Frühere Infektionen haben den Schaden verursacht.

Mikrochirurgie

Voraussetzung für das Gelingen einer Hormonbehandlung ist selbstverständlich, daß Eileiter und Gebärmutter gesund sind, damit das Ei vom Eileiter aufgefangen und dort befruchtet werden kann. Wenn die Eileiter beschädigt sind, die häufigere Ursache von Kinderlosigkeit bei Frauen als eine Hormonstörung, versucht der Arzt meist, die Eileiterschädigung durch eine Operation zu beheben. Eine solche Operation erfordert große chirurgische Geschicklichkeit und wird an Spezialkliniken mit Hilfe von Operationsmikroskopen ausgeführt. Die Resultate einer solchen Operation variieren natürlich, abhängig vom Ausmaß der Schädigung, aber im Schnitt wird jede dritte Frau nach durchgeführter Operation schwanger.

Ehe die Entscheidung für eine mikrochirurgische Operation fällt, werden in der Regel eine Röntgenkontrastaufnahme und eine Bauchspiegelung (Laparoskopie) vorgenommen. Je nach Untersuchungsergebnis wird dann die Operation ausgeführt.

In den letzten Jahren hat die Reagenzglasbefruchtung die Mikrochirurgie teilweise ersetzt oder wenigstens ihre Anwendung begrenzt. Zweifellos hat die Mikrochirurgie immer noch ihren Platz, wenn sich der Schaden am Eileiter in Grenzen hält. Dann ist das Resultat auch das beste, und es ist ein Vorteil, daß die Frau ohne weitere Maßnahmen mehrere Kinder bekommen kann, da durch den operativen Eingriff der Zustand viele Jahre anhält.

Wenn Veränderungen im Gebärmutterhals der Frau die Ursache der Unfruchtbarkeit sind, kann das in einzelnen Fällen auf einer Verengung beruhen, die durch eine einfache Operation zu beheben ist. Aber im allgemeinen handelt es sich um eine immunologische Unfruchtbarkeit. Die Spermien des Mannes reagieren allergisch auf den Schleim des Gebärmutterhalses oder die Schleimhautoberfläche. Dann verlieren sie rasch ihre Beweglichkeit und sterben ab. Die immunologische Reaktion tritt häufig nur lokal im Gebärmutterhals auf. Indem man die Spermien am Gebärmutterhals vorbei und direkt in die Gebärmutter führt, kann man diese Ursache der Kinderlosigkeit manchmal erfolgreich behandeln.

Was für ein Glück! Nach Jahren unfreiwilliger Kinderlosigkeit ist diese Frau behandelt worden – und jetzt ist sie schwanger. Ein Grund, den Arzt zu umarmen!

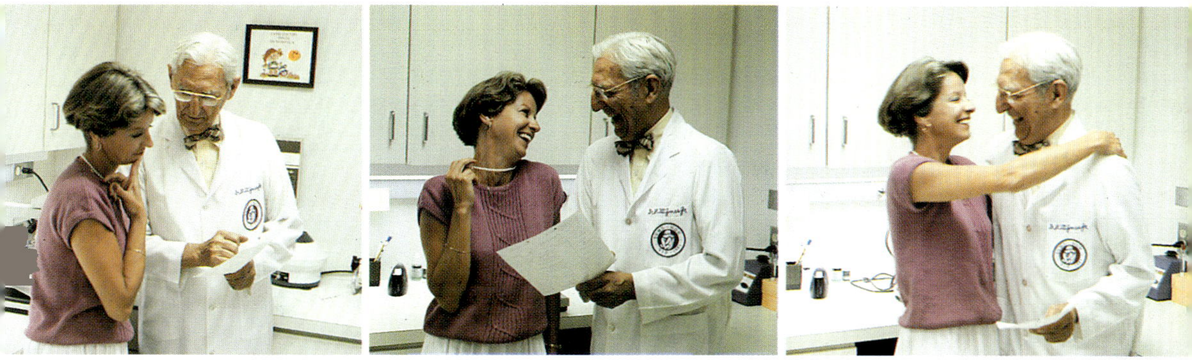

Befruchtung außerhalb des Körpers

Eine neue Behandlungsmethode von weiblicher wie männlicher Infertilität (Unfruchtbarkeit) ist die Befruchtung außerhalb des Körpers (In-vitro-Fertilisation). Die Methode hat sich in den achtziger Jahren stark verbreitet: Mit ihrer Hilfe wurden weltweit mehr als fünfundzwanzigtausend Kinder gezeugt.

Das erste »Reagenzglaskind« kam 1978 in England zur Welt. Die englischen Ärzte Robert Edwards und Patrick Steptoe haben diese Tat vollbracht. Die Idee ist jedoch sehr alt. Schon 1890 beschreibt August Strindberg in einer Kurzgeschichte sehr weitsichtig, wie sich der Erzähler ein menschliches Ei beschafft und im Mikroskop studiert, nachdem er es bei einer Temperatur von sechsunddreißig bis einundvierzig Grad Celsius in einen Brutkasten eingeschlossen hatte. Er fügt Spermien hinzu und sieht, wie sie sich bewegen und das Ei befruchten, das danach anfängt sich zu teilen. Am Ende schildert er, wie er eine Sekunde Stolz über diese seine Schöpfung gespürt hat, seine Idee, neues Leben im Reagenzglas zu schaffen.

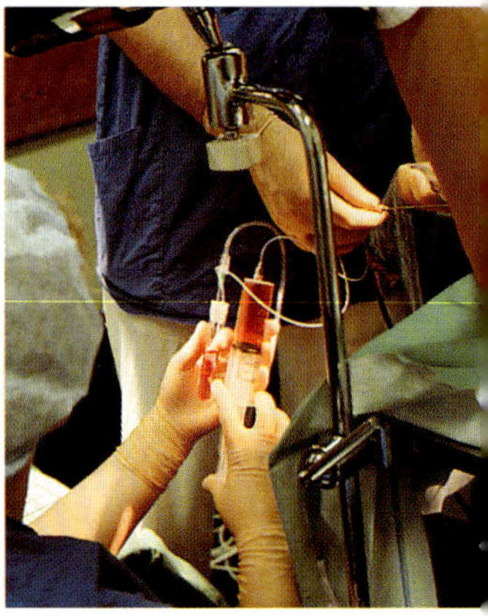

Absaugen von Eiern. Die Frau liegt wie bei einer gynäkologischen Untersuchung wach auf dem Operationstisch. Unter Sicht wird mit Hilfe des Ultraschallbildes eine Nadel zur Eiblase (Follikel) gesteuert. Mit Unterdruck wird der Inhalt der Eiblase in ein Reagenzglas gesaugt.

Heutzutage geschieht die Befruchtung im Reagenzglas so, daß den Eierstöcken der Frau zu einem Zeitpunkt, der dem Eisprung entspricht, mehrere Eier entnommen werden. Das Ei wird von einer Nährstofflösung mit siebenunddreißig Grad Celsius aufgenommen. Einige Stunden später wird eine kleine Menge Sperma des Mannes hinzugefügt, und Ei und Spermien verbinden sich innerhalb von vierundzwanzig Stunden. Danach kommt das Ei in eine neue Nährstofflösung. Es wird mit dem Mikroskop untersucht und dann weitere vierundzwanzig Stunden kultiviert. Der moderne Gewebeinkubator besitzt also das Milieu, das in den Eileitern der Frau vorherrscht, wo die Befruchtung normalerweise stattfindet. Ist es zur Befruchtung gekommen, was in vier von fünf Fällen geschieht, hat sich das Ei in zwei bis sechs Zellen geteilt und kann jetzt vorsichtig in den Körper der Frau zurückgeführt werden. Durch die Scheide und den Gebärmutterhals wird es mit Hilfe einer dünnen Plastikkanüle in die Gebärmutter eingeführt. In ungefähr jedem fünften Fall führt die Reagenzglasbefruchtung zu einer vollendeten Schwangerschaft.

Eine Behandlung *unerklärlicher Kinderlosigkeit* hat den Namen GIFT bekommen. Natürlich haben die amerikanischen Forscher, die hinter dieser Methode stehen, im übertragenen Sinn an ein »Geschenk« gedacht, aber GIFT ist eigentlich die Abkürzung für »Gamete Intra Fallopian Transfer«. Kurz gesagt, die Methode läuft darauf hinaus, daß man ein oder mehrere Eier aus den Eierstöcken absaugt und sie sofort zusammen mit Sperma vom Mann im Eileiter einpflanzt. Diese Methode verursacht in ca. dreißig Prozent der Behandlungen eine Schwangerschaft, aber man muß sich bewußt sein, daß sie nur angewandt werden kann, wenn die Eileiter der Frau normal funktionieren. Sie ist also keine Alternative zur Reagenzglasbefruchtung.

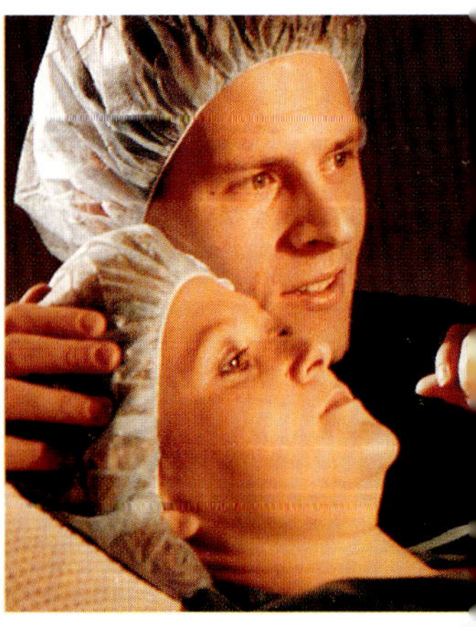

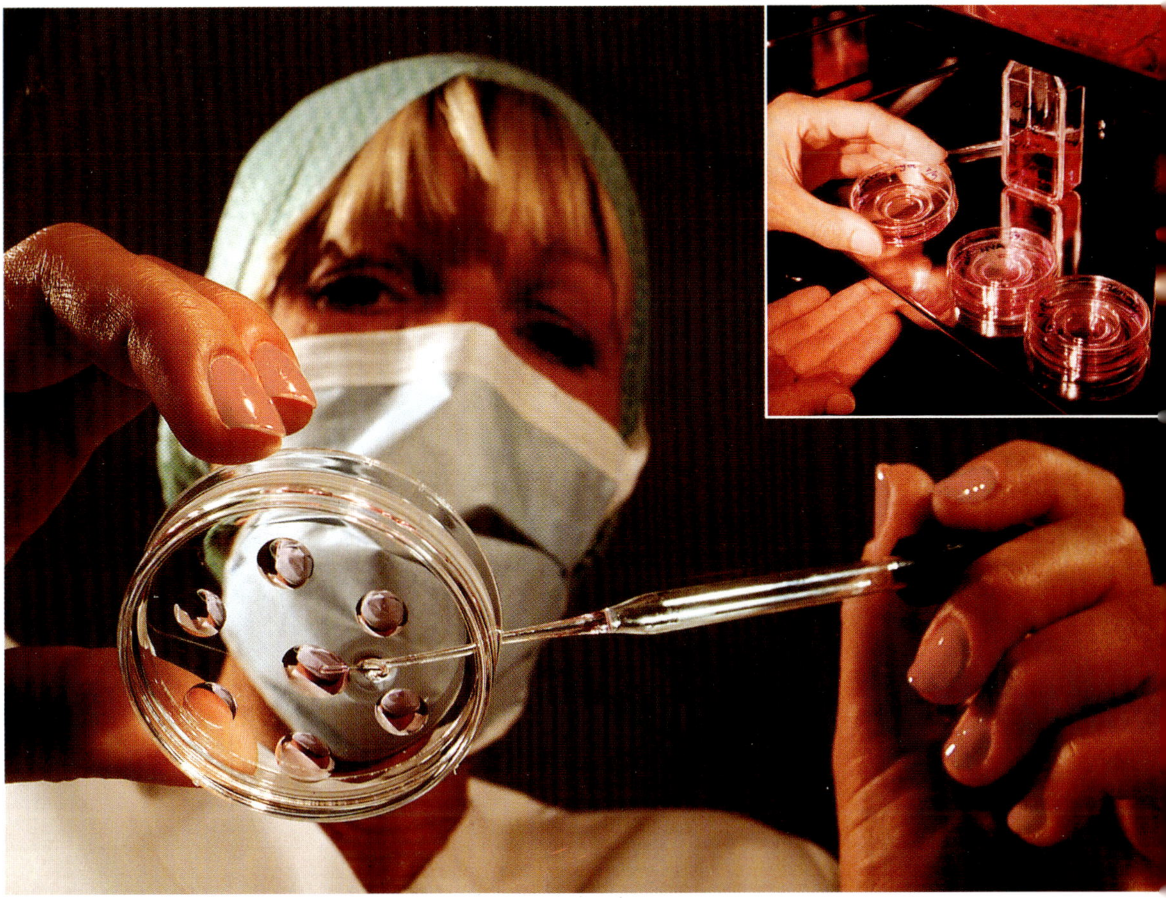

Der Natur auf die Sprünge helfen

Bei bestimmten Formen der Kinderlosigkeit muß das reife Ei dem Körper der Frau entnommen werden, damit es befruchtet werden kann. Die Bilder auf diesen Seiten zeigen, wie ein Reagenzglaskind entsteht.

Auf dem *oberen* Bild links sehen wir, wie zur Zeit des Eisprungs mehrere Eier aus dem Eierstock gesaugt werden. *Oben* liegen sieben Eier in einer Glasschale, umgeben von einer Nährstofflösung. Das Sperma wird mit einer Pipette hinzugefügt. Dann werden Eier und Sperma in einen Wärmeschrank, den Inkubator, gestellt. Temperatur und Luftfeuchtigkeit werden genau kontrolliert.

Zwei Tage später hat sich das auf diese Weise befruchtete Ei in zwei bis sechs Zellen geteilt. Mit einer dünnen Plastikkanüle werden ein oder mehrere befruchtete Eier vorsichtig in die Gebärmutter eingeführt. In einem von fünf Fällen führt die Behandlung zu einem Kind. Wenn sie mißlingt, können weitere Versuche mit den befruchteten – und tiefgefrorenen – Reserveeiern vorgenommen werden.

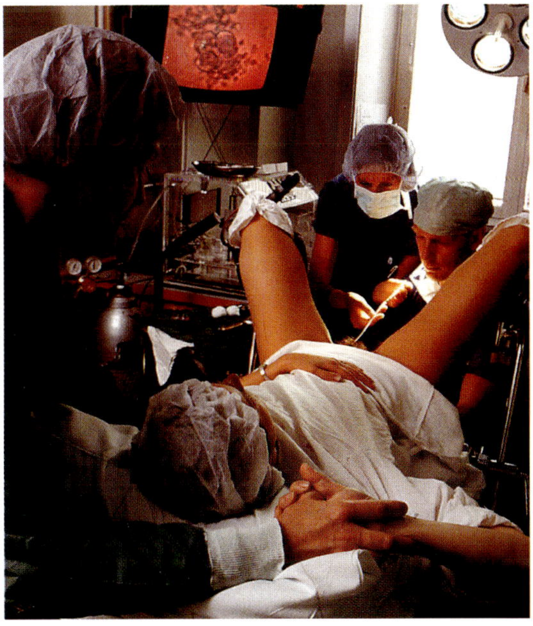

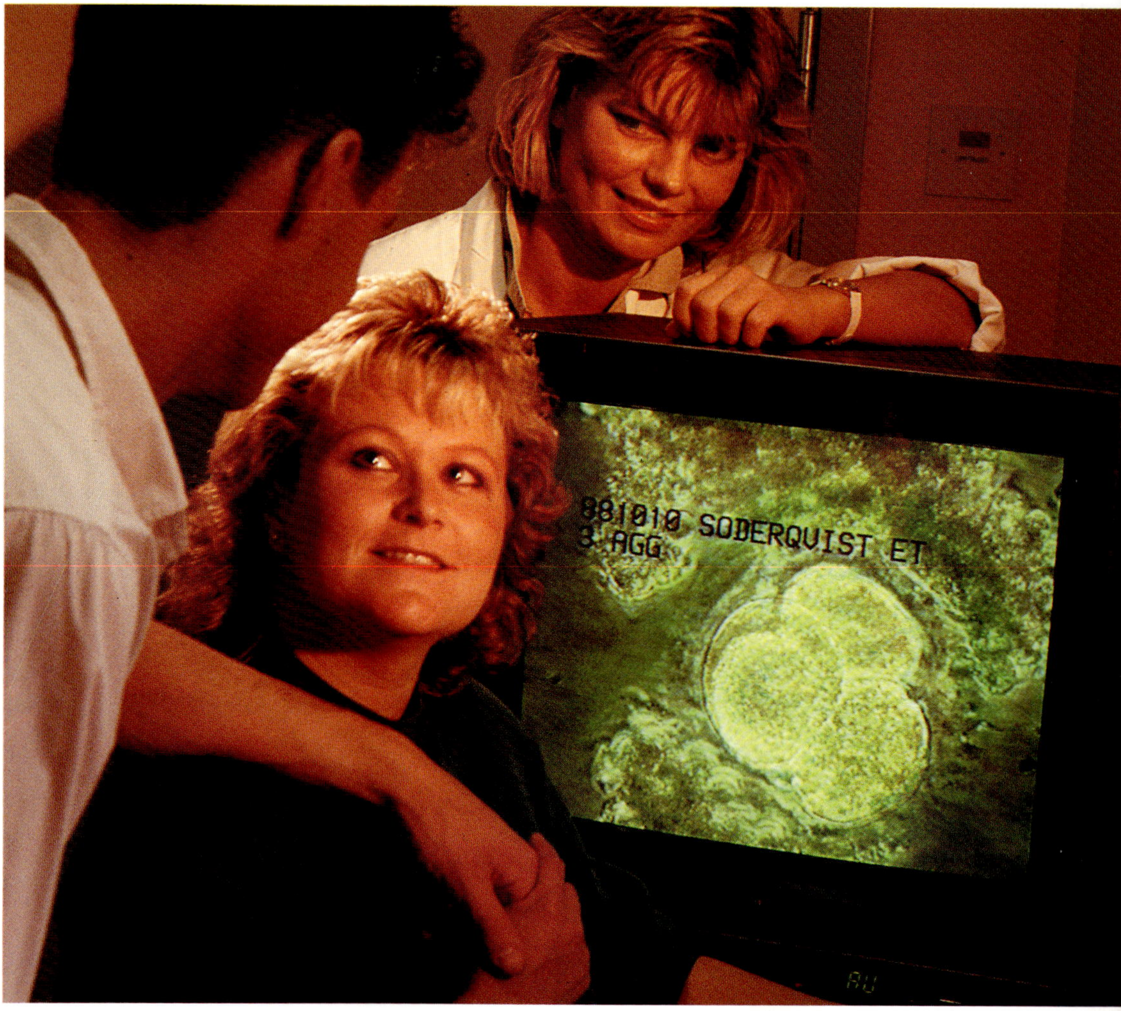

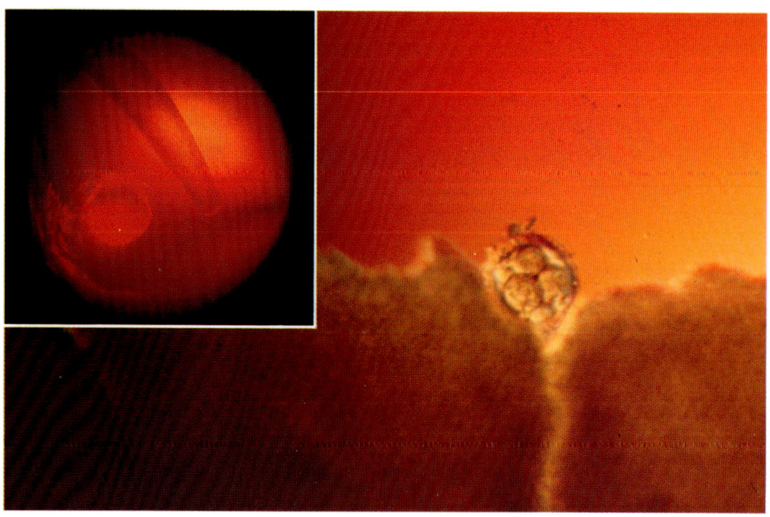

Auf dem eingefügten Bild *rechts* wird das befruchtete Ei mit Hilfe einer dünnen Plastikkanüle in die Frau eingeführt und ganz hoch oben in der Gebärmutter plaziert. Der helle Fleck ist die Mündung des Eileiters. *Rechts* ist die Eizelle auf der Schleimhaut der Gebärmutter gelandet. Die Zelle entwickelt sich zur Blastozyste, die richtig an der Schleimhaut festwächst, einen Mutterkuchen aufbaut und sich zu einem Embryo und später zu einem Fötus entwickelt.

Zwei Porträts von unserem Kind

Schau mal, das Ei hat sich geteilt! Auf dem Bild *links* zeigt die Krankenschwester den hoffnungsvollen Eltern auf einem Fernsehmonitor die Vergrößerung des befruchteten Eis – ihr eigenes! –, kurz bevor es in die Gebärmutter der Frau eingeführt wird. Es ist zwei Tage lang in einer Nährstofflösung kultiviert worden und hat sich jetzt in vier Zellen geteilt.

In diesem Fall haben die gemeinsamen Bemühungen der Eltern und des Forscherteams Erfolg: Die Frau wird schwanger, und das Paar freut sich auf ein eigenes Kind.

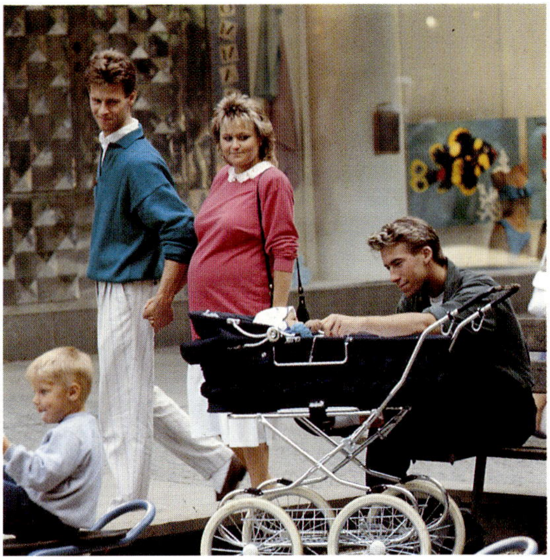

Unten: Die stolzen Eltern mit ihrem ersehnten Kind. Ein schwindelerregender und fast unbegreiflicher Gedanke, daß es sich aus den vier Zellen auf dem Fernsehschirm entwickelt hat.

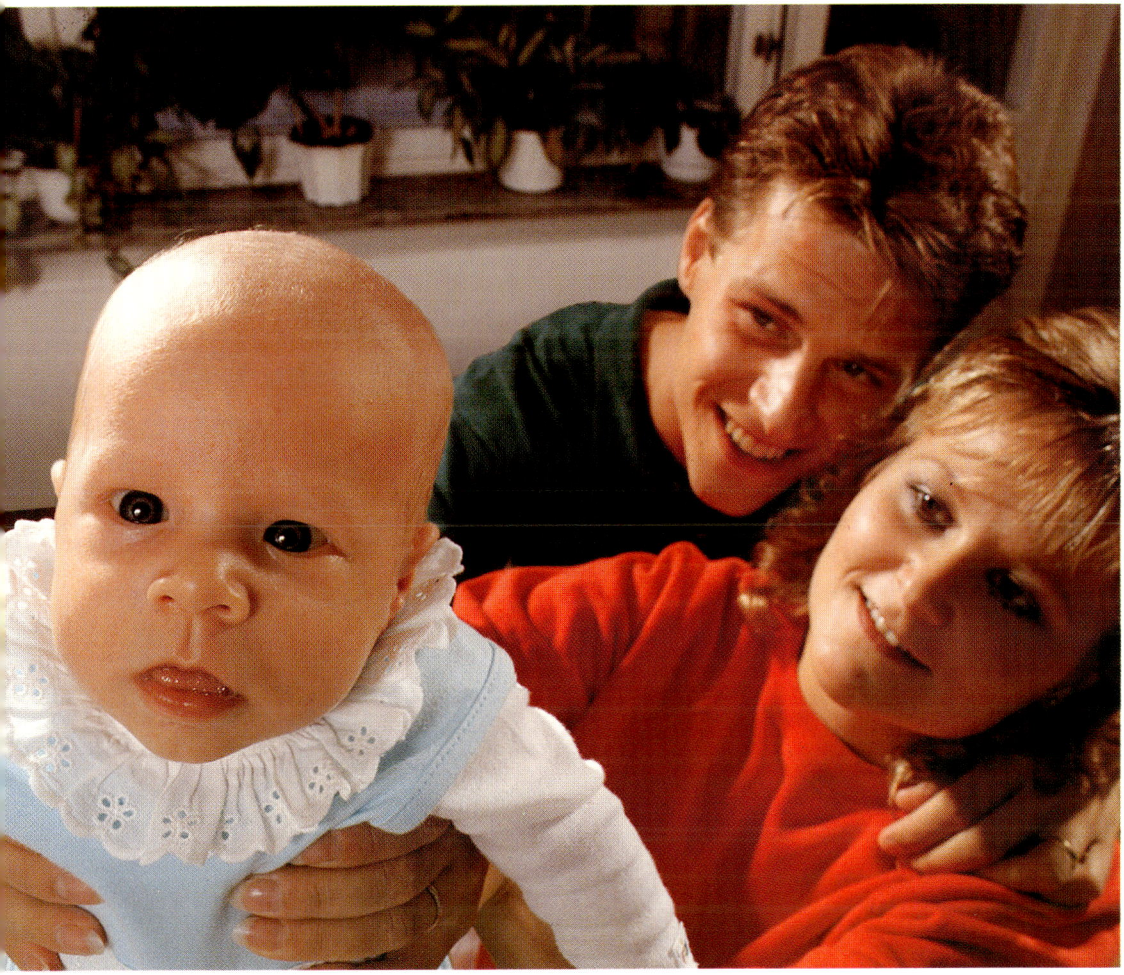

Was wir von der Zukunft erhoffen können

Was ist Zukunft und was geschieht heute schon? Die Entwicklung auf diesem wie auf vielen anderen Gebieten geht so rasend schnell vor sich, daß vieles von dem, was wir noch heute für Zukunftsmusik halten, schon in einigen Jahren in unseren Krankenhäusern angewandt werden wird.

Das *Einfrieren von Sperma* bei sehr niedrigen Temperaturen (minus einhundertsechsundneunzig Grad Celsius) mit Hilfe von flüssigem Stickstoff ist eine Methode, die Spermien über lange Zeit lebensfähig zu halten. Nach vorsichtigem Auftauen beginnen sie sich erneut zu bewegen und sind nach wie vor in der Lage, ein Ei zu befruchten. Diese Methode wird seit ungefähr zehn Jahren vielerorts auf der Welt angewandt. Vor allen Dingen Männer mit Hodentumoren, deren Operation und Behandlung mit Zellgiften die Spermien zerstören würde, nutzen die Möglichkeit, ihr Sperma tiefzugefrieren. In Zukunft kann diese Methode auch bei jenen Männern angewandt werden, die in einem Industriezweig mit dem Risiko arbeiten, daß chemische Gifte am Arbeitsplatz stufenweise Spermien und Fruchtbarkeit schädigen.

Das *Einfrieren unbefruchteter Eier* hat sich als bedeutend schwieriger erwiesen, und bisher sind nur wenige Versuche gelungen.

Dagegen ist das *Einfrieren befruchteter Eier* leichter. Es sind schon mehrere tausend Kinder nach dem Einfrieren und Auftauen von befruchteten Eiern in unterschiedlichen Entwicklungsstadien geboren worden. Warum wendet man diese Technik an? Der wichtigste Grund ist der, daß bei In-vitro-Fertilisation bei ein und demselben Versuch viele befruchtete Eier entstehen. Sie werden natürlich nicht alle in die Gebärmutter verpflanzt, da das Risiko für Drillings- und Vierlingsgeburten zu groß ist. Doch können die befruchteten Eier tiefgefroren und einige Monate aufgehoben werden. Sollte die Frau beim ersten Versuch nicht schwanger werden, hat man die eingefrorenen Eier in Reserve. Außerdem kann man die befruchteten Eier für eine weitere Schwangerschaft aufbewahren, sollte es gleich beim ersten Versuch klappen.

Der Versuch, *Spermien unter die Eihülle* zu injizieren, ist schon erfolgreich durchgeführt worden. Diese Methode könnte Bedeutung für Männer mit fast unbeweglichen oder sehr wenigen Spermien bekommen. Eine Spermaprobe von einem Ejakulat mit weniger als fünf Millionen Spermien kann bei normalem Geschlechtsverkehr eigentlich nicht zu einer Schwangerschaft führen. Bei einer Befruchtung außerhalb des Körpers genügen zehntausend bis hunderttausend Spermien. Aber für die neue Injektionsmethode genügen einige wenige.

In Zukunft wird man die besonderen Eigenschaften des befruchteten Eis auch bei der Pränataldiagnostik auf verschiedene Weise nutzen können. Die Zellen eines befruchteten Eis haben nämlich bei den ersten Teilungen eine sogenannte Totipotenz (toti = komplett, Potenz = Fähigkeit), das heißt, jede Zelle hat die Fähigkeit, die ganze Botschaft Mensch auszudrücken. Ein Teil der Zellen kann, ohne dem Embryo zu schaden, für eine Chromosomenanalyse oder zur Geschlechtsbestimmung benutzt werden. Solche Versuche sind schon an menschlichen Eiern ausgeführt worden. Sie könnten große Bedeutung für Paare bekommen, die eine Erbkrankheit in sich tragen, die nur ein Ge-

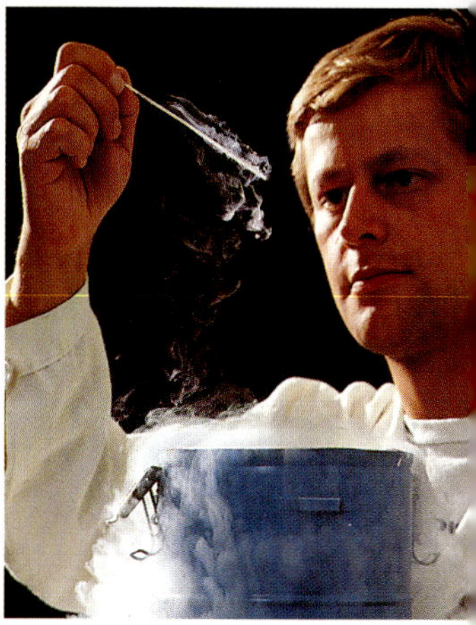

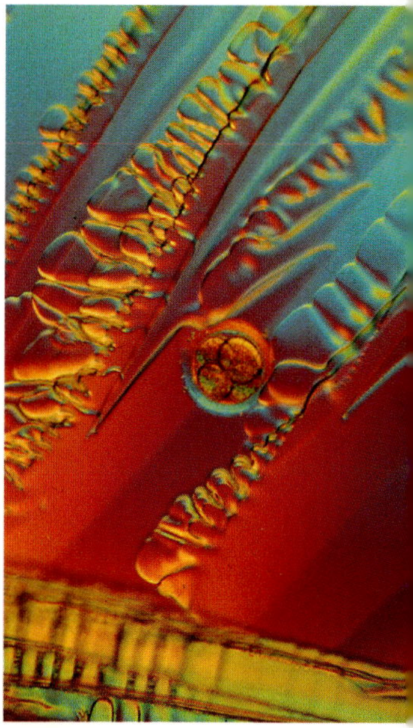

Spermien und befruchtete Eier können lange Zeit in flüssigem Stickstoff (–196 °C) aufbewahrt werden. Nach vorsichtigem Auftauen kehren die Lebensprozesse nach dem Dornröschenschlaf zurück. Die das befruchtete Ei umgebenden Eiskristalle schmelzen langsam.

schlecht oder durchschnittlich vielleicht nur jeden zweiten Fötus trifft. Dann könnte man sicher sein, daß das in die Gebärmutter eingeführte befruchtete Ei eine normale Chromosomenzusammensetzung hat. Dadurch könnten Schwangerschaftsabbrüche vermieden werden, die notwendig werden, wenn die Schädigung erst viel später mit konventioneller Pränataldiagnostik festgestellt wird.

Wenn wir in die Zukunft schauen, sollten wir auch die verbesserten Voraussetzungen für eine Chirurgie am Fötus erwähnen. Er kann, genau wie der wachsende oder erwachsene Mensch, krank werden oder sich Verletzungen zuziehen, die zu lindern oder zu heilen sind. Eine verbesserte und genaue Pränataldiagnosik unter anderem mit Hilfe von Laboruntersuchungen und Ultraschalltechnik kann Auskunft darüber geben, ob Gesundheit oder Leben eines Fötus in der Gebärmutter bedroht sind.

Blutmangel beim Fötus infolge von Rhesusunverträglichkeit ist ein Beispiel dafür, was Ärzte heute können: So führen sie zum Beispiel mit Hilfe von beweglichen Ultraschallbildern unter Sicht Katheter ein und verabreichen ihm Bluttransfusionen. Auch bestimmte Nierenschäden können frühzeitig diagnostiziert und die Nieren mit Kathetern entlastet werden. Ein sogenannter »Wasserkopf« (Hydrocephalus) läßt sich ebenfalls frühzeitig diagnostizieren und manchmal durch bestimmte Eingriffe in der Gebärmutter behandeln, um eine ernstere Hirnschädigung zu verhindern. Die Herzchirurgen sehen für die nahe Zukunft die

Mikroinjektion von Spermien direkt ins Ei. Diese Methode der Zukunft kann von großer Bedeutung werden für Männer mit wenigen Spermien oder Spermien, die sich schlecht bewegen. Wir sehen ein Spermium in der Nadel, die durch die Eihülle gestochen wird. Größenordnung: Das Ei ist 0,1 mm, das Spermium 0,06 mm lang.

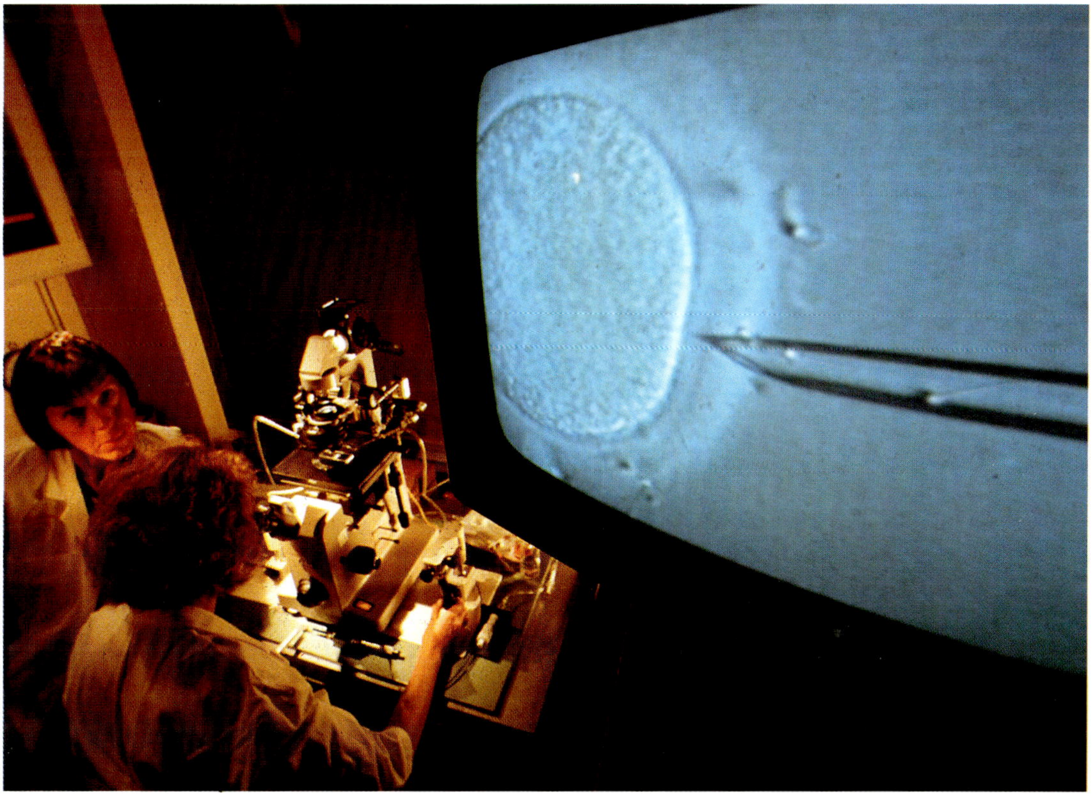

Möglichkeit, bestimmte Arten ernster Herzfehler schon im Fetalstadium zu beseitigen. Es gibt viele Methoden – alle mit dem Ziel, die Chancen zu verbessern, daß ein Fötus sich normal entwickelt und zu einem sinnvollen Leben geboren wird.

Diese vielfältigen Methoden und Möglichkeiten setzen allerdings auch die Eltern von heute und morgen unter harten psychischen Druck. Müssen wir wirklich all diese wissenschaftlichen Errungenschaften nutzen? Können Schwangerschaft und Entbindung nicht »natürlich« und unkontrolliert bleiben? Können wir als Eltern nicht einfach nur hoffen, daß alles gutgeht? Natürlich soll die Meinung einzelner Menschen auf diesem Gebiet respektiert werden, und selbstverständlich müssen die behandelnden Ärzte und das Personal in den Krankenhäusern ein Ohr haben für die Sorgen und Ängste des Paares und seine intimsten Wünsche zu respektieren versuchen.

Und schließlich wollen wir nicht vergessen, daß Schwangerschaft keine Krankheit ist. Es ist der natürliche Lebensprozeß, und die biologischen Auswahlmechanismen von Tausenden von Jahren haben unsere Fortpflanzung immer zweckmäßiger und vollendeter gemacht.

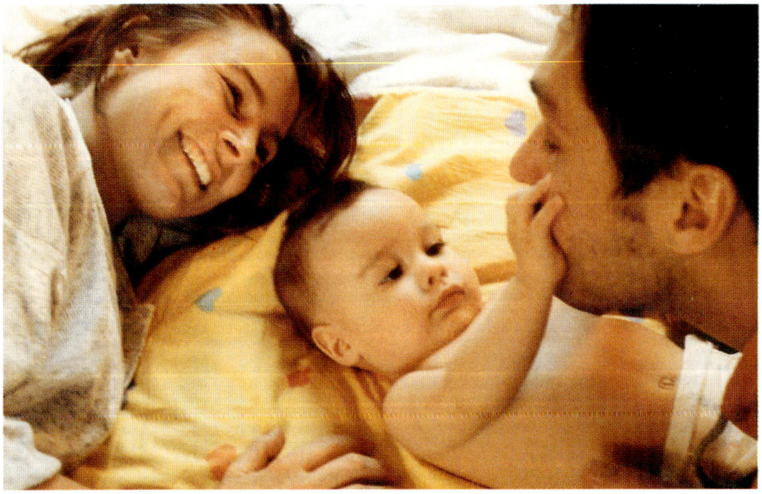

So klein und zart, so unendlich hilflos und von der Umgebung abhängig – und vielleicht gerade deswegen so stark. Ein Baby weckt Gefühle in uns und stellt einzigartige Bindungen her. In einer Welt mit fünf Milliarden Menschen und anhaltender Bevölkerungsexplosion ein Kind zu bekommen, ist eigentlich ein ganz alltägliches Ereignis. Aber für die Frau, die das Kind getragen und geboren hat, ist es ein Wunder – das größte in ihrem Leben.

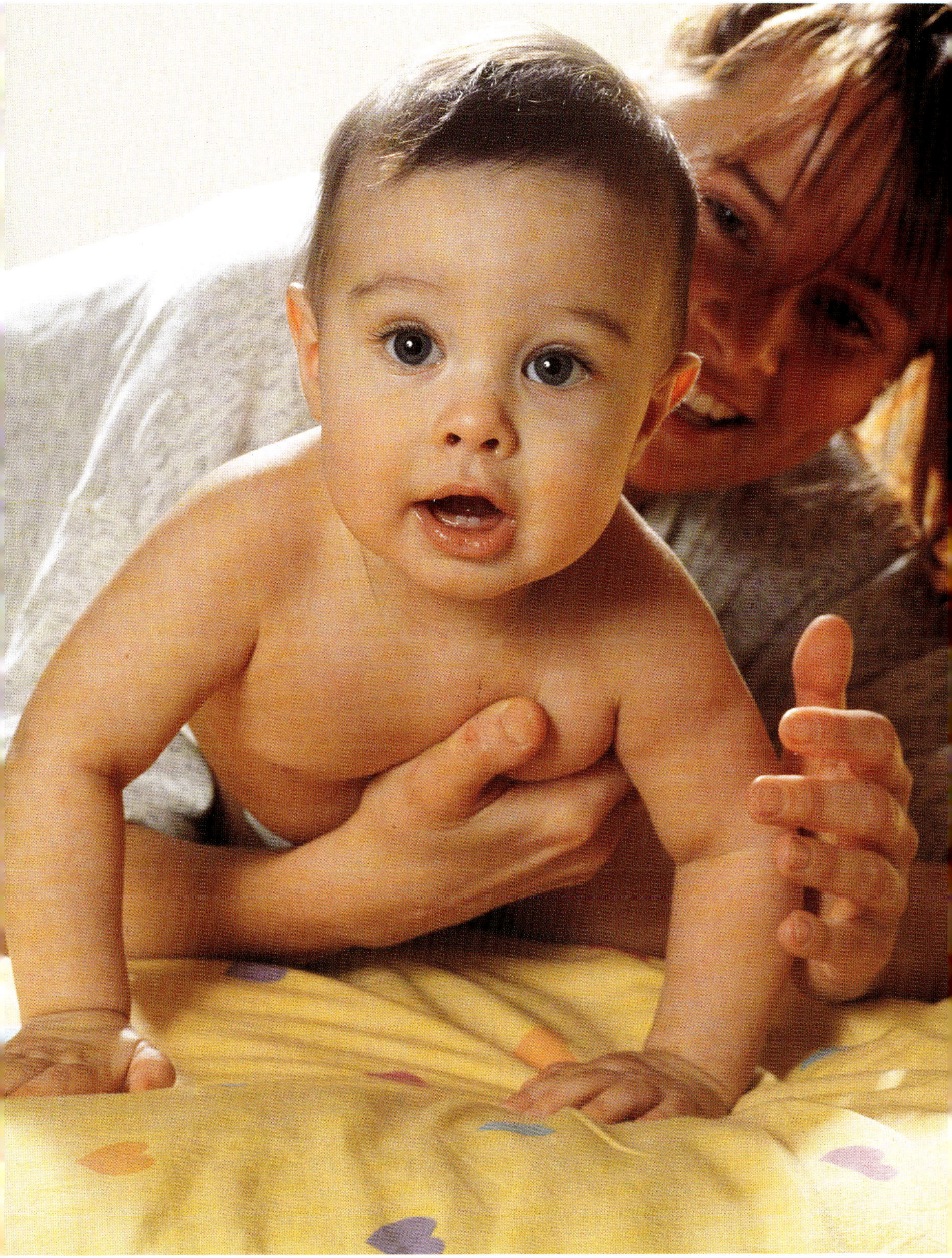

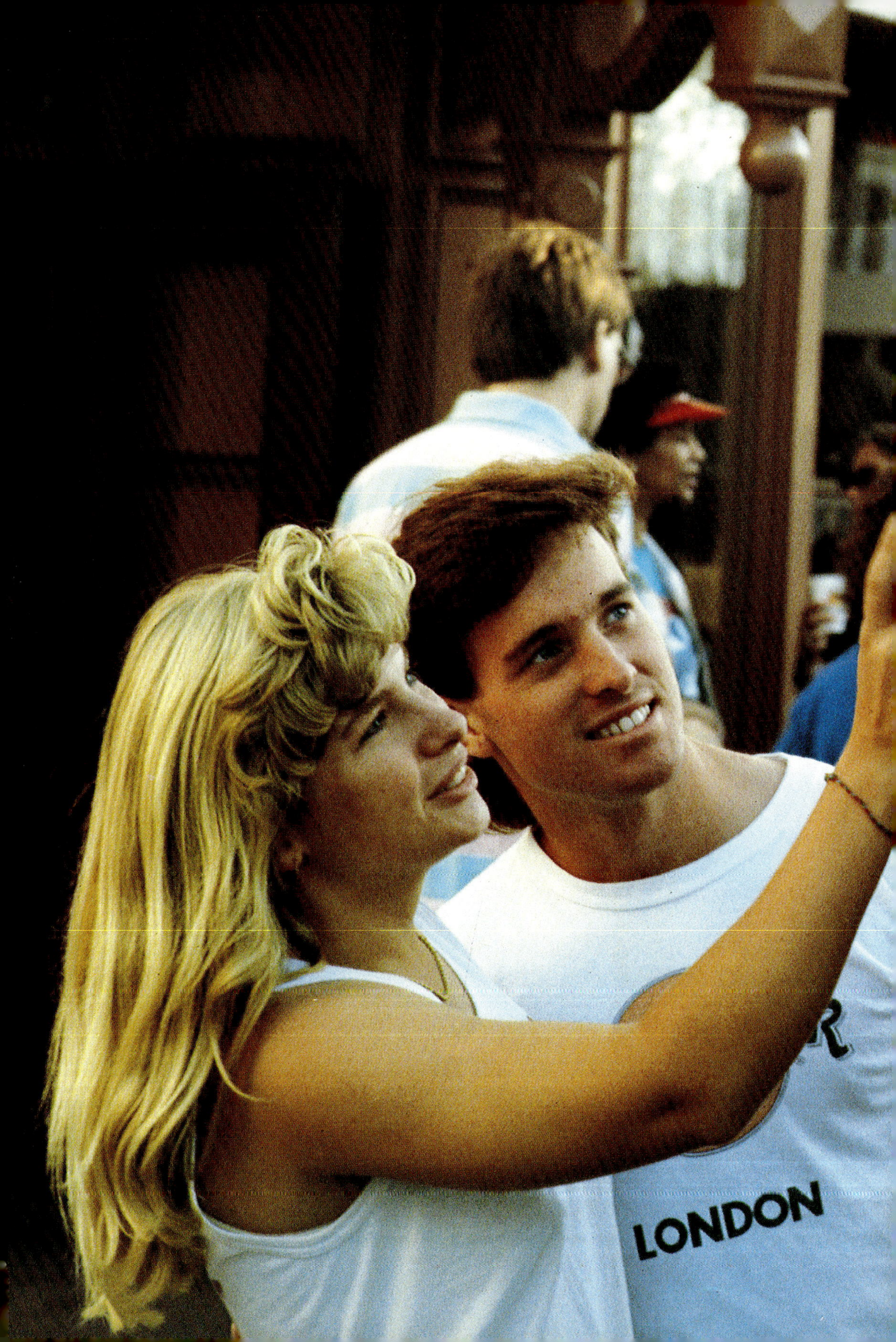
LONDON

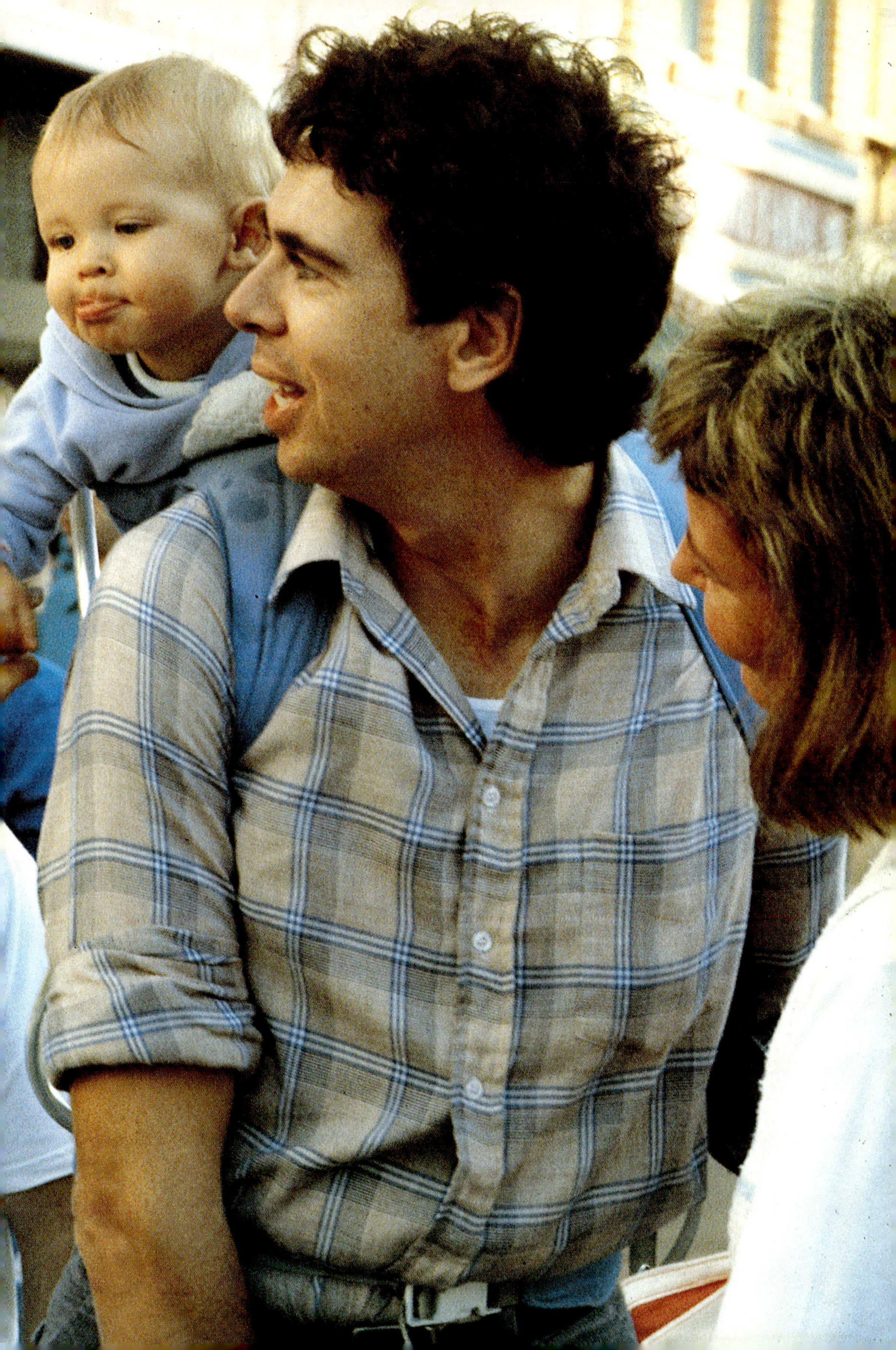

DANK

Dieses Buch ist das Resultat der Zusammenarbeit vieler Menschen. Besonders bedeutungsvoll erscheint eine kleine Gruppe enger Mitarbeiter, die auf unterschiedliche Weise kontinuierlich mit Ideen und Ratschlägen an dieser langjährigen Arbeit teilhaben. Ein herzliches Dankeschön an Bo Berling, Ebbe Carlsson, Anne und Thomas Fjellström, Lars Hamberger, Svend Lindenberg, Anita Sjögren, Hanne Tinggaard und Per Wivall. Für alle Liebe, Ermunterung und alle Teilnahme an der Entstehung dieses Buches will ich auch meiner Frau Catharina Dank sagen.

Ein herzliches Dankeschön an alle Paare für das große Vertrauen, das sie bewiesen haben, indem sie es zuließen, daß ich in ihrem privatesten Augenblick zugegen sein durfte, um zu fotografieren, wie ihr Kind geboren wird. Dank auch dem Personal auf den Entbindungsstationen, das meinem Assistenten und mir erlaubte, mit ihnen zusammenzuarbeiten.

Lennart Nilsson

Eine große Anzahl Forscher, Ärzte, Techniker und Krankenhauspersonal haben unschätzbare Hilfe bei der Entstehung dieses Buches geleistet. Alle können hier nicht genannt werden, aber Fotograf, Autor und Verlag möchten ihren Dank für all ihr Wohlwollen und Entgegenkommen aussprechen.

Befruchtung, Implantation und In-vitro-Fertilisation: Prof. Anne Grete Byskow, Dr. Svend Lindenberg und Laborassistentin Hanne Tinggaard, Rigshospital Kopenhagen; Universitätssekretärin Ann-Louise Dahl, Prof. Lars Hamberger, Prof. Per Olof Janson, Dr. phil. Peter Sjöblom und Lizentiatin Anita Sjögren, Frauenklinik Sahlgrenska Krankenhaus, Göteborg; Laborassistentin Anita Peura, Monash Medical Center, Melbourne, Australien; Dr. The-Hung Bui, Prof. Marc Bygdeman, Dr. György Csemiczky, Hebamme Maria Edler, Labor-Ingenieurin Marita Johansson, Hebamme Gunilla Landberg, Hebamme Anita Malmgren und Dozent Håkan Wramsby, Frauenklinik; Karolinska Krankenhaus, Stockholm; Dozent Örjan Lundqvist und Dr. Måns Palmstierna, Frauenklinik, Akademska Krankenhaus, Uppsala; sowie Dozent Lars Marsk, Dozent K. G. Nygren, Hebamme Margareta Stefansson, Dozent Peter Svallander und Laborassistentin Anne-Marie Thörnblad, IVF-Sprechstunde, Sophiahem, Stockholm.

Männliche Reproduktionsphysiologie: Prof. Leif Plöen, Institut für Anatomie und Histologie, Veterinärmedizinische Fakultät, SLU, Uppsala; Prof. Lennart Andersson, Urologische Klinik, Karolinska Krankenhaus; Dozent Ulrik Kvist und Labor-Assistentin Inger Söderlund, Andrologie-Sektion Karolinska Krankenhaus; Dozent Bengt Fredricsson, Andrologiska enheten, Frauenkrankenhaus, Huddinge Krankenhaus; Dozent Rune Eliasson und Dozent Öivind Johnsen, Abteilung für Reproduktionsphysiologie, Karolinska Institut; Hebamme Marie Antonsson, Dozent Rune Eliasson, Dozent Staffan Norén und Labor-Assistentin Eva Örn, Andrologmottagning, Sophiahem. (Mütterpflegezentralen entfallen)

Ultraschall: Hebamme Gunilla Landberg, Dozent Harry Lindholm, Krankenschwester Ella Söderlind, Hebamme Britt Trygg-Hemmingsson, Frauenklinik, Karolinska Krankenhaus.

Nahrungsaufnahme des Kindes: Dozent Olle Björk und Prof. Hugo Lagercrantz, Kinderklinik, Karolinska Krankenhaus.

Fotografie mit Magnetkamera: Röntgenassistentin Elna Berglind, Dr. Håkan Göransson, Dozent Tomas Hindmarch, Abteilung für Magnetic Resonance Imaging, Karolinska Krankenhaus.

Entbindung: Hebamme Gudrun Abascal, Entbindungsabteilung, Danderyds Krankenhaus für redaktionelle Überprüfung, weitere Entbindungsstationen: Nacka Krankenhaus, Karolinska Krankenhaus, Huddinge Krankenhaus, Söderkrankenhaus und Sahlgrenska Krankenhaus.

Imitationsvermögen des neugeborenen Kindes: Dr. Carin Holmlund, Pädagogisches Institut, Universität Stockholm.

Frühgeborene: Neonatal-Abteilungen Danderyds Krankenhaus und Karolinska Krankenhaus, Stockholm, sowie Sahlgrenska Krankenhaus, Göteborg.
Chromosomenuntersuchung und DNA-Analyse: Dozent Lennart Nilsson, Physiologisches Institut, Karolinska Institut, Prof. Jan Lindsten, Klinisch-genetisches Labor, Karolinska Krankenhaus.
Wertvolle Hilfe bei den Fotos, die während operativer Eingriffe gemacht wurden: Krankenschwester Sonja Ekelund, Dr. Jonas Harlin, Krankenschwester Inga Nilsson, Zentral-Operations-Abteilung, Karolinska Krankenhaus; Krankenschwester Eva Andersson, Dr. Lena Granström, Dr. Margareta Nyman, Dr. Henrik Rabaeus, Dr. Kerstin Wersäll, Operationsabteilung, Danderyds Krankenhaus; Krankenschwester Kerstin Bourdin, Dr. Einar Pálsson, Dr. Sven Olov Sandström, Operationsabteilung, Nacka Krankenhaus; Dr. Jane Andersson, Dozent Bo A. Nilsson, Krankenschwester Ingmarie Nordström, Dr. Ulla Roth-Brandel, Krankenschwester Anna Lisa Wiberg, Chirurgische Abteilung, Frauenklinik am Söderkrankenhaus.
Wertvolle technische Informationen: Prof. Gunnar Bergström, Institut für chemische Ökologie, Universität Göteborg; Prof. Elisabeth Johannisson, WHO, Genève.
Ein besonderer Dank geht an: die Professoren Howard und Georganna Jones, Institute for Reproductive Medicine, Norfolk, USA; Northic General Hospital, Norfolk, USA; Prof. Robert Edwards, University of Cambridge, England; Prof. Antonin Zwinger, Dr. Jana Jedliekova, Dozent Jan Jirasék, Dr. Pavel Smeral, Research Institute for the Care of Mother and Child, Prag; Dr. Chan Kong Hon, Dr. Mary Rauff, Kandang Kerbau Hospital, Singapur; Dr. S. Arulkumaran, National University Hospital, Singapur; Dr. Tjokorda Gde Subamia am Kuta Health Centre, Bali; die Schwedische Television AB und den staatlichen medizinischen Forschungsrat, Statens Medicinska Forskningsråd.

Technische Erläuterungen
Herstellung von Spezialoptik: Ing. Georg Vogel, Stockholm, und Ing. Bo Möller, Zeiss, Oberkochen, Deutschland.
Spezialherstellung von Endoskopen: Karl Storz GmbH, Deutschland.
Entwicklung und Herstellung des Rasterelektronenmikroskops: Jeol, Tokio, Japan.
Herstellung fotografischer Hifsmittel: Steen und Erik Lorentzen, Lorentzen Instrument AB.
Mikroskopausrüstung: Nikon.
Analyse der Fluoreszenzmikroskopie: Dr. Michael Cohn, AB Parameter.
Wärmekamera: Ing. Jan-Åke Andersson, Agema Infrared System AB.
Magnetkamerabild, S. 147: Röntgenassistentin Elna Berglind, Karolinska Krankenhaus.
Elektromikroskopische Präparationstechnik: Prof. K. Tanaka, University of Tottori, Japan.
Elektromikroskopischer Experte: Lauri Saastomoinen, Jeol Skandinaviska AB.
Lichtmikroskopische Experten: Åke Brunkener, Sven Bådholm, Gabriel Marx, Zeiss.
Technische Assistenz: Ing. Björn Holmstedt, Immuno Sweden AG; Dozent Masaya Takumida, Hiroschima, Japan; Labor-Assistentin Anne Marie Lundberg, Forschungsabteilung Ohrenklinik, Karolinska Krankenhaus; Dr. Kristina Sundqvist, Toxikologisches Institut, Karolinska Krankenhaus.
Fotoassistenten: Anne Fjellström, Thomas Fjellström, Niklas Dahlskog.
Um die Anschaulichkeit der mit dem Rasterelektronenmikroskop aufgenommenen Bilder zu verstärken, wurden sie mit einer speziellen Methode koloriert – die Grautöne wurden separiert und dann koloriert –, die von Fotograf Gillis Häägg, Göteborg, entwickelt worden ist.

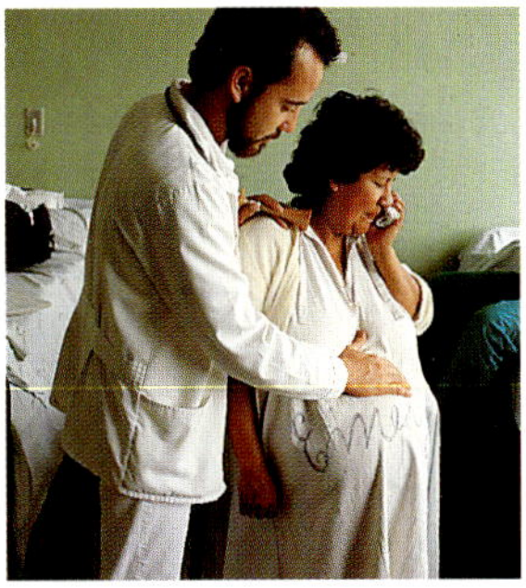
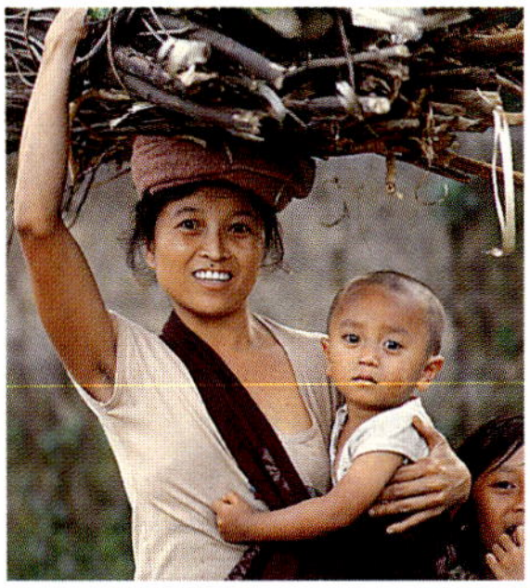
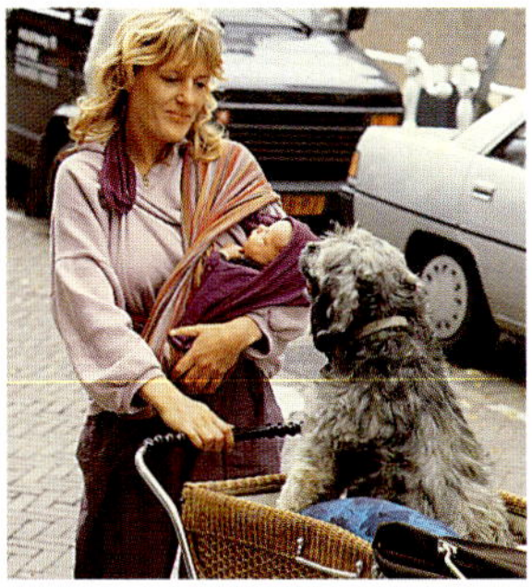
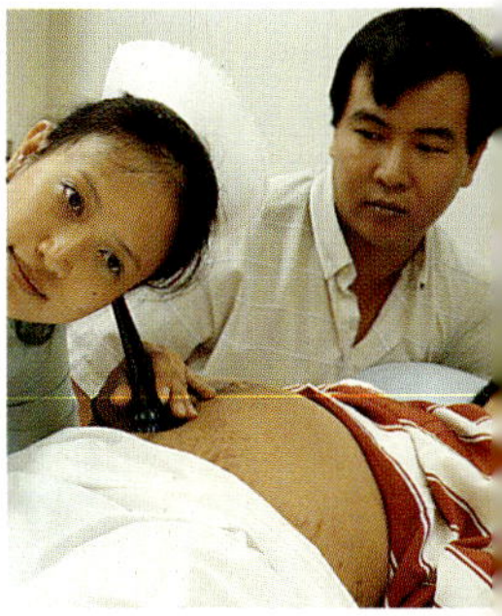
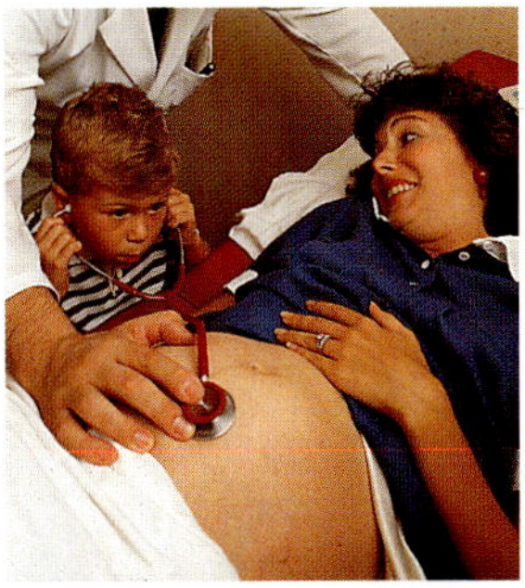
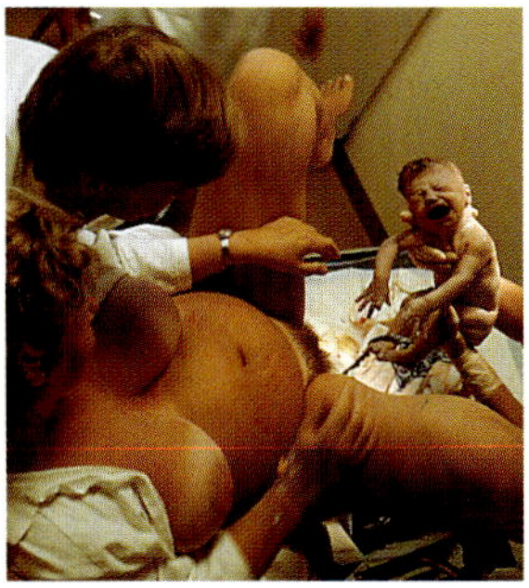
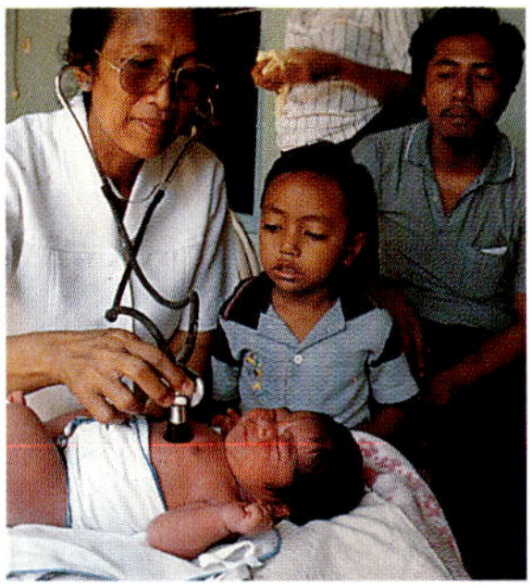
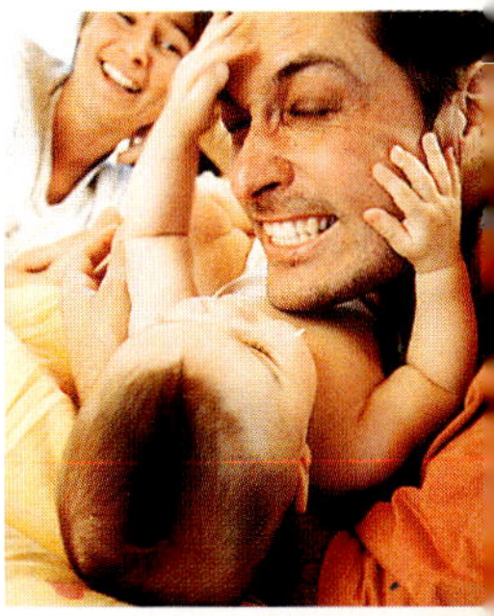
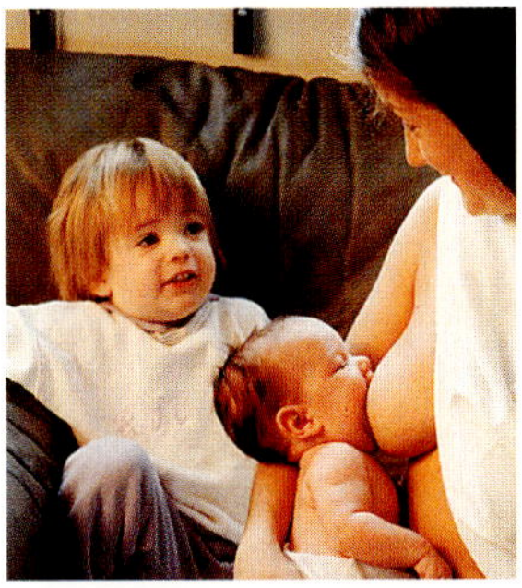
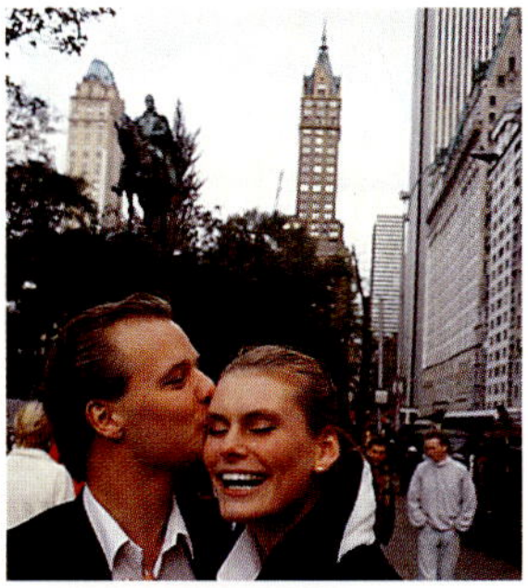
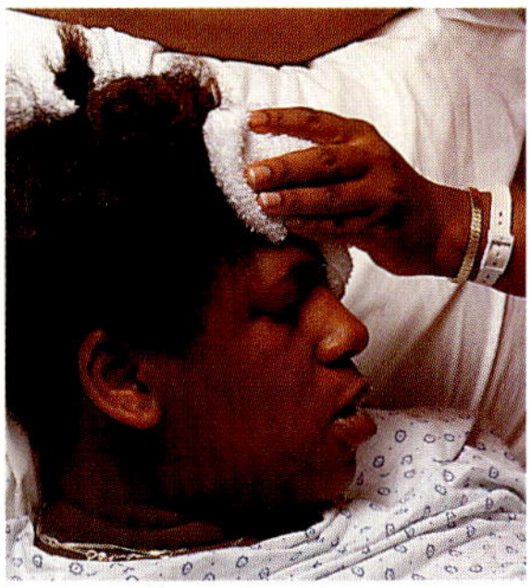
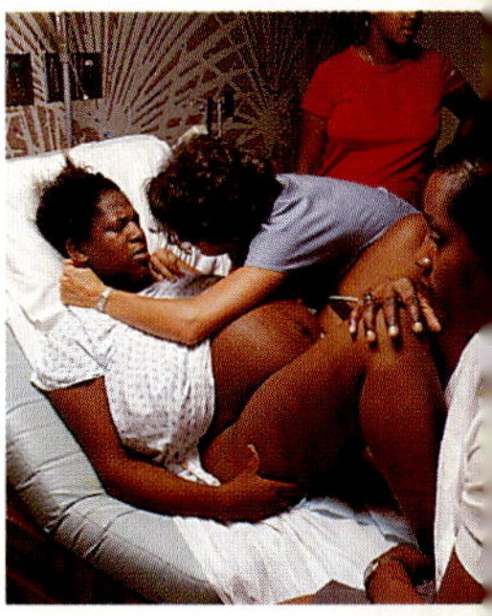
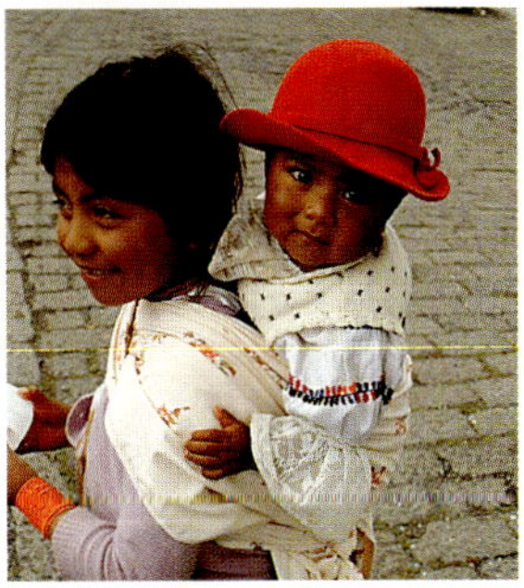
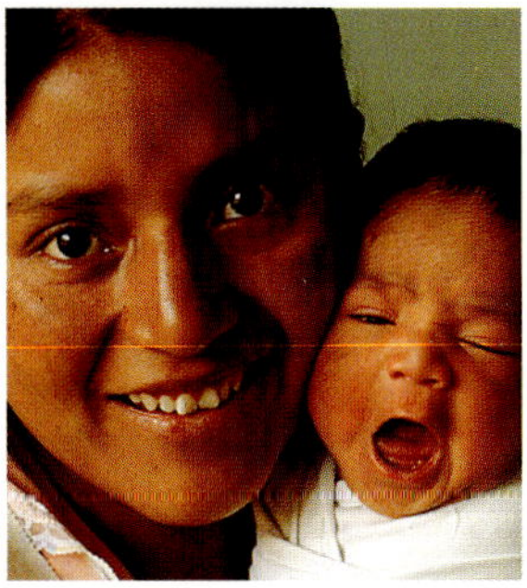
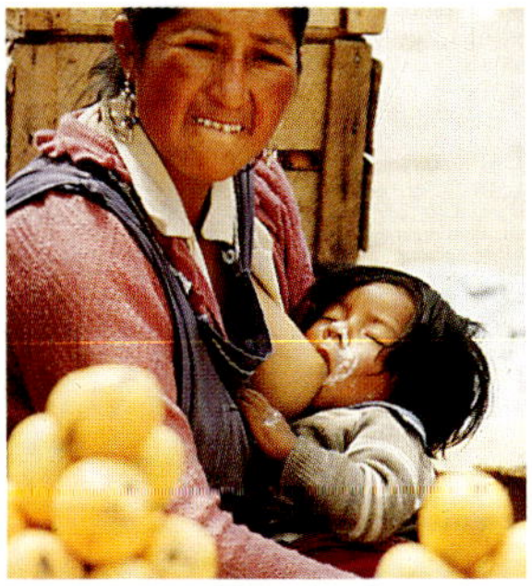
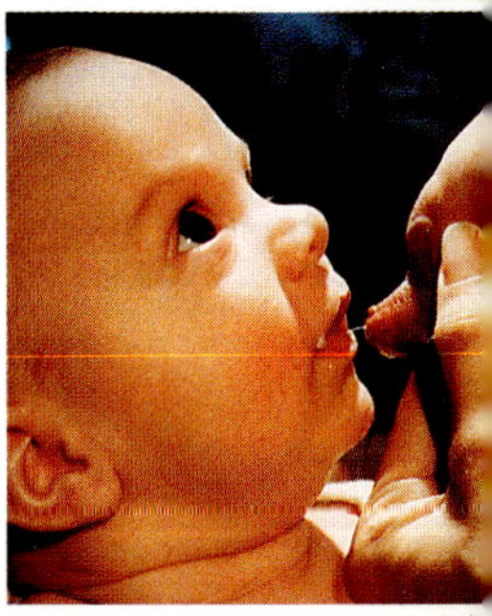
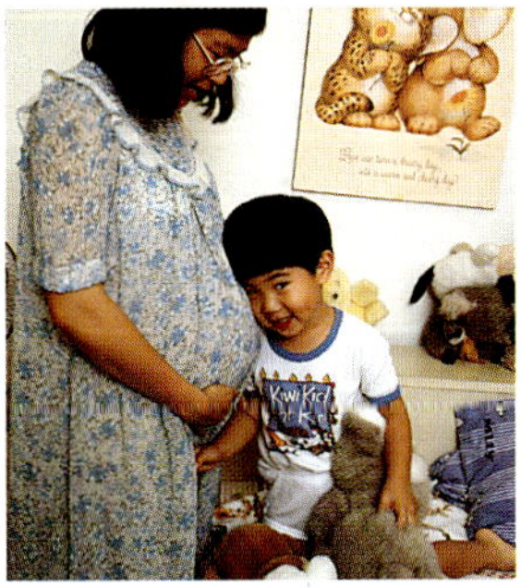
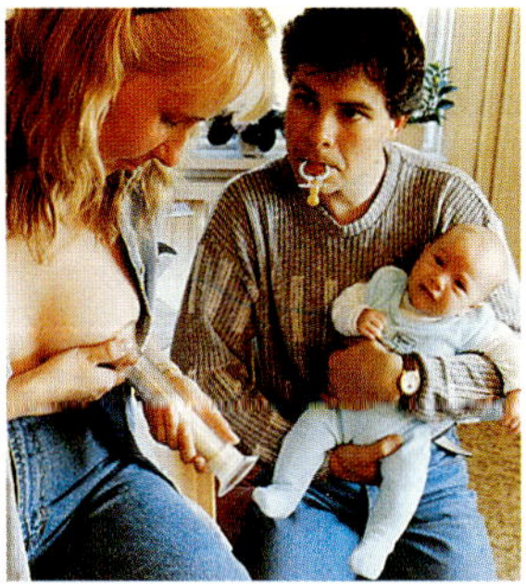
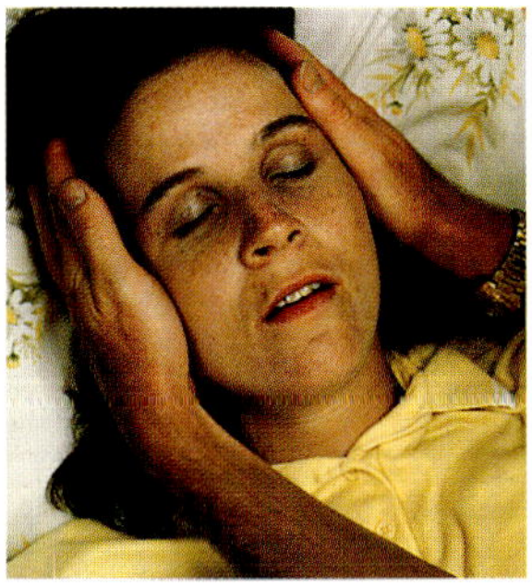
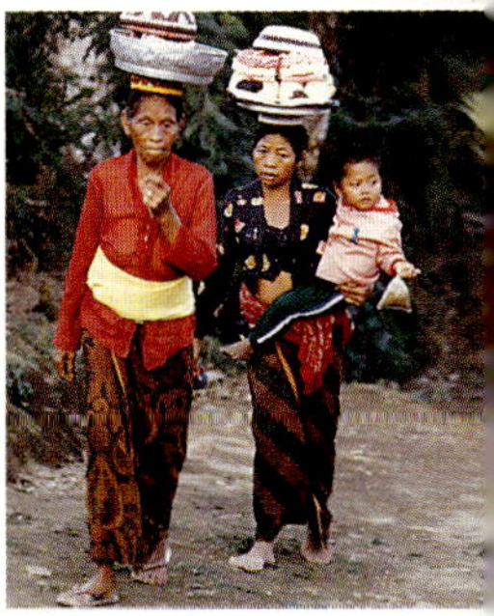

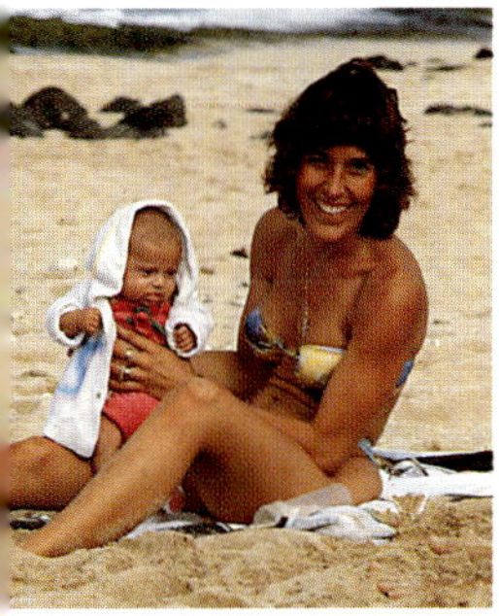
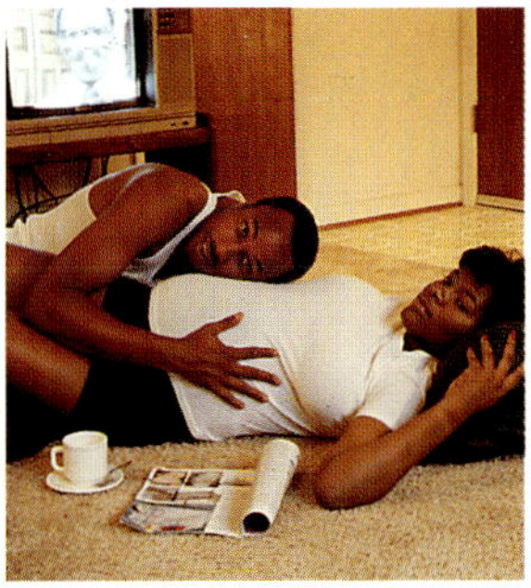
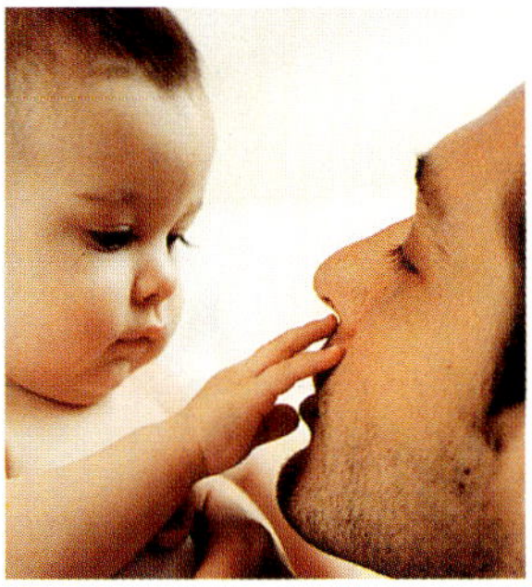
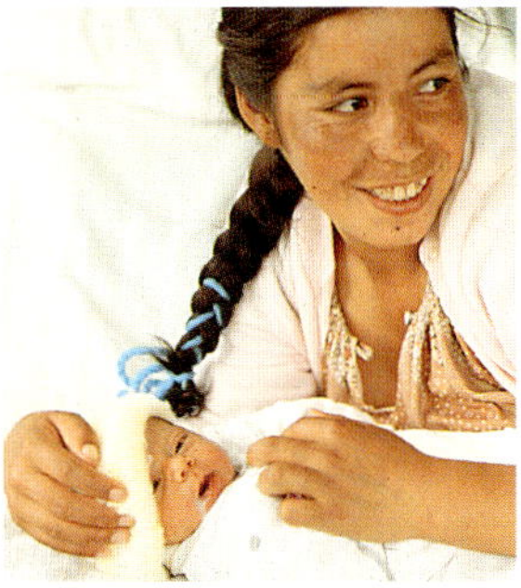
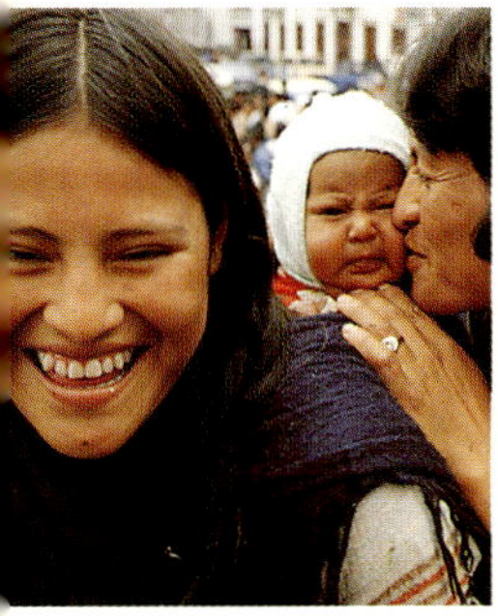
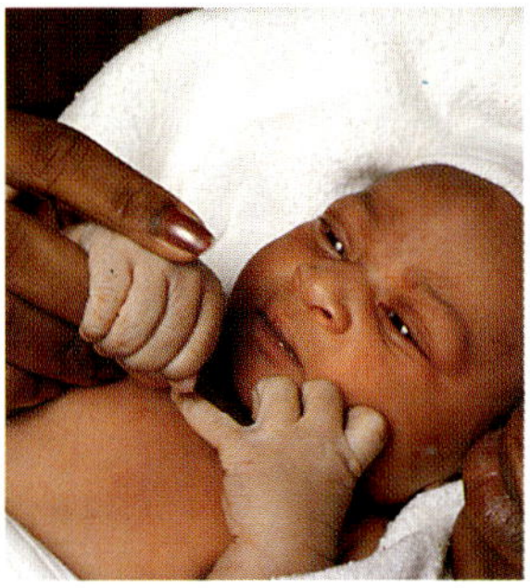
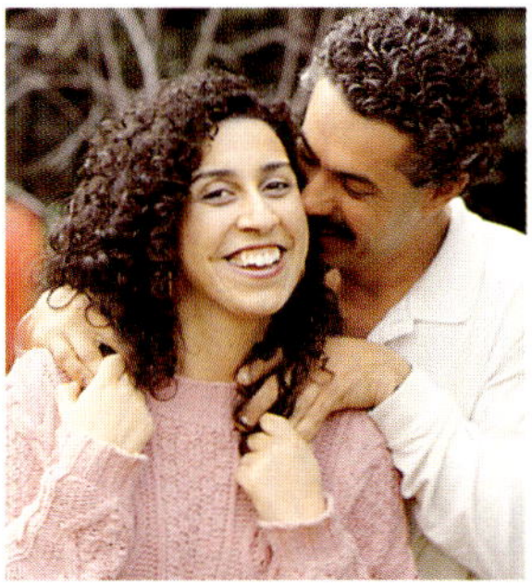
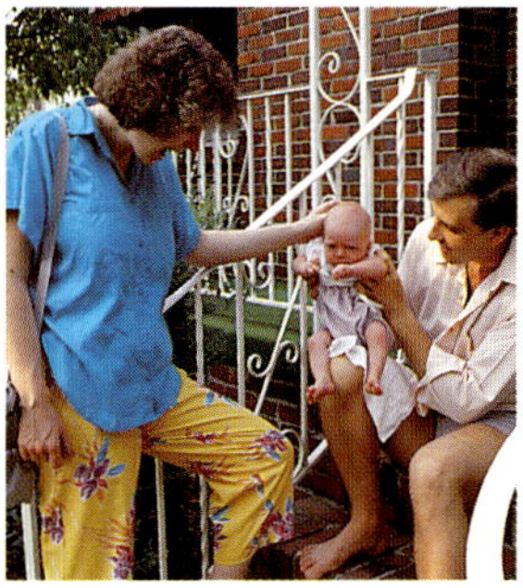
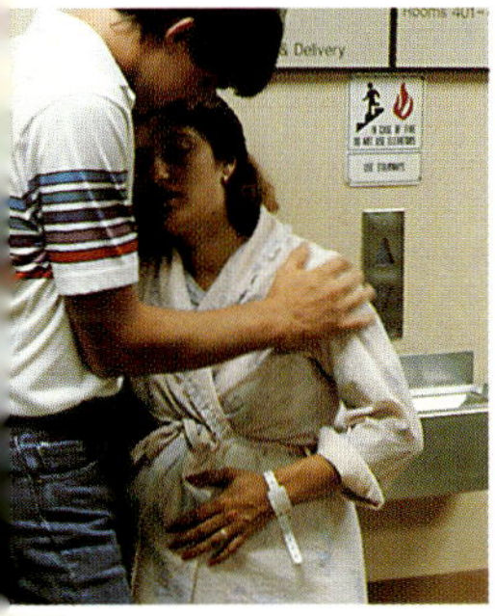
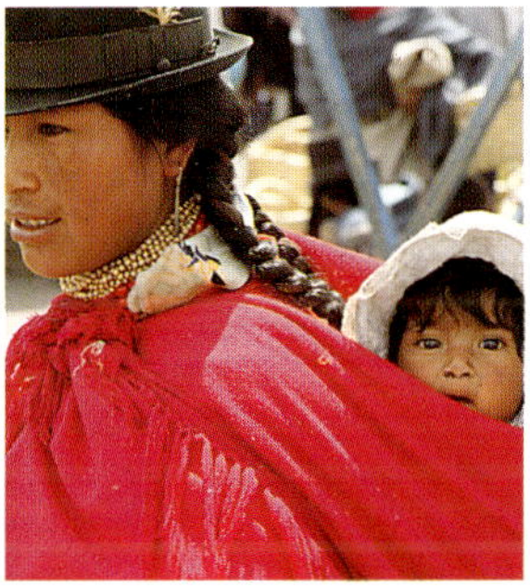
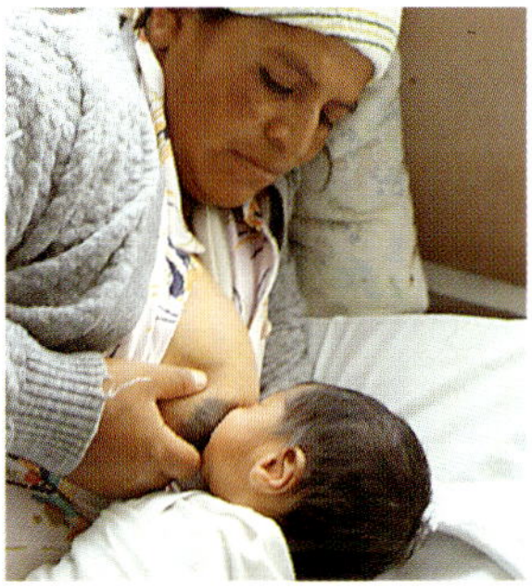
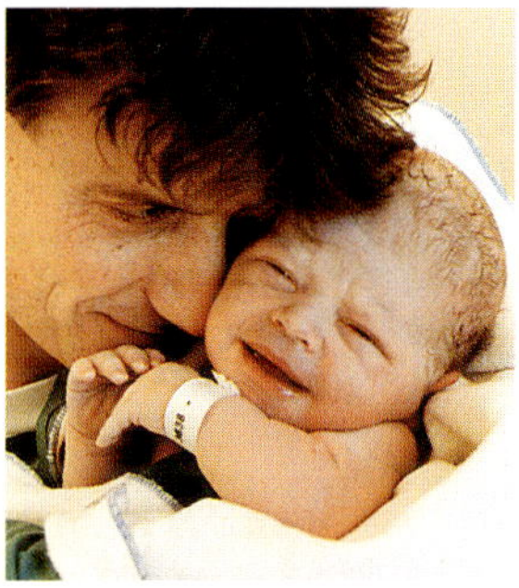
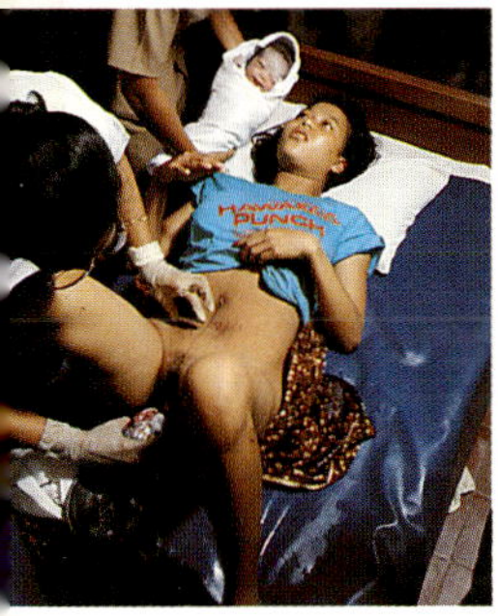
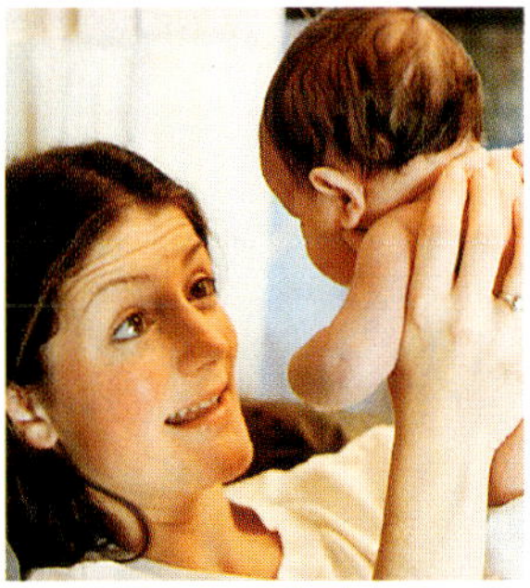
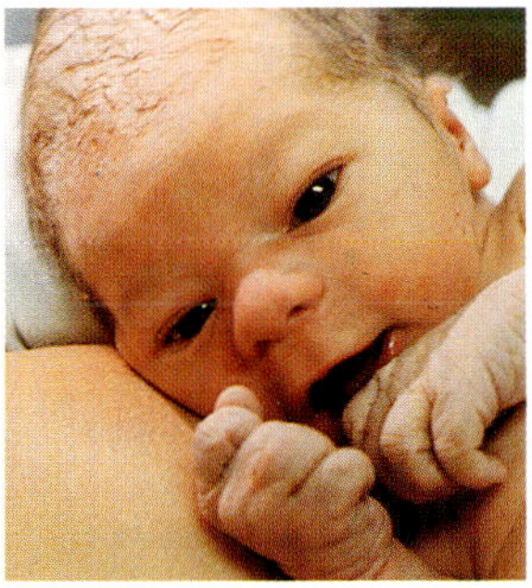
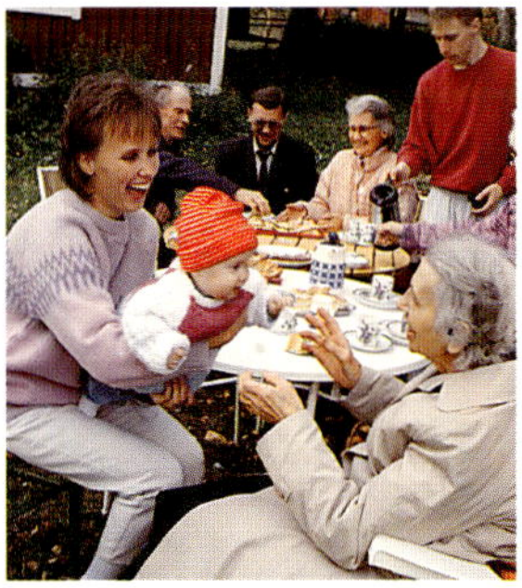
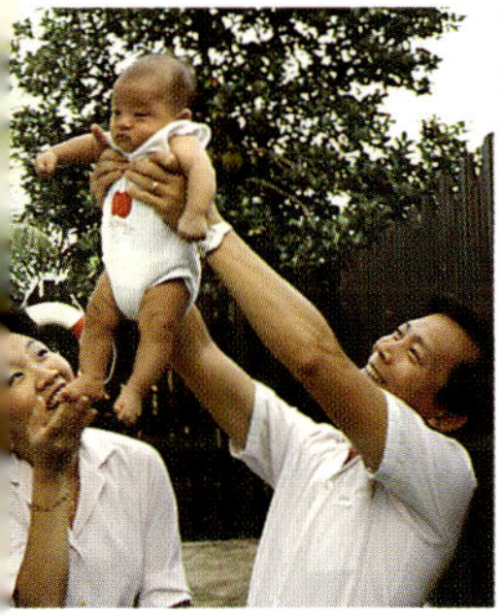
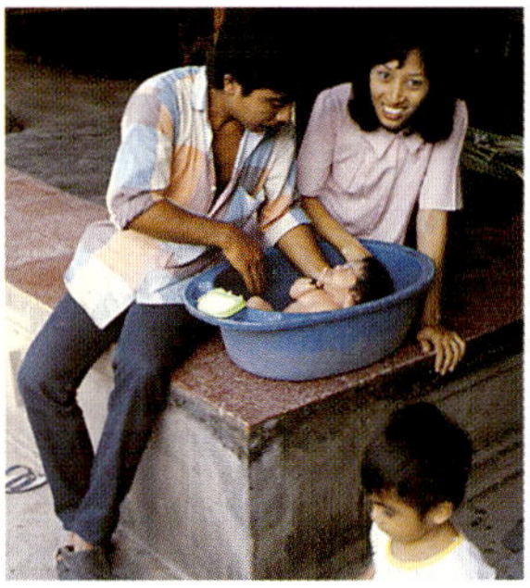
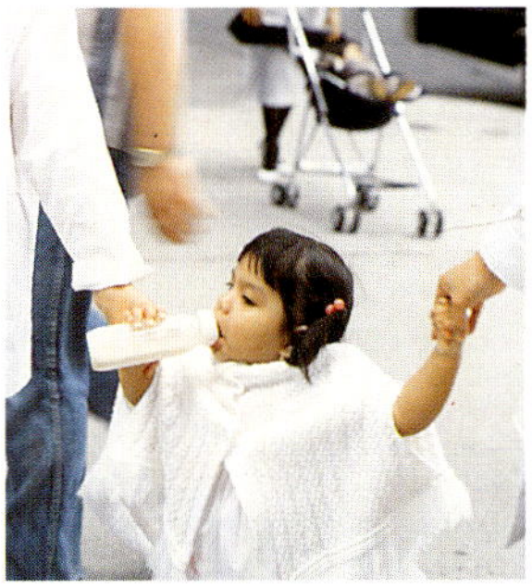
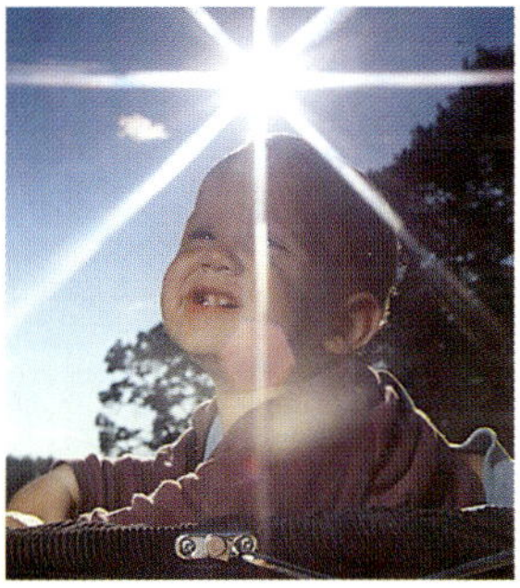

Register

Kursive Seitenzahlen verweisen auf Abbildungen

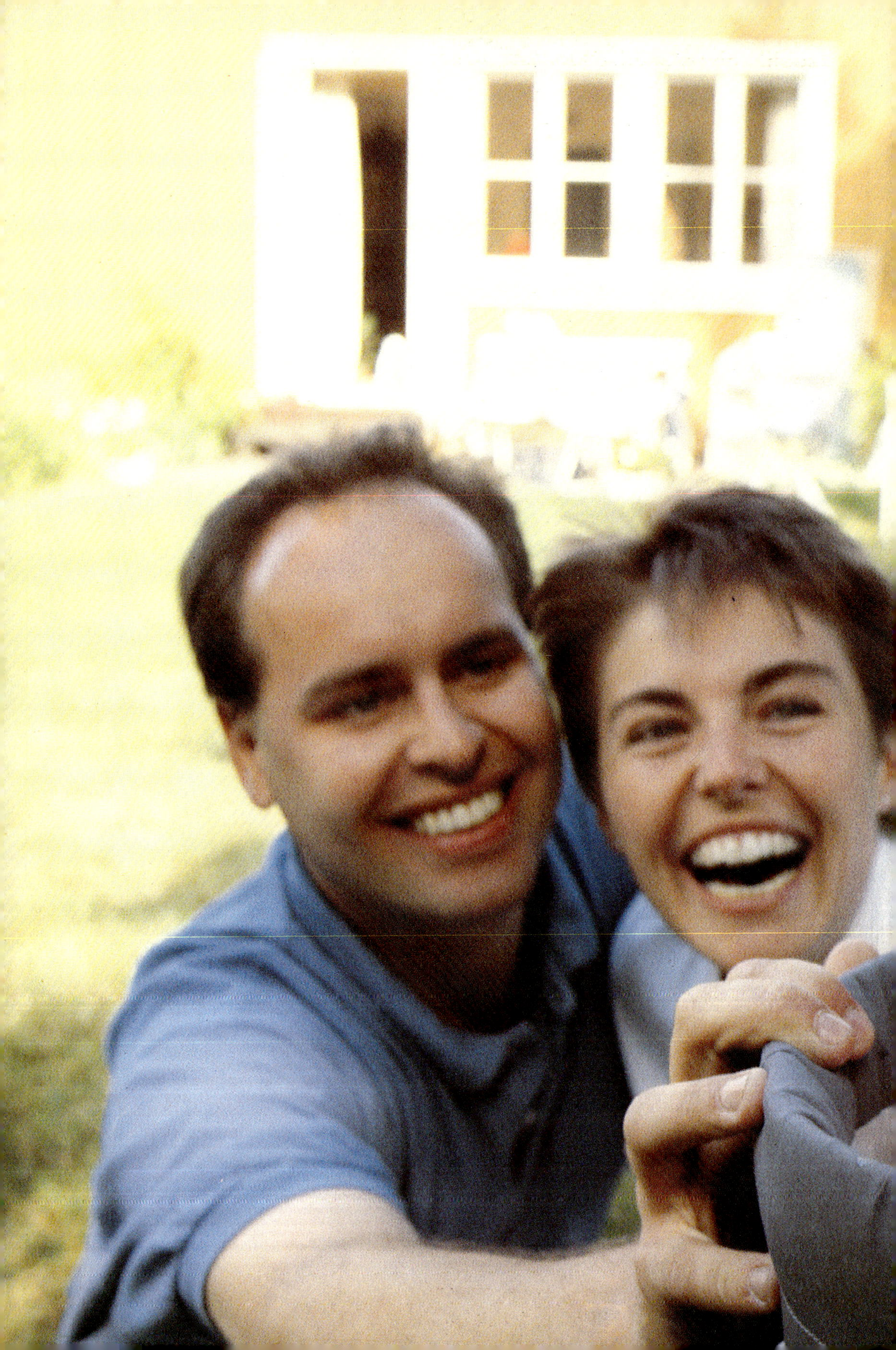